UPDATED & EXPANDED

《새로 만든 내몸 사용설명서》
이렇게 달라졌다!

★이것이 달라졌다! 하나

최근 전 세계 의학계가 주목하고 있는 '간과 췌장' 챕터를 추가했다. 우리 몸에서의 중요한 역할이 점점 밝혀지고 있는 간과 췌장. 최신의 연구와 임상 경험을 바탕으로 새로운 기관에 대한 정보를 집중적으로 다뤘다.

★이것이 달라졌다! 둘

의사가 고안한 근육 운동법을 소개한다. 세계 최고의 인체 전문가들이 아름다움은 물론, 젊음과 건강까지 고려하여 스스로 할 수 있는 22가지의 근육 운동과 추가 근력 운동을 제안했다. 시간을 거스르고 노화를 이기는 건강한 몸을 완성할 수 있다.

★이것이 달라졌다! 셋

Q&A 챕터를 신설, 전 세계 독자들이 보내온 궁금증에 세계 최고의 의사가 친절하게 답했다. 가장 사소하고 은밀한 질문부터 인생을 관통하는 건강 철학까지! 당신이 가장 궁금했던 인체의 비밀을 밝힌다.

★이것이 달라졌다! 넷

100페이지에 달하는 의학 상식이 새롭게 더해졌다. 건강을 위해 우리가 '왜' '무엇을' '어떻게' 해야 하는지 몸에 대한 근본적인 의문에 해답을 제시한다. 그를 위해 최신의 의학정보를 더 방대하고, 상세하게 업데이트했다.

**새로 만든
내몸 사용설명서**

YOU : THE OWNER'S MANUAL, Updated and Expanded Edition

Copyright ⓒ 2005, 2008 by Michael F. Roizen MD, and Mehmet C. Oz, MD
Updated and Expanded Edition published 2008 by Collins, an imprint of HarperCollins Publishers,
Inc., New York, NY.
All rights reserved.

Korean translation copyright ⓒ 2014 by Gimm-Young Publishers, Inc.
Korean translation rights arranged with Candice Fuhrman Literary Agency
through Eric Yang Agency.

새로 만든
내몸 사용설명서

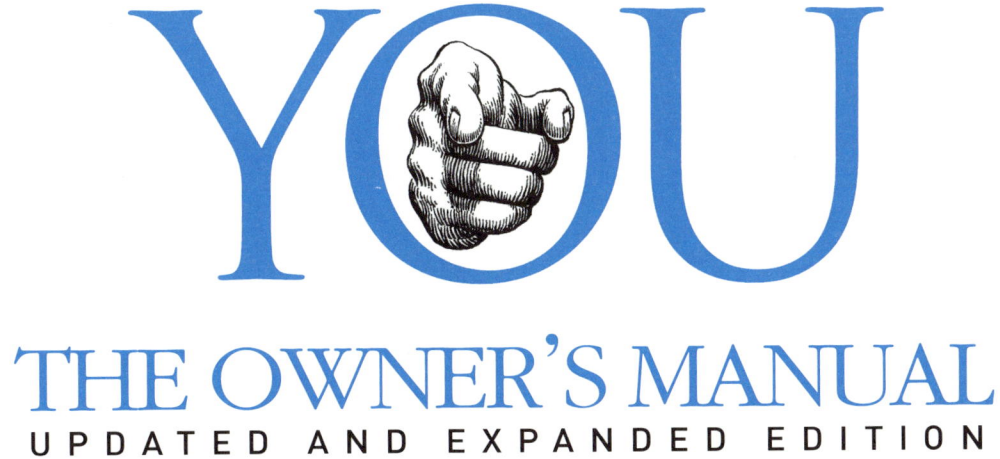

YOU
THE OWNER'S MANUAL
UPDATED AND EXPANDED EDITION

마이클 로이젠 · 메멧 오즈 지음 | 유태우 옮김

김영사

새로 만든 내몸 사용설명서

지은이_ 마이클 로이젠, 메멧 오즈
옮긴이_ 유태우

1판 1쇄 발행_ 2014. 2. 14.
1판 14쇄 발행_ 2024. 10. 25.

발행처_ 김영사
발행인_ 박강휘

등록번호_ 제406-2003-036호
등록일자_ 1979. 5. 17.

경기도 파주시 문발로 197(문발동) 우편번호 10881
마케팅부 031)955-3100, 편집부 031)955-3200, 팩스 031)955-3111

이 책의 한국어판 저작권은 에릭양 에이전시를 통한
Candice Fuhrman Agency 사와의 독점계약으로 한국어 판권을 김영사가 소유합니다.
저작권법에 의하여 한국 내에서 보호를 받는 저작물이므로 무단전재와 복제를 금합니다.

값은 뒤표지에 있습니다.
ISBN 978-89-349-6637-1 13510

홈페이지_ www.gimmyoung.com   블로그_ blog.naver.com/gybook
인스타그램_ instagram.com/gimmyoung   이메일_ bestbook@gimmyoung.com

좋은 독자가 좋은 책을 만듭니다.
김영사는 독자 여러분의 의견에 항상 귀 기울이고 있습니다.

옮긴이의 글

당신을 위한 특별하고 유익한 맞춤 건강법

대부분의 사람은 자신의 신체 구조와 기능에 대해 잘 모른다. 그냥 모르기만 하는 것이 아니라 어디가 특별히 아프지 않으면 좀체 알려고도 하지 않는 것이 현실이다. 더러는 오랜 기간 치료받느라 병원을 꽤 자주 찾는 사람들조차 '병은 의사가 치료하는 거야!'라고 생각하며 관심 밖으로 밀어둔다. 그러다 보니 기본 의학 상식에도 눈이 어두울 수밖에 없다. 예를 들면 목 안을 의미하는 '인두목구멍'와 목 밖에 있는 '갑상샘'을 혼동하는 것이 그런 경우다. 심한 경우 신장콩팥과 심장을 같은 것으로 혼동하는 사람도 있을 정도이다.

최근 들어 웰빙 트렌드의 영향으로 신문이나 각종 잡지, 공중파 방송 등에서 다양한 건강 정보가 홍수를 이루고 있지만, 아직도 많은 사람이 자신의 몸에 대한 기본 지식조차 갖고 있지 못한 것이 사실이다.

요즘 눈길을 끄는 건강 정보 내용을 보면 대부분 기초적 사실보다는 질병의 위험성과 그 치료법에 초점이 맞춰져 있다. 또 '잘 먹고 잘 살자'라는 구호 아래 입으로 들어가는 것, 즉 먹을거리에 대한 정보가 꽤나 많은 편이다. 그런 까닭에 음식이나 건강식품에 대해서라면 다들 의학박사

저리 가라 할 정도로 상당한 지식을 가지고 있다. 이것은 뭐에 좋고, 저것은 뭐에 좋고……. 한번 시작하면 이야기가 끝이 없다. 자, 그럼 한 가지만 물어보자.

"그 좋다는 것들이 정말 당신의 몸에 꼭 필요한가?"

이렇게 물으면, 열에 아홉은 선뜻 대답을 못 하고 머뭇거린다. 어떤 음식이 어디에 좋은지 두루뭉술하게 알고 있지만, 정작 자기가 그 음식을 먹었을 때 어떤 효과가 나타나는지 잘 모르기 때문이다. 이처럼 먹을거리와 치료법에만 치중하다 보니 애초 그 음식이 필요한 이유, 즉 우리 몸과 마음의 기본 상태에 대해서는 까맣게 잊어버리고 마는 것이다.

이 책은 그동안 간과해온 우리 몸이 어떻게 이루어져 있고, 각 구성 요소들이 어떻게 상호작용하며, 각각 어떤 역할을 하며, 어떻게 노화되어 가는가 하는 기본 사실에서부터 출발한다. 우리 몸의 구조와 기능, 노화 과정을 이해하면 어떤 원인으로 각 장기들이 병들어가는지 파악할 수 있다. 이러한 원인들을 정확히 파악하면 병을 막을 수 있는 방법도 선택하기가 쉬워진다.

이 책은 주위에 넘쳐나는 수많은 건강 정보 가운데 과연 무엇이 당신에게 도움이 되고 해가 되는지 정확히 가려낼 수 있는 혜안을 갖게 해줄 것이다. 더불어 그 많은 병이 결국 하루하루를 어떻게 먹고, 어떻게 활동하며, 어떤 생활을 하느냐에 따라 당신의 삶을 무참히 짓밟을 수도, 혹은 태풍이 비껴가듯 별 탈 없이 지나갈 수도 있음을 깨닫게 해줄 것이다.

대부분의 건강서는 지금 당신이 겪고 있는 증상에 대한 치료법을 내놓지만, 이 책은 앞으로 당신 몸에 일어날지도 모르는 무시무시한 일을 예측하고 지혜롭게 대처할 수 있게 해준다. 이제까지의 건강 정보가 개개의 질병에 초점을 맞춘 채 과거부터 지금까지의 몸을 고치려는 노력이었다면, 이 책은 앞으로 내 몸이 어떻게 변화해가고 어떤 병에 걸릴 것인지 예측하게 함으로써 적절히 대비할 수 있도록 도와주는 것이다. 기존의 건강법은 질병 하나하나, 혹은 치료법 하나하나의 단편적인 정보만 제시하기 때문에 일러주는 대로 다 실행하려다 보면 서로 상충하기도 하고 우선순위가 뒤바뀌는 일도 생긴다. 그러나 이 책은 모든 정보를 일목요연하고 통일성 있게 한 사람 단위로 정리해 그 한 사람만을 위한 특별한 건강법을 제시한다.

《새로 만든 내몸 사용설명서》는 애초 미국인과 유럽인을 대상으로 쓴 책이기 때문에 사고방식, 문화, 식생활, 질병 유형 등에서 기본적으로 한국인에게는 맞지 않는 내용이 더러 있었다. 따라서 번역 과정에서 역자의 진료 경험, 질병이나 식생활 등에 관한 믿을 만한 여러 통계 자료 등을 활용하며 한국인에게 꼭 맞는 유익한 건강서로 만들기 위해 나름 많은 노력을 기울였다. 따라서 상당 부분 원서와는 다르게 기술했고, 특히 제13장 '내몸 사용매뉴얼 다이어트'는 한국인의 일상생활과 식생활에 맞추어 거의 새로 쓰다시피 했다.

  건강이나 질병, 장수의 문제를 유전이나 환경, 운명이 결정하던 시대는 이미 지난 지 오래이다. 현재 40대 이상 한국인이 기대하는 수명은 남자 90세, 여자 95세이다. 그때까지 질병 없이 건강하고 행복하게 살 수 있는가 없는가는 지금 당장 당신이 어떤 선택을 하느냐에 달려 있다. 누구나 늙지 않고, 병들지 않고, 기대 수명보다 더 오래 살기를 바랄 것이다. 이 책은 그런 당신의 선택들을 꾸준히 지켜갈 수 있도록 따라 하기 쉬운 방법들을 친절하게 안내해놓았다. 이 책을 눈에 잘 띄는 곳에 놓아두고 당신의 몸에 대해 궁금한 점이 떠오를 때마다 펼쳐 읽어보자. 머지않아 당신은 자신의 몸에 대해 해박하면서도 실질적 지식을 갖추게 될 것이며, 그런 만큼 더욱 건강하고 활기찬 삶을 살 것이다.

유 태 우

차례

옮긴이의 글 5

Chapter 1 나의 몸, 그리고 건강 13

건강은 운명이 아닌 선택이다 18 ‖ 나이를 선택할 수 있다 20 ‖ 문제는 평균수명이 아니다 22 ‖ 의학은 예술이다 23 ‖ 건강지수 측정하기 25 ‖ **BQ 퀴즈**: 당신의 몸에 대해 얼마나 알고 있는가? 27

Chapter 2 박동은 계속된다 심장과 혈관 43

심장: 해부학 47 ‖ 심장 48 ‖ 동맥 50 ‖ 전기회로 56 ‖ 심장판막 58 ‖ 심장 젊게 만들기 작전 60 ‖ 심장을 뛰게 하라 61 ‖ 건강 수치를 체크하라 64 ‖ 감정을 다스리고, 평생 함께할 친구를 사귀어라 69 ‖ 심혈관에 좋은 음식을 먹어라 71 ‖ 가족에게 배워라 73 ‖ 필요한 약을 지속적으로 복용하라 74 ‖ 규칙적으로 자라 76

Chapter 3 생각하는 힘 두뇌와 신경계 77

뇌: 해부학 81 ‖ 노화하는 뇌 88 ‖ 노화 관련 질환 90 ‖ 기억 관련 질환 91 ‖ 화학물질 관련 질환 94 ‖ 성격 관련 질환 97 ‖ 뇌 젊게 만들기 작전 98 ‖ 뇌를 운동시켜라 99 ‖ 뇌 기능을 좋게 하는 식품 101 ‖ 스트레스를 줄여라 102 ‖ 비타민과 보조 식품을 활용하라 103 ‖ 휴가를 상상하라 107 ‖ 전문가를 만나라 107 ‖ 헬멧을 써라 108

Chapter 4 몸이 움직이는 원리 뼈·관절·근육 109

뼈와 관절 그리고 근육: 해부학 112 ‖ 뼈 112 ‖ 관절 115 ‖ 근육 123 ‖ 뼈·관절·근육 젊게 만들기 작전 127 ‖ 자신의 능력에 맞는 세 유형의 운동을 하라 127 ‖ **태양 요가법** 135 ‖ 뼈를 강하게 만드는 음식 139 ‖ 대체 방법을 생각하라 142 ‖ 작은 변화를 시도하라 145

Chapter 5 숨쉬기 운동 폐와 건강 147

폐: 해부학 149 ‖ 일반 폐 질환 153 | 수면무호흡증 153 | 천식 159 ‖ 폐 젊게 만들기 작전 162 | 숨을 깊게 쉬어라 162 | 테스트를 하라 164 | 자신의 호흡을 조절하라 164 | 커버를 사용하라 166 | 담배를 끊어라 166 | **금연 계획** 170

Chapter 6 에너지를 생산하라 소화기관 173

소화기관: 해부학 176 | 입 177 | 식도 182 | 위 184 | 담낭 186 | 장 188 | 직장 196 ‖ 위장 젊게 만들기 작전 197 | 물과 섬유질을 많이 먹어라 197 | 식습관을 바꿔라 199 | 먹는 음식에 민감해져라 201 | 보충제를 섭취하라 203 | 양치질에 3분 이상 투자하라 205 | 청결을 유지하라 207

Chapter 7 내 몸 안의 저장고 간과 췌장 209

간의 구조: 해부학 211 | 영양소 분해 215 | 저장과 제조 215 | 해독 216 ‖ 간이 잘못되었다 217 | 외부 파괴자 218 | 유전 질환 218 | 해독 기능 이상 220 ‖ 당 해결사, 췌장 220 | 베타 세포 221 | 알파 세포 223 | 다른 세포들 223 ‖ 췌장이 잘못되었다 224 | 췌장염 224 | 당뇨 224 ‖ 간과 췌장 젊게 만들기 작전 225 | 깨끗하게 살아라 226 | 아삭아삭한 채소를 섭취하라 226 | 때때로 섭취하라 227 | 건강 보조 식품을 이용하라 227 | 간을 중독시키지 마라 228

Chapter 8 차이를 만들다 성 기관 231

성 기관: 해부학 236 | 유혹의 기관 237 | 혈관 238 | 호르몬 240 | 전립선과 자궁경부 243 | 정자와 난자 246 ‖ 성 기관 젊게 만들기 작전 248 | 섹스를 더 자주 하라 251 | 입을 잘 사용하라 255 | 침입자를 잡아라 257

Chapter 9 보고 듣고 맛보고 냄새 맡고 감각기관 259

감각기관: 해부학 262 | 눈 263 | 눈에 생길 수 있는 질병 265 | 귀 271 | 피부 276 ‖ 감각 젊게 만들기 작전 281 | 기능을 보존하라 281 | 보호 장구를 사용하라 287 | 눈에 좋은 음식을 많이 먹어라 287 | 다른 감각들을 위해 미각을 사용하라 288 | 스스로 점검하라 290

Chapter 10 질병의 감시자 면역 체계 295

면역 체계: 해부학 302 | 반응 센터 302 | 세균과 바이러스 304 | 면역 체계의 오류 308 ‖ 면역 체계 젊게 만들기 작전 311 | 어머니 말을 잘 들어라 311 | 영양을 보충하라 314 | 닭고기 수프, 아연, 비타민 C를 기억하라 315 | 사람들을 만나라 316 | 스트레스를 조절하라 317

Chapter 11　분비샘 이야기 호르몬 319

호르몬: 해부학 323 | 뇌하수체 325 | 갑상샘호르몬 327 | 부신 330 | 신장 331 | 췌장 333 | 생식선 335 ‖ 호르몬 젊게 만들기 작전 337 | 혈압을 조절하라 338 | 어떤 약인지 바로 알고 먹어라 339 | 음식으로 좋은 기분을 유지하라 341 | 터놓고 말하라 343

Chapter 12　광란의 세포 암 345

암: 해부학 349 | 암세포의 탄생 350 | 암세포의 성장 359 | 암의 종류 360 | 암의 전파 362 ‖ 암 극복: 젊게 만들기 작전 362 | 암을 이기는 영양소 363 | 조기 검진이 최선이다 367

Chapter 13　내 몸 사용-매뉴얼 다이어트 371

내 몸 사용-매뉴얼 다이어트 375 | 칼로리 건강 간식 378 | 1,500kcal 식단의 예 379 | 가정식 식단 구성 380 | 외식할 때 음식별 선택법 380

Chapter 14　내 몸 사용-매뉴얼 근육운동 383

수영 동작 385 | 어깨 올렸다 내리기 386 | 옆으로 올리기 386 | 직각으로 올리기 386 | 팔 위로 올리기 387 | 몸 껴안기 387 | 한 팔로 노젓기 388 | 한 팔 뒤로 뻗기 388 | 팔 걸어 당기기 389 | 덤벨 올리기 389 | 발레 스트레칭 390 | 두 다리로 쪼그리기 390 | 수양버들 스트레칭 391 | 다리 옆으로 올리기 391 | 종아리 스트레칭 392 | 비행기 스트레칭 392 | 앉아서 덤벨 당겨 올리기 392 | 깍지 끼고 가슴 늘리기 393 | 나무 껴안기 393 | 꼬리뼈 들기 394 | 한쪽 다리 크런치 394 | 사이드 크런치 395 | 팔꿈치 들어올리기 395 | **추가 근력 운동:** 1부 근력 운동 400 | 2부 근력 강화 운동 403

Chapter 15　몸과 건강에 대한 Q&A 405

심장과 동맥 406 | 체중 409 | 뇌 410 | 뼈·관절·근육 414 | 폐 416 | 수면 418 | 장 419 | 생리 주기 425 | 눈 426 | 귀 428 | 입 430 | 코 431 | 생식기 433 | 피부 437 | 가족 440 | 면역력 442 | 호르몬 446 | 영양과 보조 식품 447 | 그 밖의 질문 452

Chapter 1

나의 몸, 그리고 건강

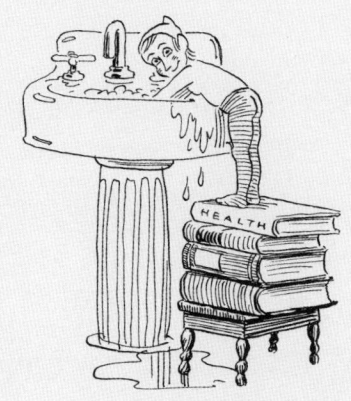

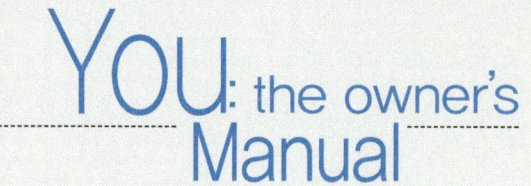

YOU: the owner's Manual

　누구나 아름다운 몸을 동경한다. 여성은 하얀 얼굴에 'S라인' 몸매를 꿈꾸고, 남성은 식스팩 복근의 탄탄한 근육질 몸매에 얼굴은 시쳇말로 '꽃미남'을 지향한다. 더러는 화장을 넘어서 배꼽이나 코에 피어싱을 하거나 몸에 문신을 하기도 한다. 너나없이 몸매와 외모에 몰두하다 보니 걸출한 미남 미녀들의 사진이 빠진 잡지에는 좀처럼 손이 가지 않는다. 연예인들이 각종 토크쇼에 나와 몸매를 뽐내는 것도 대중의 관심이 온통 거기에 쏠려 있기 때문이다.

　'2주일에 10kg 보장!' '만족하지 못하면 100% 환불' 등 온갖 체형 관리 광고가 더 나은 몸을 약속한다며 야단들이다. 심지어는 아주 못생긴 몸도 성형수술이라는 마법만 있으면 얼마든지 아름다워질 수 있다면서 '성형 전, 성형 후' 모습을 자랑스레 내놓는다.

　물론 적당한 운동과 훈련으로 잘 다듬어진 스포츠 선수의 몸은 경기에 열광하는 대중의 시선을 집중시키고, 팬에게 우승의 기쁨까지 선사한다. 어디 그뿐인가? 몸값이 상종가를 치면서 개인은 물론 기업 경제에도 영향을 미친다.

이성의 아름다운 몸은 성호르몬 분비를 촉진하기도 하지만, 경제성장도 엄청난 수준으로 끌어올린다. 연예인과 스포츠 선수들을 내세운 광고를 통해 얼마나 많은 기업이 막대한 이윤을 내고 있는가? 그뿐만 아니라 몸의 곡선과 각이 시청률에 미치는 영향을 보면 가히 감탄할 정도이다. 그러나 외모에 너무 집착하다 보면 정작 몸속에서 애써 일하는 모든 것의 중요성을 간과할 수 있다. 사실 지금껏 많은 사람이 우리 몸속을 들여다보기보다는 겉모습을 꾸미는 데에만 여념이 없었다. 이제는 한발 물러서서 우리 '몸'을 봐야 한다.

《새로 만든 내몸 사용설명서》에서는 외과 의사나 MRI, 또는 기생충이나 볼 수 있는 우리 몸의 내부를 보여준다. 우리 몸 내부에서 일어나는 일이야말로 정말로 눈여겨봐야 할 대상이다. 보고, 느끼고, 달리고, 아이를 키우고, 수학 문제를 풀고, 수영하고, 노래하고……. 이 모두가 우리 몸 내부의 저력으로 해내는 것들이다. 이 외에도 우리 몸 내부에는 날마다 수천 가지 과업을 수행하는 능력이 잠재돼 있다.

물론 신체의 각 부위가 어떤 일을 하는지 그 주요 기능은 대부분의 사람이 알고 있다. 하지만 어떻게 하면 몸을 더 건강하고 젊게 만들 수 있는지는 잘 모른다. 아이러니하게도 그 이유 가운데 하나가 너무 많은 건강 정보가 넘쳐나기 때문이다. 각종 매체나 보고서에 소개하는 자료나 권장안 등을 보노라면 내용을 이해하는 건 둘째치고, 양이 얼마나 많은지 지레 겁부터 난다. 애써 읽는다 해도 한꺼번에 지나치게 많은 정보를 받아들이다 보니 머릿속에서 복잡하게 뒤엉켜버린다. 이처럼 넘쳐나는 건강 정보 속에서 당신에게 꼭 필요한 지식만 찾아내기란 모래사장에서 동전

찾기만큼이나 어렵다. 설령 어렵사리 찾아냈다 하더라도 자신에게 어떻게 적용하느냐는 문제가 남는다. 많은 시간과 노력이 필요하고, 또 남에게는 좋지만 자신에게는 해가 될 수 있는 정보도 있기 때문에 바짝 긴장해야 한다.

《새로 만든 내몸 사용설명서》는 당신에게 꼭 맞는 핵심 건강 지식을 알려줄 것이다. 아울러 좀 더 건강한 삶을 누리고, 자신의 몸에 관해서라면 누구보다 전문가가 될 수 있도록 도와줄 것이다.

이해를 돕기 위해 당신 몸을 집이라고 생각해보자. 우리 몸과 집은 마치 쌍둥이처럼 닮았다. 둘 다 개인 자산을 열심히 보호해주면서, 다른 한편으로는 당신이 있는 힘을 다해 보호해주기를 원한다. 둘이 얼마나 닮았는지 이 책을 읽어가다 보면 "아하, 그렇구나!" 하며 무릎 칠 일이 많을 것이다.

신체 골격은 집의 주춧돌과 그 위에 세운 용마루와 같다. 눈은 창문, 폐는 환기구, 뇌는 퓨즈 상자이며, 내장은 배수관 역할을 한다. 입은 음식물 처리기, 심장은 상수원, 머리카락은 집 마당의 잔디와 같다. 우스갯소리이지만 머리카락과 마당 잔디의 경우 어떤 사람은 그 숱의 많고 적음까지 비슷하다. 몸에 쌓인 지방은 정리하지 못하고 다락에 쌓아둔 온갖 쓸데없는 잡동사니들이다. 덕분에 빨리 정리해서 없애라는 잔소리가 끊임없이 이어진다. 이마에 문패를 붙이지 않고, 아무리 예쁜 집이라 해도 수영복은 걸칠 수 없다는 사실을 빼고는 우리 몸과 집은 닮은 데가 정말 많다. 집의 기능과 원리를 이해하면, 우리 몸이 어떻게 움직이는지도 쉽게 이해할 수 있다.

《새로 만든 내몸 사용설명서》를 쓴 가장 중요한 목적은 이 책을 읽는 독자가 자신의 몸을 정확히 파악하도록 돕기 위해서이다. 자신의 몸을 제대로 파악하면 변화와 유지는 물론, 꾸미고 또 건강하게 만들기가 한

결 쉽다. 각 장 첫머리에는 신체 각 장기의 해부 구조를 그림으로 그려놓았다. 그림을 보면서 각 장기의 모양과 기능, 또 각 장기 사이의 상호작용까지 마치 신체 내에 직접 들어가서 보는 것처럼 설명한다. 너무 어렵게 또는 마치 초등학생에게 하듯 너무 유치하게 설명하지는 않을 것이다. 의학 자체는 사실 복잡하다. 하지만 쉽게 이해할 수 있도록 최대한 단순하고 명쾌하게 설명할 생각이다.

그다음에는 어떻게 하면 각 장기가 제 기능을 더 잘 발휘할 수 있는지, 나아가 질병을 예방하고, 더 젊고 건강하게 사는 방법을 소개한다. 마지막 단계에서는 질병이 나타나는 경로와 각 질병이 우리 몸에 어떤 영향을 미치는지 살펴본다. 한편 생명에 위협이 되는 것은 물론, 위협까지는 아니어도 삶의 질을 떨어뜨리는 요소는 어떻게 차단하고 극복해야 하는지도 소개한다.

집에 자잘한 이상이 생기면 손수 고치듯이 자신의 몸도 스스로 치료하고 관리할 수 있다. 예를 들어 변기 물이 잘 안 내려간다 싶으면 흡입기도 사용해보고, 변기 뚜껑을 열어 조작도 해보면서 스스로 고쳐보려고 하지 않는가? 부엌에 날아다니는 파리 몇 마리 정도는 해충 박멸 전문 회사가 아니어도 충분히 잡을 수 있고, 필라멘트가 끊어진 전구를 손쉽게 갈아 끼우는 것과 같은 이치이다.

집에 작은 이상이 생길 때마다 하나씩 손을 보면 큰 고장으로 일이 불거지지 않는다. 우리 몸도 마찬가지이다. 평소 기초 관리를 잘해주면 오랫동안 최상의 상태를 유지할 수 있다. 동맥이 어떻게 막히는지, 열쇠 둔 곳을 왜 자꾸 깜빡하는지, 심장과 뼈 운동은 어떻게 하는지, 자신의 면역세포가 어떤 병하고는 잘 싸우면서 어떤 병에는 맥을 못 추는지, 내장 안은 어떻게 생겼는지 꼼꼼하게 보여줄 것이다.

이 책을 읽어가다 보면 사실 웃을 일은 적을 것이다. 하지만 웃음 못지 않게 몸에 득이 될 만한 읽을거리로 가득하다. 책을 덮고 나면 자신의 건강을 완벽하게 컨트롤함으로써 당신 삶의 질을 끌어올릴 수 있을 것이다.

시작하기 전에 먼저 이 책 전편에 흐르는 원리와 목표를 알아두어야 한다. 다음 몇 가지 사항은 최상의 건강 상태를 유지하는 데 꼭 필요한 주요 원리이다. 이 책과 함께 신체를 들여다보며 여행하는 동안 항상 염두에 두었으면 좋겠다.

건강은 운명이 아닌 선택이다

이 세상에 의사가 없었다면 심장 수술도, 레이저 각막 수술도 그리고 온통 어려운 말로 가득한 차트 기록도 없었을 것이다. 현대 의학은 놀라운 발달을 거듭하고 있다. 그 결과 최첨단 의료 기술과 연구를 통해 난치병을 하나 둘 점령해왔다. 하지만 우리 책에서는 치료 의학을 이야기하려는 게 아니다. 이 책은 치료 지침도 아니고 백과사전도 아니다. 다만 노화에 영향을 주는 요소들을 없앰으로써 실제 나이보다 더 젊게 생각하고, 또 실제로 그렇게 느낄 수 있는 방법들을 알려준다. 의사가 심장병을 예방할 수는 없다. 또 의사가 점심을 먹고 나서 가볍게 달리려는 당신 얼굴에 자외선 차단제를 발라주지는 않는다. 그렇다면 점심을 배부르게 먹고도 또다시 집어드는 튀김을 당신 손에서 빼앗을 수 있을까? 아무리 훌륭한 의사라도 당신 곁에 늘 붙어 살면서 일거수일투족을 관리하기란 불가능하다. 오직 당신만이 할 수 있다. 당신 건강을 좌우할 수 있는 사람은 오직 당신뿐이다.

사이클 황제 랜스 암스트롱 Lance Armstrong은 1996년, 폐와 뇌에 전이된 진행성 고환암을 진단받았다. 생존 가능성은 50% 이하. 하지만 암스트롱은 암을 치료하겠다는 일념으로 여러 차례의 수술과 독한 항암 치료를 견뎌냈다. 고도로 발달한 현대 의학의 힘도 컸지만 주위 사람들의 응원도 큰 격려가 되었다. 하지만 무엇보다 암과 싸워 이기겠다는 그의 강한 의지가 결정적 역할을 했다. 그는 투르 드 프랑스 경기 여섯 번 우승이라는 신기록을 달성했다. 더 나아가 암으로 고통받는 수백만의 환자에게 희망과 용기를 불어넣어주었다.

암스트롱은 우리에게 수많은 교훈을 남겼다. 가장 큰 것은 태도와 결심 그리고 자신의 건강을 스스로 책임지고, 자기 몸에 대해 제대로 배우겠다는 굳은 의지이다. 자신에게 일어나는 일을 100% 통제할 수는 없다. 하지만 건강에 조금만 관심을 기울이고, 또 굳은 의지만 있으면 최소한 몇 가지는 당신 마음대로 통제할 수 있다.

《새로 만든 내몸 사용설명서》에는 건강한 삶을 위해 당신이 지켜야 할 10여 가지 원칙이 담겨 있다. 그 가운데 다섯 가지만 잘 지켜도 생명 연장의 꿈은 이루어질 것이다. 더불어 삶의 질 또한 향상되는 극적 효과를 경험할 수 있다. 혈압 조절, 금연, 날마다 30분씩 운동하기, 스트레스 조절, 쉽게 따라 할 수 있는 적절한 영양 섭취, 이렇게 다섯 가지이다. 이것만 실천한다면 앞으로 10년 동안 당신이 죽거나 심각한 질병에 걸릴 가능성은 같은 나이의 다른 사람들에 비해 10%에 불과할 것이다. 내기? 해도 좋다!

나이를 선택할 수 있다

시계나 달력을 아무리 안타까운 눈으로 바라보아도 시간은 멈추지 않는다. 모든 사람이 해마다 생일을 맞이하면서 똑같이 한 살씩 나이를 먹는데, 이것을 '달력 나이'라고 한다. 똑딱똑딱 같은 속도로 끊임없이 흘러가는 시간처럼 달력 나이는 어김없이 늘어만 간다. 하지만 신체 나이는 당신 스스로 선택할 수 있다. 몸으로 무엇을 하고, 몸 안에 무엇을 넣느냐에 따라 당신의 신체는 더 빨리 늙어갈 수도 있고, 더 더디게 늙어갈 수도 있다.

예를 들어 담배를 피우고 기름진 음식만 좋아하는 45세 여성은 몸이 점점 망가져 실제 신체 나이는 65세가 될 수도 있다. 반면 균형 잡힌 식사를 하고, 몸에 해로운 각종 독소를 멀리하며, 적당한 운동으로 몸을 관리하면 실제 나이를 10년은 더 아래로 끌어내릴 수 있다. 이처럼 어떻게 생각하고, 생활하느냐에 따라 건강 상태가 달라지는 것을 '실제 나이 효과'라고 한다. 즉 얼마나 건강하게 오래 사느냐는 70% 이상 당신에게 책임이 있다는 것이다. 50세가 되면 생활 방식이 어떻게 늙어가는가의 80%를 결정하고, 유전이나 체질은 겨우 20% 정도밖에 영향을 미치지 않는다.

물론 나이를 무를 수는 없다. 우리 몸은 환경과 작용하면서 산화하는 등 지속적으로 쇠퇴하기 때문이다. 세월이 더할수록 집의 토대가 약해지고 기둥이 녹스는 것처럼 우리 몸의 산화 역시 제 기능을 발휘하기 위해 정상적으로 일어나는 필수 과정이다. 그러나 산화가 지나칠 경우 몸은 평균 이상으로 급속히 늙어간다. 그래서 산화를 늦추는 항산화제가 많이 포함된 음식이 몸에 좋다는 것이다.

우리 몸이 왜 늙어가는지는 아직 정확한 이유를 밝혀내지 못했다. 하지만 100세도 되기 전에 '나는 너무 늙었어' 하고 느끼는 이유는 노화 과정에서 질병을 앓기 때문이다. 그런데 이 노화 관련 질병 중 80% 정도는 치료가 가능하다. 그것도 첨단 의학이나 권위 있는 의사에게 의지하지 않고 당신의 힘과 노력으로 말이다. 다음 세 가지 항목을 기억하고 일상에서 잘 관리해주기만 하면 된다.

 첫째, 심장과 혈관의 노화 - 뇌졸중, 심장병, 기억력 감퇴, 남성 발기
   부전 등을 일으킨다.
 둘째, 면역계 노화 - 자가면역질환, 감염, 암 등을 일으킨다.
 셋째, 환경과 사회적 요소 - 사고와 스트레스의 원인이 된다.

 각각의 체계들은 유기적으로 상호작용한다. 그리고 무엇보다 중요한 것은 실제로 효과를 보기 위해서는 세 가지 요소 중 어느 하나도 소홀히 해서는 안 된다는 것이다.
 마스코트 꼬마 요정의 안내에 따라 우리 몸 구석구석을 둘러보자. 그림이지만 의학적으로 매우 정확하고, 보는 이의 즐거움을 생각해 약간의 유머도 곁들였다. 삽화로 세밀하게 그린 각 장기를 꼼꼼히 살펴보면서 몸이 어떻게 이루어져 있고, 각각의 요소가 어떤 기능을 하는지 자세히 알아두어야 한다. 좀 시간이 걸리더라도 해부학을 완벽하게 익혀두자!
 스스로 좀 더 손쉽게 건강관리를 할 수 있도록 요점표 표 1.1 참고를 첨부해놓았다.

문제는 평균수명이 아니다

국제분쟁부터 유명 연예인의 이혼 뒷이야기까지 신문에는 온갖 뉴스가 가득하다. 그 가운데 건강 관련 뉴스는 온통 나쁜 소식 일색이다. 치매에 걸린 유명인, 나날이 증가하는 당뇨 환자, 지갑보다 훨씬 뚱뚱한 부자들……. 질병 관련 각종 통계와 사례를 보다 보면 마치 내일이라도 내게 닥칠 일인 양 우울해진다. 그렇다 보니 북극곰이 하와이를 피하듯 건강 관련 소식을 의식적으로 피해버리곤 한다. 그만큼 건강 문제는 날이 갈수록 심각해지고 있다. 하지만 동전의 양면처럼 다른 면에는 긍정적인 소식도 많다.

1900년까지만 해도 인간의 평균수명은 40세에 불과했다. 그런데 2004년에는 77세로, 거의 두 배 가까이 늘어났다. 공중위생을 철저히 하고, 현대 의료 기술이 발달한 덕이다. 통계대로라면 인간의 수명은 점점 더 길어질 것이다. 한편 비만이나 당뇨, 심장병이 빠른 속도로 증가하는 만큼 규칙적으로 운동하는 사람도 점차 늘고 있다. 성인 흡연율도 꾸준히 감소하는 추세이다. 식품 제조 회사와 외식 산업 분야에서도 건강이 화두로 떠올랐고, 농수산물을 찾는 소비자도 점점 안전과 건강을 생각한다.

건강을 위협하는 것들이 우리 주위에 가득하지만, 마음만 먹으면 자신의 건강을 얼마든지 지켜낼 수 있다. 어떻게 하면 노화를 조금이라도 더 늦출 수 있을까? 이 문제에 대한 열쇠는 의사가 쥐고 있는 것이 아니라 당신 자신이 갖고 있다.

의학은 예술이다

사람들은 흔히 의학을 집짓기 놀이처럼 생각한다. A 증상과 B 증상이 같이 있으면 C라는 병이 된다고 믿는 것이다. 인간의 몸은 얼마나 합리적이고 조직적인지 마치 늘 같은 작업을 무리 없이 반복하는 공장 같다. 하지만 근로자들이 잠시 휴식을 취하거나 딴생각을 하느라 조립 라인이 엉망이 되는 경우가 있듯이, 우리 몸도 특이한 증상을 보일 때가 있다. 그런데 왜 그런 증상이 생기고, 그 증상이 우리 몸에 어떤 영향을 미치는지는 아직까지 제대로 밝혀내지 못했다. 그래서 많은 연구가가 생을 바쳐 인간과 동물의 세포 현상을 탐구하는 것이다. 그 결과 우리 몸의 비밀 가운데 많은 것이 밝혀졌다. 이 책에서는 가장 중요한 요점만 간추려서 들려주고자 한다.

의학은 각종 근거 없는 이야기들의 실체를 밝히는 동시에 확고한 과학을 기반으로 권고안을 만들어가는 복잡한 과정이다. 많은 치료법과 예방법이 이러한 과정을 통해 만들어졌다. 한편, 이 책에 소개한 몇 가지 권고안은 아직 확실히 검증되지는 않았지만, 도움이 될 만한 기초적인 건강 정보를 참고해 작성한 것이다.

사실 모든 질병을 다루기란 불가능하다. 그래서 앞선 연구 결과 과학이 예방할 수 있다고 증명한 부분에 대해서만 다루고자 한다. 하나는 어떤 장기가 노화에 가장 큰 영향을 미치는지 살펴보는 것이다. 그리고 다른 하나는 당신 힘으로 예방 가능한 질병에는 무엇이 있는지 알아보는 것이다.

✻ 몸을 위한 식사법 ✻

집에 전기가 끊기면 어떤 일이 일어날까? 텔레비전도 못 보고, 컴퓨터 게임도 할 수 없다. 무엇보다 냉장고가 딱 멈추어버리는 통에 음식이 상할까 봐 애가 탄다. 전기가 없으면 우리 삶은 엄청나게 달라질 것이다. 우리 몸에서 전기와 같은 역할을 하는 것이 바로 음식이다. 몸 안으로 무엇을 받아들이느냐에 따라 몸 안에서 일어나는 일도 달라진다. 당신 몸 안에 무엇을, 얼마나 많이, 그리고 자주 넣느냐가 당신의 생각과 살아가는 방식 등 거의 모든 것을 결정한다.

음식을 섭취하는 궁극적 이유는 몸에 연료를 공급하기 위해서이다. 음식은 몸에 활력을 불어넣고, 각 장기에 필요한 영양소를 공급해 내장 기관이 순조롭게 활동하도록 돕는다. 우리 몸이 음식을 어떻게 처리하고, 또 특정 영양소가 몸 안에서 어떤 작용을 하는지 안다면 사탕 한 알도 생각하면서 먹을 것이다. 또 하나, 음식을 제대로 알고 먹으면 누구나 원하는 체중 조절에도 톡톡히 효과를 볼 수 있다.

각 장에서는 그 장에서 다루는 장기에 어떤 영양소가 가장 적합한지, 그리고 어떤 음식을 먹으면 그 영양소를 섭취할 수 있는지 알려줄 것이다. 몸에 좋은 지방이나 과일과 채소, 단백질과 다른 주요 영양소 등 최대한 많이 그리고 최대한 자세하게 안내할 것이다.

식사할 때 다음 두 가지를 꼭 기억하자.

첫째, 입으로 들어간 영양소가 몸 안에서 어떻게 처리되는가? 왜 꼭 특정 방식으로만 처리되는가?

영양을 이해하려면 대사 작용을 알아야 한다. 대사 작용이란 우리 몸이 에너지를 만들기 위해 음식을 소화시키는 과정이다. 다이어트를 하느라 충분히 먹지 않으면 대사 작용이 느려지고, 몸은 반아사 상태가 되고 만다. 그러면 몸은 칼로리를 보존하기 위해 칼로리를 더디게 소모한다. 그래서 신체 활동이 중요한 것이다.

둘째, 적절한 신체 활동은 반드시 필요하다. 몸이 활동하기 시작하면 몸에서 칼로리를 사용해도 좋다고 허락한다. 그렇게 함으로써 느리던 대사 작용을 다시 제 속도에 맞춰 빠르게 돌아가게 만든다. 당신 몸이 배고픔에 놀라 반아사 상태에 이르는 것을 막으려면 운동을 해 몸을 움직여 주어야 한다.

따라서 올바른 식사법과 적절한 운동! 이 두 가지가 바로 건강한 당신 몸을 위한 최선의 방법이다.

건강지수 BQ, Body-Quotient 측정하기

지능지수 IQ, Intelligence Quotient로 얼마나 똑똑한지 측정하고, 감성지수 EQ, Emotional Quotient로 개성과 성격에 관한 특성을 평가한다. 건강지수 BQ, Body-Quotient는 자신의 몸에 대해 얼마나 아는지 판단하기 위한 도구이다. 다리는 걷는 일을 하고, 간은 해독 작용을 하며, 내장은 음식을 소화시킨다. 이런 수박 겉 핥기 식 지식은 누구나 다 알고 있을 것이다. 그 밖에 몸이 어떻게 작동하고, 어떻게 노화를 경험하는지 당신은 얼마나 알고 있는가?

당신은 30~40대인가? 아니면 50~60대? 아니 당신이 70대를 훌쩍 넘겼다 할지라도 아마 당신 몸에 대해 정확히 알고 있지는 못할 것이다. 자신의 몸에 대해 잘 아는 것만으로도 생명을 지키고, 또 건강하게 만드는 데 아주 큰 힘이 된다.

다음 질문에 틀린 답을 할까 봐 걱정할 필요는 없다. 이 책 속에 모든 문제의 정답이 소개될 테니까. 이 책을 다 읽은 뒤 의사를 그저 약이나 처방해주는 사람으로 생각하지 말고 당신의 개인교사로 적극 활용하라. 의사를 뜻하는 영단어 'doctor'에는 원래 교사라는 의미가 있었다. 궁금한 것이 있다면 망설이지 말고 의사에게 물어보라. 그가 기꺼이 가르쳐줄 것이다. 의사라는 교사가 가진 전문 지식을 당신 몸이 어떻게 움직이는지 배우는 데 최대한 활용하라.

자, 이제 연필을 잡고 시험에 응해주기를 바란다. 시험지 끝에 정답이 나와 있으니 맞추어보고 당신 몸에 대해 얼마나 아는지 확인해보라.

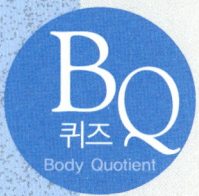

당신의 몸에 대해 얼마나 알고 있는가?

1. 다음 중 노화를 방지하는 가장 효과적인 방법은?
   A___ 하루에 담배 한 갑씩 피우기
   B___ 고밀도콜레스테롤 HDL-cholesterol 29mg/dl
   C___ 해야 할 일 미루기
   D___ 일주일에 2회, 소고기나 돼지고기 먹기

2. 이상적인 혈압은?
   A___ 115/76mmHg
   B___ 140/90mmHg 이하
   C___ 코미디언 조지 번즈를 100세까지 살게 한 것
   D___ 가족력에 따라 다르다.

3. 다음 중 가장 바람직한 다이어트는?
   A___ 덜 먹을수록 더 많은 체중이 빠진다.
   B___ 일생 동안 실천할 수 있는 다이어트
   C___ 지방이 거의 없는 음식 섭취
   D___ 아침 식사로 삼겹살 1인분 먹기

4. 당신의 혈관에 가장 해가 되는 것은?
   A___ 혈압 160/90mmHg
   B___ 저밀도콜레스테롤 LDL-Cholesterol 200mg/dl
   C___ 감자튀김 큰 사이즈 먹기
   D___ 소파에서 누워 지내기

5. 다음 중 혈관의 퇴행성 변화 신체가 노화하면서 일어나는 조직과 장기의 변화로 일어나는 현상이 아닌 것은?
   A___ 뇌졸중
   B___ 피부 주름
   C___ 당뇨
   D___ 남성 발기부전

6. 밸런타인데이에 연인에게 줄 수 있는 최고의 선물은?

  A____ 영양가 높은 작은 초콜릿
  B____ 근육 이완을 위한 마사지 예약
  C____ 향기 좋은 꽃다발
  D____ 유명 브랜드 남성 속옷

7. 동맥경화 동맥의 퇴행성 변화로 혈관 벽이 두꺼워지면서 혈관이 좁아짐를 막기 위해 복용해야 하는 아스피린의 양은?

  A____ 숙취로 인한 두통을 치료해줄 만한 양
  B____ 두세 알의 소아용 아스피린 또는 어른용 아스피린 반 알
  C____ 소아용 아스피린 한 알
  D____ 아스피린보다 이부프로펜 ibuprofen이 더 낫다.

8. 당신이 알츠하이머 치매의 한 종류에 걸렸을 가능성이 가장 높은 증세는?

  A____ 열쇠를 어디다 두었는지 자주 잊어버린다.
  B____ 5분 전에 들은 얘기도 기억하지 못한다.
  C____ 지난 주 동료에게 한 얘기를 기억하지 못하고 다시 한다.
  D____ "앗, 방금 무슨 질문을 하셨지요?"

9. 중독성이 가장 적은 음식은?

  A____ 콜라와 초콜릿 셰이크
  B____ 땅콩
  C____ 감자
  D____ 달콤한 시리얼

10. 남녀 뇌의 차이에 대한 설명 가운데 옳은 것은?

  A____ 남자는 문제를 잘 해결하고, 여자는 복잡한 문제를 잘 분석한다.
  B____ 여자가 남자보다 감성이 더 발달되어 있다.
  C____ 남자의 뇌는 모자 속에도 신경망 지국을 두고 있다.
  D____ 남자와 여자의 뇌는 똑같다.

11. 당신의 뇌를 위해 단어 맞추기 퍼즐을 한다면?

   A___ 무엇이든지 화장실 벽에 붙어 있는 것
   B___ 당신의 힘으로 끝낼 수 있는 것
   C___ 당신의 힘으로 끝낼 수 없는 것
   D___ 우리 몸 안의 인슐린을 분비하는 기관의 이름

12. 당신의 폐를 가장 크게 위협하는 먼지의 크기는?

   A___ 땅콩 크기. 기도를 막을 수 있기 때문에
   B___ 담배 크기
   C___ 스모그를 일으키는 물질들
   D___ 일반 현미경으로는 잘 보이지 않는 작은 입자

13. 다음 중 수면에 대한 비유로 적절한 것은?

   A___ 성sex. 항상 모자라기 때문에
   B___ 안전벨트. 신체를 고정하기 때문에
   C___ 당신의 상관. 간섭하지 않을 때 합의가 가장 잘되기 때문에
   D___ 교회. 언제나 조용하고 평화롭기 때문에

14. 지나친 코골이는?

   A___ 숨이 멈출 수 있다는 징후
   B___ 목 안에 무엇인가가 막고 있다는 의미
   C___ 수면이 충분치 않다는 신호
   D___ 이혼이 임박했다는 신호

15. 간접흡연에 1시간 노출된 것과 같은 위험은?

   A___ 직접 담배 4개비 피우기
   B___ 안전벨트를 하지 않고 운전하기
   C___ 자외선 차단제를 바르지 않고 1시간 동안 일광욕하기
   D___ 저밀도콜레스테롤 240mg/dl

16. 유전되는 취향이 아닌 것은?
   A____ 단맛
   B____ 신맛
   C____ 애덤 샌들러 Adam Sandler가 출연한 영화
   D____ 지방의 고소한 맛

17. 당신의 내장은 다음 어느 장기와 가장 비슷할까?
   A____ 심장. 영양소를 몸 전체로 보내기 때문에
   B____ 뇌. 신경전달물질을 분비하기 때문에
   C____ 성대. 배고프면 소리를 내기 때문에
   D____ 교회의 파이프오르간. 온갖 종류의 신비한 소리를 내기 때문에

18. 위궤양의 가장 위험한 원인은?
   A____ 당신의 상관 스트레스
   B____ 당신의 아내 혹은 요리사 나쁜 음식
   C____ 당신의 연인이나 배우자 키스를 통한 전염
   D____ 당신 자신 과식하기 때문에

19. 대장의 주요 기능은?
   A____ 뇌로 배부르다는 신호 보내기
   B____ 수분 흡수하기
   C____ 음식을 소화하고 가스 배출하기
   D____ 부하들 지휘하기

20. 식사할 때 적게 먹을 수 있는 과학적 방법은?
   A____ 이전 식사 때 많이 먹기
   B____ 식사 시작할 때 지방부터 먹기
   C____ 입에다 테이프 붙이기
   D____ 식사 시작 전 청량음료 마시기

21. 남자가 여자보다 알코올을 더 많이 섭취할 수 있는 이유는?

   A ___ 남자는 동물이다.
   B ___ 남자는 남성호르몬 테스토스테론testostreone이 많다.
   C ___ 남자는 신체적으로 크다.
   D ___ 남자 몸은 알코올이 덜 흡수된다.

22. 수태가 일어나는 장소는?

   A ___ 자궁
   B ___ 나팔관
   C ___ 자궁경부
   D ___ 모텔

23. 남자 생식기의 적절한 크기는?

   A ___ 남성 스포츠용품 회사가 어떤 생각을 하느냐에 달려 있다.
   B ___ 반대 성을 가진 사람을 유혹할 때 필요하다.
   C ___ 전립샘의 기능과 성적 만족을 위해 매우 중요하다.
   D ___ 별로 문제 삼을 게 없다.

24. 남녀 모두에게 성욕을 일으키는 가장 중요한 물질은?

   A ___ 테킬라tequila
   B ___ 에스트로겐estrogen
   C ___ 테스토스테론
   D ___ 니코틴nicotine

25. 성행위를 할 수 있는 정도의 심폐 지구력을 테스트하는 가장 좋은 방법은?

   A ___ 팔굽혀펴기 쉬지 않고 10회 하기
   B ___ 2개 층을 쉬지 않고 올라가기
   C ___ 10분 동안 러닝머신에서 뛰기
   D ___ 마스터베이션mastarbation하기

26. 폐경기 때 일어나는 가장 확실한 증상은?
　　　A＿＿ 난소에 난자가 얼마 남지 않았다는 것
　　　B＿＿ 성장호르몬과 여성호르몬 에스트로겐을 지속시킬 수 있는 능력을
　　　　　　소실했다는 것
　　　C＿＿ 여성의 성욕이 감소한다는 것
　　　D＿＿ 남편이 부인의 바가지에 두 손 들기 시작한다는 것

27. 여성의 자궁 세포를 검사하는 이유는?
　　　A＿＿ 헤르페스 헤르페스바이러스에 의한 입술물집염
　　　B＿＿ 자궁암
　　　C＿＿ 불임
　　　D＿＿ 옛 친구에게 들은 악성 루머 때문에

28. 임신율을 높이는 데 가장 효과가 좋은 음식은?
　　　A＿＿ 호두
　　　B＿＿ 굴
　　　C＿＿ 칼슘이 많이 든 음식
　　　D＿＿ 꽃, 포도주, 한밤의 춤이 곁들여진 것은 무엇이든지

29. 당신의 몸 가운데 가장 활동적인 근육은?
　　　A＿＿ 등 근육
　　　B＿＿ 턱 근육
　　　C＿＿ 눈 근육
　　　D＿＿ 신혼여행에서 사용하는 근육

30. 귀 청소할 때 면봉을 사용해서는 안 되는 이유는?
　　　A＿＿ 저녁 식사 에티켓의 대부분을 망치기 때문에
　　　B＿＿ 고막에 상처를 줄 수 있기 때문에
　　　C＿＿ 귀지를 안으로 밀어 넣어 소리 전달을 막을 수 있기 때문에
　　　D＿＿ 귀지를 없애면 더 많은 것을 만들어내기 때문에

31. '법적인 맹인'의 의미는?

　　A ___ 빨간 셔츠에 분홍 바지를 입을 때
　　B ___ 사랑하는 배우자가 분별이 없다고 당신을 다그칠 때
　　C ___ 5m 거리에서 시력표의 제일 큰 글자를 볼 수 없을 때
　　D ___ 이 글을 읽을 수 없을 때

32. 햇빛에 상처를 가장 적게 입는 신체 부위는?

　　A ___ 눈. 피부가 아니기 때문에
　　B ___ 두피. 머리카락으로 덮여 있기 때문에
　　C ___ 엉덩이. 옷으로 덮여 있으니까.
　　D ___ 귀 뒤. 면적이 가장 적으니까.

33. 피부의 주된 기능은?

　　A ___ 휴 헤프너 Hugh Hefner, 미국 잡지 〈플레이보이〉 사장가 계속 사업을 할 수 있게 한다.
　　B ___ 당신의 몸 내부를 외부로부터 보호한다.
　　C ___ 나트륨과 칼륨 등을 세포 안에 보관한다.
　　D ___ 모낭털주머니을 붙들고 있다.

34. 당신이 마라톤을 통해 얻을 수 있는 것은?

　　A ___ 심폐 지구력이 좋아진다.
　　B ___ 뼈와 관절에 만성적 상처만 남는다.
　　C ___ 대도시에서 뛸 경우 치사량에 달하는 독소를 마시게 된다.
　　D ___ 영화 〈007〉에서 제임스 본드의 상대 여자 배역을 얻을 수 있다.

35. 관절에 대한 설명으로 맞는 것은?

　　A ___ 대부분의 관절은 단지 2개의 뼈와 그 사이의 경첩으로 이루어져 있다.
　　B ___ 대부분의 관절은 생선 기름과 견과류를 먹으면 더 잘 움직이는 경첩으로
　　　　　뼈들을 이어준다.
　　C ___ 관절은 근육, 인대, 연골, 신경, 뼈로 구성된다.
　　D ___ 도가니로 먹기도 한다.

36. 골다공증에 대해 바르게 설명한 것은?
   A____ 여성의 경우 대퇴 골절의 가장 흔한 원인이다.
   B____ 남녀 모두 다리 뻗기, 책상다리로 앉기 그리고 비타민 D나 칼슘을 많이 섭취하면 예방할 수 있다.
   C____ 통증을 일으킨다.
   D____ 몸집이 큰 사람한테 더 흔한데, 뼈의 질량이 많기 때문이다.

37. 퇴행성관절염에 대한 설명으로 옳은 것은?
   A____ 85세 넘은 사람들 가운데 85%가 앓고 있다.
   B____ 85세 전까지는 걱정할 필요가 없다.
   C____ 뼈마디를 습관적으로 꺾으면 더 악화될 수 있다.
   D____ 수영을 하면 좋아진다.

38. 뼈에 대해 바르게 설명한 것은?
   A____ 23세까지 완전히 형성된다.
   B____ 에펠탑 같은 구조이다.
   C____ 여성은 점점 약해지지만, 남성은 그렇지 않다.
   D____ 신체 부분 가운데 가장 단단하다.

39. 근육의 일차적 기능은?
   A____ 시내 한복판에 청바지 광고를 걸게 한다.
   B____ 움직이고 생각하고 숨 쉬고 소변을 누게 한다.
   C____ 헬스클럽 회원권을 구입하게 한다.
   D____ 몸 속에서 소화시킨 탄수화물과 당분을 저장하는 것

40. 요통에 대해 바르게 설명한 것은?
   A____ 골반 근육에 찾아오는 통증이다.
   B____ 나이가 들수록 더 빈번히 발생한다.
   C____ 운동할 때나 창고에서 일할 때 몇몇 사람이 사용하는 무게 벨트로 좋아질 수 있다.
   D____ 골반과 복부에 중심을 두는 운동을 하면 대체로 예방이 가능하다.

41. 신체 활동 가운데 가장 좋은 것 세 가지는?

    A____ 심폐 지구력 운동, 근력 강화 운동 그리고 다른 어떤 것이라도 좋다.
    B____ 걷기, 뛰기, 수영
    C____ 아침 섹스, 오후 섹스, 저녁 섹스
    D____ 하루 세 번의 샤워

42. 웨이트트레이닝 weight training 때 가장 중요한 점은?

    A____ 근육이 피로할 때까지 반복한다.
    B____ 헬스 기구를 사용한다.
    C____ 거울을 잘 활용한다.
    D____ 헬스클럽에 있는 다른 사람들을 따라 한다.

43. 양손에 1.5kg짜리 덤벨 Dumbbell 을 들고 걷는 것은?

    A____ 근육을 강화하고 심폐 지구력을 높이는 데 도움이 된다.
    B____ 한꺼번에 많은 칼로리를 소모하는 데 좋다.
    C____ 어깨 부상의 위험이 높다.
    D____ 1.5kg을 발목에 매고 걷는 것보다 훨씬 좋은 운동이다.

44. 감염에 대한 일차적 방어벽은?

    A____ 기침이나 재채기
    B____ 입과 콧속의 항체
    C____ 항균 비누로 목욕하기
    D____ 당신의 피부

45. 특별한 증세가 없는 낮은 정도의 감염을 치료하지 않은 경우 발생할 수 있는 가장 위험한 증상은?

    A____ 결근 缺勤
    B____ 췌장암
    C____ 동맥의 만성 염증
    D____ 항생제 내성

46. 감기 증세를 가장 빨리 낫게 하는 방법은?

  A____ 고춧가루 탄 콩나물국
  B____ 아연이 함유된 빨아 먹는 약
  C____ 비타민 C와 휴식
  D____ 항생제

47. 감염을 예방하는 가장 좋은 방법은?

  A____ 정수기 필터
  B____ 콘돔
  C____ 손 씻기
  D____ 감염이 완치되면 곧장 항생제 끊기

48. 60세가 넘어서면서 가장 흔히 발생하는 내분비 장애는?

  A____ 갑상샘기능저하증
  B____ 당뇨병
  C____ 테스토스테론 부족
  D____ 성욕 감퇴

49. 호르몬에 대해 바르게 설명한 것은?

  A____ 많을수록 좋다.
  B____ 식물성 호르몬은 자연적이다.
  C____ 나이가 먹을수록 감소한다.
  D____ 처방 없이 구할 수 있는 호르몬 보조제는 모두 가짜이다.

50. 암에 대한 설명으로 옳은 것은?

  A____ 예방은 거의 불가능하다.
  B____ 암하고는 절대로 같이 살 수 없다.
  C____ 100% 치명적 암은 없다.
  D____ 대부분의 암은 전염된다.

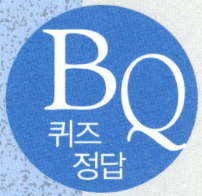

1 —— **D** 소고기나 돼지고기를 일주일에 두 번 먹으면, 하루 담배를 한 갑씩 피우는 사람보다 8년 젊어지고, 저밀도콜레스테롤이 29mg/dl인 사람보다 4년 젊어지며, 귀찮은 일을 자꾸 피하면서 스트레스를 받는 사람보다 8년 젊어진다.

2 —— **A** 이상적인 혈압은 115/76이다. 52개국에서 200만 명이 넘는 사람을 대상으로 한 56건의 연구 결과 밝혀진 사실이다. 도쿄나 시카고, 파리 어디에서건 다 똑같다. 낮은 혈압은 노화에 별 영향을 미치지 않지만 높은 혈압은 악영향을 끼친다. 심장마비의 50%는 혈압이 125/80mmHg와 140/90mmHg 사이에서 발생한다.

3 —— **B** 다이어트의 핵심은 그것이 어떤 방법이든 즐거워야 하고, 또 지속적이어야 한다. 너무 적게 먹으면 오히려 대사율만 떨어뜨린다.

4 —— **A** 혈압이 160/90mmHg일 경우, 다른 세 위험 요인에 비해 혈관 변화가 세 배 이상 빨라진다. 그렇다고 운동을 하지 말라거나 콜레스테롤을 낮추지 말라는 말은 아니다. 단지, 사랑하는 연인의 생일 다음으로 당신이 기억해야 할 숫자가 바로 혈압이라는 말을 해주고 싶을 뿐이다. 특히 높을 때는 더욱 그렇다.

5 —— **C** 당뇨는 유전된다. 또 비만일 경우 더 쉽게 발병하며, 혈관 질환을 악화시킬 수도 있다. 혈관 노화로 나타나는 질환으로는 남성 발기부전, 피부 주름, 뇌졸중 등이 있다.

6 —— **A** 초콜릿에는 플라보노이드와 몸에 좋은 지방질이 들어 있다. 마사지는 물론 좋다. 하지만 예약에 그쳐서는 안 된다. 직접 실천하기를!

7 —— **B** 두세 알의 소아용 아스피린을 복용하면 보통 아스피린을 한 알 복용하는 것만큼이나 동맥 질환과 암 예방에 효과적이라는 사실이 밝혀졌다. 소아용 아스피린을 두세 알 정도 복용하면 한 알을 복용할 때보다 두세 배 이상 동맥 질환을 예방할 수 있다.

8 —— **B** 알츠하이머 환자는 최근 기억을 자꾸 잊어버리는데, 무엇을 잊었는지조차 모를 때가 가장 심각한 경우이다.

9 —— **B** 땅콩만이 쾌락을 주는 신경전달물질인 도파민dopamine의 직접 분비를 일으키지 않는다. 땅콩은 건강식품으로 몸에 좋은 지방질과 단백질을 함유한다.

10 — **A** 현재까지 알려진 연구 결과이다.

11 — **C** 자기 스스로의 능력에 지속적으로 도전함으로써 뇌세포 발달과 뇌 기능 향상을 도모할 수 있다.

12 — **D** 작은 미립자들은 기관지 점막의 방어벽을 뚫고 폐 깊숙이 들어가서 염증 등 여러 가지 문제를 일으킨다.

13 — **C** 중간에 깨지 않을수록 좋은 수면이다. 렘수면과 논렘수면을 충분히 취함으로써 잠의 회복력을 십분 활용할 수 있기 때문이다.

14 — **B** 코골이는 좁아진 기도로 공기가 움직일 때 발생한다. 부분적으로 막혔을 때 공기가 휘몰아치면서 바로 코골이를 만들어낸다.

15 — **A** 간접흡연은 혈관에 상처를 입힌다. 또 발기부전을 일으키는 데에는 직접 흡연하는 것과 거의 같은 위험성이 있다.

16 — **D** 지방질을 좋아하는 것은 후천적으로 형성되는 미각이어서 약 8주 정도 훈련하면 좋아하는 지방질의 맛을 변화시킬 수 있다.

17 — **B** 내장은 신경망과 신경전달물질을 분비하는 등 우리 뇌와 가장 흡사하다.

18 — **C** 위궤양을 일으키는 세균 대부분은 배우자 사이에 상호 감염된다.

19 — **B** 대장은 소화된 변에서 수분을 흡수해서 몸 안으로 되돌리는 역할을 한다.

20 — **B** 식사를 시작할 때 지방질을 먼저 조금 먹으면 위가 비워지는 시간을 늦추기 때문에 배가 쉽게 부르고 포만감을 오래 느껴 많이 먹지 않게 된다.

21 — **D** 남자는 장벽에 여자보다 많은 알코올 분해 효소를 가지고 있어서 마신 술의 절반 정도는 혈관으로 흡수되기 전에 소화된다.

22 — **B** 수태된 난자는 자궁에 착상한다. 정자가 난자를 수태시키는 곳은 주로 나팔관이지만 둘이 만나는 어느 곳에서건 수태는 가능하다.

23 — **B** 진화론적으로 보면 바로 이것이 이유이다.

24 — **C** 남녀 모두 테스토스테론은 성욕을 일으킨다.

25 —— **B** 쉬지 않고 2개 층의 계단을 올라갈 수 없다면 섹스는 위험하다.

26 —— **A** 뇌에서는 단지 난소로 신호를 보낼 뿐이지만, 난소에서는 실질적으로 난자가 다 소모되어 폐경이 일어난다.

27 —— **B** 성적으로 활발한 여성은 1년에 한 번씩 자궁암 세포 검사를 받아야 한다.

28 —— **A** 호두는 견과류 가운데 가장 많은 오메가-3 지방산을 함유한다. 오메가-3 지방산은 정자의 활동성을 증가시키고 착상 시의 환경을 개선시킴으로써 남녀 모두에게 임신을 촉진하는 역할을 한다.

29 —— **C** 눈 주위 근육은 항상 움직인다.

30 —— **B** 팔뚝보다 작은 것은 귀에 넣지 말아야 한다.

31 —— **C** 이것을 할 수 없다면 이 책을 볼 수 없고 남이 읽어주는 것을 들어야 한다.

32 —— **C** 주름진 엉덩이를 본 적이 있는가?

33 —— **B** 피부가 일차 방어막이다.

34 —— **B** 운동도 지나치면 해가 된다.

35 —— **B** 생선 기름과 견과류는 통증을 가라앉히고 관절을 오래 쓸 수 있도록 돕는다.

36 —— **B** 관절과 관절을 둘러싼 근육에 부하가 걸리는 운동을 함으로써 뼈를 강하게 만들 수 있다. 비타민 D와 칼슘은 남녀 모두에게 중요한 성분이다.

37 —— **A** 나이가 들수록 퇴행성관절염은 더 생기므로 관절을 미리미리 활동적으로 만들어놓는 것이 현명하다.

38 —— **B** 실제로 에펠탑은 몸속 뼈의 구조를 본떠서 만들었으며, 그 결과 매우 견고하다고 밝혀진 바 있다.

39 —— **B** 근육이 이렇게 많은 일을 하는지 모르는 사람이 많다. 근육은 움직이고, 숨 쉬고, 소변을 보고, 심지어는 뇌를 젊게 함으로써 생각하는 것을 돕는다.

40 —— **D** 다른 질환과 마찬가지로 적은 노력이라도 지속적으로 하면 요통을 예방하고 통증을 개선할 수 있다.

41 —— **A** 심폐 지구력 운동, 근력 강화 운동, 그 외 모든 종류의 신체 활동은 건강을 위해 꼭 필요하다. 각종 신체 활동, 근력 강화 운동, 심폐 지구력 운동 순서대로 하는 것이 좋다.

42 —— **A** 근육이 피로를 느낄 때까지 반복해야 근육의 활력을 높이고 힘을 키울 수 있다.

43 —— **C** 덤벨을 들고 운동하면 어깨 부상을 입을 위험성이 크다.

44 —— **D** 당신의 피부가 가장 좋은 방어벽이다.

45 —— **C** 낮은 정도의 감염은 저밀도콜레스테롤이 혈관에 미치는 영향만큼이나 나쁠 수 있다.

46 —— **A** 고춧가루 탄 콩나물국을 먹으면 아연이나 비타민 C를 복용한 것과 거의 같은 효과를 볼 수 있다.

47 —— **C** 손만 잘 씻어도 모든 감염의 70~80%까지 예방할 수 있다.

48 —— **A** 갑상샘기능저하증은 60세 이상 노인의 10% 정도에서 발병한다. 이 연령이 되면 적어도 5년에 한 번 정도는 갑상샘 기능 검사를 하는 것이 좋다.

49 —— **D** 돈만 낭비할 뿐이다.

50 —— **C** 최악의 경우라 하더라도 당신의 면역 체계가 저항을 시작하면 저절로 완치되는 경우도 있다.

당신의 점수

정답을 맞힌 개수가 당신의 BQ 점수다!

45~50: 우수
의과대학에 합격했거나 의학 프로그램을 지나치게 많이 보았음.
처방 ● 의학 교과서를 봐도 좋음.

30~44: 양호
인간의 몸에 대해 많이 알고 있음. 좀 더 많은 해부학적 기초 지식을 습득하고 이 책의 권고와 실행 지침을 따르면 건강을 유지하는 데 많은 도움이 될 것임.
처방 ● 이 책을 매일 밤 한 장씩 2주 동안 읽을 것.

16~29: 보통
비록 좋은 성적은 아니지만 몸이 얼마나 복잡하고 또 교묘한지 충분히 알고 있음.
처방 ● 이 책 전체를 통독할 것.

0~15: 진짜 당신의 점수가 맞습니까?
우리 몸에 대해 공부해야 할 것이 너무 많음. 한편 달리 생각하면, 백지 위에 새로 그림을 그릴 수 있어 새로운 전문가로 거듭날 가능성이 아주 높음.
처방 ● 당장 다음 페이지부터 열심히 공부하기 바람.

[표 1.1] 요점표 목록

근력 강화 운동	400쪽
요가	135쪽
쉬운 운동	138쪽
수면	158쪽
다이어트법	374쪽
식사요법의 기초	376쪽

Chapter 2

박동은 계속된다
심장과 혈관

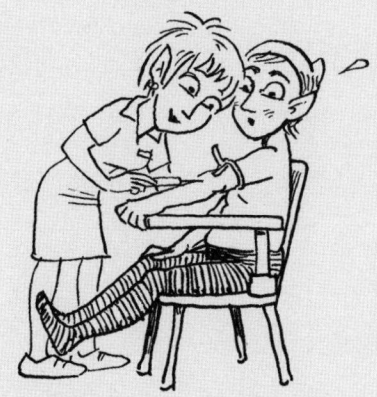

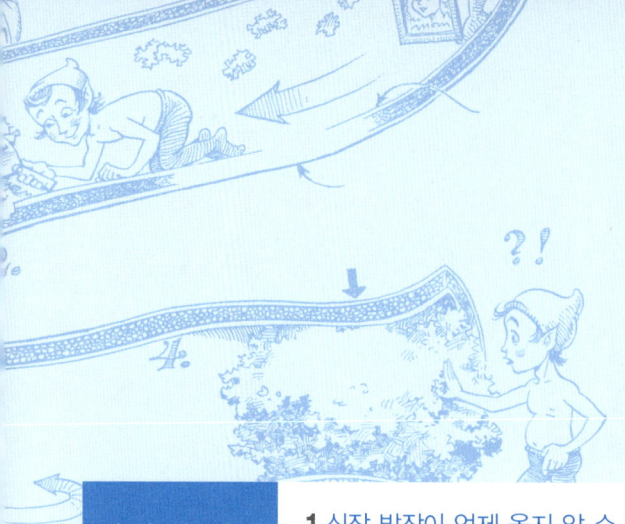

| 심장에 대한 세 가지 오해 | **1** 심장 발작이 언제 올지 알 수 있다.
2 혈관에 가장 나쁜 것은 콜레스테롤이다.
3 90% 막힌 혈관이 50% 막힌 혈관보다 더 나쁘다. |

사랑에 빠진 소녀들이 상대에게 설레는 마음을 표현할 때 소장을 그리거나 방광 모양의 상자에 초콜릿을 담아 선물하지는 않는다. 한 무리의 남성이 모여 카드놀이를 할 때 비장 모양의 퀸 카드를 '비장하게' 꺼내 드는 일도 없다.

심장은 노래를 만드는 사람이나 시인, 작가, 문신을 새기는 사람들에게 사랑과 용기의 상징으로 영감을 주는 것 이상으로 삶에서 중요한 역할을 한다. 심장은 곧 생명이다. 집에 물을 공급해주는 수도관처럼 심장은 우리 몸에 필요한 영양분을 전달해준다. 깨끗한 물이 공급되면 마음 놓고 물을 마실 수 있고, 그릇이나 집 안 구석구석 지저분한 곳을 씻을 수 있다. 심장 역시 이 같은 원리로 우리 몸 곳곳에 혈액을 공급해준다.

두뇌에 혈액을 공급해 생각할 수 있도록 돕고, 성 기관에 혈액을 공급해 아이를 낳게 해준다. 음식을 소화하고 배설할 수 있는 것도 심장이 소화기관으로 혈액을 공급해주기 때문에 가능한 일이다. 한편 심장이 근육에 혈액을 공급해주지 않으면 가방은커녕 머리카락 한 올도 집어 올릴 수 없다.

심장은 다른 장기에 비해 친밀하게 느껴진다. 가슴에 손을 가만히 대고 있거나 손목에 잠시 손을 얹고 있으면 심장이 뛰는 걸 느낄 수 있기 때문이다. 마치 내장된 메트로놈metronome처럼 건강이라는 음악을 맞춰주고, 생명을 유지해준다. 그런데 만약 이런 심장이 갑자기 멈춘다면? 심장이 멈추면 곧 우리의 생명도 멈춘다. 이보다 더 무서운 일이 있을까!

텔레비전과 라디오 진행자인 래리 킹은 17년 전 심장 발작이 왔을 때 그 무서운 경험을 했다. 당시 그는 전형적 위험 요인을 골고루 갖추고 있었다. 부친이 심장 발작으로 43세에 돌아가셨고, 그 자신은 하루에 세 갑씩 담배를 피우고 있었으며, 6년 전에는 협심증 진단까지 받은 터였다. 게다가 채소는 거의 먹지 않았으며 고기와 포화지방산이 많은 음식을 광적으로 좋아했다. 그러니까 날마다 엄청난 양의 기름기 많은 음식을 먹으면서 심장 발작 가능성을 나날이 키워온 것이다. 그러던 어느 날 밤, 오른쪽 어깨가 아파 오면서 숨쉬기조차 어려웠지만 그때까지도 심장병일 거라는 생각은 추호도 하지 못했다. 친구가 병원에 데려가려고 그의 집에 도착했을 때에는 입에 담배까지 물고 있었다. 응급실에서는 통증이 가라앉기 무섭게 벌떡 일어나더니 집으로 가겠다며 걸어 나가려고 했다. 그날 밤 그는 하마터면 그렇게 마지막 귀가를 할 뻔했다.

많은 사람이 자신의 차는 정성껏 관리하면서 자기 몸에는 별 관심을 두지 않는다. 그래서 우리가 이 책을 쓴 것이다. 이 책 마지막 장을 넘기고 나면 자신의 몸에 대해 무식한 사람은 한 사람도 없을 것이다.

다행히 래리 킹은 그날 밤 병원에 남았다. 이후 현대 의학의 도움과 자신의 강한 의지로 그는 심장 질환을 잘 이겨냈다. 먼저 혈관우회로술관상동맥이 막혔을 때 다른 동맥을 통해 혈액을 공급하는 수술을 받았고, 이후 생활 습관과 식생활을 고쳐서 기적적으로 생명을 건졌다.

심근경색은 갑자기 온다. 누구나 래리 킹과 비슷한 일을 겪을 수 있다는 이야기다. 갑자기 왔다 사라지는, 가슴이 아프다거나 근육이 땅긴다거나 하는 증상은 누구나 쉽게 무시해버린다. 심장 발작이 나타나면 3분의 1 정도는 증상을 처음 느꼈을 때 사망하고 만다. 그 가운데 절반은 병원에 도착하기도 전에 숨을 놓는다. 하지만 이 책에서 권고하는 대로 잘 따르면서 보다 젊게 살기로 결심했다면 당신은 그 가능성과 전혀 무관한 사람이 될 수 있다. 선진국에서는 관상동맥 질환 심장에 산소와 영양을 공급하는 혈관 또한 높은 사망 원인 가운데 하나이다. 미국인이나 동양인이나 유럽인이나 심장병으로 사망할 가능성은 40%, 동맥경화로 고통스러운 삶을 살게 될 가능성은 50%이다. 어쩌면 심장병으로 죽는 것보다 동맥경화로 힘들게 살아갈 일이 더 걱정인 사람도 있을 것이다. 나빠진 혈관은 기억력을 감퇴시키고 각 장기의 기능과 성 기능을 떨어뜨린다.

심장은 제대로 작동할 때는 더할 나위 없이 효율적인 기계이다. 고무줄처럼 매우 탄력 있는 혈관이 심장에서 몸 구석구석까지 연결되어 온몸으로 혈액을 실어 나른다. 러닝머신 위를 걷거나 화난 벌떼를 피해 도망갈 때 그 상황에 맞추어 펌프 강도 또한 단계별로 조절한다. 일생 동안 쉬지도 않고 1분에 60~70회 박동하는 심장을 상상해보라. 쉬는 동안에는 분당 5L의 혈액을 내보내고, 좋아하는 가수의 음악을 듣는 동안에는 혈액을 분당 20L씩 보낼 것이다. 이처럼 심장은 격렬한 변화를 조절할 수 있도록 준비되어 있다. 하지만 잘 관리하지 않으면 더 이상 효율적으로 작동하지 않는다.

신체에 혈액을 더 많이 공급하는 능력과 심장의 건강을 결정하는 요소는 심장 자체에 피를 얼마나 잘 공급하느냐에 달려 있다. 다시 말해 관상

동맥이 심장에 얼마나 효율적으로 혈액을 운반해주느냐는 것이다. 심장으로 혈액을 공급하는 걸 방해하는 가장 흔한 요소는 관상동맥이 좁아지고 막히는 병이다. 심장에 혈액 공급이 안 되면 심장 혈관이 약해진다. 다행히 당신 몸에 식수를 공급하는 회사는 다른 사람이 아닌 바로 당신 자신이다. 수질을 결정하는 것도 당신 몫이고, 파이프를 보호하거나 손상하는 것도 오로지 당신이다. 즉 어떻게 먹고, 얼마나 운동하고, 사회와 주위 환경으로부터 받는 스트레스에 어떻게 대처하느냐에 달려 있는 것이다. 심장을 건강하고 젊게, 언제나 넘치는 생명력을 불어넣는 장기로 만드는 사람은 바로 당신이다.

심장: 해부학

심장은 우측 심장_{우심실, 우심방}과 좌측 심장_{좌심실, 좌심방}으로 나뉘며, 우측 심장은 전신에서 정맥피를 받아 폐로 보내고, 좌측 심장은 폐에서 산소로 충만된 피를 받아 전신으로 보낸다. 심방과 심실, 심실과 폐동맥, 대동맥 사이에는 혈액을 일정하게 흐르게 하는 판막이 위치한다.

지하철이나 기차 노선도를 머릿속으로 그려보면 심장과 혈관의 구조를 쉽게 이해할 수 있다. 심장은 모든 기차가 지나가는 중심 역이다. 동맥과 정맥은 기찻길이나 터널로, 몸 전체를 흐르면서 곳곳에 혈액이라는 승객을 내려놓는다. 만약 기차가 고장 나거나 길이 막혀 멈춰 선다면 승객은 불안해할 것이고, 막히는 시간이 너무 길어지면 승무원 몇몇은 아예 일을 그만둘지도 모른다. 우리 몸도 마찬가지다. 혈액이 공급되지 않으면 각 기관들은 문을 닫아버린다. 그리고 점차 그 범위가 확대되면서 주변 역까지도 문을 닫는다.

심장

왼쪽 가슴에 손을 얹고 있으면 심장이 마치 드럼 박자에 맞춰 혈액을 밀어내는 것처럼 느껴진다. 그런데 실제로 심장은 혈액을 밀어낸다기보다 쥐어 짠다고 할 수 있다. 심장 윗부분의 특별한 세포에서 아래로 전기 신호를 보내면 심장근육을 수축하여 대동맥 판막^{심장 속에서 열리거나 닫혀 혈액을 일정하게 흐르게 한다} 밖으로 혈액을 짜내어 보낸다. 마치 젖은 수건을 짜서 물을 빼는 것과 같다. 심장에서 나온 혈액의 물줄기는 제일 큰 혈관인 대동맥으로 분출되어 몸 구석구석으로 뻗어나간다. 이렇게 산소가 풍부한 혈액을 공급하는 것이다. 수건을 짜고 나면 팔을 쉬어야 하듯이 심장 역시 잠시 이완해 쉰다. 심장이 이완하는 동안 심장 표면에 놓인 관상동맥도 이완되고, 관상동맥에서 공급한 산소가 풍부한 혈액은 조여져 있던 심장 근육 틈이 열리면서 그 틈새로 들어가 혈액을 공급한다. 이처럼 혈액은 온몸을 위한 연료로 쓰인다. 하지만 무엇보다 심장 자체에 혈액이 원활하게 공급되어야 한다.

심장은 생존을 위해 매우 현명하게 처신한다. 녀석은 다른 장기를 보살피기 전 자신부터 돌보아야 한다는 것을 잘 알고 있다. 따라서 다른 곳으로 혈액을 보내기 전 자기 자신에게 먼저 공급한다. 마치 미래의 복지를 위해 미리 퇴직연금을 만드는 것처럼 박동할 때마다 대동맥으로 혈액을 짠 뒤 근육이 이완되면서 심장 자신에게 혈액을 공급한다. 관상동맥에 혈액을 잘 공급할수록 더욱 건강한 삶을 누릴 수 있다. 심장박동 조절 세포는 분당 60회 이상의 속도로 신호를 전달한 뒤 다시 전 과정을 반복한다.

사실인가 거짓인가?

심장이 보내는 긴급 구조 신호

❋❋❋ 심장 발작을 경험한 사람 가운데 절반 정도는 전혀 증상을 느끼지 못했다. 최소한 증상이라고 느낄 만한 어떤 것도 전혀 인지하지 못했다.

심장 발작은 매우 다양한 방식으로 발생한다. 단지 속이 좀 불편하다 싶을 정도여서 위장 장애 같은 가벼운 질병으로 생각하는 경우도 있다. 가장 흔히 나타나는 증상은 다음과 같다.

- 흉부 통증과 불편감 누르고 조이는 것처럼 느낄 수 있다
- 신체 상부의 불편감 한쪽이나 다른 쪽 팔, 등, 목, 턱, 위장 부위
- 숨찬 느낌
- 식은땀
- 울렁거리는 느낌
- 잠이 부족하지 않은데도 갑작스레 몰려오는 극심한 피로

통증이나 불편감만으로 심장 발작을 예측하는 것이 불가능한 이유는 심장 자체가 통증을 느끼지 못하기 때문이다. 게다가 래리 킹의 경우는 심장 통증의 일반 위치와는 달리 오른쪽 팔에 심한 통증을 느끼지 않았는가!

심장에 있는 신경은 직접적으로는 통증을 느끼지 못한다. 그러나 심장에서 뭔가 잘못되고 있다 싶으면 심장 신경이 불안한 상태가 된다. 이어 그 신경들이 척추를 가로지르면서 팔이나 가슴과 연결된 다른 신경에 통증 자극을 전달해 누전을 일으키는 것이다. 그래서 팔이나 가슴, 턱 등 어디에 있는 신경이든 합선이 될 수 있다. 우리의 뇌 역시 가만히 있지 않는다. 미주신경 Vagus Nerve, 열 번째 뇌신경으로 부교감신경 역할을 하며 내장의 대부분에 분포된다을 자극해 위통을 일으키고 식은땀이 나게 하는 등 쉴 새 없이 신호를 보낸다. 그러나 심장 신경이 척추를 가로지르지 않는다면 심장이 발작하는 동안에도 불편감을 전혀 느끼지 못한다. 그래서 그토록 많은 사람이 심장 발작이 일어나고 있는데도 전혀 깨닫지 못하는 것이다.

토막상식

심장은 태아기에 단계별로 뚜렷하게 발달한다. 각 단계별로 각각 다른 동물의 심장 모습과 비슷하다. 그리고 한 단계씩 변할 때마다 더 진화한다. 처음에는 물고기 심장처럼 튜브 모양이다. 이어서 2개의 방으로 나뉘는데, 개구리의 심장과 유사하다. 뱀이나 거북이의 심장은 방이 3개이다. 마침내 방이 4개로 되어 가장 진화된 포유류의 실제 심장 모양을 갖춘다.

방이 4개인 심장 구조는 '지저분한' 피를 폐로 보내 깨끗하게 하고, '깨끗한' 피를 신체 각 부분으로 보내 두 가지 피가 섞이지 않게 하는 매우 효율적인 시스템이다. 심장 왼쪽에서 나오는 혈액은 깨끗하고, 산소도 가득해 근육에 연료를 공급한 반면 물고기 심장은 전신으로 보내는 혈액 가운데 단지 절반 정도만 깨끗하다. 왜냐하면 한쪽에서 피를 정화하고 다른 곳으로 따로 보낼 수 있도록 분리된 방 구조가 없기 때문이다.

4개의 방으로 이루어진 정교한 심장은 에너지를 더 효율적으로 처리하도록 함으로써 동일한 에너지원으로 우리 몸이 더 많이 더 멀리 움직일 수 있도록 도와준다. 물고기들은 끊임없이 무언가를 먹어야만 살 수 있는 반면, 우리 인간은 식사 시간에만 잘 먹으면 충분한 힘을 비축해 많은 일을 할 수 있다. 그러나 불행하게도 이러한 고효율 시스템은 인간이 여분의 에너지를 무시무시한 비곗살로 전환해 저장하도록 만드는 원인이 된다.

동맥

동맥은 3개 층으로 이루어져 있는데, 각 층마다 고유한 기능이 있다. 혈액이 흐르면서 접하는 가장 안쪽 층은 혈관 내막으로, 정상 상태일 때 테플론(산과 고온에 강한 플라스틱 계통의 합성수지)처럼 미끄럽고 부드럽다. 따라서 혈액이 빠르고 쉽게 흐른다. 한편, 이곳은 심장 혈관 질환의 발원지이기도 하다. 내막은 혈관의 뼈대 역할을 하는 혈관 중간막을 보호하는 기능도 한다. 중간막은 근육질로 되어 있으며 우울하거나 화가 났을 때, 또는 수축하거나 운동할 때 근육으로 많은 혈액이 흐르도록 확장된다. 이런 방식으로 중간막은 머리와 몸에서 일어나는 상황에 반응한다. 가장 바깥층은 혈관 외막으로 소시지 껍질처럼 혈관을 셀로판 포장 같은 것으로 둘러싸

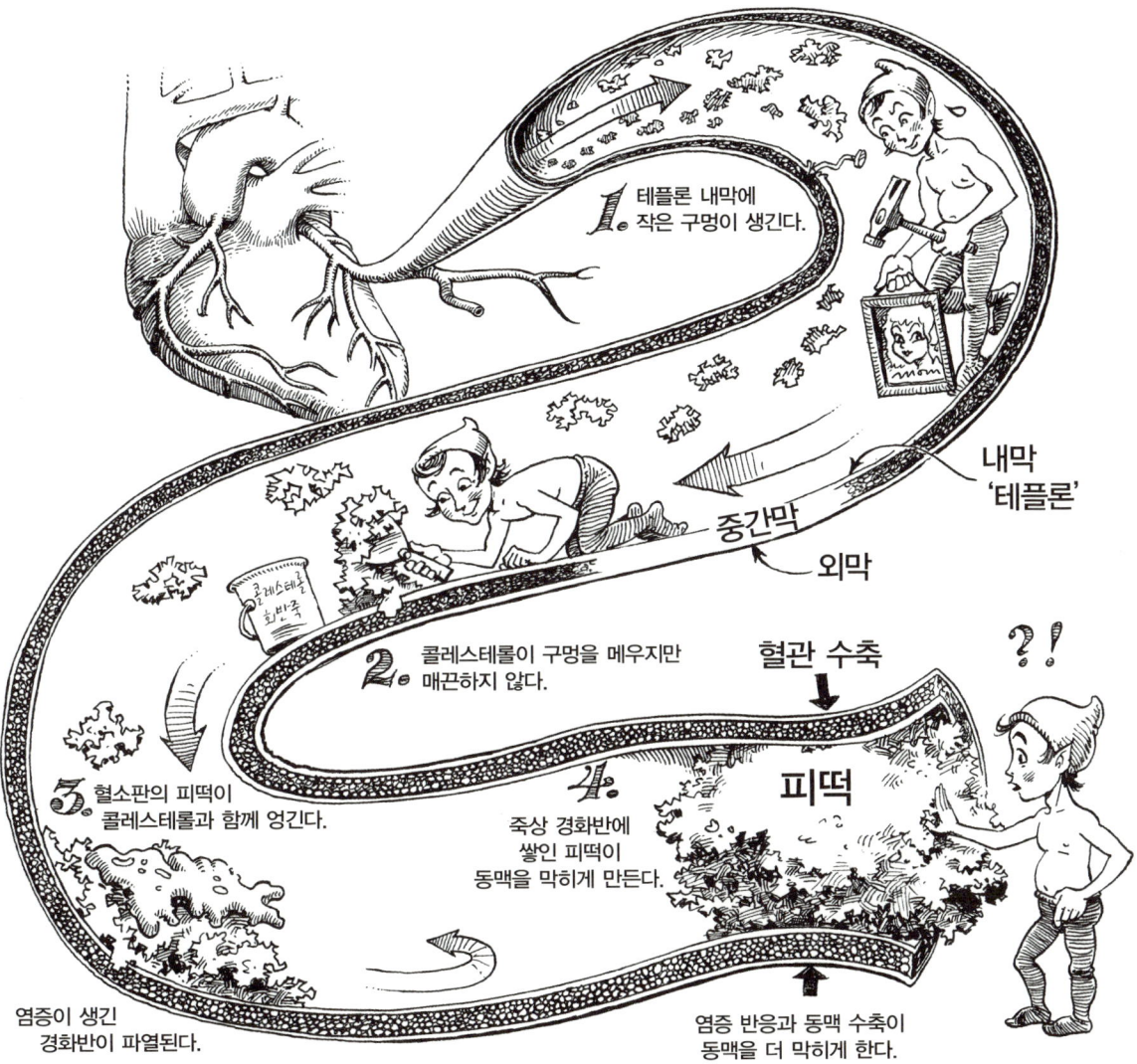

[그림 2.1] 동맥의 노화

높은 혈압, 높은 혈당, 담배의 영향 그리고 다양한 요소에 의해 매끈한 동맥 내막 층에 홈이 파일 수 있다. 그렇게 되면 우리 몸은 반창고를 들이대는데, 바로 콜레스테롤을 이용해 파인 홈을 복구하는 것이다. 만약 이때 나쁜 콜레스테롤인 저밀도콜레스테롤을 쓸 경우 염증 반응이 일어나고, 염증을 해결하기 위해 면역 인자인 백혈구들이 몰려 들어온다. 그 결과 죽상판(동맥경화, atheroma)이 생기고, 몸에 자극을 주어 혈전 생성을 촉진한다. 혈전은 동맥 전체를 갑작스럽게 막을 수 있다. 이 과정에서 심장 발작과 뇌졸중, 발기부전, 기억장애 등이 일어난다.

고 있다. 그림 2.1에 각 과정과 기능을 자세히 설명해놓았다.

● **파인 홈**nicks ● 혈당이 높거나 고혈압일 때 또는 니코틴이나 호모시스테인homocysteine, 아미노산의 일종으로 혈중 농도가 높으면 심혈관 질환의 위험성을 높인다 같은 해로운 물질에 의해 동맥 안쪽을 둘러싼 부드러운 표면이 손상될 수 있다. 세포가 손상되면 벌어져서 틈이 생긴다. 일단 동맥 내막 층에 홈이 생기면 빨리 채워서 혈관을 보호해야 한다. 하지만 그것보다 먼저 홈이 생기지 않도록 예방하는 것이 중요하다. 홈을 만드는 요인은 여러 가지가 있는데, 그 가운데는 당신이 조절할 수 있는 것이 많다.

설령 가까운 가족이 고혈압이나 호모시스테인혈증, 흡연, 잇몸 질환, 각종 성병에 이르는 만성 염증성 질환, 스트레스, 분노, 높은 혈당 등으로 고생하고 있다 하더라도 당신이 어떻게 하느냐에 따라 대부분은 피해 갈 수 있다.

고혈압은 신체 활동과 식이요법, 필요하다면 약을 써서라도 정상화시킬 수 있다. 호모시스테인혈증은 유전될 수도 있지만 단백질을 너무 많이 섭취하거나 비타민의 일종인 엽산葉酸, 비타민 B₉을 너무 적게 섭취한 것이 원인일 수 있다. 성병은 콘돔을 사용하면 막을 수 있고, 잇몸 질환은 칫솔질을 잘하고 치실을 효과적으로 사용해 예방할 수 있다.

하지만 홈 자체는 첫 단계에 불과하다. 홈이 콜레스테롤 조각으로 덮이고, 그 조각에 의해 염증 반응이 생기면서 핏덩어리를 더 끌어당기는데, 여기부터가 진짜 문제이다.

● **혈류 장애**clogs ● 혈관 내막에 홈이 파이거나 틈이 생기면 중간막이 혈액에 노출되기 때문에 몸이 놀란다. 그러면 몸은 그 상처를 감싸려고 잽싸게 반창고를 붙이려 든다. 이때 콜레스테롤이 반창고 역할을 하는

데, 그들은 지금까지 상당한 악평에 시달려왔다. 이제는 그들의 누명을 벗길 때가 된 것 같다. 콜레스테롤은 신체 기능에서 반드시 필요한 요소이다. 나쁜 콜레스테롤인 저밀도콜레스테롤은 혹평을 받아 마땅하지만, 고밀도콜레스테롤처럼 몸에 도움이 되는 콜레스테롤도 있다.

고밀도콜레스테롤은 동맥 혈관으로 힘차게 밀고 들어와 필요 없는 반창고 찌꺼기를 제거한다. 저밀도콜레스테롤은 불량 풍선과 같아서 크고 뚱뚱하고, 불완전한 데다 동맥 내벽에 부딪치면 산산이 조각난다. 저밀도콜레스테롤이 높은 상태에서는 혈관 내막에 상처가 생기면 몸은 서둘러 콜레스테롤 반창고를 붙이려 든다. 그러다 손상을 복구하는 데만 열중한 나머지 벽에 난 구멍보다 훨씬 큰 반창고인 '나쁜' 콜레스테롤이 몰려드는 것이다. 그다음 단계는 앞에서 말했듯 백혈구를 끌어모아 썩은 콜레스테롤을 제거하려 애쓴다. 이러한 과정은 우리 몸 어디에 염증 반응이 일어나더라도 똑같이 되풀이되는데, 감염을 치료하기 위해 유독성 물질을 뿌려댄다. 결국 염증과 콜레스테롤은 거품 세포라고 불리는 기포 크기의 공간에 점점 쌓여간다. 거품 세포는 혈관 벽에 붙은 채로 죽상판_{콜레스테롤을 먹은 대식세포가 혈관 벽에 쌓이는 것}, 혈전_{혈액이 응고되어 혈관을 막는 것}, 혈소판_{혈구의 하나로 혈액응고에 관여한다} 크기를 점점 키우고, 동맥 표면을 거칠게 만들어 염증을 더 부추긴다. 그 결과 혈관 벽은 더욱 불룩해지거나 더 움푹 파인다.

거품 세포는 사뭇 탐욕스럽다. 그래서 혈액 공급을 좀 더 빠르게 해서 크기를 불려나간다. 그 과정에서 일부 세포가 혈액 부족으로 죽어가면서 자극을 일으킨다. 머리카락을 빗으로 빗을 때 느껴지는 정전기와 같은데, 그 자극 상태가 동맥에서 혈전 형성을 좋아하는 끈적한 혈소판들을 더 끌어들인다.

문제의 발단은 바로 홈이다. 다음은 너무 많은 죽상판_{나쁜 콜레스테롤}이 들러붙거나 주걱처럼 떠내는 작용 좋은 콜레스테롤이 너무 적게 일어나는 것이다. 세 번째는 염증이며, 마지막은 콜레스테롤 조각에 붙는 혈전이다.

● **혈액응고** clots ● 혈소판은 혈액세포의 한 형태로, 마치 정돈 안 된 침대 시트처럼 쭈글쭈글하다. 생긴 건 그래도 아주 좋은 일을 한다. 예를 들면, 면도날에 베인 작은 상처에도 출혈이 멈추지 않아 사망할 수도 있는 위험으로부터 당신을 지켜준다.

혈소판은 동맥 안쪽에서 콜레스테롤로 덮인 패치와 같은 거친 놈들과 맞닥뜨리기 전까지는 조용하고 차분하다. 그러다 패치와 부딪치면 생명의 파수꾼이 되어 혈관 내막을 감싼다. 피부가 베이면 혈소판은 혈관 끝의 혈액을 응고시켜 지혈한 뒤 딱지를 만들어 상처 회복을 돕는다.

그런가 하면 동맥에 생긴 구멍에 죽상판이 붙어 있거나 세포가 죽을 지경일 때 혈소판은 자극과 염증을 일으키는 죽상판 위에 붙어서 더 큰 혈전을 형성한다. 혈관 내막에 염증이 있거나 지방이 쌓이면 한순간에 많은 혈소판을 끌어당기고 동맥 전체를 가득 채울 만한 혈전을 만든다. 그 결과, 혈관을 통해 먹고사는 심장 조직은 영양 공급이 끊겨 굶주리면서 죽어가는 것이다.

콜레스테롤 염증 얘기를 잠시 접고 혈전에 대해 생각해보자. 동맥 내벽에서 벌어지는 파티의 주인공인 혈전이 가끔 도로로 내려가려고 할 때가 있다. 그런 일이 벌어지면 치명적이다. 혈전이 아래쪽 동맥으로 내려가 떠돌다 보면 더 작은 공간에서 벌어지는 파티에 자칫 들러붙을 수도 있

토막상식

심장 혈관을 좁게 하는 일련의 과정들이 다리를 먹여 살리는 혈관에서도 일어날 수 있다. 그 결과는? 걸을 때 하지에 통증이 느껴진다. 심장 혈관을 좁게 만드는 최대 공로자는 흡연이다. 흡연은 이것뿐만 아니라 심장병이나 뇌졸중, 발기부전을 일으키는 요인이 되기도 한다. 통증을 치료하고 싶다면 이번 장에 나오는 '더 젊게 만들기 전략'을 익히고 계속 유지한다. 그렇게 함으로써 굶어 죽은 조직에 혈액을 공급할 새로운 경로를 만들 수 있다. 이러한 방법을 '측부 혈액 공급'이라고 하는데, 신체는 그만큼 왕성한 자생 능력을 갖추고 있다.

다. 그러다 완전히 그곳에 갇히면 혈액이 전혀 지나가지 못하게 된다. 만약 그 파티가 우리 생명을 유지하는 데 매우 중요한 부분에서 벌어진다면 모든 축제는 영원히, 그것도 아주 빠르게 끝나버리고 말 것이다.

심장병에서 가장 이상한 증상을 보이는 시나리오가 있다. 말장난처럼 들릴지 모르지만, 때로 동맥 혈관이 90% 막힌 사람이 50%만 막힌 사람보다 낫다는 것이다. 어떻게 이런 주장이 가능할까? 동맥 하나가 파티장에 20년 동안 내던져져 서서히 죽상판을 키운다고 생각해보자. 신체는 그 동맥의 문제를 아주 일부라도 다른 동맥에서 어떻게 처리할 수 있는지 고민하느라 그 20년 가운데 최소 몇 년을 허비한다. 그게 바로 측부 혈액 공급이다. 마치 매일 출근길로 이용하는 도로의 한 차선이 장기 보수 공사 같은 사정 때문에 갑자기 막힐 경우 교통 체증이 일어나는 것과 같은 이치이다. 그럼 몇 주 혹은 몇 달에 걸쳐 직장까지 가는 가장 빠른 길을 새로 찾느라고 애를 쓸 것이다.

이처럼 우리 몸 역시 주요 혈관이 거의 꽉 막혀버리면 이 문제를 해결하기 위해 새로운 혈관을 만든다. 손상을 입었을 경우 생존하기 위해 발전해 온 훌륭한 적응 반응이다.

혈관이 막히면 혈액이 부족한 주변 조직에서 새 혈관을 만드는 데 필요한 단백질 신호가 나온다. 이것은 육체적으로 활동 상태에 있는 측부 혈액 공급을 증가하는 요인이 된다. 이처럼 다소 좁아진 동맥에 큰 혈전이 자리를 잡게 된다. 50%만 좁아진 경우, 혈액은 다른 도로나 다른 다리의 필요성을 충분히 느끼지 못한 채 자유로이 흐를지도 모른다. 혈전이

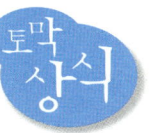

오랜 시간 비행기를 탈 경우, 2시간마다 일어나서 좀 걷거나 좌석에서라도 다리 운동을 해야 한다. 그렇게 하면 오랜 시간 앉아 있을 때 발생하는 심부정맥혈전증 예방에 도움이 된다. 오랫동안 움직이지 않으면 다리에 혈액 응고가 생길 위험성이 높다. 거기서 생긴 혈전이 폐로 미끄러져 들어가 혈액 공급을 막을 수도 있기 때문이다.

또 비행 전에 아스피린을 162mg 정도 미리 먹으면 혈소판이 덜 끈적이도록 만들고 심부정맥 혈전증의 위험을 줄일 수 있다. 소아용 아스피린은 2알, 일반 아스피린은 반 알 정도의 양이면 충분하다.

길을 막을 정도로 커지면 주요 이동 다리는 폐쇄돼버리고, 심장은 산소가 풍부한 혈액을 충분히 갖지 못해 결국 파티는 끝나고 만다. 앞에서 설명한 염증 증가 과정처럼 혈액을 공급받아 살아가는 심장 조직이 굶게 되는 것이다. 다른 경로가 없다면 혈전은 동맥을 막고 동맥에 의해 급수를 받던 심장근육은 죽기 시작한다.

전기회로

심장이 계속 뛰려면 혈액을 지속적으로 공급해야 한다. 혈관 벽이 부드러워야 하는 것도 혈액 공급을 원활히 하기 위해서이다. 한편, 평생에 걸쳐 평균 33억 번을 꾸준히 뛰게 하려면 자극이 필요하다. 많은 혈액이 흐르는 동맥내벽의 구성요소는 심장이 규칙적으로 박동하게 하는 데 영향을 준다. 사실 관상동맥 질환이 있는 사람들 가운데 절반 정도는 심장 리듬에 영향을 주는 전기적 문제가 발생하면서 사망한다.

문제는 불안정성이다. 동맥이 막히는 바람에 혈액 부족으로 심장근육의 일부가 죽으면 죽은 세포 근처에 자리 잡은 근육세포들마저 불안정해지고, 결국 일을 정상적으로 수행해내지 못하게 된다. 세포들끼리 서로 지지하고 협력하는 대신 다투는 데 정신이 팔려 심장박동을 만들어주는 전기신호 전달을 멈추는 것이다[그림 2.2] 참조.

그들의 다툼은 '세동'이라고 하는 일종의 광란 댄스로 변한다. 리드미

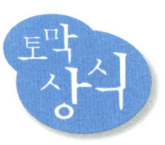

모든 동맥은 산화질소nit-ric oxide라고 불리는 가스에 의해 팽창한다. 동맥경화로 가스 생성 과정이 느려지지만 않으면 가스는 용해되는 만큼 빠르게 계속 생산된다[그림 2.1]에서 동맥의 내피세포 손상 부분을 읽어 보라. 산화질소가 충분하지 않으면 걷거나 운동할 때 동맥이 심장이나 다리에 충분한 에너지를 공급하지 못한다. 문자 그대로 동맥이 막히지 않았더라도 내피세포가 손상을 입는다면 심장이나 다리로 가는 부적절한 혈류량 때문에 고생할 수 있다.

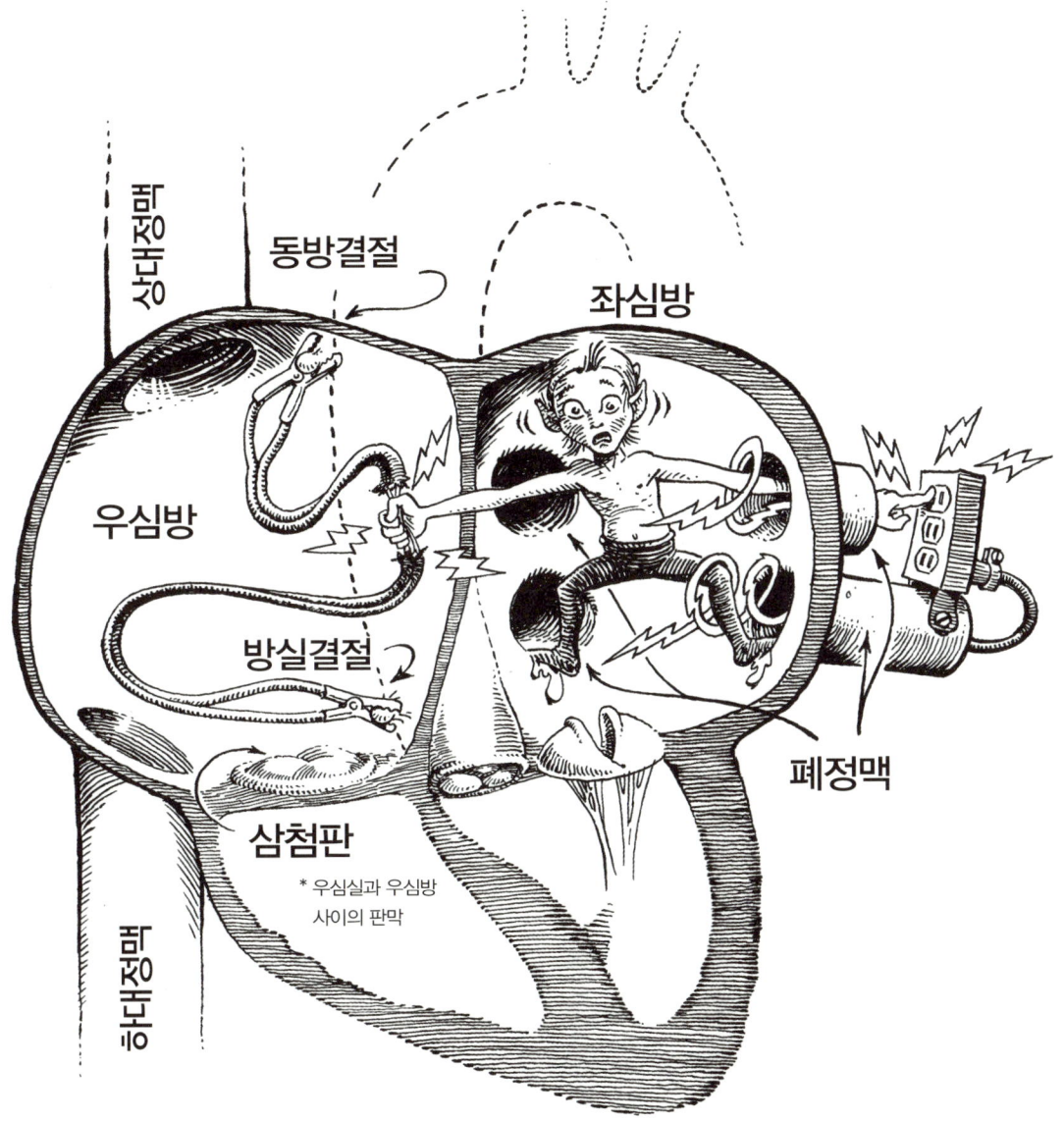

[그림 2.2] 심장박동 시스템

동방결절심장의 전기적 박동을 일으키는 부분으로 우심방에 위치한다은 빠른 방실결절동방결절에서 시작된 심장의 흥분이 심실로 전달되는 방실 전도계의 최초 부분을 통해 심장을 다스린다. 이런 전기회로는 심방심장으로 들어오는 피를 받는 곳으로 우심방과 좌심방이 있다이나 심혈관계, 특히 폐정맥폐와 좌심방을 연결하는 정맥으로 산소를 함유한 피를 공급한다 등에 있는 나쁜 세포들 때문에 작동을 멈출 수 있다. 그 결과 심방세동심장 부정맥의 하나 같은 불규칙한 박동이 생긴다.

컬하게 움직이는 강한 근육이 만들어내는 발레 같은 우아함 대신, 새벽 4시에도 시끌벅적한 클럽처럼 모두가 다른 박자로 춤추는 꼴이 되는 것이다. 이런 상태가 되면 아무리 몸부림을 쳐도 신체에 혈액을 공급하지 못한다. 이런 심장 상태를 정상 박동으로 되돌리려면 강력한 전기 충격이 필요하다. 다행히 현대 의학의 발전으로 심장박동에 문제가 있는 사람에게 체내 삽입형 자동제세동기AICD, Automatic Internal Cardiac Defibrillator라고 하는 임플랜트를 가슴에 심어줄 수 있게 되었다. 자동제세동기는 불규칙한 박동을 감지해서 심장에 바로 전기적 충격을 가함으로써 박동을 정상적으로 되돌려준다.

심장으로 들어오는 피를 담아두는 집 모양의 심방이 있다. 덜 치명적인 심방에 세동이 일어나면 사람들은 심계항진심장이 빨리 뛰는 것을 느낀다. 그런 사람들은 자동제세동기 대신 심박동기를 삽입한다든지 제거술, 혈전 예방 약물심방세동은 뇌졸중을 일으킬 수 있는 혈전을 모이게 하므로 등과 같은 덜 침습적 방법주사, 내시경, 수술과 같이 인체 내로 침투하는 방법으로 치료하면 된다.

심장판막

판막은 심장이 멈추지 않고 혈액순환 주기에 맞게 움직일 수 있도록 가장 기본적이고 핵심적 임무를 수행한다. 판막은 심장의 각 방에서 혈액이 흘러나갈 때 거꾸로 새어나가지 않도록 하는 문지기 역할을 한다. 판막은 심장의 각 심방과 심실 사이에, 그리고 각 심실과 혈관 사이에 있다. 혈액이 앞으로 나갈 때 판막은 문을 '탕!' 하고 닫는다. 그러면서 우리가 익히 알고 있는 심장박동 소리를 낸다. 의사들은 청진기를 통해 심장판막이 얼마나 잘 운동하는지 듣는다. 소리가 경쾌하면 판막들이 조화를

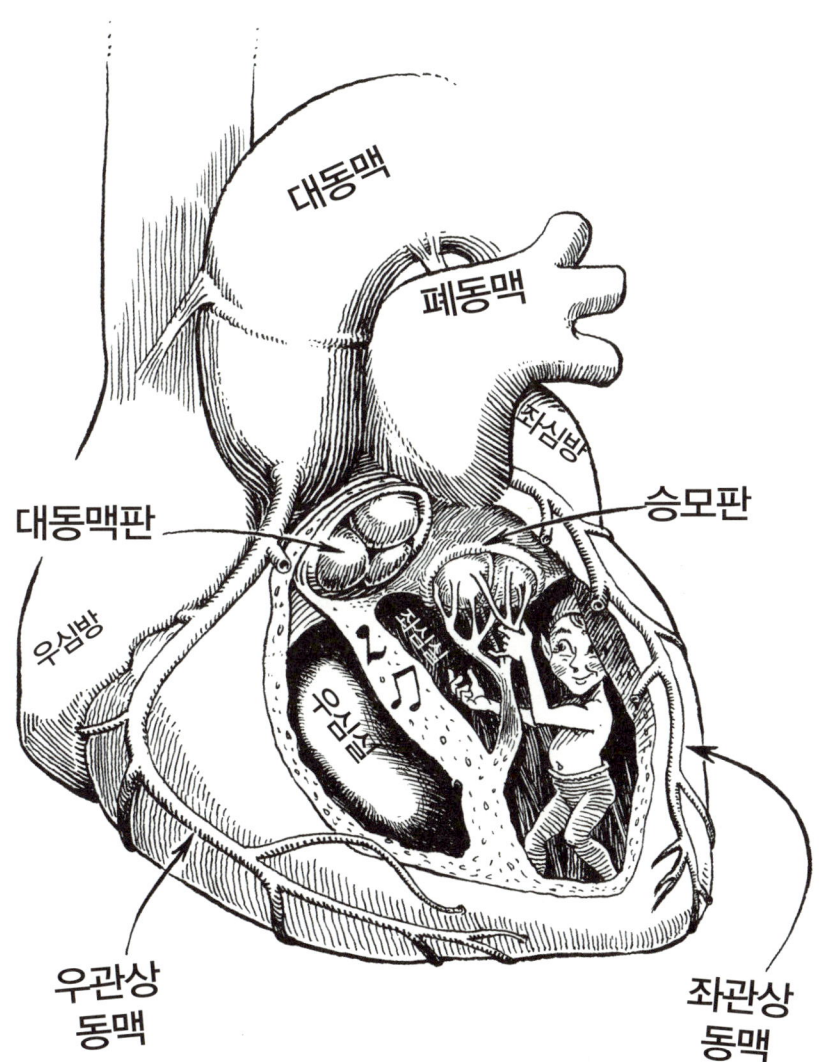

[그림 2.3] 새는 판막

심장 표면에 있는 관상동맥은 혈액을 심장근육으로 보내준다. 심장근육에 붙어 있는 끈 같은 것을 이용해서 승모판이첨판, 좌심방과 좌심실 사이의 판막은 좌심실로 보내는 혈액을 조절한다. 그 끈들이 길면 판막은 너무 멀리까지 미끄러지고, 혈액이 거꾸로 흘러 좌심실로 가버린다. 이러한 상태를 승모판탈출증이라고 한다. 한편 대동맥판막은 자꾸 마모되어 팽팽해지다 결국 찢어질 수 있다. 구멍이 너무 좁아져서 누출을 만드는 것이다.

이루어 작동한다는 뜻이며, 심잡음이 들린다면 심장판막을 통해 혈액이 누출되는 것으로 판막 크기에 문제가 있다는 신호이다.

가장 흔한 판막 관련 병은 승모판탈출증인데, 그림 2.3처럼 좌심방과 좌심실 사이에 있는 승모판이 충분히 꽉 닫히지 못하는 증상이다. 판막을 돛에 비유하기도 한다. 정상이라면 이 돛이 바람을 붙들어 잡아야 하는데, 승모판탈출증에서는 돛이 다소 크거나 돛을 잡는 밧줄이 너무 길어서 바람에 덜그럭거리는 것이다. 그래서 불안정하게 판막이 닫히고 바람 혈액이 그 틈으로 흘러 들어간다. 이런 부적절한 과정이 심방 내의 신경을 자극해 심계항진과 발한 發汗을 일으킬 수 있다. 여성 가운데 15% 정도가 승모판탈출증 진단을 받는다. 남성도 이러한 비정상적 판막을 갖고 있지만, 늘어진 판막과 관련한 심계항진이나 발한, 공황발작 등의 증후군은 주로 젊은 여성에게서 많이 나타난다. 이 증상은 베타차단제 β-blocker 라는 약으로 치료가 가능하다. 그런데 대부분의 사람은 이런 상태를 죽을 때까지 끌고 간다.

심장 젊게 만들기 작전

우리는 가족에게서 많은 것을 물려받는다. 외모나 정치 견해, 특별한 요리 비법, 그리고 심장 문제 또한 마찬가지이다. 부모님이나 가족 중 60세 이전에 관상동맥 질환을 앓은 사람이 있다면 당신 역시 그 질환에 걸릴 위험성이 평균보다 높다. 이렇게 보면 마치 높은 저밀도콜레스테롤 수치나 낮은 고밀도콜레스테롤 수치, 고혈압 같은 비정상적 지방질 생성 자체가 유전되는 것만 같다. 그러나 습관 또한 물려받는다는 사실을 기억하라. 아버지가 담배를 피웠다면 당신도 담배를 피울 가능성이 높다.

가족들이 짜게 먹는 습관이 있다면 당신도 마찬가지일 것이다.

인과관계가 어찌 됐든 간에 심장병 가족력이 있는 사람은 심장병을 일으킬 수 있는 생활 습관을 고치기 위해 더욱 노력해야 한다. 심장병으로 고생하는 가족을 아무리 탓해봐야 소용이 없다. 지금부터 어떤 생활 습관을 갖느냐가 중요하다. 당신 주변에 심장과 혈관에 독으로 작용하는 것이 뭐가 있는지 보라. 담배, 맛있는 고기, 안락한 소파……. 적이 누구인지 알면 어떻게 싸워야 하는지도 알 수 있다.

젊게 만들기 작전 1 심장을 뛰게 하라

당신의 몸은 하루 동안 패스트푸드보다 더 많은 지방을 태운다. 사실 당신 몸은 자연산 지방 연소기라고 해도 과언이 아니다. 정원을 돌보든, 책을 읽든, 아니면 화장실에 앉아 볼일을 보든 당신 몸은 칼로리를 소비한다.

지방을 충분히 연소하려면 일주일에 3,500~6,500kcal 하루에 500~950kcal를 소모해야 한다. 그 정도 칼로리 소모는 일상 활동으로도 가능하다. 그러나 과학적 데이터에 따르면, 체력 향상을 위해 일주일에 60분 정도 더 움직이는 것이 좋다고 한다. 즉, 60분 동안 최대 심장박동 수 220-나이의 80% 이상 되도록 운동을 하라는 말이다. 쉽게 설명하면 시원한 방에서도 땀을 흘릴 정도의 강도이다.

건강을 최고 상태로 유지하고 싶다면 최대 심장박동 수 80% 이상의 강도로 주 3회 20분씩 정도 운동해야 한다. 그러나 주당 60분 이상 운동을 한다고 해서 수명이 그만큼 더 길어지는 것은 아니다. 그리고 주당 6,500kcal 이상 소모하는 것은 너무 과한 운동으로 몸을 축나게 해 오히려 수명을 단축시킬 수도 있다. 실제로 주당 6,500kcal를 소모하는 55세 남성은 신체 나이가 47세 정도이다. 반면, 에너지를 그 이상 소모하는 55세 남성은 신체 나이가 52세 정도 된다. 그런데 왜? 이 이야기는 4장에서 더 자세히 다룰 것이다. 아무튼 주 3회 20분씩 하는 운동은 30~40kg 정도 체중을 감량할 생각이거나, 마라톤에서 우승하고 싶은 사람을 제외하면 더 젊고 더 건강하게 사는 데 도움이 되는 최고의 운동법이다.

운동이 왜 중요할까? 여러 가지 이유가 있지만, 그 가운데 하나는 어떠한 신체 활동이든지 혈관 노화의 가장 중요한 인자인 수축기와 이완기 혈압을 낮춘다는 것이다. 그리고 단지 몇 분이라도 더 걷는 것이 나쁜 콜레스테롤저밀도콜레스테롤을 낮추고, 좋은 콜레스테롤고밀도콜레스테롤을 증가시키며 염증을 줄인다. 어느 근육이라도 주기적으로 최대한 힘을 쓰면 심장도 튼튼해진다. 운동은 혈관을 이완시키고 탄력적으로 만들어 더 건강하게 한다. 그동안 운동을 하지 않았다면 걷기부터 시작해서 근력 운동이나 자전거, 수영 등 간단한 운동을 하라. 4장에서도 얘기하겠지만 근력 운동을 추가함으로써 체력 훈련을 통해 55세 남자는 실제 신체 나이보다 8세 젊어지고, 55세 여성은 9.1세나 더 젊어진다.

많은 사람이 두 가지 방법으로 심장 질환을 재촉한다. 하나는 심각한 체중 증가이고, 다른 하나는 지나치게 굵은 허리다. 지나치게 굵다는 건 남성 40인치 이상, 여성 35인치 이상인 경우다. 물론 많은 사람이 허리띠를 이용해 허리둘레를 속이곤 하는데 불행히도 올챙이배 밑에 숨은 허리띠는 아무런 도움이 되지 못한다. 체중은 두 가지 중요한 위험 요인으로 작용한다. 첫째는 고혈압이나 당뇨병·고지혈증콜레스테롤, 중성지방 등 핏속에 지방질이 많은 것이 되기 쉽고, 수면무호흡증이나 운동할 욕구마저 앗아가는 관절염을 일으킬 수 있다. 둘째로 허리 주변에만 과도한 살이 있어도 위험

✱ 조금만 시간을 내라 ✱

단 20분 정도만 운동해도 충분하다. 심장과 동맥, 뼈, 관절, 태도 그리고 전체 건강에 나름대로 의미를 부여한다는 말이다. 약간 숨이 차면서 땀이 날 정도의 강도로 20분 동안 계속 움직이자. 결혼한 여성일 경우 직장 일에 육아에 집안일까지 할 일이 끝이 없지만 자신을 위해 운동할 시간을 내는 정도의 이기심은 꼭 필요하다. 스스로 한층 더 건강해지면 부모나 자식을 돌보는 모습도 자연스레 더 좋아질 것이다.

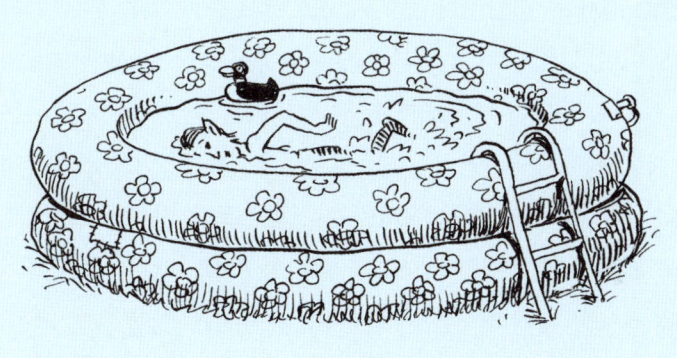

한데, 복부에 있는 지방세포에서 혈관에 염증을 증가시키는 호르몬을 분비하기 때문이다. 체중을 5%만 줄여도 심혈관뿐 아니라 전체 건강도 매우 좋아질 수 있다. 또 운동을 하면 노화의 주범인 스트레스가 줄어든다.

젊게 만들기 작전 2 건강 수치를 체크하라

많은 사람은 대학수학능력평가 시험 보는 날을 생애 마지막 계산하는 날로 생각한다. 일반적으로 신체 수치를 나타내는 숫자에 대해서는 누구나 두려움을 느낀다. 하지만 신체 주요 수치들을 더 잘 다룬다면 심장병도 예측할 수 있고, 그 밖의 위험 신호도 더 잘 파악할 수 있다. 심장 주식 시세표에 해당하는 심장 건강 검사와 수치들을 당신은 얼마나 잘 알고 있는가?

● **혈압 검사** ● 혈압이란 혈액이 흐르면서 동맥 혈관 벽에 가하는 힘의 양을 의미한다. 혈압이 높으면 최적 수치는 115/76 그 힘이 문자 그대로 동맥 혈관을 정으로 두들겨 홈을 만든다. 그러나 고혈압은 대개 별다른 증상이 없기 때문에 무시해버리기 쉽다. 고혈압은 간단한 약물을 복용하거나 운동이나 식사 등 생활 습관을 바꾸는 것만으로도 치료가 가능하다. 단 정기적으로 혈압을 측정하고, 또 높게 나왔을 때 그다음 조치를 적절하게 취했을 경우의 얘기다.

혈압 측정치는 순간순간 달라진다. 혈압을 측정하기에 가장 좋은 시간대는 아침이나 낮이나 밤에 상관없이 신체가 정상으로 활동하는 시간이다. 어떤 사람이 55세일 경우, 수축기 혈압이 5mmHg 정도씩 늘어나거나 이완기 혈압이 7mmHg씩 늘어날 때마다 실제 신체 나이는 1년씩 더 늙어간다. 그러나 160/90mmHg인 혈압이 최적 혈압 수치로 낮아지면, 실제 신체 나이보다 9년 정도 더 젊어진다. 또 발목-팔 혈압 비율 검사라고 하는 동맥경화 지표를 확인하는 검사를 의사에게 문의해볼 수 있다.

● **혈액 검사** ● 주삿바늘에 찔리느니 차라리 민달팽이즙을 마시겠다는 사람도 있을 것이다. 그러나 해마다 정기적으로 혈액을 검사하면 심장 건강 정보를 한눈에 확인할 수 있다. 다음은 당신이 알아두어야 할 몇 가지 건강 상식이다.

콜레스테롤 | 저밀도지단백이 운반하는 저밀도콜레스테롤은 이른바 나쁜 콜레스테롤이다. 저밀도콜레스테롤은 쉽게 부서지며 홈이 파이거나 구멍이 생긴 동맥벽에 쌓인다. 총콜레스테롤 수치는 별로 중요하지 않다. 총콜레스테롤은 저밀도콜레스테롤 LDL과 고밀도콜레스테롤 HDL로 나뉘는데 이 둘의 작용이 매우 다르기 때문이다.

첫 글자로 둘 사이의 차이를 기억할 수 있다. 'L'은 나쁜 lousy으로, 'H'는 건강에 좋은 healthy으로. 저밀도콜레스테롤 수치가 높게 나타나는 것은 콜레스테롤, 단당류 포도당, 과당 같은 탄수화물의 단위체, 트랜스지방산 식물성 기름에 수소를 첨가해 고형화하거나, 튀긴 기름에서 생성되는 지방산으로 심혈관 질환의 원인이 된다, 포화지방산이 가득한 갈비나 지방분이 많은 빵 같은 음식을 많이 먹기 때문이다. 저밀도콜레스테롤 수치가 높은 것은 부분적으로 유전적 면도 있다. 운동을 하고, 10파운드의 체중을 감량하고, 흰 빵이나 흰 설탕·흰 국수 등의 백색 식품과 단당류를 피해야 한다. 포화지방산과 트랜스지방산 섭취를 하루 20g 이하로 제한하는 것도 저밀도콜레스테롤 수치를 낮추는 데 필수적이다. 대부분 제품 라벨에 칼로리가 적혀 있으므로 라벨을 꼼꼼히 읽고 선택하도록 한다.

구운 돼지고기 안심 한 접시에 있는 4g의 포화지방산은 실제로 레스토랑의 스테이크보다 적다. 레스토랑 스테이크에는 90g 이상의 포화지방산과 트랜스지방산이 들어 있으며 4~12일 정도 노화를 재촉한다. 포화지방산 섭취를 가능한 한 줄여야 한다는 말을 귀에 박히도록 들은 사람이라도 구운 돼지고기라면 다섯 접시도 먹을 수 있다. 다 합쳐 봐야 포화지방산이 20g 이하밖에 안 되기 때문이다. 그렇게만 해도 55세일 경우 저밀도콜레스테롤 수치를 180mg/dl에서 100으로 낮추어 3년 정도 더 젊게 살 수 있다.

포화지방산과 트랜스지방산 섭취를 하루 20g 이하로 제한할 경우 또 다른 장점도 있다. 동맥이 이완되고, 몸에 더 많은 에너지를 전달할 수 있다. 포화지방산과 트랜스지방산이 많이 든 음식을 먹으면 혈액 속의 포화지방산과 트랜스지방산 수치가 그만큼 올라간다. 이어서 동맥벽의 중간 근육질 층을 마비시킨다. 동맥 근육이 제 기능을 발휘하기를 원한다면 스스로 감당해낼 만한 충분한 에너지가 있어야 한다. 혈관 벽이 활력을 유지하려면 포화지방산과 트랜스지방산을 20g보다 적게 유지해야 한다.

변화를 원한다면 몸에 좋은 것들을 쌓아가자. 고밀도콜레스테롤은 최소한 40 이상이어야 한다. 가능한한 고밀도콜레스테롤 수치가 높아지기를 원한다면 다음 몇 가지 방법을 지키자.

★ 올리브유나 생선, 호두 등 몸에 좋은 지방을 섭취한다 각각 하루에 한 스푼, 약 113g, 12개가 적당하다.
★ 하루에 30분 정도 걷거나 그 밖의 신체 활동을 한다.
★ 니아신niacin, 비타민 B5을 복용한다.
★ 밤마다 술을 마신다 단 주말은 가족과 함께 보내야 하므로 토요일 밤에는 마시지 않는 것이 좋다.

단, 술은 양쪽으로 날이 선 칼과 같다. 대체 어떻게 작용하는지는 알 수 없지만 술은 염증을 줄여준다. 하지만 술은 면역 체계를 노화시킬 수도 있다. 아마도 술이 면역에 관여하는 세포를 비활성화하기 때문일 것이다. 어떤 술이든 남자는 하루에 두 잔 반, 여자는 한 잔 반 이상 마시면 위험할 수 있다.

호모시스테인 | 단백질이 소화되는 과정에서 생기는 부산물이다. 동맥벽에 파인 홈을 만들고 염증을 일으킨다. 물리적으로는 마치 동맥벽에 포격을 가하는 작은 유리 조각과 같은 작용을 한다. 호모시스테인 수치가 높을 경우 비타민인 엽산을 복용 하루 700mg 하면 쉽게 낮아진다. 호모시스테인 목표 수치는 9mg/dl 이하여야 한다.

C반응단백 | 고감도 C반응단백 high sensitivity C-Reactive Protein, hs-CRP 은 만성 부비동염 축농증의 올바른 용어, 요로감염증 콩팥, 요관, 방광, 요도 등에 생기는 감염증의 총칭, 잇몸 염증 등 신체 내의 모든 염증 정도를 측정하는 것이다. 수치가 높아지면 심장 질환 위험이 높아진다. 신체 내에서 일어나는 염증은 어떠한 것이든 혈관 내 염증으로 연결되기 때문이다. 2만 8,000명을 대상으로 실시한 'WHI 연구 Women's Health Initiative study'에 의하면, hs-CRP가 상승된 그룹이 가장 낮은 그룹에 비해 심혈관계 질환으로 사망하는 비율이 3.1배나 높았다. 항생제를 쓰거나 운동, 아스피린, 이부프로펜 같은 비스테로이드성 스테로이드가 아니면서 항염 작용을 하는 약물 소염 진통제 아스피린과 이부프로펜을 24시간 안에 같이 복용할 필요가 없다. 둘 가운데 하나만 복용하면 된다. 이에 대해서는 9장에서 자세히 다룰 것이다, 스타틴계 콜레스테롤을 떨어뜨리는 약물 고지혈증 약 등으로 hs-CRP를 감소시키는 방법이 있다. 이런 방식으로 실제 신체 나이를 4~7세까지 더 젊게 만들 수 있다.

혈당 | 혈당은 100mg/dl 이하로 유지해야 한다. 당뇨병에 걸렸을 때 혈당이 너무 높으면 동맥 혈관이 부드러워지고, 동맥 혈관을 수축시키는 데 관여하는 포스포키나아제phosphokinase, 세포 내 대사를 담당하는 효소의 하나를 꼼짝 못하게 만들어서 동맥에 상처를 입힌다. 포스포키나아제가 없으면 동맥벽에 구멍이나 틈이 생길 위험도가 아주 높다. 그러므로 당뇨병이 없다 하더라도 단당류나 포화지방산, 트랜스지방산이 많이 함유된 젤리나 도넛 같은 음식은 되도록 피하는 것이 바람직하다.

• **체력 검사 •** 두 가지 체력 검사만으로도 심장이 얼마나 건강한지 많은 것을 알 수 있다. 두 가지 검사 모두 강한 운동에 심장이 어떻게 반응하는지를 본다. 다시 말해 얼마나 강도 높은 일을 할 수 있느냐, 그리고 얼마나 빨리 회복할 수 있느냐는 것이다. 각각의 검사를 통해 향후 10년 동안의 사망 위험도와 장애 위험도를 예측할 수 있다. 심장 질환이나 혈관 노화가 일으키는 위험 등 모든 원인에서 오는 위험을 예측한다.

스스로 체력을 검사할 수 있는 방법은 다음과 같다.

최대 심장박동 수 | 심장박동 수를 측정하는 손목에 부착하는 심박동 수 모니터 기기 같은 도구가 필요하다. 가능한 최대한의 강도로 3분 동안 운동한 뒤 심박동 수를 측정한다. 당신 나이의 최대 심박동 수의 80~90%에 얼마나 근접했는가? 최대 심박동 수 = 220 - 실제 나이.

예를 들면 40세인 경우 최대 심박동 수는 분당 180회 정도이므로, 여기서 90%는 162회, 80%는 144회이다.

회복 시간 | 가장 격렬하게 운동한 다음 바로 심박동 수를 잰다. 그리고 모든 운동을 중단한 다음 2분 후에 심박동 수를 다시 측정한다.

만약 최대 심박동 수의 80% 이상에 도달하거나, 운동 중단 2분 후의 심박동 수가 66회 이상 감소했다면 실제 신체 나이는 달력 나이보다 적어도 5년은 더 젊다고 할 수 있다.

젊게 만들기 작전 3 감정을 다스리고, 평생 함께할 친구를 사귀어라

누구나 첫사랑의 경험에서 깨달을 수 있듯이 정신과 육체는 강하게 연결돼 있다. 단순히 행복하다는 감정과는 다르다. 사실상 행복이라는 감정은 건강한 상태를 나타낸다고 할 수 있다. 그러므로 감정이 육체에 매우 큰 영향을 끼친다는 사실에 새삼 놀랄 필요는 없다.

분노 감정을 물리쳐라 | 부정적 정서 상태가 강하면 심장에도 해롭고, 신체 나이를 9년 정도 더 늦게 만든다. 분노 감정은 정상적인 신체 회복 기능을 손상시키고, 혈관을 수축시키며, 혈압을 높인다. 이완 요법이나 명상, 좋은 친구와의 교제는 훌륭한 치료법으로, 몸을 손상시키는 여러 감정을 다스릴 수 있다.

우울증을 떨치고 일어나라 | 우울증이란 축구 시합 내기에 져서 돈을 잃었을 때 느끼는 순간적 감정이 아니다. 더 심하게 부정적이고 수동적 감정 상태가 꽤 오래 지속되는 것으로 심장 질환과 깊이 관련돼 있다. 우울증이 있는 사람은 우울증이 없는 사람에 비해 심장 발작 가능성이 네 배 이상 높다. 무력감은 면역 체계를 약화시킬뿐더러 실제로는 신체에 아주 나쁜 영향을 끼친다. 하지만 현재 구체적으로 밝혀진 것은 없고 단지 심대하게 영향을 끼친다는 정도이다. 예를 들어, 한 연구는 우울증이 혈소

판 응집을 증가시킨다는 것을 증명했다. 우울증이 동맥에서 혈액응고나 동맥 노화를 촉진할 가능성이 있다는 의미이다.

우울증 치료 전문가를 찾아가기 전에 먼저 자신이나 가까운 친구에게서 그런 증상이 있는 것을 확인하는 것이 중요하다. 전문가의 적절한 도움을 받는다면 석 달 내에 증상이 90% 이상 호전될 수도 있다.

치료를 받거나, 병원에 갈 생각이거나, 약물 치료 중이라도 무엇보다 중요한 것은 가까이서 자신을 도와줄 사람을 찾는 것이다. 운동, 명상, 친교 쌓기를 통해 스트레스를 줄이고 우울증과 분노로부터 벗어나려고 노력해야 한다. 최적의 건강 상태를 유지하기 위해 운동과 명상을 어떻게 해야 하는지에 대해서는 4장과 5장에서 알려줄 것이다.

스트레스에서 벗어나라 | 우리 몸을 노화시키는 가장 큰 요인은 바로 스트레스이다. 특히 날마다 반복되는 작업에서 피할 수 없는 스트레스를 받는 경우, 또 도저히 통제할 수 없는 스트레스를 받는 경우 더욱 그렇다. 통제할 수 없는 스트레스란 주행 중 갑자기 자동차 바퀴에 바람이 빠지거나, 중요한 회의가 있는데 교통체증 때문에 발이 묶일 경우 등에 받는 스트레스를 말한다. 하지만 궁극적으로는 모두 해결이 가능하다.

아직 정서적 스트레스가 어떻게 신체적 스트레스로 이어지는지에 대한 메커니즘은 밝혀내지 못했다. 우리가 아는 것은 단지 그 둘 사이에 매우 강한 연관성이 있다는 것이다. 미국에서 일어난 2001년 9월 11일의 테러 이후 30일 동안 그날 이전 30일과 비교해보면, 워싱턴과 뉴욕에서 심장 발작이 세 배 정도 증가했다. 그뿐만 아니라 미주리와 시카고, 캔자스, 앨라배마에서도 세 배 정도 증가했다. 심지어 위험한 심장박동을 조절해주는 신체 내 제세동기가 방전한 횟수도 9월 11일 이후 30일 동안 두 배 이상 증가했다. 생활 속에서 일어나는 굵직굵직한 사건들이나 끝나지 않고 지속되는 업무 등은 실제 신체 나이를 32년 이상 더 늙게 만든다. 만성 스트레스는 심장을 손상 시킨다. 그러므로 되도록 스트레스를 줄인 상태에서 활동하는 것이 심장 건강에 좋다. 명상이나 이완 요법 같은 치료가 거친 상사를 모시거나, 반항적인 10대 딸을 상대하고, 정장에 묻은 개털 때문에 받는 모든 스트레스 상황을 극복하는데 도움이 된다. 어떤 사람은 사회적 친교나 종교적 헌신, 사회 참여, 애완동물과 노는 과정에서 스트레스를 해소하기도 한다. 어떤 방법이든 간에 당신이 정말 좋아하고 관심 있는 것을 선택해 그것에 집중하고 시간을 투자하면 된다.

젊게 만들기 작전 4 심혈관에 좋은 음식을 먹어라

심장과 몸을 유지하는 데 적절한 음식 선택이 얼마나 중요한지 점점 더 분명해지고 있다. 하지만 수많은 정보 가운데 때때로 왠지 못 미더운 경우도 있다. 대표적 예로, 버터 대신 마가린을 먹으라는 말이 있다. 하지만 마가린의 트랜스지방산이 버터의 포화지방산보다 더 나쁘다는 사실이 밝혀졌다. 그래서 이 책에서는 카리브해의 산호 해변처럼 아주 선명하게 밝혀진 영양 권장 사항을 제시할 것이다.

견과류를 먹어라 | 하루에 한 줌 정도의 견과류를 먹어라. 견과류는 몸에 이로운 지방과 단백질의 원천이며 플라보노이드3개의 페놀 고리를 가진 물질의 총칭와 항산화제세포 내에서 발생하는 활성산소를 중화하는 물질 성분도 많이 함유한다. 여러 연구에서 하루 1온스31.1g의 견과류가 심장 질환을 20~60%까지 낮춘다고 밝혀냈다. 최고의 견과류는 오메가-3 지방산이 많이 함유된 호두이고 땅콩, 잣 등도 건강에 좋다.

몸의 지질 성분 | 올리브유는 몸에 이로운 고밀도콜레스테롤을 상승시키는 단일불포화지방산을 함유한다. 단일불포화지방산은 혈관을 돌면서 혈관 벽을 청소해준다. 다시 말하지만, 고밀도콜레스테롤은 그 수치가 높으면 높을수록 좋다. 55세 여성의 경우 고밀도콜레스테롤 수치가 60 정도가 되면 평균 4년 더 젊어진다. 그러므로 매일 섭취하는 칼로리에서 좋은 지방의 비율을 25% 정도로 만들어야 한다. 채소나 플라보노이드 역시 고밀도콜레스테롤을 상승시킨다.

생선을 먹어라 | 일주일에 세 번은 식사 때 생선을 먹어야 한다. 지방질이 많은 연어나 흰 살 생선인 대구, 농어에 오메가-3 지방산이 많다. 오메가-3 지방산은 중성지방_{지방질의 하나} 수치를 낮추고_{고농도 중성지방은 동맥 혈관에서 죽상판 형성을 유발한다}, 심장박동을 안정시킨다_{불규칙한 리듬을 감소시킨다}. 또 혈소판이 뭉치는 것을 줄여주며 혈압을 낮춰준다. 생선이나 생선 기름을 좋아하지 않는다면 대신 동일한 효과가 있는 에키엄유_{echium oil, 서양지치 기름}를 먹어도 괜찮다. 일부 연구 결과에 따르면 일주일에 한 번 생선을 먹으면 심장 발작 위험을 반으로 줄일 수 있다고 한다. 최고의 생선은 낚시로 잡은 자연산 연어인데 통조림으로 나온 대부분의 연어도 자연산이다. 그다음으로 메기, 가자미, 흰 살 생선 등이 있다.

좋아하는 플라보노이드를 정해서 먹어라 | 플라보노이드를 하루 31mg 정도 섭취하라. 플라보노이드는 견과류, 녹차 같은 차 종류, 적색 포도주, 포도, 크랜베리, 100% 오렌지 주스, 양파, 토마토, 토마토 주스 등의 일부 식용식물에 함유된 강력한 항산화제이자 항염증 물질이다. 권장량을 섭취하기 위해서는 크랜베리 주스는 두 잔 반 정도, 차는 이보다 더 많이 마셔야 한다.

해로운 음식 종류를 알아두어라 | 앞에서 언급한 바와 같이 포화지방산과 트랜스지방산을 하루에 20g 이하로 섭취해야 한다. 혈관 노화에 크게 영향을 끼치는 지방은 주로 고기, 지방 함량이 많은 낙농 제품, 기름에 튀긴 패스트푸드 등에 많이 들어 있다. 이러한 지방 성분은 혈관에 염증을 일으키고, 죽상판 생성을 촉진하며, 혈액 내 저밀도콜레스테롤을 증가시킨다. 바로 심장 질환을 일으키는 주범이다. 혈관에 직접적 악영향을 미치는 시럽이나 대부분의 백색 가공식품인 단당류 또한 피해야 한다. 단당류는 비만이나 인슐린_{췌장에서 분비되는 호르몬으로 혈당을 낮춘다} 저항성_{인슐린은 분비되지만 그 쓰임이 효율적이지 못한 상태로 당뇨, 고혈압, 고지혈증 등의 원인이 된다}을 유도하고, 혈관에 매우 심각한 손상을 줄 수 있는 당뇨병까지 일으킨다.

젊게 만들기 작전 5 가족에게 배워라

잘 살펴보면 어느 집에나 습관적으로 푸짐한 만찬을 즐기는 사람이 한두 명씩 있게 마련이다. 부모나 가까운 가족 구성원이 심장병을 앓거나 이른 나이에 동맥경화가 진행되었다면 다른 사람보다 심혈관계 질환 발병 확률이 높다. 비정상적 지질_{콜레스테롤, 중성지방 등이 비정상적인 상태} 형성, 고혈압, 고高호모시스테인혈증은 유전될 수 있다. 그러나 앞에서 언급했듯이 생활 습관 또한 물려받는다. 가족력에 심장 질환이 있다면 심장에 안 좋은 생활 습관은 없는지 점검하고 특별히 주의해야 한다. 또 다른 사람보다 좀 더 이른 시기에 정기적인 검사를 시작해야 한다. 이렇게 한다면 유전적인 위험성까지도 충분히 극복할 수 있다.

젊게 만들기 작전 6　필요한 약을 지속적으로 복용하라

약품 가운데는 매우 훌륭한 예방 효과를 발휘하는 영양제나 보조제가 있다. 그중에는 당신의 심장을 위해 엄선한 최고의 선택도 있다.

아스피린 | 세상 그 누가 이 하얗고 작은 알약이 심장에 그토록 강력한 효과를 발휘하리라 생각했겠는가? 아스피린이 심혈관계 질환 예방에 효과가 뛰어나다는 사실은 점점 더 분명해지고 있다. 신뢰할 만한 한 연구에서는 정기적으로 아스피린을 복용하면 심장 발작 발생률을 44%나 줄인다고 보고했다.

아스피린은 혈소판이 뭉치는 것을 막아주고 동맥에 염증이 생길 가능성을 줄여준다. 물론 부정적 면도 있기는 하다. 아스피린이 위 점막에 산으로 작용해서 위벽을 자극하고 위 보호막을 손상시킬 수 있기 때문이다. 한편 혈액응고를 억제하는 아스피린의 특성이 위궤양 환자에게는 출혈을 더 일으킬 수 있다. 하지만 이러한 부작용 정도는 아스피린을 복용하고 따뜻한 물을 반 잔 정도만 마시면 충분히 줄일 수 있다.

아스피린은 그만큼 심장병 예방 효과가 크기 때문에 남성은 35세 이상, 여성은 40세 이상일 경우 하루에 아스피린 반 알 162mg 정도를 평생 복용하는 것도 생각해볼 만하다. 아스피린을 복용해 효과를 보고자 한다면 최소 3년 이상 꾸준히 복용해야 한다. 하루에 한 번 아스피린을 복용하면 55세 기준으로 봤을 때 평균 2~3년을 더 젊게 살 수 있다.

종합비타민제 | 종합비타민제는 심장에 좋은 미세 영양소의 샘이라고 할 수 있다. 마그네슘 400mg 하루 한 번은 심장 리듬을 안정적으로 유지해준다. 칼슘 600mg 하루 두 번은 혈압을 낮추고, 비타민 D 60세 이하는 하루 400IU, 60세 이상은

600IU는 칼슘 흡수를 도와주고 혈관 염증도 줄여준다. 비타민 C600mg 하루 두 번와 비타민 E400IU 하루 한 번는 항산화제 역할을 한다. 이 모든 영양소는 각각 따로 쓰는 것보다 같이 쓰면 더 강력한 효과를 볼 수 있다. 단, 스타틴 계열약물 성분 이름이 '-스타틴'으로 끝나는 약으로, 심바스타틴(조코정, 심바스타정, 심바롤정, 심콜정 등), 로바스타틴(메바코, 로바스트, 로바스타 등), 아트로바스타틴(리피토정), 로수바스타틴(크레스토정), 프라바스타틴(메바로친정), 플루바스타틴(레스콜캅셀) 등이 있다의 고지혈증 약을 복용하고 있다면 비타민 C나 E 복용량을 100mg 하루 두 번과 100IU 하루 한 번 정도로 줄여야 한다. 비타민 C와 E는 스타틴 계열 약의 콜레스테롤에 대한 효과에는 영향이 없이 항염증 작용을 억제할 뿐이다. 그럼에도 스타틴의 항염증 효과는 40% 이상 유지된다.

칼륨은 동맥 혈관을 건강하게 해준다. 칼륨은 주로 음식물에서 섭취하는데, 하루에 과일을 4개 정도 먹으면 좋다. 특히 좋은 과일은 바나나, 아보카도, 멜론 등이다. 단 비타민 A를 2,500IU 이상 섭취하는 것은 좋지 않다최소량은 1,500IU.

비타민제를 적절하게 복용한다면 당신의 실제 신체 나이는 6세 더 젊어질 것이다.

엽산 | 비타민 B는 여러 면에서 건강에 필수적인 영양소이다. 특히 심장에서 매우 중대한 역할을 한다. 하루 400mcg 복용하면 호모시스테인을 정상 수치로 낮추고, 호모시스테인 수치보통 9mg/dl보다 낮아야 함가 26mg/dl인 사람은 6년이나 더 젊게 만들어준다. 식품을 섭취해서 몸에 필요한 엽산을 모두 공급하기는 어렵다. 그러므로 충분히 섭취하기 위해서는 비타민 B_6와 B_{12}를 복용해야 한다.

젊게 만들기 작전 7 규칙적으로 자라

　수면 부족이 혈관의 노화와 심장 발작의 위험을 증가시키는지에 대한 명확한 이유는 아직 밝혀지지 않았다. 여러 연구를 통해 나온 최적의 수면 시간은 남자가 7~8시간이고, 여자가 6~7시간이다. 수면을 통해 신체가 피로를 말끔히 씻어내지 못한다면 1~2시간은 의자에 앉아 꾸벅꾸벅 졸게 마련이다.

　그러므로 되도록 권장 수면 시간을 지키는 것이 좋다. 잠이 부족하면 뇌에서 즐거움을 유발하는 세로토닌 분비량이 줄어드는데, 그것을 보상하기 위해 단 음식이나 담배 같은 유해 물질을 많이 섭취하려 든다. 수면의 중요성을 무시하는 것은 당신 집 지붕이 뻥 뚫렸는데도 그냥 방치하는 것과 같다. 그대로 놔둔다면 비가 올 때 어떻게 되겠는가? 심장과 혈관을 더 젊게 만드는 숙면 방법은 5장에서 소개한다.

Chapter
3

생각하는 힘
두뇌와 신경계

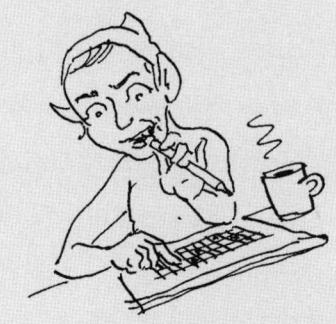

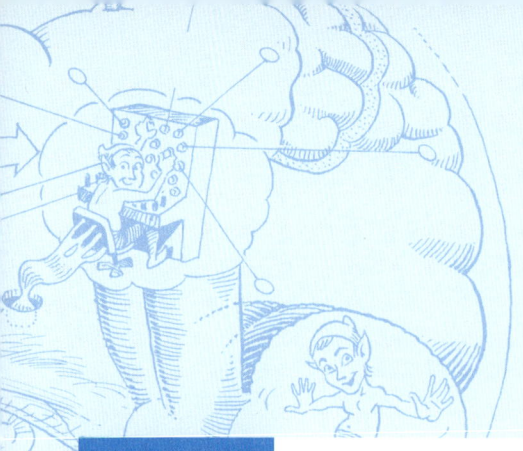

두뇌에 대한 네 가지 오해

1 기억력 감퇴는 노화에 따르는 자연스러운 현상으로 사람 힘으로는 어쩔 수 없다.
2 두뇌 능력을 평가하는 가장 좋은 방법은 지능지수 측정이다.
3 머리를 단단한 것에 세게 부딪쳤는데도 기절하지 않았다면 두뇌에는 아무런 이상이 없다.
4 우울증 정도는 혼자 노력해서 충분히 이길 수 있다.

우리는 선으로 연결된 세상에 살고 있다. 컴퓨터는 중앙처리 신호를 모니터로 보내주고, 치아 교정 철사는 치아 위치를 제대로 잡아주며, 브래지어에도 철사를 사용한다. 핸드폰과 무선 인터넷이 보급되어 있지만 여전히 유선에 의존한다. 벽면을 뚫고 단열재를 벗겨보면 각 방에 전기를 공급해주는 전깃줄이 기둥들 사이로 미로처럼 이어져 있다. 모든 선은 중앙역인 퓨즈 상자에 들어갔다 나오고, 그 끝은 전등이나 텔레비전, 오디오 등 뭔가를 켜는 곳에 닿아있다.

인체 구조에서 퓨즈 상자 같은 역할을 하는 것이 바로 두뇌이다. 두뇌는 신체가 하는 모든 일을 조정하고, 무엇보다 당신이 사람으로서 살게 해준다. 꿈을 꾸고, 상상하고, 추리하고, 제곱근을 이해하고, 사랑하고, 욕망하고, 하늘을 나는 자동차를 발명하고, 농담하고, 기도하는 등 다른 종種이 할 수 없는 수억 가지 일을 할 수 있게 한다.

1950년대에 지은 집과 요즘 짓는 집의 전기 구조가 서로 다른 것처럼 두뇌도 나이에 따라 능력이 달라진다. 옛날 집에서 냉장고나 커피포트 정도 사용하는 것은 전혀 문제 될 게 없다. 하지만 컴퓨터, 서라운드 음향 기기, 어린이용 비디오 게임기 등 더 많은 것을 사용하려 한다면 과부하가 걸려 퓨즈가 나간다. 심하면 불이 나 집 전체를 태워버릴 수도 있다. 반면에 요즘 집은 새로운 전기 기계 사용하는 걸 잘 감당할 수 있도록 설계해 모든 걸 할 수 있을 만큼 전력을 충분히 공급해준다.

두뇌도 비슷한 방식으로 작동한다. 사실 대부분 두뇌는 정상 환경에서 그렇게 빨리 노화하지는 않는다. 한편 젊을수록 순간적인 일들을 잘 기억해낸다. 다행히 인지 기능을 향상시키기 위해 부속품이 추가로 필요하지는 않다. 무엇보다 가장 놀라운 성과를 낳을 수 있는 방법은 바로 '스스로 하기 *do-it-yourself*'이다. 일생 동안 두뇌 기능을 최상으로 유지하고, 노화로 생기는 기능 저하를 최소화하며 맑은 정신을 유지해주는 두뇌 세포들을 재성장시킬 수 있다.

임상 시험의 예를 한번 보자. 하버드 병원 의사들의 IQ를 나이가 들어감에 따라 측정했다. IQ 검사는 지능 측정을 지나치게 단순화한 것이긴 하지만, 이 연구의 목적은 두뇌에서 어떤 일이 일어나는지 개괄적으로 측정해보는 것이므로 이 검사를 실시한 것이다. 연구는 1950년대에 시작했고 지금도 진행 중이다. 현재 결과로는 IQ가 10년마다 평균적으로 약 5%씩 감소하는 것으로 나타났다. 이는 평균 수치라는 것을 염두에 두어야 한다. 즉 어떤 의사는 IQ가 더 빨리 감퇴하지만 어떤 의사는 나이가 듦에 따라 오히려 증가하기도 했다.

당신도 평균에서 예외가 될 수 있다. 두뇌 기능이 떨어지는 것을 피할 수 없다는 말은 틀린 것이다. 롤러코스터를 타는 동안 어디서 상승하고 어디서 내리막으로 치달을지 아는 것처럼 당신 자신이 두뇌 기능에 영향

사실인가 거짓인가?

사람은 뇌의 극히 일부분만 사용한다

❋❋❋ 사람은 뇌의 모든 부분을 사용한다. 단지 저마다 다른 시간, 다른 상황에 사용할 뿐이다. 신경계라는 운하에 1,000억 개의 신경세포가 떠다니고 있지만 그 하나하나를 빠짐없이 모두 사용하고 있다. 뇌의 전부가 필요 없었다면 진화하면서 우리 뇌는 훨씬 작아졌을 것이다.

을 줄 수 있다. 고대학자처럼 정신적으로 강한 상태를 유지할 필요까지는 없고, 아주 간단한 방법만으로도 변화를 일으킬 수 있다. 일리노이 주에 있는 한 커피 전문점을 자주 찾는 은퇴한 사람들을 대상으로 연구를 했다. 손님 가운데 그냥 앉아서 커피만 마시는 사람은 더 똑똑해지지 않은 반면, 일주일에 세 번 이상 45분 정도씩 걷기를 하는 사람들의 IQ는 더 높아졌다. 이는 신체 활동이 동맥 기능을 향상시키고, 동맥 기능이 향상되면 두뇌 기능이 좋아진다는 것을 설명해주는 연구이다.

두뇌는 무게가 3파운드약 1.35kg 정도밖에 되지 않지만 가장 복잡하고 또 가장 미지의 영역에 있는 장기이다. 머리뼈에 있는 두뇌를 연구하고 이해하기 시작한 것은 불과 최근 몇십 년 전부터이다. 두뇌는 과학, 기술, 예술, 음악 등 모든 분야에서 많은 놀라운 일을 한다. 두뇌에 그만큼 놀라운 능력이 있다는 걸 알기 때문에 뇌에 문제가 있는 사람을 보면 안타깝기 그지없다. 알츠하이머에 걸린 미국 대통령 로널드 레이건 Ronald Reagen 과 파킨슨병에 걸린 권투 선수 무하마드 알리 Muhammed Ali 를 보면 잠재적인 황폐화가 어떤 것인지 알 수 있다.

세계적으로 유명한 음악가 퀸시 존스 Quincy Jones 역시 그런 참상을 경험했다. 1974년, 그는 갑자기 머리에 총을 맞은 것 같은 극심한 통증을 느꼈고, 곧바로 정신을 잃었다. 두뇌의 주요 혈관 가운데 하나가 터지는 '뇌동맥류 파열 동맥벽의 일부가 늘어나서 생긴 동맥류가 터진 상태'이 찾아온 것이었다. 그는 동맥 문제를 해결하고 저하된 뇌 기능을 회복하기 위해 요가와 명상을 했다. 그리고 오랜 시간 계속되는 재활 치료 과정에서 정신이 신체에, 또는 그보다 더한 것에 중대한 영향을 미칠 수 있음을 증명했다.

두뇌의 해부학이 외국어를 배우는 것만큼 복잡하기는 하지만 나이가 들수록 두뇌 기능이 떨어지는 것은 얼마든지 예방이 가능하다. 이 책을 읽는 당신은 이미 퓨즈 상자에 퓨즈를 꽂듯 당신의 지적 발전기를 잘 돌보고 있는 것이다.

> **사실인가 거짓인가?**
>
> **뇌가 클수록 머리가 좋다**
>
> ❋❋❋ 뇌와 남자의 음경에는 공통점이 있다. 바로 크기는 아무런 문제가 되지 않는다는 것이다. 뇌의 크기는 유전의 산물이지, 지능의 표식은 아니다. 아인슈타인의 뇌는 1,200g에 불과했고, 이는 평균보다 10%나 작은 크기이다.

뇌 : 해부학

흔히들 두뇌를 컴퓨터에 비유한다. 많은 정보를 처리하기도 하지만 옛날 모델은 고장이 나 잘 멈추기도 한다. 물론 두뇌와 컴퓨터는 여러 면에서 다르다. 가장 다른 점은 두뇌는 정기 점검을 자동으로 받지 않는다는 것이다. 하드웨어와 소프트웨어가 최대한 잘 작동할 수 있도록 기술 지원을 하는 것은 오로지 자신에게 달려 있다. 병원이나 의사가 안내 데스크가 될 수는 있지만 어떻게 하면 고장이 나는지, 어떻게 하면 방지할 수 있는지 배우는 것은 전적으로 자신에게 달려있다. 우리 생각 안에 있는 유선 조직들이 어떻게 작동하는지, 노화에 어떤 신경 문제가 뒤따르는지 알아보자.

뇌의 80%는 수분이며, 나머지 20%가 물리적·화학적 구조를 이루고 있다. 크기 면에서는 그렇게 유별난 장기는 아니지만 가지고 있는 기능을 보면 매우 특별하다. 두뇌 무게는 몸무게가 70kg인 사람의 2% 정도밖에 차지하지 않지만 사용하는 산소와 당분의 25%를 영양분으로 사용한다. 일반적으로 뇌의 해부 구조는 두 가지 기능에 따라 분류할 수 있는데, 하나는 지능적 부분이고 다른 하나는 본능적 부분이다. 두뇌의 각 부분을 간단히 살펴보자 [그림 3.1] 참조.

- **두개골** 뇌는 삶은 달걀만큼 연하기 때문에 머리뼈로 보호해야 한다. 출생 당시에는 머리뼈가 산도를 통과하느라 판 모양으로 겹쳐졌다가 출생 후에는 이 판들이 서로 연결되면서 단단해지기 시작한다.

- **뇌간** 척수와 연결된 부분으로 호흡, 소화, 심장박동 조절 등 여러 불수의不隨意적인 기능을 담당한다.

- **소뇌** 근육의 조화로운 동작, 반사, 평형 기능을 담당한다.

- **대뇌** 가장 바깥층에 위치한 대뇌피질이 두뇌 기능의 가장 많은 부분을 담당한다. 사람의 생각을 조합하는 등 복잡한 많은 일이 여기에서 이루어진다.

- **좌뇌** 말하기, 쓰기, 언어, 계산 등 구체적 부분을 관할한다.

- **우뇌** 공간 감각, 음악 등 창조적 부분을 관할한다.

- **전두엽** 계획, 성격, 행동, 감정 등을 관할한다. 옳고 그름을 가리고 추상적인 사고를 할 수 있도록 도와준다.

- **두정엽** 팔과 다리의 감각과 운동을 담당하며, 후두부와 연결되는 부위에서는 말하기와 언어를 이해하는 기능을 담당한다.

- **후두엽** 눈으로 보는 일을 담당한다.

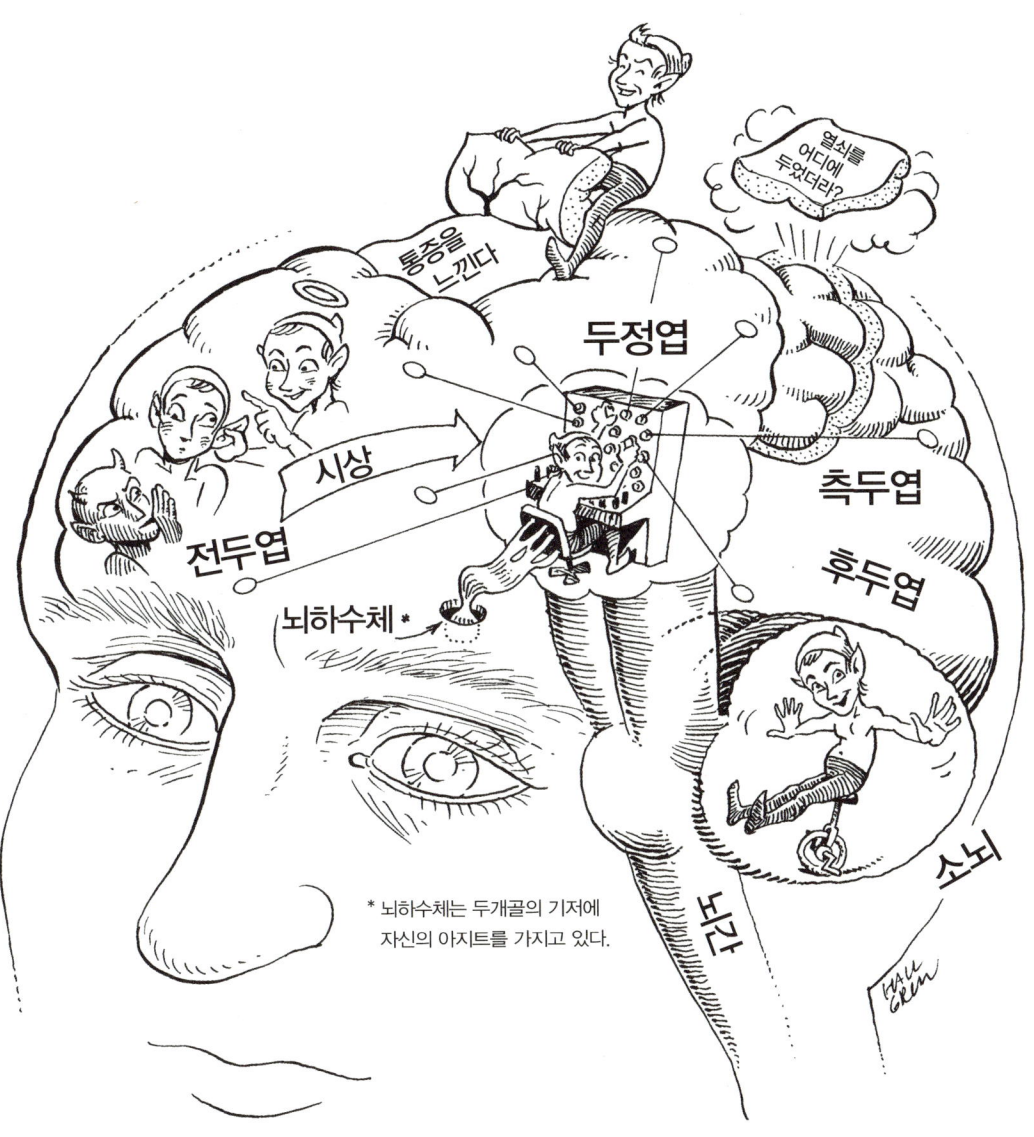

[그림 3.1] 당신의 뇌 구조
뇌의 대뇌피질은 '–엽'으로 불리는 여러 부분으로 나뉜다. 전두엽결정 내리기, 두정엽통증과 언어, 측두엽기억, 후두엽시각, 소뇌신체 균형, 시상이 모든 부분의 중계소 등으로 이 피질들을 모두 펼쳐놓으면 크기는 가장 큰 사이즈의 피자 정도, 두께는 오렌지 껍질 정도이다.

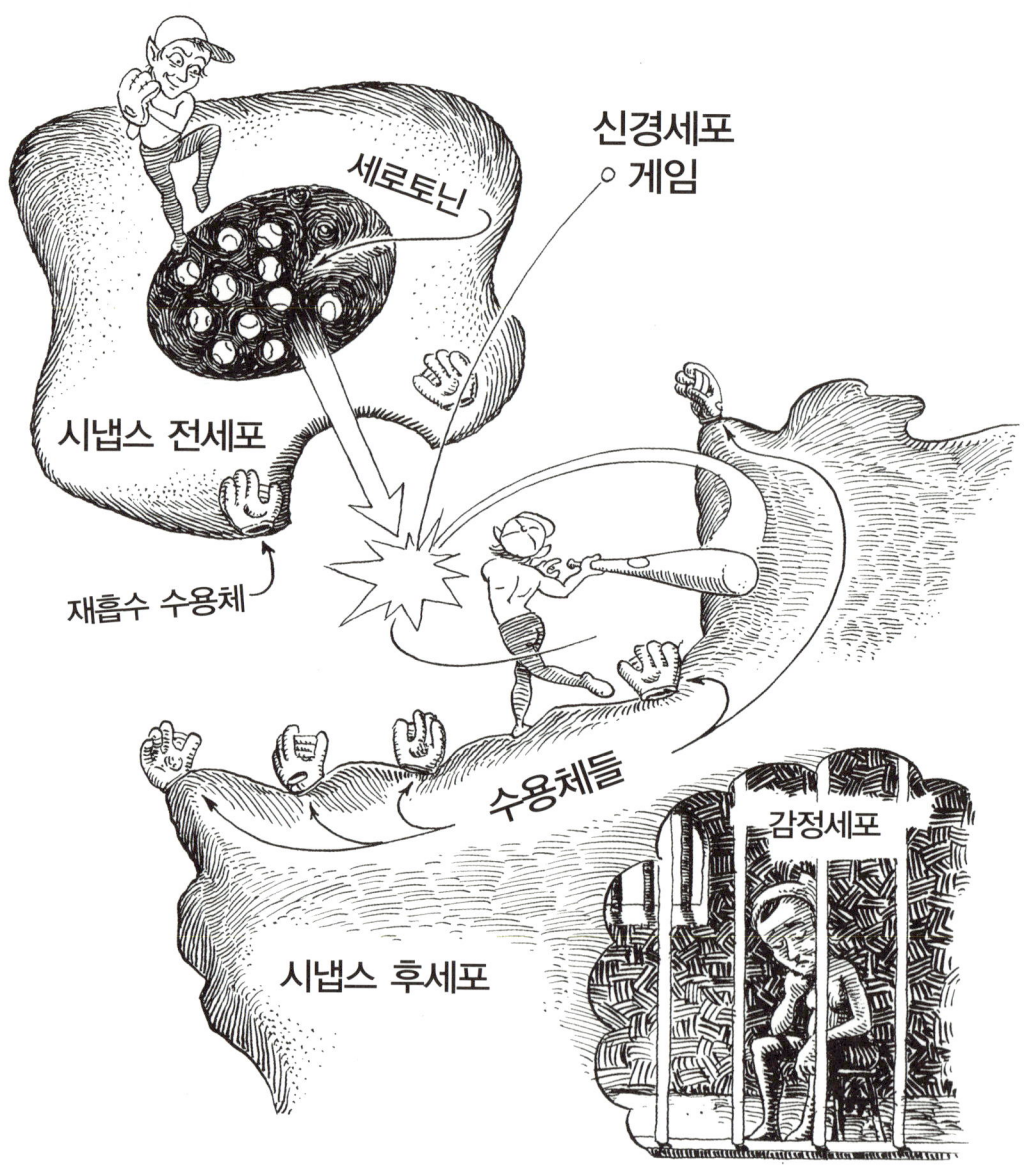

[그림 3.2] 즉각적 메시지 전달

신경세포는 화학적 메시지로 서로 의사소통을 한다. 우울증을 설명하는 한 이론에서는 신경세포가 세로토닌뇌에서 분비되는 뇌를 자극하는 물질을 전달 물질로 사용하는데, 이것이 다 소진되면 우울증이 나타난다고 한다. 그러다 세로토닌이 증가하면 신경세포들이 다시 메시지를 전달받게 되어 우울증이 말끔히 사라진다는 주장이다. 여러 약물들의 작용 기전이 이와 같다.

- **측두엽** 양쪽 귀에 가까운 부분으로 소리를 듣는 것과 단기 기억을 담당한다.

- **신경세포** 뇌에는 1,000억 개의 신경세포가 있는데, 이들을 한 줄로 펼쳐놓으면 약 4만 5,000km 정도 될 것이다. 각 세포마다 정보가 담겨 있으며, 서로 다른 신경세포와 연결되어 정보를 전달하면서 신체가 제대로 기능할 수 있도록 해준다. 정보를 가진 신경세포는 다른 세포와 정보를 교환하지 않으면 아무 쓸모가 없다. 정보 교환에서 중요한 역할을 하는 세포가 수지상 세포인데, 야구의 포수처럼 다른 세포들이 보내는 정보들을 받아들인다. 또 경기장 내 다른 선수들과도 의사소통을 한다. 신호가 어떻게 전달되고 받아들여지는지, 다른 세포로 잘 전달되는지 점검한다.

- **신경전달물질** 여기저기 던지는 야구공과 같은 화학적 전달자이다. 신경세포를 켜면 신경전달물질은 신경세포들 간에 신호를 주고받는 역할을 하는데, 여기에 이상이 생기면 신경계 질환이 발생한다. 다른 세포로 신호를 전달하지 못하면 특정한 일을 마칠 수 없는 것이다. 또 자연적으로 신경전달물질이 감소해도 치매나 우울증 같은 질환에 걸리기 쉽다.

- **시상** 시상은 마치 주요 도시의 기차역 같아서 다른 지역의 작은 구간과 연계되는 축과 같은 역할을 한다. 그 이유는 뇌의 서로 다른 부분들이 시상을 통해 연결되기 때문이다. 척수를 통해 감각신경을 받아서 어떤 동작을 하기 전에 미리 미세하게 조절하거나 동작을 유연하게 움직여준다. 그래서 시상에 문제가 생기면 동작이 매끄럽지가 않다.

- **변연계** 변연계는 하나의 구조는 아니고 해마와 편도 같은 뇌 심부에 있는

다양한 구조가 혼합된 일련의 경로이다. 눈과 귀를 통해 들어온 시각과 청각 정보가 대뇌피질로 연결되면 우리는 감각을 인식하고, 의식이 있는 상태에서 그것이 무엇을 의미하는지 생각한다. 반면 후각은 대뇌피질을 거치지 않고 바로 편도에 도달하여 의식에서 알기 전에 몸이 반응을 한다. 편도는 감정, 즉 각종 기분과 우울함 그리고 불안함과 관련된 기능을 책임지고 있다. 근처에 있는 해마는 단기 기억을 처리하고 저장한다.

뇌는 위에서 기술한 것보다 훨씬 더 구조가 복잡하고 더 많은 기능을 가지고 있어 이 책의 나머지 부분을 모두 할애해도 모자랄 것이다. 그래서 여기서는 요점만 정리하기로 한다. 뇌가 어떻게 발달하는지 살펴보자.

우리가 아기였을 때는 뇌의 모든 물질이 작은 장소에 나뭇가지처럼 겹쳐져 있다. 이렇게 겹쳐져 있으면 한 곳에 집중하기가 어렵기 때문에 결정을 내리는 등 뇌의 주요 기능을 수행하기가 어렵다. 나이가 들어가면서 뇌는 스스로 어느 가지는 발달시키고, 또 어느 가지는 포기할 것인지 결정한다. 즉 많이 쓸수록 발달하고 적게 쓸수록 퇴화한다. 어릴 때 해주는 뇌 훈련이 뇌의 발달을 결정하는 것이다. 이 이론에 따라 자폐아를 설명하자면, 성장하면서 떨궈내야 할 신경세포들이 그대로 남아 있기 때문에 유아기적 두뇌 수준에서 벗어나지 못하는 것이다. 이것은 하나에 집중을 못 하는 주의력결핍증과는 다르다. 주의력결핍증 성향은 대부분 어릴 때 보이는데, 몇몇 사람에게는 어른이 되어서도 그대로 남아 있는 경우가 있다.

신경계가 발달하는 모습을 보면 우리 뇌가 나이 들어가면서 왜 그렇게 기능하는지 알 수 있다. 어릴 때 영어나 스키를 배우고 음악을 듣지 않았다면 나이 들어 새로 배우기가 몹시 어렵다. 이것은 필요한 신경계가 충분히 발달하지 못했기 때문이다.

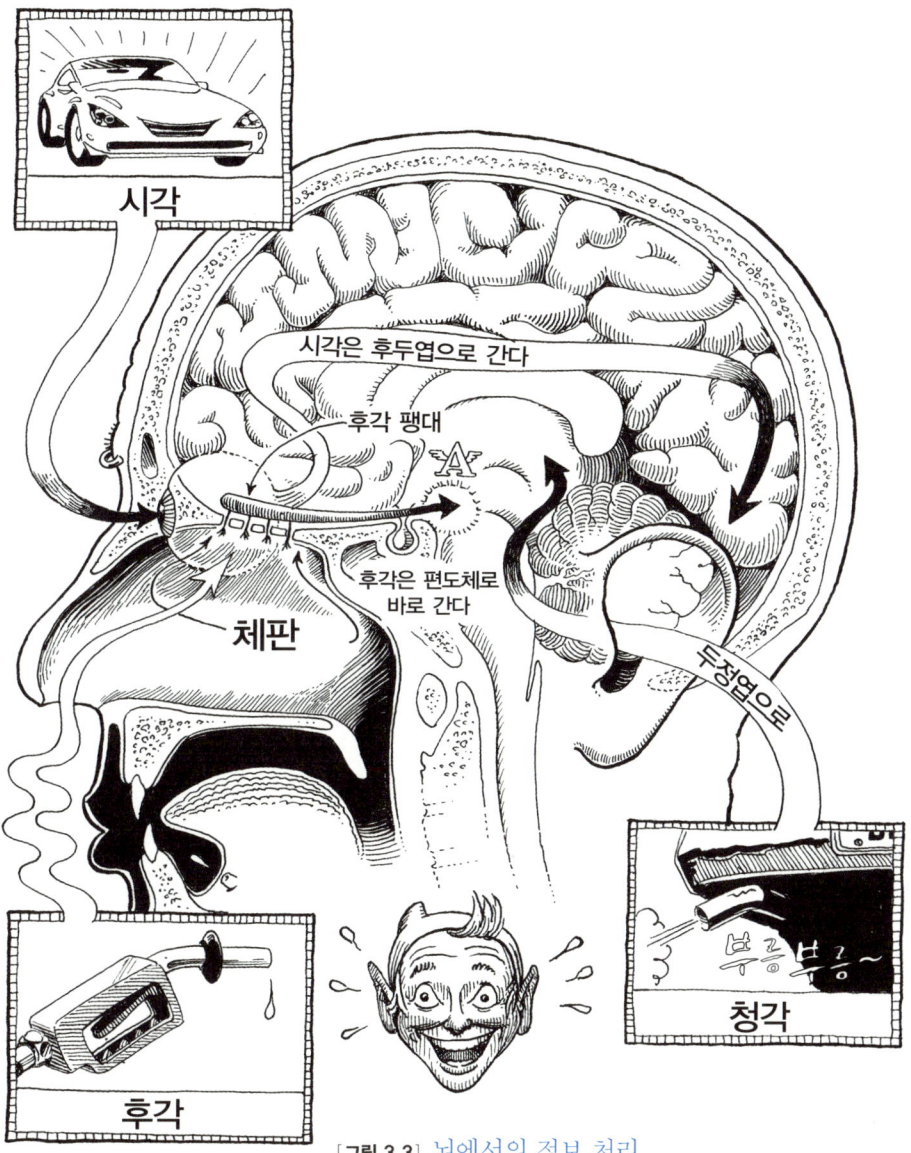

[그림 3.3] 뇌에서의 정보 처리

우리 몸은 외부 정보를 감각기관으로부터 받아들여 뇌로 보내고, 뇌에서 배운 것을 처리한다. 눈은 정보를 후두엽에 보내고, 귀는 소리와 균형 감각을 두정엽에 보낸다. 그런데 냄새는 독특하게도 코 윗부분에 있는 체판을 거쳐 후각세포를 자극하고, 이 자극은 대뇌피질로 가는 것이 아니라 뇌의 가장 오랜 구조인 편도체로 간다. 대뇌피질은 정보 처리를 담당하지만, 편도체는 감정 반응을 무의식적으로 처리한다.

뇌는 크게 두 가지 영역에서 기능 장애를 일으킨다. 하나는 생리적·신경학적 또는 의학적으로 설명이 가능한 장애로 뇌졸중이나 기억력 소실, 파킨슨병 등이다. 다른 하나는 우울증, 불안 또는 성격 장애와 같이 분명한 신경 변화를 찾을 수 없는 경우이다. 사실 후자의 질환들은 꽤 오랫동안 정확히 진단하기조차 어려웠다. 최근에 와서 이런 질환들에서도 신경학적 변화가 관찰되고 있으며, 이 장에도 그와 관련한 설명들을 포함했다.

노화하는 뇌

자전거 바퀴에 못이 박혀 바람이 새면 손쉽게 고칠 수 있다. 구멍을 때우고 다시 공기를 주입하면 된다. 하지만 컴퓨터가 고장 나면 매우 곤혹스럽다. 문제를 진단할 수 없으면 치료도 할 수 없다. 뇌는 신비롭고 구조가 매우 복잡하기 때문에 보통 사람들은 무엇을 자꾸 잊어버리는 것 같은 뇌 관련 문제가 단순한 신경의 정상 반응인지 아니면 심각한 질병의 신호인지 구별하기가 어렵다.

여러 종류의 뇌 질환이 있는데, 여기서 모든 문제를 다루지는 않는다. 예를 들어 근육이 경직되고, 손이 떨리고, 걷기가 어려운 증상 등을 보이는 파킨슨병은 55세가 넘으면 흔히 발병하는 질병이다. 하지만 아직까지는 뇌 외상을 막는 것 외에는 효과적인 예방법이 밝혀지지 않았으므로 딱히 다룰 만한 내용이 없다. 또 뇌가 입을 수 있는 외상과 관련한 이야기도 다루지 않을 것이다. 단, 뇌 외상과 관련해 알려주고 싶은 정보가 하나 있다. 자전거를 타거나 인라인스케이트를 탈 때 꼭 헬멧을 쓰는 것은 뇌의 노화를 막는 지름길이다. 헬멧 없이 자전거를 타는 것은 컴퓨터를 집어 던져 내부의 모든 정보를 쓸모없이 만드는 것과 마찬가지이다. 당신의 뇌는 C드라이브에 저장된 그 어떤 데이터보다 훨씬 더 가치 있고, 또 복구하기 어려운 내용물로 가득하다.

본격적으로 이야기를 시작하기 전에 우선 뇌의 기능과 지능을 구별할 필요가 있다. 노화와 관련한 뇌 기능은 단지 지능을 의미하는 것이 아니라, 기억력과 집중력 등을 포함한 훨씬 광범위한 개념이다. 사실상 지능은 당신의 뇌를 젊게 하는 요소는 아니다. 지능의 범위는 참 넓고, 정의 또한 아주 다양하다. 한 예로 성별에 따른 차이를 들 수 있다. 남자는 좌뇌를 빨리 사용해 바로 행동으로 옮기는 반면, 여자는 우뇌를 더 잘 사용해 복잡한 문제를 잘 분석하는 능력이 있다. 그래서 남자들은 물건을 사러 갈 때, 상점에 가서 필요한 물건만 집어 들고는 바로 값을 치르고 나온다. 그러나 여자는 쇼핑을 하면서 이것저것 둘러본다. 그러다가 처음에 사려고 한 것보다 더 많은 물건을 사고 만다. 어느 편이 더 영리하고 효율적이라는 말이 아니라 그만큼 남녀는 정보를 평가하고 처리하는 방식이 다르다는 말이다.

뇌의 능력을 측정하는 표준검사는 지능지수로 수학, 논리와 언어 능력을 측정한다. 하지만 감성지수라는 것도 있어서 다른 사람들과 관계를 맺고 상호작용하는 것이 뇌의 건강에 얼마나 중요한지 인식해 가고 있다. 뇌의 건강을 단지 한 가지 표준으로만 판단할 수 없을 정도로 각자의 뇌는 독특하다. 지능지수로 보아서는 정신지체로 판단되는 사람이 의외로 남들이 생각하지 못하는 인식을 하는 경우도 있다.

이제 뇌가 어떻게 작용하고, 기능이 잘못되었을 때 어떤 심각한 문제를 일으키는지 살펴보기로 하자.

노화 관련 질환

태풍이 불어와 강한 돌풍이 전깃줄을 끊어버리면 집집마다 정전 사태가 벌어진다. 뇌졸중이 바로 이런 상황인데, 혈관이 더 이상 뇌에 영양 공급을 하지 못하는 상태이다. 뇌졸중에도 여러 형태가 있고 발병 부위도 다양하다. 가장 전형적 뇌졸중은 뇌로 가는 혈관이 막히거나 터졌을 때 일어난다. 혈관으로부터 영양을 공급받던 뇌의 일부가 죽으면서 더 이상 제 기능을 발휘하지 못한다. 말을 못 하거나, 신체의 어떤 부위를 움직이지 못하는 현상이 그래서 일어나는 것이다. 뇌졸중을 일으키는 원인은 다른 동맥 질환의 원인과 마찬가지로 고혈압, 당뇨, 혈관 염증, 포화지방산과 트랜스지방산, 고밀도콜레스테롤의 낮은 수치, 저밀도콜레스테롤의 높은 수치, 호모시스테인혈증, 운동 부족, 흡연, 비만 그리고 올리브유나 생선 또는 생선 기름에 포함된 좋은 기름을 먹지 않는 경우 등이다.

폭풍이 전력을 끊는 일이 일시적일 수도 있고, 어떤 상황에서는 영구적일 수도 있듯이 뇌졸중도 비슷한 면이 있다. 예를 들어, 일시허혈발작 TIA, transient ischemic attack은 동맥이 짧은 시간 동안에만 막히는 작은 뇌졸중이다. 이것은 쉽게 치료할 수 있지만 앞으로 더 큰 뇌졸중이 올 수 있다는 신호로 봐야 한다. 그리고 작은 뇌졸중이라도 여러 번 반복되면 치매와 같은 만성적 후유증을 초래할 수 있다. 치료와 회복은 최초의 혈액 공급 중지가 뇌에 얼마나 큰 손상을 입히는가에 달려 있어서 즉시 병원 응급실로 가야 한다. 가슴에 통증이 느껴지면 바로 심근경색을 의심하듯 갑자기 움직이거나 말하기 어려워지면 뇌졸중을 의심하고 즉시 병원으로 가야 한다. 태풍은 막을 수 없지만 뇌졸중은 충분히 예방할 수 있다.

기억 관련 질환

나이가 들면 누구나 기억력이 감퇴하기 마련이다. 매우 중요한 일, 기억하기 쉬운 친구 이름이나 결혼기념일, 좋아하는 가수 이름 등을 잊어버린다. 그 정도의 망각은 노화가 수반하는 정상적 증상이다. 그래서 노화로 인한 기억력 감퇴를 예방하는 방법을 살펴보고자 하는 것이다. 기억력 감퇴는 이르면 30대부터 시작하지만, 노화 관련 기억력 감퇴에는 다양한 원인이 있을 수 있다.

★ **혈관 질환**: 뇌에 혈액이 충분히 공급되지 않으면 작은 뇌졸중과 기억력 감퇴가 일어날 수 있다.

★ **알츠하이머**: 신경세포가 서로 얽혀서 적절한 기능을 발휘하지 못한다.

★ **신경세포 감소**: 많은 노화 관련 뇌 질환은 신경세포의 실제적 감소나 기능 상실에 의한 것으로 마음의 일부를 잃는 것과 같다.

★ **외상**: 사고로 외상을 입거나 복싱 같은 스포츠로 뇌에 반복적인 충격을 가하면 기억력은 차츰 감퇴하고 만다. 두개골에 강한 충격을 가하면 그 안에 있는 뇌를 흔들어서 뇌진탕이나 영구 손상을 일으키기도 한다. 특히 충격을 받은 순간의 기억을 잃는데, 당시의 뇌는 전기가 합선된 상태와 같으며 이후 주위 조직이 손상된 부분을 대신하기 때문이다.

사실인가 거짓인가?

우리 할아버지가 알츠하이머에 걸렸을까?

❊❊❊ 알츠하이머는 기억력만 나빠지는 것이 아니다. 혈관에도 문제가 생기고, 다른 신경 기능도 상실한다. 간단한 테스트로 알츠하이머를 조기에 진단할 수 있다. 할아버지에게 일곱 자리 숫자를 주고 기억하라고 말씀드린다. 기억력이 감퇴한 일부 사람도 이 숫자를 빠른 시간 안에 기억하라고 하면 잘 못하는 경우가 있지만, 그것이 이 테스트의 핵심은 아니다. 5분 후에 말해보라고 하면 건망증이든 치매든 4개 숫자까지는 기억할 수 있다. 그러나 원래의 숫자를 포함한 3개의 숫자를 제시하고 원래의 숫자가 무엇이었는지 물으면 건망증 환자는 기억하지만, 알츠하이머 환자는 기억하지 못한다.

외상은 겉으로는 아무렇지 않아 보이고, 가벼운 뇌 충격에 불과한 것 같아도 장기적으로 기억력을 잃는 원인이 될 수 있다. 머리에 충격을 받으면 뇌는 두개골에 부딪치는데, 이때 신경세포를 둘러싸고 있는 막에 손상을 입을 수 있다. 이러한 손상이 모이면 아내의 생일을 잊는다든지, 잘 부르던 노래 가사를 잊는다든지 하는 일이 생긴다. 아무리 경미한 충격이라도 반복되면 신경에 손상을 줄 수 있고, 이는 20년 혹은 40년 후에 기억력 감퇴로 이어질 수 있다.

아직 과학적으로 왜 그리고 어떻게 기억력 소실이 일어나는지 다 밝혀지지는 않았다. 다만 뇌에 있는 정보를 처리하고, 저장하며, 재생하는 능력을 방해하는 화학적 변화가 일어난다는 것은 분명하다. 많은 사람이 기억력 소실 같은 증상은 나이가 들면 자연스럽게 오는 것이라고 생각한

* 신경 *

의학계에서는 오랫동안 기억 문제memory problem는 화학물질의 연결과 그 처리 과정에서 일어난다고 여겨왔다. 하지만 최근, 신경 자체가 정보를 처리하고 저장하는 데 중요한 역할을 한다는 사실이 밝혀졌다. 미주신경 the vagus nerve은 신체에서 가장 큰 뇌신경뇌에서 나와 우리 몸의 여러 곳으로 연결되는 신경으로 엄청난 양의 정보를 창자에서 뇌로 전달하는 역할을 한다. 이 체계는 인체에 도움이 되도록 만들어져 있지만예를 들어, 식사 후 배부르다는 정보도 바로 이 미주신경을 통해서 전해진다, 때때로 마치 전깃줄을 강타하는 번개처럼 뇌를 압도해 몸에 해를 끼치기도 한다. 기억력 감퇴를 늦추는 방법 중 하나는 명상 등을 함으로써 미주신경을 통해 뇌로 가는 신경 자극을 일시적으로 줄여 쉬게 하는 것이다.

다. 그러나 기억력 소실은 우리가 생각하는 것보다 훨씬 빨리 찾아온다. 실제로 20대 중반부터 이미 시작된다. 이 시기를 지나면서 정보 처리 능력이 조금씩 느려지는 것이다. 이 사실은 쥐나 영장류, 사람에게서 모두 증명되었다. 특히 방금 말한 단어를 기억하지 못하는 단기 기억에 정보를 저장하는 능력에서 가장 먼저 나타난다. 독소가 신경을 보호하는 건강한 지방조직을 파괴하기 때문이며, 콜레스테롤이 이 독소 형성을 부추긴다는 주장이 있다. 한편 스트레스나 갑상샘 질환, 당뇨, 불안증, 우울증과 외상 등 여러 가지 요인이 기억력 감퇴를 일으키고 촉진하는 데 영향을 미칠 수도 있다. 다행히 당신은 이 과정을 천천히 일어나게 할 수 있다. '더 젊게 만들기 작전'을 살펴보라.

> ## 사실인가 거짓인가?
> ### 기억력 상실 치료는 효과가 없다
> ❖❖❖ 기억력 상실을 마모된 전깃줄로 여겨 새것으로 바꾸기 전에는 고칠 수 없다고 생각하는 사람이 많다. 바꾸는 것 외에도 기억력을 개선시키는 방법은 많다. '더 젊게 만들기 작전'에 나온 방법 말고도 암페타민 중추신경 흥분제을 포함한 여러 약물이 기억력을 개선시킨다고 밝혀졌다. 아무리 전깃줄이 마모되었다 하더라도 다른 기기들을 모두 끄고 전기를 켜면 작동하듯이 우리의 기억력도 얼마나 집중하느냐에 따라 달라질 수 있다.

그러나 알츠하이머는 전혀 다르다. 이 병은 가까운 곳에서 자기 집을 찾지 못하는 등의 기억력 소실로 시작하지만 그다음에는 단기 기억을 대부분 잃어버려 방금 전 한 얘기를 15분 동안 몇 번씩 반복하기도 한다. 그다음 더 진행되면 최근의 주요 사건이나 자신과 관련 있는 최근 일들을 잊어버리며 결국 혼란에 빠져 기억의 방향 감각을 잃고 만다. 가끔 오래된 기억을 종종 잘 기억해내는 것은 그 기억이 제일 마지막으로 소실되기 때문이다. 이런 기억력 소멸은 여러 인지 장애가 합쳐서 나타나는 현상이다. 신경세포의 소실과 엉킴, 혈관 문제 등이 기억력 상실에 동시에 영향을 미친다.

나이가 들면서 누구나 이런 현상을 조금씩은 경험한다. 이를 무엇이라고 진단하든 몇 가지 점을 기억해야 한다. 그 가운데 하나인 기억력 감퇴는 비기능 신경세포의 소실과 관련이 있어 이런 세포를 다시 자라게 하면 기억력을 회복된다는 사실이다. 단, 이것이 알츠하이머에 도움이 될지는 아직 확실하게 밝혀지지 않았다. 또 하나는 기억력 감퇴가 작은 혈관들이 막혀서 올 수 있으므로, 혈관을 젊게 만드는 것이 기억력을 보존하는 열쇠라는 의견이다.

기억력 감퇴와 같은 복잡한 현상을 단번에 치료할 방법은 없다. 기억력 감퇴를 일으키는 원인도 다양하지만, 그것을 고치는 방법도 다양한 측면에서 접근할 수 있다. 일부는 의료진의 몫이고, 다른 일부는 당신 스스로의 몫이다.

화학물질 관련 질환

뇌의 화학적 기능 장애로 발생하는 심각한 질환 가운데 하나가 물질 중독이다. 우리는 뇌 속에서 특정 화합물을 분비하거나 억제하는 물질에 중독되는데, 니코틴 같은 물질은 뇌 속에서 쾌락 화합물인 도파민을 분비해 니코틴에 탐닉하게 만들고, 결국에는 계속 도파민_{뇌신경세포의 흥분 전달 물질}을 뇌에 퍼붓는 습관으로 발전한다. 모든 중독에 도파민이 관여하는 것은 아니지만 탄수화물 중독도 이런 반응으로 설명이 가능하다. 탄수화물을 섭취하면 쾌락 화합물이 분비되면서 이런 음식에 더욱 탐닉하게 만든다. 수면이 부족하면 이런 쾌락 화합물 분비가 줄어든다. 그러므로 수면 부족이야말로 설탕과 건강에 좋지 않은 지방 섭취를 부추기는 원인이다.

니코틴의 독성은 신체 각 부분의 생리 기능에 지대한 영향을 끼친다. 중독 증상은 정신과 신체 양면에서 모두 나타난다. 그러면 당신 몸에 금단 증상이 일어나는 것을 막기 위해 뇌는 니코틴이 필요하다고 신호를 보낸다. 이때 니코틴을 공급하면 일종의 이완 상태를 일으켜 뇌에 쾌락을 제공한다. 하지만 시간이 지날수록 니코틴은 이런 쾌락 화합물이 뇌에서 분비되는 수치를 떨어뜨려 결국 더욱 많은 니코틴이 있어야만 처음과 같은 정도의 쾌락을 느낄 수 있다.

이런 화학적 전달 물질은 뇌 속에서 서로 다른 부분에 작용한다. 어떤 것은 당신을 행복하게 하고, 어떤 것은 우울하게 만들기도 하며, 또 다른 어떤 것은 과자를 쌓아놓고 먹게 만든다. 이런 화학반응이 뇌 속에서 일어나기는 하지만 잊지 말아야 할 것은 무엇을 먹고, 생각하며, 어떤 행동을 취하느냐에 따라 당신 스스로 이러한 과정을 모두 통제할 수 있다는 사실이다.

이것은 또 다른 화학물질 관련 질환인 우울증에도 적용할 수 있다. 다리가 부러지면 걸을 수가 없다. 아무리 노력해도 그렇게 할 수 없다는 의미이다. 우리 신체에서 종종 나타나는 이러한 현상은 당신의 몸을 완전히 망가뜨려 특정 업무를 전혀 수행할 수 없게 만든다. 놀랍게도 우울증이 바로 여기에 해당한다. 우울증 환자는 뇌에서 화학반응을 일으켜 일상적인 활동을 할 수 없다. 다른 사람이 이들에게 아무리 행복하다는 확신을 심어주려 해도 소용이 없다.

요즈음은 우울증을 생리적·심리적 질병으로 진단한다. 미국에서는 약 1,100만 명이 우울증으로 약물을 복용하고 있으며, 세계보건기구는 사람을 일할 수 없게 만드는 원인 중 두 번째로 우울증을 지목했다. 물론 우울증도 여러 형태가 있는데, 계절적 정서장애는 일조량 부족으로 발생하고, 반응성 우울증은 다른 질병이 있거나 슬픈 일을 당했을 때 나타난다. 어떤 형태든 우울증은 일반적으로 오랜 슬픔에 빠져 있고 일상생활에 흥미를 잃는 경우를 말하는데, 심하고 약한 정도의 차이가 있을 뿐이다. 의학적으로 진단하는 우울증은 슬픈 감정이 최소 2주 이상 지속되는 경우이다. 생리적으로 우울증은 뇌 속 화학물질의 균형이 깨지면서 나타나는 것으로 생각된다. 뇌로 들어가거나 나오는 신호에 영향을 미치는 화학물질의 활동이 비정상적이라는 의미이다.

일반적으로 우울증 환자는 또 하나의 쾌락 물질인 세로토닌이 낮아진다. 좀 더 정확히 말하면 신경세포들이 세로토닌을 실어 나르는 데 문제가 생긴 것이다. 약물을 복용해 세로토닌의 농도를 증가시킬 수 있지만, 자연적인 방법으로도 같은 효과를 얻을 수 있다. 이완 요법이라든가 칠면조고기나 초콜릿 등 이른바 행복 식품을 먹는 것이다. 초콜릿은 쾌락 물질인 도파민 분비를 촉진하는데, 이런 성향 때문에 카페인이나 니코틴 같이 중독에 빠지기도 쉽다.

우울증은 어느 연령층에서도 발생할 수 있으며 심혈관 노화도 촉진한다. 한 연구 결과를 보면 심장병과 우울증을 동시에 앓는 사람들은 심장병만 앓는 사람들보다 사망률이 69%나 높다고 한다. 그런가 하면 우울증

✻ 우울한 기분 ✻

우울한 기분을 설명하는 한 방법은 기분을 하나의 원circle으로 보는 것이다. 감정의 스펙트럼에서 우울과 불안은 서로 정반대 쪽에 있다. 불안은 몸을 자극해 활동적으로 만들고 반대로 우울은 몸을 늘어지게 하거나 거의 멈추게 만드는 듯하지만, 사실 이 두 가지 감정은 생각보다 매우 유사하다. 감정이 완벽한 상태를 원에서 12시 방향이라고 한다면, 가벼운 우울은 약 8시 방향, 약간 안절부절못한 상태는 4시 방향, 불안과 우울이 다 극심하면 6시 방향에서 만난다. 항우울제는 마음을 4시나 8시의 가벼운 우울 상태로 되돌리고, 더 나아가 12시 방향까지 되돌리는 작용을 한다.

을 앓는 여성은 그렇지 않은 여성들보다 골밀도가 낮다. 스트레스 호르몬인 코르티솔cortisol 분비가 높아져서 나타나는 것으로 추정한다. 그렇지만 더 큰 이유로는 우울증을 앓다 보면 잘 안 먹고, 운동을 하지 않는 등 건강을 유지하는 데 필요한 활동을 전혀 하지 않기 때문이다.

정신 질환은 화학적 영향도 있지만 동시에 환경적 요인도 무시할 수 없다. 뇌 촬영을 통해 우울증은 감정을 다루는 뇌의 일부분에 국한된 현상이라는 사실이 밝혀졌다. 정신 질환이 심리적인 것이냐, 아니면 뇌의 화학반응이냐는 질문을 자주 받는데, 이 두 가지가 다 작용한다. 즉, 우울증은 마음의 여러 부분에 영향을 미치는 상호 연관적 질환이다.

성격 관련 질환

우리 주위에는 특이한 사람이 참 많다. 그렇게 보면 사람의 성격은 아주 다양하고, 또 더러는 이상하기도 하다. 잔소리 심한 시어머니, 일중독증 사장처럼 괴팍한 사람도 있다. 하지만 누구나 예외는 아니라서 조금씩은 이상한 부분이 있고, 어떻게 보면 그것은 사실 좋은 점이라 할 수도 있다. 이러한 다양성이 없다면 세상은 얼마나 따분하겠는가?

단, 정상과 비정상은 구별해야 한다. 이러한 성격이 일상생활이나 다른 사람과의 관계에서 인생에 나쁜 영향을 주기 시작할 때 문제가 되는 것이다. 집을 깨끗하게 청소하는 것은 좋지만 화장실을 쓸 틈조차 주지 않고 변기를 닦고 또 닦는다면 문제가 된다. 운전에 주의하는 것은 좋지만 사고가 날까 봐 대문을 나서지 못하는 것도 역시 문제이다. 이런 것이 정서적 질환을 진단하는 기준이 된다. 당신의 성격은 독특하면서도 사람의 마음을 끄는가? 아니면 당신은 물론 주위 사람들까지 사는 방식을 바

사실인가 거짓인가?

역기로 뇌를 훈련시킬 수 있다

❋❋❋ 자가 진단을 해보자. 먼저 한 발로 서서 눈을 감아보라. 넘어지지 않고 더 오래 서 있을수록 당신의 뇌는 젊은 것이다. 45세 이상에서 15초 이상 버티면 아주 훌륭하다. 균형 잡기는 뇌의 능력을 알아보는 지표 가운데 하나이다. 덤벨이나 역기로 균형 능력을 향상시킬 수 있는데, 이 운동이 신체 균형을 위한 고유 감각을 자극하기 때문이다. 하지만 헬스클럽의 기계 역기는 이 균형 감각이 작용하지 않으므로 그만한 효과를 거둘 수 없다.

꿔야 할 정도로 파괴적인가?

과거에는 성격을 의지에 따라 바꿀 수 있다고 믿었지만, 지금은, 성격이란 마치 대학 신입생 같아서 아무리 통제하려 해도 자기가 원하는 대로 하는 것으로 알려져 있다. 한 예로 불안증은 스트레스에 대한 반응으로 불편한 느낌, 당혹감, 긴장 등이 나타난다. 이때 증상이 경미할 수도 있지만 공황장애를 유발할 정도로 강렬할 수도 있다. 술이나 카페인, 특정 약물 또는 심장병, 비타민 결핍 등이 원인이 되기도 하는 어떤 불안증은 강박증의 형태로 나타나 손을 하루에도 수십 번이나 씻게 만든다. 그래도 이러한 질환에 대해 잘 알기만 하면 충분히 조절이 가능하다. 인생의 큰 재앙이 될 수도 있는 녀석을 작은 방해꾼 정도로 만들 수 있다.

뇌 젊게 만들기 작전

운동을 하면 허리가 가늘어지고, 튀긴 음식을 피하면 저밀도콜레스테롤 수치가 떨어지며, 담배를 끊으면 더 이상 가래를 뱉느라 애먹지 않아도 된다. 작은 습관 하나만 바꿔도 신체 변화가 바로 나타난다. 반면 뇌의 변화는 측정하기가 그리 쉽지 않다. 그렇다 하더라도 뇌를 무시할 수는 없다. 지금부터 설명하는 뇌를 강하게 만드는 작전에 주의를 기울여주기 바란다.

젊게 만들기 작전 1 | 뇌를 운동시켜라

신체의 어떤 장기든 같은 원리가 적용되는데, 쓰지 않으면 쇠퇴한다는 사실이다. 근육은 쓰지 않으면 솜방망이가 되고, 심장이 움직이지 않으면 혈관은 꽉 막혀버린다. 글씨를 잘 쓰려면 항상 연필을 잘 깎아놓아야 하는 것과 마찬가지이다. 뇌도 마찬가지여서 다른 운동처럼 규칙적으로 뇌를 훈련시켜야 한다. 뇌를 감정적으로나 정신적으로 활발하게 사용하면 기억력 소실을 막는 데 효과적이다.

첫 번째, 같은 일을 매일 똑같은 방법으로 자동 비행하듯 살아가는 것을 피하라. 정신적으로 자신을 극대화하면 실제로 뇌가 작아지는 것을 막을 수 있다. 가장 전통적 방법은 새로운 것을 배우는 것인데 외국어, 하모니카, 컴퓨터 등 무엇이든지 새로 배우면 좋다. 요점은 평소에 사용하지 않는 뇌의 부분을 쓰는 것이다. 근육이 그렇듯이 훈련하는 만큼 뇌는 성장한다.

뇌를 성장시키는 다른 방법으로는 과학자들이 말하는 '한계까지 시험하기'이다. 상당수의 과학자가 '한계까지 시험하기'가 과연 신경세포와 그 가지돌기 신경이 신경전달물질을 받아들이는 부분를 재생시킬 수 있는지 연구했다. 이 연구에서 수학 능력을 테스트하는 컴퓨터를 수험자들의 능력을 가늠할 수 있도록 설계해 각 수험자의 능력에 맞추어 시험문제를 출제했다. 각자의 한계까지 테스트한 뒤 과학자들은 신경세포와 그 가지돌기가 다시 자라는 것을 뇌 영상을 통해 확인했다. 더욱 놀라운 것은 응시자가 꼭 정답을 다 맞히지 않아도 이런 효과를 거둘 수 있었다는 사실이다. 각자의 능력보다 약간 힘든 시험을 치르면 20%를 틀렸어도 신경세포는 되살아난다.

운동선수가 자신의 능력 한계보다 약간 강도를 높여 훈련해 더 빨라지고 강해지듯이, 당신의 뇌도 같은 방법으로 더 똑똑하고 총명하게 훈련시킬 수 있다.

물론 추가적 요소로는 학습이 있다. 더 많이 알수록 당신의 학습 능력을 최대한으로 높일 수 있다. 수도원의 수녀들을 대상으로 한 연구에서 이것이 입증되었다. 연구자들은 수녀들이 수도원에 들어올 때 지은 수필들의 문장 구조를 분석했고, 65년 뒤 수녀들의 인지 기능을 검사했다. 들어올 때 쓴 수필에서 가장 복잡한 문장구조를 사용한 수녀들이 나이가 들어 가장 좋은 인지 기능을 유지하는 것으로 나타났다. 또 다른 결과로는 들어올 때 마음가짐이 긍정적이던 수녀가 나이 들어서 더 나은 인지 기능을 가진다는 것이었다.

직업을 선택할 때 당신의 능력을 신장시킬 수 있는 일을 선택하는 것은 바로 당신 몫이다. 우선 자신이 좋아하는 것을 골라야 한다. 아무리 일이라 해도 휴가처럼 즐겨야지 너무 힘든 학습 과정이어서는 곤란하다. 직장에서 날마다 당신의 뇌 능력을 신장시킬 수 있는 쉬운 방법을 하나 귀띔해주자면 매일매일 하는 일의 순서를 바꿔보는 것이다. 많은 사람이 항상 같은 순서로 일을 한다. 출근해서 커피를 한 잔 마시고, 신문을 읽은 다음 전자우편을 챙기고, 잠깐 쉰 다음 다시 돌아와서 고객에게 전화하고, 점심을 먹는다. 매일매일 같은 일을 같은 순서대로 하면 기억을 담당하는 해마를 더 이상 자극하지 못한다. 이런 일들의 순서를 바꾸어 먼저 고객에게 전화를 하고 나중에 전자우편을 챙기는 등의 변화를 주면 뇌는 더욱 활성화된다.

뇌의 능력을 신장시키는 또 다른 좋은 방법은 자동차 여행을 떠나는 것이다. 휴가는 스트레스를 줄이고 성생활에도 도움을 주지만, 인지능력 향상에도 기여할 수 있다. 새로운 도시에서 운전을 하거나 걷거나 지하철을 이용할 때면 뇌는 여러 부분을 동시에 사용한다. 지도를 읽기 위해 시공간 능력을 활용해야 하고, 이를 설명하기 위해 말로 표현해야 한다. 운전을 하면서 이 모든 일을 해야 한다면 더구나 판단이 빨라야 하고, 이는 뇌를 빨리 움직이게 만든다. 그리고 방금 방문한 곳은 장기 기억 저장소에 보관된다. 길을 잃어버렸다면 오히려 더 잘된 일이다. 되돌아오는 길을 찾는 과정에서 뇌가 더욱 성장하기 때문이다.

> **사실인가 거짓인가?**
>
> **더 이상 똑똑해질 수는 없다**
>
> ✳✳✳ 뇌는 훈련시키는 만큼 똑똑해진다. 런던의 택시 운전사들을 대상으로 뇌의 크기를 연구했다. 왜 택시 운전사들이었을까? 택시 운전사들은 일하는 동안 신경세포를 많이 사용해야 한다. 손님이 탈 때마다 매번 도시의 도로 사정을 잘 파악해서 수천 개의 출발지와 도착지를 조합해 가장 빠른 길을 찾아내야 한다. 연구 결과, 경험이 많아 하루에 더 많은 손님을 태우는 운전사가 우측 측두엽의 크기가 더 컸다. 이 뇌의 부분을 매일 다른 방법으로 사용하기 때문에 그렇게 커진 것이다.

모든 것을 종합해보면 요점은 간단하다. 끊임없이 배우라는 것이다. 교육 수준이 높을수록, 뇌 기능을 자극하는 활동에 참여할수록 정신적인 노화는 느려진다. 대학을 다니면서 정규 학습을 지속한 사람은 고등학교까지 학습 활동을 한 사람보다 2.5년이나 젊다. 뇌를 꾸준히 움직여주면 동맥 노화, 면역력 노화 등을 예방하고 1~3년 정도 더 젊어질 수 있음을 기억하자.

젊게 만들기 작전 2 뇌 기능을 좋게 하는 식품

일반적으로 심장에 해로운 것은 뇌에도 해롭다. 튀긴 감자칩은 배에 기름을 축적시킬 뿐만 아니라 일부는 동맥을 통해 뇌로도 간다. 포화지방산을 많이 먹으면 뇌혈관이 막혀 뇌졸중의 위험성을 높이지만, 생선에 많이 함유된 오메가-3 지방산은 동맥을 깨끗하게 만들어 뇌 건강에 아주 좋다. 이들은 신경전달물질을 개선해주므로 우울증에도 효과가 있다.

젊게 만들기 작전 3 스트레스를 줄여라

스트레스가 우리에게 해롭기만 한 것은 아니다. 우리 몸이 기능을 발휘할 수 있도록 생리적 기전으로서 마감 시간을 지키게도 하고, 산에서 들짐승을 만났을 때 재빨리 도망가게도 한다. 조치를 취해야 할 상황에서 싸우거나 도망가게 하는, 이른바 '대결 또는 도피' 반응의 과정이다. 이러한 스트레스가 높은 수준에 달했을 때부터 스트레스는 해를 끼치기 시작한다. 코르티솔이라고 하는 스트레스 호르몬의 작용 때문인데, 스트레스가 많을수록 코르티솔 분비도 많아진다. 이 분비샘을 다 소진하고 나면 코르티솔은 감소하는데, 이때가 가장 위험한 상황이다.

사실상 마감 시간을 지키기나 애들 학교 보내기 등의 일상적 일과 같은 스트레스 때문에 우리 뇌가 늙는 것은 아니다. 뇌는 큰 스트레스나 작은 스트레스가 지속적으로 쌓였을 때 늙는다. 여러 해 동안 연구자들은 강한 성격 유형인 A형 성격이 여러 가지 질병을 초래할 수 있다고 믿었지

사실인가 거짓인가?

커피는 뇌에 좋다

✱✱✱ 하루에 4잔 이상의 커피를 마시는 사람은 파킨슨병 도파민이 부족해서 생기는 운동 이상 장애을 40% 줄이고, 알츠하이머는 20% 줄일 수 있다고 여러 연구에서 밝히고 있다. 아직 분명하지는 않지만, 카페인이 신경전달물질의 기능을 활발하게 만들기 때문인 듯싶다. 커피건, 차건, 심지어 탄산음료건 카페인 효과는 아주 분명해서 3~6개월 정도는 젊어질 수 있다. 주의 사항은 어떤 사람에게 카페인은 부정맥, 당뇨 악화, 위통, 불안, 편두통 등을 일으킬 수 있다는 것이다. 전립선비대증을 앓는 남자도 전립선에 있는 근육에 경련을 일으킬 수 있으므로 주의해야 한다.

만, 단지 열심히 일하거나 성공하기 위해 노력한다고 해서 뇌가 늙는 것은 아니다. 또 자전거 바퀴에 바람이 샌다거나 주차장에서의 접촉 사고 같은 중간 정도의 일회성 스트레스에도 우리 뇌는 거뜬하다. 이런 문제들은 해결이 가능하기 때문이다. 반면 작은 스트레스라도 오랫동안 지속되면 곧 병으로 이어진다. 한 예로 고장 난 변기를 반복적으로 사용하다 보면 사용할 때마다 지독한 악취 때문에 상당히 괴롭다. 그 괴로움만으로도 우리는 쉽게 늙는다. 노화를 일으키는 또 다른 스트레스로는 이사, 재정 문제, 가족의 죽음 등 인생의 주요 사건이 있다.

인생의 스트레스를 줄이면 젊음을 유지할 수 있다. 주요 스트레스가 빼앗아갈 수 있는 인생의 32년 가운데 30년을 이런 방법으로 돌려받을 수 있다. 추천하고 싶은 좋은 방법 두 가지는 웃음과 명상이다. 불안, 긴장, 스트레스 등을 줄여주는 웃음은 우리를 1~7년 또는 8년까지 젊게 만든다. 명상은 뇌세포를 유지시켜 기억력 감퇴를 막을 뿐만 아니라 불안과 우울 등을 예방하기도 한다. 조용한 방에 눈을 반쯤 감고 앉아 호흡에 집중하면서 "하나"나 "음-" 같은 단어를 반복적으로 발음해보자. 이렇게 하면 마음이 맑아지고 몸이 이완되어 건강에 좋다.

젊게 만들기 작전 4 비타민과 보조 식품을 활용하라

성요한 초목 St. John's wort, 생약의 하나 같은 생약의 항우울 작용에 대해서는 많은 연구가 있었지만 다른 약물과의 상호작용 문제가 발생할 수 있어 조심스럽다. 이에 반해 몇몇 비타민과 보조 식품은 정서를 안정시키고 기억력을 보존하는 작용을 해 뇌 기능을 개선할 수 있다.

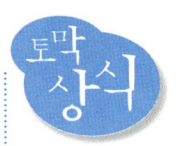

생선에 많이 포함된 오메가-3 지방산 같은 필수지방산은 산후우울증을 예방해 준다. 산모의 경우, 오메가-3 지방산을 아기가 다 가져가기 때문에 충분히 섭취하지 않으면 엄마에게는 결핍 현상이 일어날 수 있다. 오메가-3 지방산은 정서 안정에 중요한 역할을 한다. 생선 섭취량에 따라 우울증, 특히 산후우울증 발병과 관련 있다는 연구 결과를 속속 발표하고 있다.

• **엽산, 비타민 B_6, B_{12}** • 심장에 관한 장에서 다루었듯이 호모시스테인이 높아지면 뇌졸중 위험성도 두 배로 높아진다. 호모시스테인은 동맥 내막을 구성하는 세포 사이에 작은 구멍을 만들어 동맥을 퇴행시키고 죽상판과 염증을 일으킨다. 엽산을 보조제로 800mcg, 또는 식사로 1,400mcg 정도 섭취하면 호모시스테인 농도는 급격히 줄어 위험성도 낮아진다. 나이가 들면 식사로 섭취하는 엽산의 양이 줄면서 혈중 엽산 농도도 같이 떨어진다. 엽산 결핍증은 노인에게서 가장 흔히 나타나는 비타민 결핍증이다. 엽산은 아스파라거스, 양배추, 콩, 해바라기씨 등에 많이 함유되었다. 또 우리 대부분은 비타민 B_6와 B_{12}가 부족한데, 비타민 B_6는 닭고기·바나나·토마토 조림 등에 많고, 비타민 B_{12}는 연어·참치·햄버거·양고기·현미 등에 많이 포함되어 있다. 800mcg의 엽산, 6mg의 비타민 B_6, 식사로 800mcg 또는 보조제로 25mcg의 비타민 B_{12}를 3개월만 섭취해도 1~2년 젊어질 수 있고, 3년 동안 섭취하면 3~7년 젊어질 수 있다.

• **코엔자임 Q10** Coenzyme Q10 • 코엔자임 Q10은 심혈관 질환 노화를 막는 역할을 한다고 알려져 있다. 코엔자임 Q10은 심장뿐만 아니라 뇌의 노화 방지에도 도움을 준다. 신체 각 장기에 자연적으로 존재하는 코엔자임 Q10은 세포 수준에서의 에너지대사를 촉진하는데, 특히 근육과 뇌, 신경세포에서 활발하게 작용한다. 신체는 비타민 C와 B군 그리고 엽산이 충분할 때만 코엔자임 Q10을 충분히 만들어낼 수 있다. 파킨슨병과 고혈압 연구에서 1,200mg의 고단위 코엔자임 Q10은 파킨슨병의 증세를 경감시키고, 혈압을 떨어뜨리는 효과를 보였다. 이런 연구들을 종합

식품	이유	권장량
견과류	견과류는 단불포화지방산과 다불포화지방산을 함유해 동맥을 깨끗하게 해주고 기분을 좋게 하는 세로토닌의 재료가 되기도 한다.	하루 30g이면 충분하다. 더 많아도 되지만 칼로리가 높으므로 주의해야 한다. 30g이면 호두 12개, 아몬드 24개에 해당한다.
생선 특히 자연산 연어, 송어, 틸라피아, 메기, 가자미, 마히마히 등	동맥경화를 예방하는 오메가-3 지방산을 함유한다.	일주일에 약 400g 또는 주먹 크기 3마리 정도.
콩류	심장과 동맥에 좋은 단백질과 섬유질이 들어 있다.	하루 1컵
토마토 주스와 스파게티 소스	엽산, 리코펜 등의 영양소가 혈관을 젊게 한다.	하루 주스 240g 또는 소스 2스푼
올리브유, 견과류 기름, 생선 기름, 아마인, 아보카도	심장에 좋은 단일불포화지방산 오메가-3와 오메가-9 지방산 함유.	하루 전체 섭취량의 25%는 이 같은 건강한 지방이어야 한다.
진짜 초콜릿 코코아 베이스	도파민 분비를 촉진하고 혈관을 젊게 하는 플라보노이드를 제공한다.	하루 30g, 가급적 밀크 초콜릿은 피하는 것이 좋다.

해보면 스타틴 계열 약물을 복용하는 사람들부터 심부전증, 파킨슨병, 당뇨, 고혈압 등을 앓는 사람들에 이르기까지 많은 사람이 코엔자임 Q10의 혜택을 누릴 것으로 본다.

● **리포산**alpha lipoic acid**과 카르니틴**carnitine ● 생쥐 실험 결과, 이 두 가지 물질이 인지 기능을 향상시킨다는 사실이 밝혀졌다. 늙은 쥐에게 이 물질들을 주사했더니 주사를 맞지 않은 다른 늙은 쥐보

사실인가 거짓인가?

은행잎은 최고의 뇌 활성제이다

❋❋❋ 은행잎이 혈액순환을 돕고 혈액을 묽게 해 뇌 기능 향상, 특히 기억력 감퇴와 알츠하이머병에 도움이 된다고 알려져왔다. 그러나 최근 연구에서는 뇌의 노화에 아무런 영향을 끼치지 않는다는 결과가 나왔다.

다 훨씬 빨리, 거의 젊은 쥐들만큼이나 신속하게 먹이를 찾아냈다. 카르니틴은 세포 사이의 에너지 전달에 관여하는 아미노산이며, 동물 연구를 통해 동맥경화를 예방하고 기억력을 개선하는 효과가 있음이 밝혀졌다. 60세 이상이 되면 카르니틴을 하루에 1,500mg 정도 먹는 것이 좋다. 리포산ALA 역시 신체 에너지대사에 관여해 포도당과 산소가 일으키는 핵산 손상을 줄여줄 것으로 보인다. 아직 확실하지는 않지만, 앞으로의 연구에 기대를 걸 만하다.

● **레스베라트롤** resveratrol ● 이 물질은 적포도주에 있는 플라보노이드로, 세포 속의 파워 플랜트라고 할 수 있는 미토콘드리아 내의 DNA 노화를 감소시킨다. 이 플라보노이드들은 항산화제로 작용하면서 동맥과 면역계의 노화를 막는다. 포도 껍질에 레스베라트롤이 다량 함유되었는데, 적포도주에는 포도 껍질 성분이 상당히 많이 녹아 있다. 최대의 건강 효과를 얻기 위해서는 남자는 하루에 1~2잔, 여자는 반 잔에서 한 잔 정도가 적당하다.

● **SAMe** ● 자연적으로 존재하는 아미노산인 SAMe은 우울증 관련 신경전달물질을 조절하여 우울증을 치료한다. 대부분의 항우울제는 심각한 부작용을 수반하지만 SAMe는 상대적으로 부작용이 적다. 날마다 800~1,200mg을 공복에 섭취하면 된다. 성요한 초목 또한 항우울작용과 관련이 있는지 많이 연구해 왔으나 다른 약물과의 상호작용이 문제가 될 수 있다. 예를 들어, 피임약과 함께 복용하면 효과가 거의 없을 수도 있다. 반면 SAMe는 경증의 우울증에 다른 약물과의 상호작용 없이 같은 효과를 보인다.

젊게 만들기 작전 5 | 휴가를 상상하라

해변에 앉아서 한 손에는 시원한 음료를, 다른 손에는 재미있는 소설책을 들고 있는 자신의 모습을 상상해보라. 해변에 일렁이는 바람이 얼굴을 스치고 바닷물이 당신의 발가락을 간질인다. 갈매기들의 이야기, 파도 치는 소리, 아름다운 밴드의 선율이 울려 퍼진다. 바다의 짠 물 냄새와 코코넛 향 자외선 차단제 냄새가 어우러진다. 그저 낙원 같은 이야기일 뿐일까? 사실은 그 이상이다. 이러한 상상은 뇌 기능을 향상시키고, 몽상은 마음을 유연하게 한다. 상상을 담당하는 뇌의 부분을 자극함으로써 평소의 사고 영역 이상으로 나아갈 수 있고, 그럼으로써 인지 기능을 최고조로 향상시킬 수 있다. 상상은 정신 활동에서 매우 주요한 부분이다. 상상을 계속하는 한 그곳이 제주도건, 몰디브건, 에베레스트 산이건, 브라질의 삼바 축제건 모두 다 좋다.

젊게 만들기 작전 6 | 전문가를 만나라

몸의 지방 덩어리를 순식간에 없애버리는 약이 없듯이, 모든 인격 장애를 없애주는 만병통치의 치료법은 없다. 각 개인 또는 각각의 질환은 지문만큼이나 독특하고 다양하다. 인격 장애를 앓고 있다면 환자는 전문가의 도움을 받아 자신의 뇌 구조를 재구성하는 법을 배워야 한다. 가벼운 수준의 인격 장애는 진로만 잘 선택한다면 오히려 성공적인 삶으로 이끌기도 한다.

젊게 만들기 작전 7 헬멧을 써라

아직도 거리에는 헬멧을 쓰지 않고 자전거를 타는 바보가 많다. 그래서 자전거나 인라인스케이트를 탈 때, 암벽을 오를 때, 또는 말을 탈 때 헬멧을 써야 한다는 사실을 상기시켜줘야 한다. 뇌는 삶은 달걀만큼 연약하다. 가벼운 외상이라도 가볍다는 기준은 그 사건을 정확하게 기억할 수 없을 정도의 충격을 의미한다 달걀이 그런 정도의 충격을 받는다고 생각해보라. 장기 기억을 담당하는 전기회로의 일부가 멈출 수도 있다.

Chapter 4

몸이 움직이는 원리

뼈 · 관절 · 근육

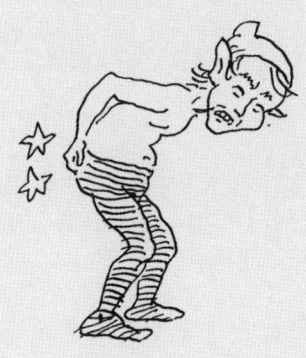

운동에 대한 심각한 오해 세 가지

1 운동은 많이 할수록 좋다.
2 뼈는 나이가 들면서 일정한 속도로 약해지는 구조물이다.
3 남자에게는 골다공증이 생기지 않는다.

나무 기둥은 집 모양을 결정하고, 무거운 벽걸이 장식품을 고정해주고, 외부의 침입으로부터 집을 보호한다. 이 기둥이 약해지거나 못이 녹슨다면 특정 부분뿐 아니라 전체 구조물이 무너질 수 있다. 충분히 강한 구조물이 아니라면 천재지변이나 도둑으로부터 쉽게 피해를 입는다. 우리 몸에서는 206개의 뼈들이 서로 연결해주는 관절을 포함해서 각기 다양한 방식으로 자기 역할을 수행한다. 골격 구조는 똑바로 서 있도록 모양을 만들고, 위험한 낙상이나 사고로부터 내부 장기를 보호한다.

　일반적으로 뼈는 아주 단단해서 변하지 않는다고 믿어왔다. 뼈는 성장하면서 점점 크기가 커지는 것을 제외하고는 변하지 않는 구조물이라고. 정말 그럴까? 물론 아니다. 현재 당신의 뼈를 구성하는 분자 성분은 10년 전 구성 성분과는 다르다. 뼛속의 분자들은 뼈가 무엇을 요구하고, 또 영양분이 얼마나 잘 공급되느냐에 따라 순환한다. 심장 기능을 조절하고,

허리둘레 치수를 가감하듯이 뼈 나이도 조절할 수 있다.

뼈, 관절, 근육이 있기에 사람이 움직일 수 있다. 개와 산책하고, 골프를 치고, 파파라치로부터 도망가는 것도 뼈의 힘이다. 뼈는 이쑤시개에 비하면 강철 기둥이나 마찬가지이다.

사람이 성장해감에 따라 근골격계에서는 놀라운 일이 벌어진다. 아마도 지금은 뼈와 관절, 근육에 대해 별로 걱정하지 않을 것이다. 하지만 나이가 들수록 더욱 신경 써야 하는 대상이 바로 뼈이다. 변기 뚜껑조차 스스로 들 수 없는데, 박지성의 심장이 무슨 소용이고 알베르트 아인슈타인의 두뇌를 갖는다 한들 무슨 의미가 있겠는가?

골격계는 여러 경로로 손상을 입는다. 자전거에서 떨어지거나 빙판에서 미끄러지고, 칼에 찔리는 등 주변 곳곳에 위험 요소가 도사리고 있다. 하지만 골격계에 가장 많은 손상을 주는 요소는 바로 신체 활동이다. 우리는 대부분 우리에게 매우 좋은 것채소, 100달러 지폐과 그렇지 않은 것핫도그, 부도수표을 잘 구분한다. 하지만 신체 활동이라고 하면 너무 막연하다. 신체 활동은 심장이나 뇌, 뼈 등 몸 전체에 이롭다. 그러나 너무 과도한 신체 활동은 마이크 타이슨의 주먹이 주는 타격만큼 당신의 몸에 손상을 줄 수 있다.

미국의 정치인 아널드 슈워제네거는 전성기에 멋진 체격의 전형적 본보기였다. 한때 그는 슈퍼모델보다 더 체지방이 없는 근육질의 마른 보디빌더였다. 그런데 그 유명한 터미네이터는 늙어가면서 몸이 점점 나빠지고 있음을 깨달았다. 그는 의사는 아니었지만 스스로 죽어가고 있다고 진단했다. 대부분의 운동선수는 30~40대까지 계속되는 훈련과 시합 스트레스 때문에 마치 건물 해체 장비에 달린 무쇠 볼로 뼈와 관절을 맞는 것 같은 통증을 호소한다. 뛰어난 운동선수는 빠르고, 기술이 좋고, 강하지만 몸은 계속 되는 혹사를 견뎌내지 못하기 때문에그들이 몸을

4장 몸이 움직이는 원리: 뼈·관절·근육

직접 부딪치는 운동을 하지 않는다 해도 나중에 그 값을 치른다. 더 많은 타격을 받을수록 몸의 기초가 무너질 가능성은 더 높아진다. 이 장 후반부에서 뼈, 관절, 근육을 젊은 상태로 유지할 수 있는 적당한 운동과 몇 가지 방법을 알아볼 것이다. 먼저 우리 몸이 얼마나 놀라운 시스템으로 움직이는지 살펴보자.

뼈와 관절 그리고 근육: 해부학

뼈, 관절, 근육은 세 사람의 조연배우와 같다. 그들은 각각 완전히 다른 개성을 지녔지만 서로의 도움 없이는 실제로 별 쓸모가 없다.

뼈

뼈의 주요 기능은 다음과 같다.
* 주요 장기 보호
* 칼슘과 마그네슘 같은 미네랄 저장
* 움직임에 필요한 지지대 역할
* 혈액 생산을 위한 공장 기능

뼈는 몇 가지 독특한 특성을 가지고 있다. 뼈는 살아 있는 조직으로 계속해서 스스로를 보충하며, 오래되거나 망가지면 새로운 뼈로 재구성된다. 사실 뼈는 우리 몸에서 재생되는 유일한 물질이다. 만약 피부가 손상을 입으면 새로운 피부가 자라긴 하지만 흉터가 남고 그 자리에는 전처럼 털이 나지 않는다. 또 땀도 나오지 않기 때문에 엄밀히 말해 새것이 아니다. 하지만 뼈는 그렇지 않다. 스스로 상처를 치료해, 새롭게 고친 뼈는 처음처럼 단단해진다. 유일한 단점은 석고붕대를 해본 사람은 알겠지만 완전히 회복되는 데 4~6개월 정도 긴 시간이 걸린다는 것이다. 그리고 이 과정이 진행될 때, 뼈 주위 근육과 같은 다른 구조물이 약해질 수 있으니 조심해야 한다.

두 번째, 뼈의 물리적 구조는 사뭇 흥미롭다. 대부분의 사람은 뼈가 벽돌처럼 단단하다고 생각한다. 물론 단단하긴 하지만 몸 전체에서 보면 두 번째로 단단하다 치아의 에나멜이 가장 단단하다. 뼈의 물리적 구조는 벌집처럼 작은 구멍들이 나 있지만 콘크리트처럼 단단하다.

정상 상태라면 당신의 몸은 오래된 뼈 성분을 새것으로 만들기 위해 재활용한다. 그리고 단단하고 치밀하게 만들기 위해 뼈에 새로운 칼슘과 다른 무기질을 침착시킨다. 그러나 35세가 넘어가면 뼈는 자라는 것을 멈추고 골밀도 또한 점점 떨어진다. 단단한 물질이 얇아지고 구멍이 커지기 때문이다. 그렇다 보니 충격에 약하고 쉽게 골절된다. 노화가 뼈에 미치는 영향을 이해하기 위해 흰개미가 집을 짓는 것을 생각해보자. 흰개미는 나무 기둥의 중앙 모든 곳에 구멍을 만든다. 따로 손을 쓰지 않는다면 개미가 구멍을 점점 크게 만들어서 나무 기둥은 결국 무너져내리고 말 것이다. 당신의 뼈도 마찬가지이다.

● **골다공증** ● 골밀도가 심하게 감소하면 골다공증이 된다. 골다공증은 뼈가 얇아지고 약해진 상태를 말한다. 골다공증이 생기면 오래된 뼈세포를 재활용하거나 칼슘이 침착되는 두 과정이 고장 난다. 오래된 뼈들이 탈락하는 속도가 새로운 뼈의 만들어지는 속도를 앞지르는 것이다.

골다공증 하면 골절이 떠오른다. 그러나 골다공증이 심해진다고 해서 뼈가 스스로 부러지지는 않는다. 그런 일은 아주 나중에 일어난다. 특히 노년에 일어나는 골절은 노화와 관련한 일련의 일들을 야기시킨다. 만약 병으로 앓아눕는다면 더 약해지고 감염 가능성이 커지며, 운동을 안 한다면 당신의 동맥은 탄력이 떨어지고 더 쉽게 손상된다. 결국 당신의 면역 체계는 위험한 질병과 감염에 더 많이 손상된다.

2,800만 명 이상의 미국인이 골다공증을 갖고 있거나 그 병에 걸릴 위험을 안고 있다. 그러나 그 병은 주로 65세 이상 사람들에게 발병한다. 대부분 골다공증은 여성만 걸린다고 알고 있다. 발병 비율을 살펴보면 65세 이상의 여성 가운데 25%가 그 병을 앓는다. 반면, 남자는 15% 정도이다. 여성의 3분의 1이 골다공증으로 인해 골절을 당하는 반면 남성은 6분의 1이 골절을 당한다. 그러나 이 병에는 남녀 구분이 없다. 남성도 평균연령이 증가하면서 골다공증 발병률이 증가 추세에 있다. 남성이 75세에 이르면 발병률이 25%에 달한다. 일반적으로 여성의 골밀도와 골량이 더 적기 때문에 좀 더 일찍 골다공증에 걸리는 경향이 있을 뿐이다. 여성은 폐경 이후 골밀도가 감소하는데 칼슘 침착을 돕는 여성호르몬이 줄어들기 때문이다. 여성에 비해 남성에게 상대적으로 늦게 골다공증이 발병하는 이유는 남성의 경우 75세가 돼야 골량과 뼈 형성을 돕는 여성호르몬과 남성호르몬이 줄어들기 때문이다.

골다공증과 다른 병의 차이점은 스스로 그 병에 걸렸다는 것을 모르는 경우가 많다는 것이다. 대부분 뼈가 부러진 다음에야 알게 된다. 당신이 얼음판에 미끄러져 팔이 부러지면 그저 그 충격 때문에 부러졌다고 생각한다. 그러나 만약 현관문에 살짝 부딪쳐서 팔이 부러진다면 골다공증일 가능성이 높다. 그래서 예방이 중요하다. 손상을 입었을 때는 너무 늦어 아무것도 할 수 없는 경우가 많다. 게다가 골다공증에는 특효약도 없다. 당신의 뼈는 적절한 자극을 받아야 성장하기 때문에 골 소실과 골다공증을 예방하기 위해 지금부터 조치를 취해야 한다.

그래도 골다공증은 괜찮은 편이다. 왜냐하면 당신이 자신의 몸을 잘 돌보고 더 젊게 만들 수 있기 때문이다. 신체 활동을 충분히 하고, 혈압을 조절하며, 담배를 끊는다면 골다공증 따위는 모르고 살아갈 수도 있다. 이제 당신 내부의 골 생성 공장을 원활하게 운영하는 방법을 소개하고자 한다.

관절

우리 몸은 진화를 거치면서 관절이 여러 방식으로 움직일 수 있게 되었다. 관절은 같은 방식의 중요한 생리 기전을 가지고 있다. 그러나 관절들이 속해있는 몸의 각 부분에 맞게 각각의 특별한 기능에 맞추어져 있기 때문에 하나같이 독특하다.

관절들 대부분이 갖고 있는 생리 기전은 다음과 같다. 우리가 자유롭게 움직이도록 두 뼈를 연결해준다. 문과 문틀을 이어주는 경첩의 방식과 같다. 인대와 연골로 구성되어 있기에 관절은 뼈가 부드럽게 움직일 수 있도록 해준다. 또 안정성과 이동성이라는 대비되는 두 가지 힘의 균형을 유지해야만 한다. 무릎, 엉덩이, 어깨 등 세 관절은 우리 몸의 가장 중요한 관절로 이동성과 안정성의 관계에 맞추어져 서로 다르게 구성되어 있다. 어깨관절이 우리 몸에서 가장 이동성이 많은 관절인 반면_{팔은 매우 다양한 방향으로 돌릴 수 있다}, 엉덩관절_{고관절}은 가장 안정화되어 있다_{당신을 어디든 가게 해준다}. 좀 더 자세히 살펴보자.

- **무릎** • 몸에서 가장 긴 뼈 사이에_{정강뼈(경골)와 종아리뼈(비골)} 위치한 전형

적인 경첩관절로, 한 방향으로만 구부러진다. 앞쪽이나 옆쪽이 아닌, 뒤쪽으로만 움직임이 제한되어 있고, 무릎에 무거운 하중이 걸리거나 두 개의 지렛대 같은 뼈에 의해 만들어지는 토크_{뒤틀리는 움직임} 때문에 긴장하거나 다칠 위험이 많다.[그림 4.1] 참고.

가장 흔한 무릎 손상은 반달관절 손상이다. 무릎 중앙의 연골인 반달관절은 충격 흡수뿐만 아니라 다른 여러 가지 기능을 수행한다. 또 연골의 접촉면을 넓혀서 관절을 잘 움직일 수 있게 한다. 평평한 정강뼈 위에 둥근 넙다리뼈를 담을 수 있는 컵 모양 때문에 안정성도 증가시킨다. 그리고 연골세포에 영양분을 공급하는 윤활액이 생성되는 것을 도와주기도 한다. 외상에 의해 파열이 일어날 수도 있지만_{미식축구 선수가 넘어질 때 몸은 비틀어질 수 있지만 무릎은 발이 손상을 받을 수 있기 때문에 비틀어지지 않는다}, 과다한 사용이나 쪼그려 뛰기 같은 단순한 움직임에도 파열이 일어날 수 있다. 반달관절은 걸을 때 받는 충격을 흡수해주기 때문에 그것이 파열되면 염증이 생기고 걸을 때마다 통증이 생긴다. 자기공명영상법_{MRI} 검사로 파열 여부를 알 수 있다. 항염증제 약물을 복용하거나 얼음 요법, 재활 치료_{그리고 모든 치료가 실패한다면 관절경 수술}를 하면 나을 수 있다.

사실인가 거짓인가?

미식축구 선수는 앞십자인대 파열이 일어날 위험이 높다

❋❋❋ 여성은 남성보다 십자인대가 파열될 확률이 여덟 배나 높다. 여성의 무릎은 더 느슨하고, 전반적으로 구조가 약하기 때문에 안정성이 취약하며 인대 파열 가능성이 높다. 그 손상은 생리 주기의 호르몬 변화와 연관이 있다. 고등학생이나 대학생, 여가 활동을 하거나 전문 운동선수 가운데는 여성이 남성보다 파열로 인한 고통을 더 많이 겪는다.

• **어깨** • 그림 4.2를 보면 두 어깨관절은 세 뼈_{빗장뼈(쇄골), 어깨뼈(견갑골), 위팔뼈(상완골)}로 이루어져 있다. 덕분에 팔을 여러 방향으로 돌릴 수 있는 것이다. 위팔뼈 상단은 골프 티 위의 골프공처럼 어깨 안 골판 위에 놓여 있다. 어떤 사람은 깨진 골프 티 위의 공처럼 손상된 관절에 위팔뼈의 상단

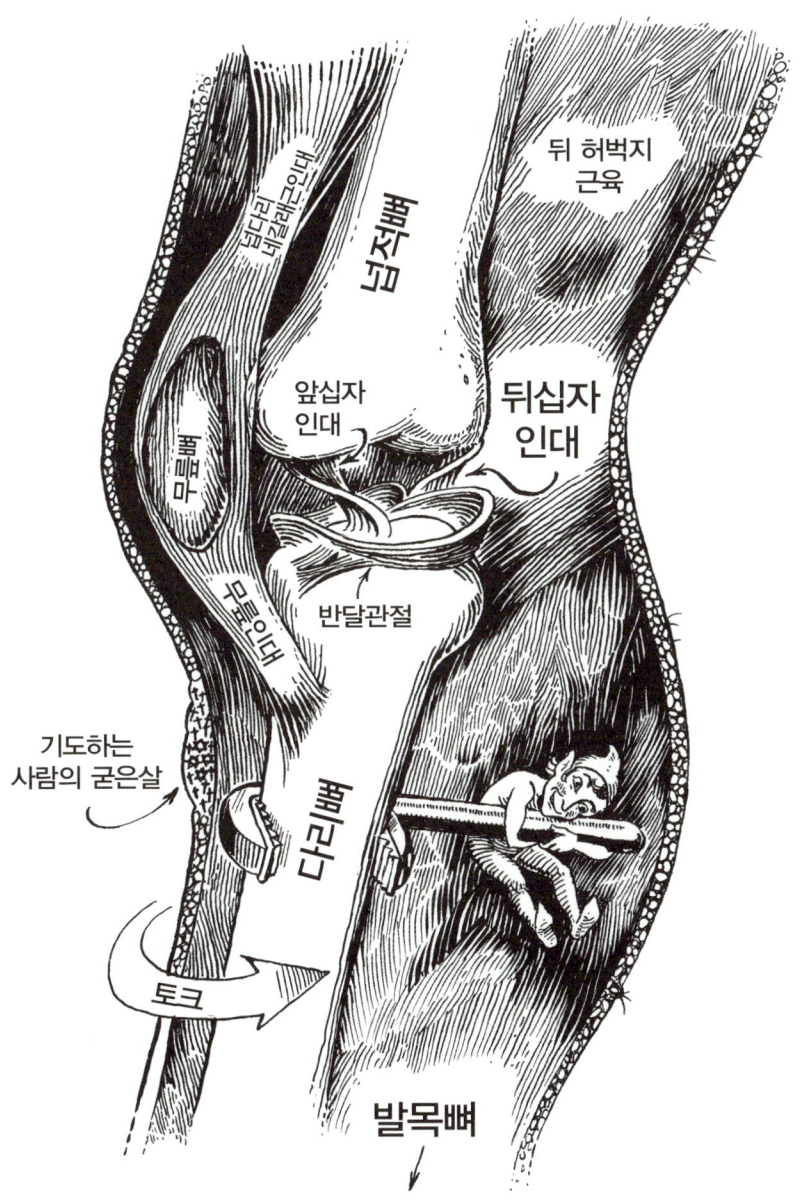

[그림 4.1] 마모와 파열

무릎은 근육, 인대, 반달관절연골이 부착되어 있어서 무거운 하중을 견딜 만큼 강하고 이동성이 있다. 그러나 지지 뒤틀림에 취약한데, 가장 큰 원인은 비만이다. 초과된 무게가 연골을 짓누르기 때문이다.

이 연결되어 있어 쉽게 탈골된다. 어깨의 이런 구조 덕분에 골프채를 휘두르거나 테니스를 치거나 배영을 할 수도 있지만 그만큼 움직이는 범위가 넓어서 탈골되기도 쉽다. 던지는 동작의 운동을 하는 사람은 어깨 통증으로 고생할 가능성이 높다. 회전근 손상은 어깨뼈 주위의 근육이나 힘줄이 경직되었거나 또는 손상을 입었음을 뜻한다. 진단은 신체검사로 하고, 확진하기 위해서는 자기공명영상법을 실시해야 한다. 치료는 반달관절의 파열 때와 유사하다. 움직일 때 팔 위치에 주의하면 어깨 문제를 피할 수 있다. 무엇보다 팔의 위치가 당신의 시야에서 벗어나는 운동은 피하라.

• **엉덩관절** • 엉덩관절은 몸무게를 지탱하는 관절로 매우 안정적이다 [그림 4.3] 참고. 몸의 기초가 되는 관절로 많은 근육과 힘줄이 붙어 있는 곳에 위치한다. 엉덩관절 손상은 대부분 지나치게 사용하여 퇴행하거나 또는

※ 왜 얼음을 사용하나? ※

다쳐서 생기는 부종에는 48시간 동안 얼음찜질을 한다. 부종 부위에는 체액이나 피가 고여 있어 손상 회복이 늦어진다. 또 부종은 관절을 뻣뻣하고 약하게 만들며 통증을 증가시킨다.
얼음찜질은 부종과 통증을 감소시킨다. 48시간 이후에는 열을 만들어내고 손상된 곳을 따뜻하게 하기 위해 온찜질만 해준다. 온찜질은 관절과 근육을 느슨하게 해 좀 더 유연하게 만들고, 재활 치료 동안 좀 더 자유롭게 움직일 수 있도록 한다.

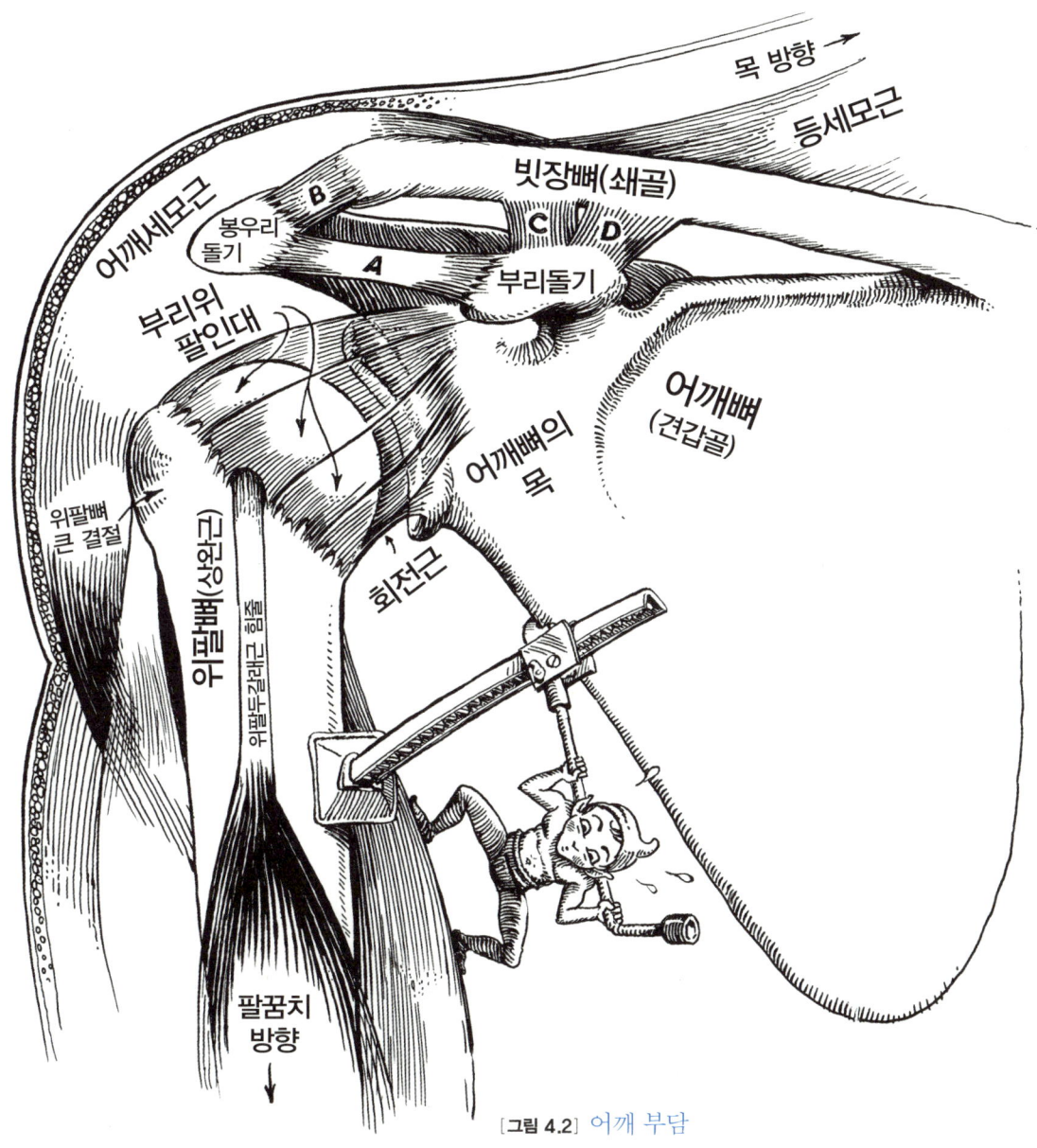

[그림 4.2] 어깨 부담

어깨는 인대와 근육이 느슨하게 연결되어 있어 매우 유연하다.
그러나 그 유연성 때문에 회전근 파열이 일어나기도 쉽다.

한번에 너무 오래 사용하여 파열하는 증상이다. 그러나 워낙 안정적인 위치에 있기 때문에 탈골보다는 골절이 흔히 일어난다.

아무튼 우리 몸에서 관절만큼 쉽게 손상되는 부분은 거의 없다. 워낙 부드러운 물질이기 때문에 외상이 있을 경우 가장 먼저 타격을 받는다. 그러므로 손상을 입은 다음에 치료하려 들지 말고 평소에 퇴행을 좀 더 디게 하여 관절을 젊고 튼튼하게 유지해주어야 한다.

● **골관절염** ● 나이가 들수록 충격을 흡수하는 표면 밀도가 얇아져 완충 작용을 제대로 감당하지 못한다. 맨발로 걸어 다니는 것과 같다고 생각하면 된다. 젊은 날에는 신발 밑창과 같은 완충 작용을 하다가 나이가 들면 겨우 양말 정도밖에는 완충 역할을 하지 못한다. 외부로부터 받는 충격을 고스란히 받아들인다고 해도 과언이 아니다.

양말을 신지 않으면 신발 때문에 피부가 벗겨지고 물집이 생기고 염증이 생길 수 있다. 관절도 마찬가지이다. 내부의 양말을 잃는다면, 당신의 뼈는 서로 부딪쳐 닳아버린다. 그렇게 뼈가 상해 생기는 증상이 골관절염이다. 먼저 뼈를 덮고 있는 관절 표면인 연골이 얇아지면서 뼈 보호 기능이 약해지고, 뼈끼리 마찰을 일으켜 서로 거칠어지면서 관절에 염증이 생기는 것이다. 통증은 물론이고 심한 경우 전혀 움직이지 못할 수도 있다.

방사선 검사로 모든 관절염을 찾아낼 수는 없다. 또 관절염 통증이 있다고 해서 관절이 심각

사실인가 거짓인가?

엉덩이에서 느껴지는 통증은 모두 관절염 때문이다

❋❋❋ 엉덩이가 잘하는 일은 밸리댄스만이 아니다. 엉덩관절은 몸을 앞으로 움직이게 하는 경첩 역할을 하는데, 어깨관절만큼 유연하지는 않다. 또 우리 몸에서 비교적 큰 관절로 제법 많은 일이 일어난다.

만성 통증은 의사에게 진료를 받아야 하지만, 엉덩이에서 통증이 느껴진다고 해서 모두 관절염은 아니다. 통증이 엉덩이 앞쪽이나 살고랑 부위에서 느껴질 경우가 관절염 증상이다. 하지만 옆쪽에서 느껴지는 압통눌러서 아픈 것은 힘줄염이나 윤활낭염인대와 뼈 또는 관절 등 마찰이 있는 곳에 위치해 그 마찰을 줄여주는 역할을 하는 윤활낭에 생긴 염증 때문에 발생하는 것으로 항염증제나 물리치료 등 여러 가지 방법으로 치료할 수 있다.

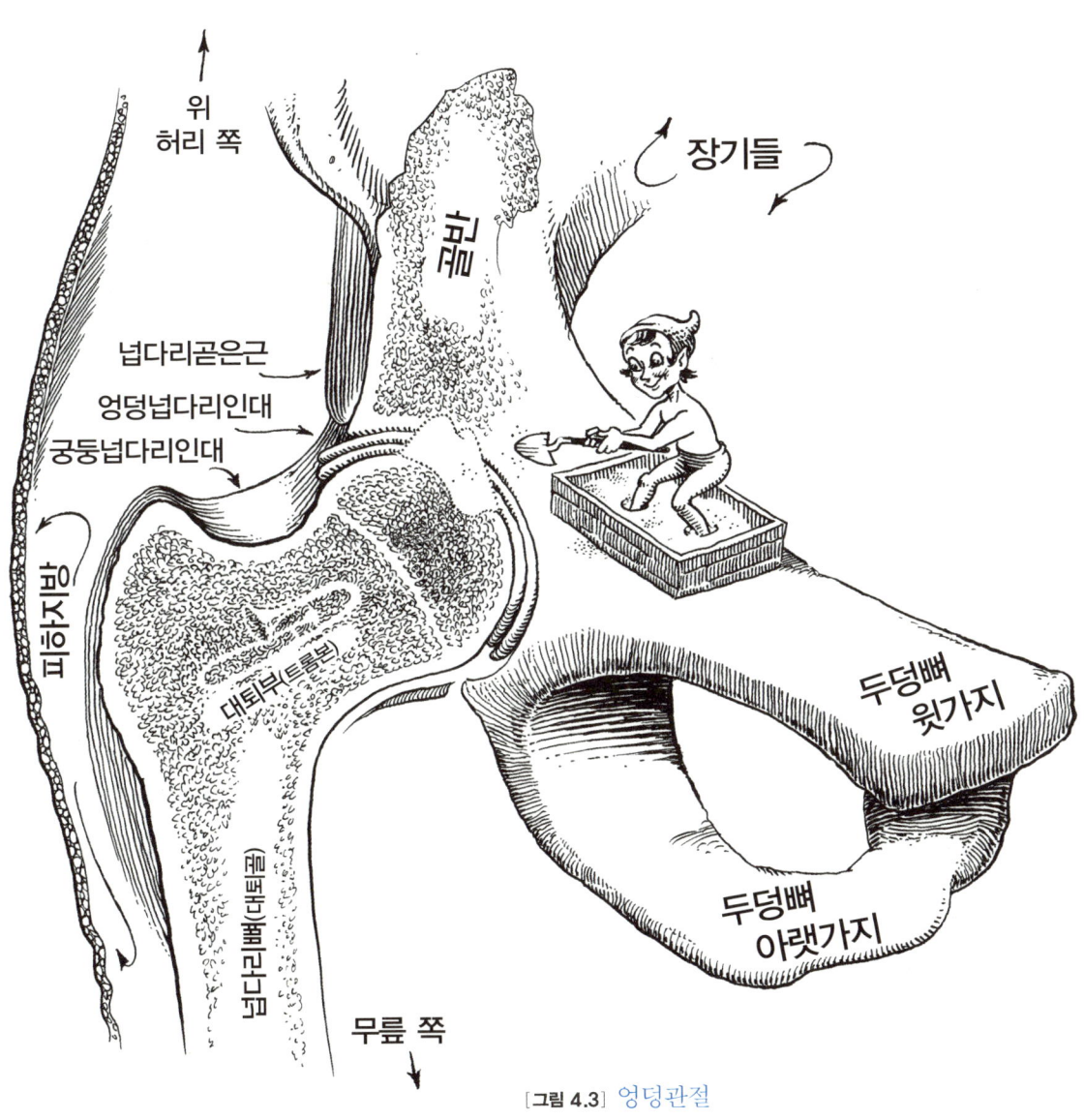

[그림 4.3] 엉덩관절

엉덩관절은 공과 소켓 같은 구조로 되어 있어 상당히 안정적이다. 관절염으로 굳어지기가 쉬운데, 이때는 관절 속으로 모래를 붓는 것 같은 느낌을 받는다.

사실인가 거짓인가?

손가락 마디를 꺾어 소리를 내는 것은 관절염을 일으킨다

❋❋❋ 듣기에는 아플 것 같지만 당사자가 아프지 않다면 관절이나 뼈, 근육에는 전혀 해가 되지 않는다. '딱딱' 소리는 관절이 멀어질 때 고압력의 가스가 배출되면서 나는 것이다. 하지만 일부러 그러지 않아도 손가락 마디나 무릎에서 소리가 나고 아프다면 병원에 가야 한다.

하게 손상되었다는 의미도 아니다. 방사선 검사를 하다 우연히 발견했다면 대개 큰 문제는 아니다. 하지만 통증을 호소하다 발견한 경우에는 좀 심각하다. 특히 관절에 엄청난 양의 압력을 줘야 하는 대부분의 운동선수는 관절을 신경 써서 신중히 다뤄야 한다. 대부분의 사람은 다음 올림픽을 위해 훈련할 필요가 없기 때문에 손상을 예방하고 건강한 관절을 유지할 수 있다. 혹여 손상되더라도 적절한 치료와 휴식을 취하면 관절은 곧 재생된다.

골관절염은 손이나 엉덩이, 척추 등 어느 관절에도 일어날 수 있지만 무릎이 가장 큰 경첩관절이고 또 매우 중요하기 때문에 무릎에 주안점을 두려고 한다. 겉으로 보기에는 무릎이 가장 강력한 관절처럼 보인다. 우리는 힘을 내거나 무게를 흡수하기 위해 보통 무릎을 사용한다. 그러다 보니 무릎은 쉽게 닳고 또 다친다. 무릎은 우리 몸의 택배원이라고 할 수 있다. 무릎이 있어서 짐수레 없이도 무거운 짐을 지고 나를 수 있기 때문이다. 냉장고보다는 책 한 권을 나르는 것이 쉽듯이 당신의 무릎도 더 가벼운 짐을 옮기고 싶어 한다.

몸무게가 5kg 증가하면 무릎은 15kg 늘어난 것처럼 느낀다. 몸무게가 늘어나면 제일 먼저 무릎이 놀란다. 게다가 겨우 5kg이다 싶지만 계단을 오를 때는 일곱 배가 돼 마치 35kg처럼 느낄 것이다. 골다공증과 달리 골관절염은 종종 경미한 것부터 심한 것까지, 아프고 삐걱거리고 붓고 뻑뻑하게 느껴지는 병이다.

자기공명영상법으로 촬영한 결과 85세 노인의 85%가 골관절염을 앓고 있지만, 증상이 밖으로 드러나는 사람은 약 50% 정도이다. 골관절염의 원인으로는 나쁜 자세, 무리한 사용, 유전성, 비만, 비타민 C·D와 칼슘 부족 등이 있다. 일반적으로 중년에 증상이 나타나기 때문에 골관절염은 골다공증만큼 눈여겨보아야 할 대상이다. 당신 힘으로 병이 진행하는 것을 막을 수 있고, 적절한 노화 방지 지침을 따른다면 다시 전처럼 되돌릴 수도 있다.

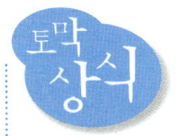

골관절염은 관절염의 일종이다. 관절염은 염증성 관절 질환을 폭넓게 의미하는 명칭이다. 류머티스성이나 다른 종류의 관절염은 노화와 관련있기보다 항체가 연골을 공격해 염증과 관절 통증을 야기하는 자가면역질환이다.

근육

누구나 근육이 적당히 있었으면 하고 바란다. 잡지 표지와 CD 케이스에서부터 브래드 피트가 등장하는 영화 포스터까지 곳곳에서 은근히 또는 아주 노골적으로 근육을 자랑한다. 근육은 보기에도 좋지만, 신체 기능 면에서도 무척 중요하다.

우리 몸에는 약 650개의 근육이 있는데, 이 근육들 덕에 어떤 일이든 해낼 수 있다. 물론 사람마다 몸의 근육량은 다르다. 하지만 근육이 움직이는 방식은 누구나 똑같다. 인대가 붙어 있어 근육은 수축과 이완하는 조직으로 만들어진다. 쉬고 있을 때 당신의 근육은 길이 조절이 가능한 사다리를 최대한 늘린 상태와 같다. 그러다 한쪽에 힘을 주면 사다리가 움직이면서 사다리의 발받침들이 합쳐져 짧아진다. 그러다 다시 힘을 빼면 근육이 이완되어 길게 늘어난다.

근육은 어느 정도의 힘을 가해야 작동하고, 힘을 가하기 위해서는 에너지가 필요하다. 근육이 지나치게 긴장하면 손상을 입는데, 시간이 흐르면서 점차 회복된다. 만약 회복되지 않은 상태에서 또 힘을 가하면 곧바로 불편하다는 신호를 보낸다. 손상된 근육에 독소가 있기 때문이다.

이때 휴식을 취하거나 마사지를 해주면 손상된 근육에서 나오는 독소가 림프계로 흡수되도록 도와 근육 불편감을 줄일 수 있다. 긴장의 강도가 너무 높으면 근육이 찢어지는데, 그때는 불편감 정도가 아니라 감당 못할 정도의 통증으로 고생할 수 있다.

• **요통** • 물론 모든 근육이 각각 다른 용도로 쓰이다 보니 긴장하고 파열하는 경우도 다양하다. 그만큼 손상을 입는 형태도 여러 가지이지만, 여기서는 노화에 따라 흔히 나타나는 기능 감소라는 근육 문제에 초점을 맞추고자 한다.

먼저 허리를 살펴보자. 척추는 차곡차곡 위로 쌓여서 전체를 이루는 뱀처럼 휘어진 구조이다. 두 개의 척추 뼈 사이에는 완충 작용을 하는 디

사실인가 거짓인가?

허리 통증을 회복하는 데 배우자의 도움이 영향력을 발휘한다

❋❋❋ 허리를 삔 경험이 있다면 그 통증이 얼마나 고통스러운지 알 것이다. 심한 경우 마비가 와서 일어나 걷는 건 고사하고 앉아 있거나 잠조차 잘 수 없다. 할 수 있는 거라고는 가만히 누운 채 통증을 겨우 참아내는 것뿐이다. 그러면서 배우자에게 모든 걸 시킨다.
"얼음찜질 좀 해줘요. 진통제 갖다 주세요. 신문 보고 싶어요."
그러나 당신의 배우자를 간호사로 생각해서는 안 된다. 왜 그럴까? 통계를 보면 같은 허리 통증을 경험한 사람의 경우 결혼한 사람이 독신자보다 두 배 반 이상 회복 속도가 느리다. 아픈 당신을 대신해 모든 걸 해결해주는 배우자는 정서적으로는 도움이 될지 모르나 그렇게 하는 건 당신의 몸에 전혀 이롭지 않다. 아무리 허리가 아프다고 해도 48시간 이상 침대에 가만히 누워 있는 것은 오히려 허리 손상을 더 심하게 만든다. 회복하기 위해 무엇보다 필요한 것은, 조금씩 꾸준히 움직여서 약해진 허리 근육을 강하게 훈련시키는 것이다. 움직여라! 당신의 배우자는 간호사가 아니다.

스크가 있다. 척추 구조를 젤리 도넛이라고 생각해보자. 척추뼈는 단단한 포장 역할을 하고 포장 안의 말랑말랑한 젤리가 디스크이다. 힘줄과 인대는 전체 척추를 유지하고, 각각의 척추뼈 안에 난 구멍은 긴 관을 형성해 뇌의 기저부부터 척추 아래까지 척수로 가득 차 있다.

척수 신경들은 척추뼈 사이의 공간을 통해 나온다. 척추에 너무 많은 무리를 가하면 도넛을 꽉 집었을 때 젤리가 비어져나오는 것처럼 디스크가 삐져나온다. 빠져나온 디스크가 신경을 누르면 신경에 염증이 생기고 염증은 다시 다리와 팔로 뻗어간다. 흔히 심한 손상은 외부에서 온다고 생각하지만, 일반적으로 척추 통증은 허리 주위의 경직된 근육에서 비롯된다.

허리 근육은 무릎과 비슷한 역할을 한다. 허리 근육은 당신 몸무게의 상당히 많은 부분을 감당해내는데 사실 그만큼 강하지가 않다. 척추는 종종 직립 구조를 유지하기 위해 골반 근육을 의지하기도 한다.

오랫동안 앉거나 서 있는 사람, 자세가 나쁘거나 전혀 운동을 하지 않는 사람, 지나친 육체노동을 하는 사람들은 허리 통증을 자주 겪는다. 이런 사람은 생활양식 자체가 허리 통증을 점점 악화시키기도 하고, 또는 선천적으로 몸이 회복되기 어려운 상태라 통증에서 쉽게 벗어나지 못한다. 이 경우 승합차에 타기 위해 좁은 공간에서 허리를 무리하게 숙이고 앞좌석을 접는 것

사실인가 거짓인가?

허리 보호대만 있으면 365일 허리는 문제없다

❋❋❋ 큰 철물점에 가보면 직원들이 저마다 허리 보호대를 하고 있는 것을 볼 수 있다. 무거운 짐을 운반할 때 보호대가 허리를 지지해주기 때문이다. 그럼 당신에게는? 당신은 천연 허리 보호대인 복부 근육을 가지고 있다. 강한 복부 근육만큼 허리를 든든하게 지지해주는 것이 없다. 일부 연구 발표에 따르면 허리 보호대가 해롭다고 한다. 왜냐하면 허리 보호대를 하면 복부 근육이 제 기능을 발휘하지 않고 자꾸 보호대에만 의존하기 때문이다. 그러다 보니 점점 약해져 허리 보호대를 착용하지 않는 일상생활에서 손상을 입을 위험성이 커진다는 것이다. 예를 들어 겨울에 길을 걷다가 눈길에 갑작스레 미끄러지거나 돌부리에 걸려 예상하지 못한 충격을 받거나 쇼핑 카트에서 아이를 들어 올려 꺼낼 때 쉽게 손상을 입을 수 있다.

같은 행동은 허리 근육에 극심한 고통을 줄 수 있다. 당신에게도 통증을 일으키는 염좌로 인한 증상이 있는지 한번 확인해보라. 바닥에 등을 대고 똑바로 누워 한쪽 다리를 들어 올렸을 때 다리 뒤쪽으로 통증이 느껴진다면 이는 근육보다는 신경의 문제이다.

확률적으로 당신은 15년마다 한 번씩 심각한 허리 통증을 겪을 수 있다. 심각하다는 것은 병원을 찾을 정도의 통증을 말한다. 한 가지 정말 흥미로운 사실은 뼈나 관절과는 달리 허리 통증은 35~55세에 가장 흔하다는 것이다. 허리 통증은 노인에게서 오히려 덜 나타나는 경향이 있다. 왜 그럴까? 노인은 허리에 긴장을 덜 주기 때문이다. 다행스럽게도 허리 환자의 95%가 수술을 받지 않고도 치료가 가능하다. 그리고 골반과 복부를 중심으로 운동을 하면 예방 효과가 크다.

사실인가 거짓인가?

추간판탈출증디스크이 있어도 통증이 없다?

❋❋❋ **궁둥신경**좌골신경은 허리에서 다리로 뻗어 나간다. 돌출된 디스크가 그것을 누를 때는 다리에서 통증을 느끼고, 다시 심각한 허리 통증을 낳는다. 하지만 의사들은 디스크를 제거하고 융합술을 시행하는 것을 그리 권하지 않는다. 오히려 그것이 주변 디스크에 과도한 압력을 주어 손상시킬 수 있기 때문이다.

추간판탈출증을 앓으면서도 통증을 느끼지 못하는 사람도 많다. 또 어떤 사람은 방사선학 소견에는 아무 이상이 없는데, 극심한 관절과 허리 통증을 호소하기도 한다. 그런가 하면 어떤 사람은 방사선학적으로는 분명히 이상이 있는데 통증이 전혀 없다. 다시 말해 MRI 소견이 이상하다고 해서 원인을 찾았다는 의미는 아니라는 것이다. 그래서 허리 통증은 진단하기가 무척 어렵다.

뼈·관절·근육 젊게 만들기 작전

차가 바퀴 없이는 꼼짝도 못 하는 것처럼 뼈와 관절, 근육이 구조적으로 적절히 움직여주지 않으면 당신은 조금도 움직일 수 없다. 일상적인 걷기부터 김연아처럼 뛰어난 스케이팅 연기까지 모든 동작을 하기 위해서는 적당한 운동으로 뼈와 관절, 근육을 훈련시켜야 한다.

젊게 만들기 작전 1 자신의 능력에 맞는 세 유형의 운동을 하라

어떤 사람은 체중 감량을 목적으로, 또 어떤 사람은 기분 전환을 위해, 스트레스 해소를 위해 운동을 하기도 하고, 단순히 땀 흘리는 것을 좋아해서 운동을 하기도 한다. 그러나 운동을 하는 가장 큰 이유는 더 젊게 살기 위해서라고 생각한다. 적절한 운동은 남성의 경우 8년, 여성의 경우 9년을 더 젊게 살 수 있게 해준다.

물론, 운동을 하는 가장 중요한 이유는 살을 빼고 체중을 유지하도록 돕는 것이다. 당신의 몸을 비닐봉지라고 생각해보자. 빵 한 덩어리, 밥 한 공기, 사과 한 봉지쯤은 거뜬하다. 그런데 거기다 스테이크 한 덩어리와 피자 두 조각을 더 넣고, 그것도 모자라 다른 음식을 계속해서 집어넣는다. 결국 봉지는 무게를 못 이겨 찢어질 것이다. 당신 몸도 이와 같다. 몸무게가 늘어나면 몸은 망가지기 시작한다. 이때 운동은 아무리 적은 양일지라도 당신의 비닐봉지에서 캔을 꺼내

사실인가 거짓인가?

쪼그려 앉았다 일어서기는 허리에 도움이 된다

✱✱✱ 사실이다. 복부 운동은 허리의 뼈와 근육을 튼튼하게 할 뿐 아니라 당신 몸의 중심 부분을 강화해준다. 그러므로 다리 올리기와 허리 들어올리기뿐 아니라 쪼그려 앉았다 일어서기를 더 자주 하라. 어쩌면 잡지 표지모델 제의가 들어올지도 모른다.

는 역할을 한다. 어떤 경우는 비닐봉지를 튼튼하게 만들기도 한다. 체형은 물론 건강과 관절에도 좋은 영향을 미친다. 한 연구 결과를 보면, 몸무게 5kg을 뺀 여성의 경우 골관절염의 위험을 50% 낮출 수 있다고 한다.

근력 강화 운동 | 우리는 저마다 각기 다른 목적과 이유로 운동을 한다. 그러므로 프로그램 또한 모두 다르다. 권투 선수의 훈련 프로그램은 마라톤 선수와는 다르다. 어떤 이는 극한 스포츠를 통해 쾌감이나 명예, 만족을 추구하기도 한다. 하지만 그런 경우 노화로 인해 뼈와 관절, 근육이 쇠퇴하는 것을 예방할 수 없다. 어쩌면 더 심해질 수도 있다. 그래서 다음 장에서는 일상에서 실천할 수 있는 뼈 형성 운동을 추천하고자 한다.

체육관에서 운동하는 사람들은 보통 두 부류로 나뉜다. 한 무리는 심폐 기능을 향상시키는 운동 기구를 사용하고, 다른 한 무리는 역기를 드느라 여념이 없다. 전자에 속한 사람들은 근력 운동을 하기에는 힘이 부치거나 근력 운동을 하면 헐크처럼 변할까 봐 두려울 수도 있다. 그러나 후자에 속한다 해도 그렇게 눈에 띄도록 근육에 변화가 생기는 것은 아니다.

근력 운동은 나이나 등급에 상관없이 누구에게나 이롭다. 한 예로 근력 운동은 근육량을 증가시켜 지방질보다 더 많은 칼로리를 소모해 체중 유지에 도움을 준다. 한편 근육을 강화해 좀 더 기운찬 활동을 하도록 한다. 사실, 허리를 강화하는 것이 허리 통증에서 벗어나는 가장 좋은 방법이

사실인가 거짓인가?

마라톤 훈련은 건강에 좋다

※※ 마라톤 완주에는 여러 가지 부산물이 따른다. 메달, 심혈관 기능 증가, 커다란 물집……. 마라톤 선수를 존경하고 그들의 열정과 헌신에 감탄한다. 하지만 만약 당신에게 42.195km를 완주하기 위한 훈련을 직접 하라면 아마 견디지 못할 것이다. 한 걸음 한 걸음 내디딜 때마다 당신의 관절은 계속 충격을 받고, 그 아래에서는 관절 문제와 골관절염으로 고통받는다. 30km 지점을 넘어서면서는 에너지를 공급하기 위해 자신의 근육을 소비한다. 물론, 주변 사람들은 당신이 결승선을 통과해 목표를 이루기를 원하지만, 가능하면 좋고 젊은 상태로 생활할 수 있기를 바란다. 오래 젊게 살려면 활동적이어야 한다. 그러나 너무 많은 운동은 노화를 가속화시킬 수도 있다.

다. 대부분 근력 운동은 뼈에 아주 이로운데, 골밀도를 유지하고 골다공증을 예방해주기 때문이다.

어떻게 이 같은 효과가 가능할까? 뼈는 긴장에 반응해 형성되는데, 근력 운동 과정에서 근육이 뼈를 잡아당길 때 뼈를 자극해 밀도를 증가시킨다. 근력 운동은 벤치프레스에서만 할 수 있는 것은 아니다. 아령을 든 기계를 이용하든, 튜브나 밴드를 밀고 당기든, 자신의 몸무게를 이용하든 어떤 식으로라도 근력 운동을 하면 좋다.

골 형성 근력 운동 가운데 어떤 것은 외부 무게를 추가할 필요가 없다. 자신의 신체를 저항으로 활용할 수 있기 때문이다. 쪼그려앉았다 서기squat와 런지lunge는 다리와 엉덩이 근육뿐만 아니라 허리 근육을 강화해 요추염좌Sprain of lumbar spine, 허리를 삠를 예방해준다. 거기다 상체 운동과 복부 운동을 추가하면 전체 몸의 안정화와 강화에 도움이 된다. 더군다나 근력 강화 운동은 날씬한 몸을 유지하는 데에도 더할 나위 없이 좋다. 만약 근력 강화 운동을 하지 않는다면 10년마다 근육량의 5%를 잃어버린다. 35세 이후 평균적으로 여성은 10년마다 1kg, 남성은 1.5kg씩 근육이 소실된다. 근육이 늘어나면 에너지를 더 필요로 하므로 지방이 연소된다. 근육 500g은 하루에 75~150kcal의 에너지를 사용한다.

기억하라. 근육은 에너지를 사용하는 반면 지방 500g은 하루에 단지 3kcal의 에너지만 필요로 한다. 지방은 당신에게 전혀 도움이 되지 못한다. 지방을 유지하는 데는 에너지도 필요 없다.

근력 운동은 근육을 강화하는 동시에 관절의 유연성을 증가시킨다. 또 뼈조직을 재형성하며 강한 근육이 붙은 근골격계를 만들어 당신의 뼈와 관절에도 도움이 된다. 이때 지구력 강화 운동을 함께 하면 몸이 전체적으로 강해진다.

당신의 몸에 친절하라 | 의사로 일하다 보면 다양한 환자를 만난다. 환자

사실인가 거짓인가?

특정 근육 운동을 통해, 혹은 전기 자극기를 사용해 특정 부위의 살을 뺄 수 있다

❋❋❋ 당신 엉덩이에 살이 좀 붙었다고 가정하자. 하루에 1,000번 앉았다 일어서기를 하고 엉덩이에 전기 자극기를 가하면 지방을 태워버릴 수 있을까? 유감스럽게도 당신 몸은 그렇지 않다. 한 가지 운동으로, 또는 어떤 종류의 전기 장치나 운동 장치로도 특정 부위의 지방을 태워버릴 수는 없다.

다이어트에 안달이 난 사람을 보라. 가장 먼저 어디가 눈에 들어오는가? 얼굴이다. 체육관에서 얼굴 운동을 하는 사람은 없다. 흔히 살이 빠졌으면 싶은 부위는 가장 나중에 빠진다. 특정 운동을 해서 특정 부위의 근육을 키울 수는 있지만 특정 부위의 살을 뺄 수는 없다. 지방을 빼는 유일한 방법은 적절한 칼로리의 식이와 지구력, 근력 운동을 동시에 하는 것이다. 특정 부위의 근육을 키운다면 당신은 한층 젊고 건강하게 보이겠지만 근육을 키우는 목적이 지방을 빼는 것은 아니다. 얼굴살을 빼야 뱃살도 빠진다. 식사를 줄이고 운동량을 늘린다면 몸 전체의 살을 뺄 수 있고, 누구보다 자신이 더 젊어졌다고 느끼며, 실제로 그렇게 되고, 또 그렇게 보일 것이다.

적절한 저항 운동을 하면 뼈가 다시 자라고, 유지되며, 뼈에 밀도를 유지할 정도의 긴장을 가한다. 뼈가 자라는 데는 많은 저항이 필요 없다. 사실, 전혀 필요하지 않다. 단지 일주일에 한 번 30분간의 근력 운동만 해주면 당신의 골밀도는 아주 안전하다. 더 좋은 것은 한 번에 다 하지 않는 것이다. 10분씩 세 번으로 나누어 하면 최대 효과를 얻을 수 있다. 일주일에 30분 저항 운동을 하는 것만으로 약 2년은 젊어진다.

들의 병력뿐 아니라 그들이 어떤 일을 마주했을 때 심장이 뛰는지도 알 수 있다. 그런 예로, 우리는 운동을 포기할 수 없어 의학적 치료로 심장 수술을 선택하는 사람들을 만나곤 한다. 운동에 대한 열정은 감탄할 만하며 매우 인상적이다. 많은 사람은 운동을 하면 확실히 기분이 좋아지므로 운동에 빠져든다. 하지만 뛰고, 던지고, 스키를 타고, 테니스나 농구를 하는 사람들의 무릎·어깨·엉덩이에 부하가 가해질 때 일어나는 일을 알고 있다.

아널드 슈워제네거의 예로 돌아가보자. 그는 영리하기 때문에 자신의 몸이 약해지기 시작할 때 무엇을 해야 할지 알았다. 통증이 심해지고 특히 관절에 만성적 문제가 생겼다. 그래서 너무 많이 해온 근력 강화 운동을 줄이고 적게 한 지구력 강화 훈련을 늘렸다.

지구력 훈련은 뼈에는 별반 도움이 되지 않지만 심장과 혈관을 젊게 유지하기 위해서는 필요하다. 달리기나 계단 오르기 같은 심혈관 훈련은 뼈와 관절에 무리를 줄 수 있다. 더 오래 살고 충격으로부터 관절을 보호하기 위해서 할 수 있는 가장 좋은 지구력 훈련은 수영, 노 젓기, 자전거 타기, 타원형 운동 기구에서 운동하기 등이다. 이런 운동은 심장박동 수를 증가시키고 다양한 근육을 쓰게 한다. 수영은 관절에 무리를 주지 않으면서도 몸의 모든 부위를 움직이게 한다. 그러므로 관절통과 관절염으로 고생하는 사람이 하면 좋다. 수영은 심혈관계 건강을 유지하면서 관절을 회복해주는 가장 좋은 방법이다. 자전거 타기와 걷기도 좋은 운동 방법이다. 단, 하루 30분 이상 걷되 심장박동 수를 충분히 올려야 지구력 훈련이 된다. 완벽한 운동 프로그램을 원한다면 체중 부하와 비체중 부하 지구력 운동을 모두 포함해야 한다. 왜냐하면 서로 다른 날 다른 형태의 지구력 운동을 하는 교차 훈련은 서로 다른 근육을 사용하도록 돕기 때문이다. 그리고 근력 강화 운동은 근육을 만들고 그 근육들은 다시 관절 손상이 없도록 지지해준다.

사실인가 거짓인가?

체중이 너무 많이 나가서 운동할 수 없다

❖❖❖ 체중이 너무 많이 나가서 운동을 할 수 없다고 말하는 것은 너무 말라서 먹을 수 없다는 말과 같다. 아무리 체중이 많이 나간다고 해도 살을 빼고 뼈를 튼튼하게 하고 관절이 담당하는 무게를 줄이는 일련의 과정을 시작할 수 있다. 체중이 많이 나가거나 다른 병이 있다면 운동 프로그램을 시작하기 전에 의사에게 진료를 받아야 한다. 처음에는 적게, 하루에 5분씩 걷고 며칠마다 1~2분씩 늘려라. 곧 하루에 1시간 걸을 수 있을 정도가 된다. 근력 운동도 역시 조금씩 시작하라. 캔이나 책으로 하는 운동은 근육을 자극하는 새로운 방법이다. 그리고 대사량을 상승시키기 시작해 지방을 태워버릴 수 있다. 오래 살고 싶다면 오늘 당장 시작하라!

사실인가 거짓인가?

가벼운 덤벨을 들고 걷는 등 근력 운동과 걷기를 병행하면 좋다

❋❋❋ 3km를 걸으면서 1.5kg짜리 아령을 사용하면 같은 시간에 더 강해지고 살을 뺄 수 있다고 생각한다. 그러나 걸으면서 아령을 사용하는 것은 걸음마하는 아기가 차가 쌩쌩 달리는 차도로 뛰어드는 것만큼 위험하다. 크기만 봐서는 그리 무리가 없어 보인다. 그러나 정형외과 수술실에 들어갈 수 있다. 왜 그럴까? 많은 사람이 걸을 때 팔의 움직임에 그리 주의하지 않는다. 게다가 무게까지 더해지면 자칫 잘못해 어깨관절의 정상 운동 범위를 지나치게 벗어나 결국 어깨관절에 손상이 온다. 운동도 좋지만, 무엇보다 관절의 건강을 고려한 운동 방식을 선택해야 한다.

당신은 건강과 관련한 문제에서 매우 다양한 선택을 해야 한다. 우선 자신이 가진 위험한 인자를 고려해야 한다. 어떤 경우에는 해가 되는 것이 다른 경우에는 도움이 될 수 있다. 달리기는 심장에 이롭지만 관절을 다치게 할 수도 있다. 그런 경우 바로 관절을 보호하면서 심장 기능도 활성화할 수 있는 운동을 찾아야 하는 것이다.

느슨하면서도 강하게 | 체육관에서 라커룸 냄새보다 더 지독한 게 있다면 바로 남자의 과시욕이다. 남자들은 135kg짜리 벤치프레스를 '쿵쿵' 소리를 내면서 하고, 성난 황소처럼 으르렁거리며 타이어 자국 같은 복부가 보이도록 일부러 셔츠를 걷어 올린다. 물론 체육관의 모든 남자들이 그런 것은 아니다.

자, 그럼 느슨하면서도 동시에 근육을 강하게 만드는 운동을 소개하겠다. 바로 요가다. 요가는 몸을 움직일 수 있는 모든 방향으로 스트레칭하고, 숨 쉬고, 조화를 이루는 등 고대 운동 방법에 근거를 두고 있다. 오늘날 그토록 많은 인기를 누리는 것도 이런 이유에서이다.

요가에는 장수를 돕는 세 가지 장점이 있다. 첫째, 유연성이 증가한다. 몸이 유연해질수록 운동 범위가 증가하고 일상 행동에서 관절이 받는 스트레스가 줄어든다.

둘째, 요가는 근력을 강화한다. 요가를 할 때는 어떤 무거운 것도 들지 않으며 마치 태평양의 석양처럼 아주 차분해진다. 물론 자세를 취하다 보면 어떤 부분은 이완되지만 한편에서는 부담을 느끼기도 한다. 하지만 그 부담마저도 근육들이 체중을 더 잘 감당하도록 저항 운동 효과가 있다. 게다가 골밀도까지 높여준다.

　요가는 당신이 호흡에 집중하도록 도와준다. 호흡 요법이 궁금하다면 잠깐 '폐'에 대한 장을 넘겨보는 것도 좋다. 요가에서 한 자세를 1분 이상 유지하다 보면 명상에 잠기는데, 그 상태는 적절한 호흡과 자세에 집중하도록 도와준다. 둘 다 심리적·육체적으로 좋은 영향을 미친다. 요가를 통해 우리 몸과 그 한계를 알 수 있다.

　단순한 요가 동작을 한 번에 5분 정도만 해도 충분히 효과를 볼 수 있

✱ 관절치환술 ✱

　오래 살다 보면 집은 낡아져간다. 지붕은 비가 새고 카펫은 낡고 가전제품은 덜거덕거려 고치고 막고 투덜거리느라 많은 시간을 보낸다. 이런 점에서 몸도 집과 비슷하다. 일상에서 우리 몸의 관절은 버스 정류장까지 걸어간다든지 계단을 오른다든지 하는 외적 부담을 받는다. 이렇게 관절을 혹사시킨 대가로 관절치환술을 받을 수도 있다. 퇴행성관절염의 원인이 되는 무릎과 고관절은 관절치환술을 가장 많이 시행하지만 성공률도 높은 부위이다. 하지만 성공적으로 수술한다 해도 그 수명은 단 10여 년에 불과하므로 역시 치료보다는 예방이 훨씬 더 중요하다.

　수술을 빨리 하는 것은 절대 좋은 일이 아니다. 50대에 받는 무릎치환술은 75세에 받는 무릎 치환술과 큰 차이가 있어서 되도록 관절의 마모를 늦추기 위해 노력하면 죽을 때까지 여러 번 수술을 받아야 하는 고통은 피할 수 있다. 물론 의료 기술이 더 발달해서 머지않아 생체물리적 또는 초기술적 인공 다리를 볼 수도 있다 수술 후 관절이 10년 이상 버틸 수 있을지도 모르지만 그런 사실을 꼭 직접 확인할 필요는 없다.

사실인가 거짓인가?

수영은 관절에 안전하다

✽✽✽ 수영은 관절통 발병 시기를 늦춰준다. 그뿐만 아니라 관절 관련 질병을 회복하는 데도 도움이 되며, 몸매 유지에도 수영만 한 운동이 없다.

다. 지금 당장 시작하라고 권하고 싶다. 단 5분을 내지 못해서 당신 삶이 엉망이 되는 것을 두고 보겠는가?

몸의 각기 다른 부분에 효과가 있는 수백 가지 요가 동작이 있지만 우선 심호흡에 집중하는 훈련부터 시작하기 바란다. 바로 아침에 하는 태양 요가법이다. '태양 요가법'에 덧붙여 뒤에 소개한 '내몸 사용 운동 지침'도 함께하면 아주 좋은 컨디션으로 아침을 시작할 수 있다.

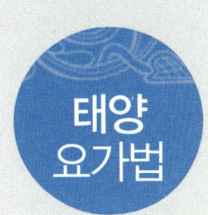

태양 요가법

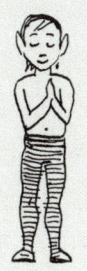

1. —— 양발을 붙이고 서라. 손바닥을 서로 맞대어 심장 높이에서 잡아라. 몸무게가 균등하게 나뉘도록 하라. 숨을 내쉬어라.

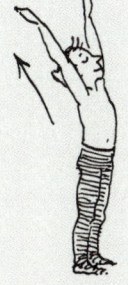

2. —— 팔을 위로 들어라. 천천히 뒤로 젖히면서 팔을 머리 위로 뻗어라. 목을 이완시키고 숨을 들이쉬어라.

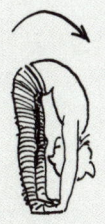

3. —— 가능하면 머리가 무릎에 닿도록 손이 발에 닿을 때까지 천천히 앞으로 구부리면서 숨을 내쉬어라. 손바닥을 아래로 누르며, 손가락 끝이 발가락과 일치하게 한 후 바닥에 대라.

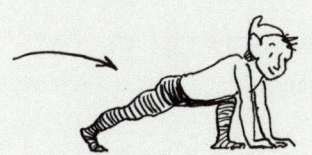

4. —— 오른쪽 다리를 몸에서 멀리 뒤로 뻗어라. 숨을 들이쉬면서 손과 발을 바닥에 놓고 손 사이에 왼쪽 발을 두고 머리를 들어라.

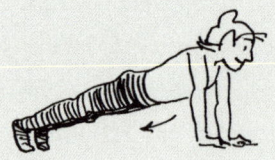

5. ——— 왼발을 뒤의 오른발 쪽으로 가져가라.

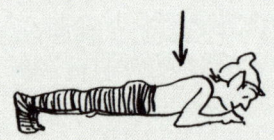

6. ——— 바닥에 팔꿈치가 닿을 때까지 숨을 내쉬면서 몸을 낮춰라.

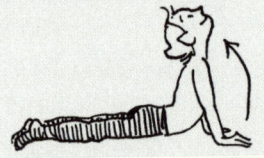

7. ——— 숨을 들이쉬면서 바닥에 골반을 두고 머리를 들어라. 팔에 힘을 주면서 가능한 한 등 쪽으로 상체를 젖혀라.

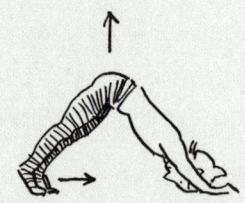

8. ——— 손을 바닥에 대고 팔을 편 채로 유지하며 엉덩이를 들고 팔과 머리를 정렬하라. 숨을 내쉬어라.

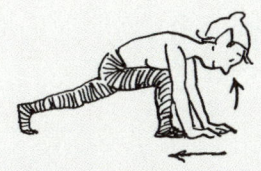

9. ── 천천히 숨을 들이쉬면서 오른쪽 다리를 구부려서 앞쪽으로 옮겨라. 손을 바닥에 고정하고 손 사이로 오른쪽 발을 두면서 머리를 들어 올려라.

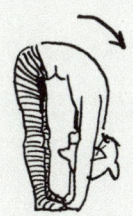

10. ── 손을 제자리에 두고 양발을 붙이고 다리에 힘을 주어라. 하지만 허리를 구부려 상체를 낮춰라. 머리가 가능한 한 무릎에 닿도록 하라. 숨을 내쉬어라.

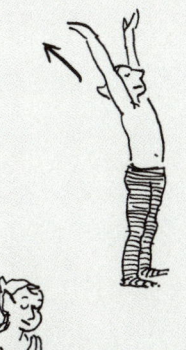

11. ── 천천히 일어서며 선 자세로 허리를 펴라. 등 쪽으로 구부리고, 숨을 들이쉬면서 머리 위로 팔을 뻗어라.

12. ── 처음 1번 자세로 돌아온다. 숨을 내쉬어라.

내몸 사용 운동 지침

★ 매일 30분씩 걸어라. 하루 동안 짧은 시간으로 나누어 총 30분 정도 하면 좋다.
★ 일주일에 30분 근력 운동을 하라. 10분씩 세 번으로 나누어 한다.
★ 일주일에 60분 지구력 훈련을 하라. 수영이나 자전거 타기 등을 20분 동안 세 번으로 나누어 하면 좋다.
★ 일주일에 30분 요가나 스트레칭을 하라. 5분씩 여섯 번으로 나누어 한다.

스케줄 예시

하루 30분씩 걷고 다음 훈련을 더 하라!

월요일 20분 지구력 훈련, 이후 5분의 요가나 스트레칭

화요일 10분 저항 운동, 이후 5분의 요가나 스트레칭

수요일 20분 지구력 훈련, 이후 5분의 요가나 스트레칭

목요일 10분 저항 운동, 이후 5분의 요가나 스트레칭

금요일 20분 지구력 훈련, 이후 5분의 요가나 스트레칭

토요일 30분 걷기 추가하고 총 1시간, 10분 동안 근력 운동

일요일 30분 걷기 추가 총 1시간

젊게 만들기 작전 2 **뼈를 강하게 만드는 음식**

● **칼슘** ● 칼슘은 꼭 필요한 영양소로 뼈에는 절대적이다. 칼슘은 우리 몸에서 많은 일을 한다. 염증으로부터 관절을 보호하고 근육의 수축을 돕는다. 또 신경에서 뇌의 작용을 돕고, 혈압을 정상으로 유지해주며 대장암의 위험도 줄여준다. 하지만 무엇보다 뼈를 단단하게 하기 때문에 골격계에 아주 중요하다.

몸은 30대 초반까지는 남는 칼슘을 저장한다. 30대 초반은 골밀도가 최고인 시기이다. 그 후에는 더 이상 칼슘을 저장하지 않는다. 그러므로 음식에서 칼슘을 얻어야만 한다. 그러지 않으면 그동안 비축해둔 칼슘을 야금야금 써버린다. 마치 집 안의 식료품 저장실과 같아서 새로 채우지 않으면 결국 바닥이 나고 만다.

뼛속의 칼슘을 보충해주지 않고 써버리기만 하면 뼈는 점점 약해지고 결국 속이 거의 비어 작은 충격에도 골절되고 만다. 더군다나 뼛속이 비는 시기가 너무 잦다 보면 칼슘_{또는 비타민 D나 C}이 부족해져 뼈를 완벽하게 만들지 못한다. 당신의 인대와 연골, 신경이 아무리 건강하다 해도 뼈가 불완전한 탓에 닳아버리면 관절염을 피할 수 없다.

가장 좋은 방법은 칼슘 보충제를 먹는 것이다. 뼈를 젊게 유지하기 위해서 남성은 하루에 1,000~1,200mg을, 60세 이하의 여성은 1,200mg을 섭취해야 한다. 가장 좋은 것은 500~600mg짜리를 하루에 두 번 복용하는 것이다. 대부분의 사람은 한 번에 600mg 이상 흡수하기 어렵기 때문이다. 60세 이상 여성은 뼈를 건강하게 유지하기 위해 순수하게 칼슘만 1,600mg이 필요하다. 그러므로 여러 성분이 결합된 칼슘 보충제를 선택한다면 실제 칼슘양이 얼마인지 반드시 살펴보아야 한다. 한편 땀나는 운동을 할 경우에는 30분씩 할 때마다 100mg을 추가해야 한다. 칼슘이 땀으로 배출되기 때문이다.

　우유 광고를 보면 알겠지만 우유나 치즈, 요구르트 등 유제품에는 칼슘이 많다. 하지만 문제는 대부분의 성인이 최소한의 하루 칼슘 필요량을 얻을 만큼 유제품을 먹지 못한다는 것이다. 그만큼의 칼슘을 유제품에서 얻으려면 저지방 또는 무지방 유제품을 먹어야 한다. 왜냐하면 칼슘을 섭취하려다 포화지방산을 너무 많이 먹을 수 있기 때문이다. 앞서 말했지만 포화지방산을 20g 이상 섭취하면 노화가 빨라진다. 또 포화지방산은 혈관에 염증을 일으키고, 면역 장애나 암 발병 위험을 높이며, 체중까지 증가시킨다. 나아가 뼈나 관절에까지 무리를 일으킨다. 칼슘이 풍부한 음식으로는 녹색 채소도 있다.

　좋은 칼슘 보충제를 고르는 기준은 사뭇 까다롭다. 먼저 겉면을 꼼꼼히 읽어라. 한 번에 칼슘 600mg, 마그네슘 200mg, 비타민 D 200 단위의 크기와 맛을 가진 보충제라면 하루 4알 정도 먹으면 된다. 칼슘 보충제보다는 저지방 우유 4잔을 선택해도 괜찮다. 뭐든 권장하는 칼슘양을 섭취해주기만 하면 되는데, 단 철분이 들어 있는 것은 피해야 한다. 철분이 칼슘 흡수를 방해하기 때문이다. 철분 섭취는 일반 식사로도 충분하다. 만약 빈혈이 있어서 철분 보충이 반드시 필요하다면 2시간의 시간을 두고 복용하면 된다. 한 가지 더, 산을 중화시키는 제산제와 칼슘을 같이 먹는 것도 피해야 한다.

● **비타민 D와 마그네슘** ● 칼슘이 뼈로 들어가는 성분이라면 비타민 D는 운반책이다. 비타민 D는 칼슘 흡수를 증가시키고, 뼈가 강하게 유지되도록 칼슘을 효율적으로 운반하게 한다. 뼈 건강에도 필수적이고 관절에도 효과적이다. 최근 연구에서는 마그네슘이 관절염의 진행을 늦춘다고 밝혀진 바 있다. 비타민 농도가 높을수록 관절에 문제가 적게 일어난

것이다. 비타민 D와 칼슘 농도가 낮으면 나이가 들수록 관절염에 걸릴 위험이 세 배나 더 높다.

비타민 D는 보통 세 가지 경로로 얻을 수 있다. 태양, 음식, 비타민 보충제. 태양은 비활성화 비타민 D를 활성 비타민 D로 전환해준다. 그러나 대부분의 사람은 필요한 만큼 햇빛을 쬐지 못한다. 그리고 너무 오랜 시간 태양에 노출되면 피부암의 위험이 높아진다. 게다가 자외선 차단제는 비타민 D 전환을 방해한다.

어류나 조개류 음식에는 비타민 D가 많다. 우유나 100% 오렌지 주스, 시리얼 등에도 비타민 D가 풍부하다. 하지만 대부분의 성인은 권장량을 채울 만큼 우유나 오렌지 주스, 시리얼을 먹지 못하므로 보충제를 복용해야 한다. 60세 이하는 하루에 비타민 D 400단위, 60세 이상은 600단위가 권장량이다. 마그네슘은 신경 작용에서 칼슘의 효과를 조절하는 데 도움이 되기 때문에 400~500mg 정도 먹으면 좋다.

• **오메가-3 지방산** • 오메가-3 지방산은 우리 몸 어디에서나 환영받을 영양소이다. 몸의 윤활유 격이다. 연어나 참치 같은 생선, 호두, 아마 씨, 아보카도, 에키엄유, 올리브유 등에 함유되었다. 오메가-3 지방산은 관절 기능에 필요한 윤활제를 공급한다. 관절에 윤활제를 바르니 늙어가면서 마찰과 마모와 통증이 덜 생긴다. 오메가-3 지방산이 염증이 생긴 관절에서 염증을 줄여준다는 사실이 여러 연구를 통해 밝혀졌다. 이 결과가 널리 받아들여지지는 않지만, 우리는 일주일에 두 번 생선 형태의 오메가-3 지방산을 섭취하라고 가족과 친구들에게 권한다. 또 하나, 생선 기름과 생선 단백질은 무릎반달연골의 막을 재생한다. 만약 무릎반달연골 파열이나 만성 무릎반달연골 이상으로 고생하고 있다면 생선을 자주 먹으면 좋다. 생선을 좋아하지 않는다면 생선 기름 캡슐을 섭

취하라. 약 3g은 일주일에 생선 한 마리 반을 먹는 것과 마찬가지이다. 그리고 증류 과정을 거쳤기 때문에 혹시 있을 수 있는 불순물 없이 먹을 수 있다.

● **비타민 C** ● 골다공증과 연관된 대부분의 연구가 비타민 D나 칼슘과 관련이 있지만, 실제로는 비타민 C 역할을 눈여겨보고 있다. 앞 장에서 살펴보았듯이 강력한 항산화 효과부터 면역 효과 증대까지 비타민 C에는 다양한 능력이 있다. 아울러 비타민 C는 노화에 따른 골다공증과 관련한 뼈 소실, 연골 결함 등을 예방한다. 또 연골이 더 젊게 재생되는 데 반드시 필요한 영양소이다. 그러기 위해 식사와 보충제를 함께 복용해 하루 1,200mg의 비타민 C를 공급한다. 하지만 하루에 2,500mg 이상 먹으면 반대 결과를 낳을 수도 있고, 골관절염과 DNA 이상을 초래할 수 있으므로 주의한다.

젊게 만들기 작전 3 | 대체 방법을 생각하라

지금까지 지난 50년 동안의 의학적 경험을 통해 효과적이라고 증명된 방법과 기본 원칙들을 살펴보았다. 그중 몇몇은 확실한 연구 내용이 뒷받침되지 않은 것도 있다. 하지만 우리는 당신의 젊음을 최대한 유지하도록 돕고 싶다. 다음 방법들이 중요한 역할을 하리라고 믿는다.

윤활제를 증가시켜라 | 비가 오지 않을 때 자동차 유리창 와이퍼를 부드럽게 움직이려면 비가 오거나 윤활액이 필요하다. 당신의 관절도 부드럽게 움직이기 위해 윤활제가 필요하다. 두 가지 보충제가 관절의 윤활 역

✽ 뼈를 파괴하는 음식 ✽

여러 가지 유행이 왔다가 사라지곤 한다. 건강 정보도 마찬가지이다. 어떤 것은 잠깐이지만 어떤 것은 상당 기간 인기를 끈다. 한때 고단백질 다이어트가 잠시 유행했다. 다른 다이어트처럼 체중 감소에는 효과가 있지만 극도의 고단백질 다이어트는 뼈 소실을 가속화한다. 매일 지나치게 많은 양의 단백질을 섭취하면 몸에서 칼슘을 흡수하지 못하고 그대로 배출해버린다. 살은 빠지지만 뼈가 위험에 노출되고 마는 것이다. 탄산과 카페인이 함유된 음료도 같은 작용을 한다. 카페인은 우리 몸에서 칼슘을 사용하기 전에 배출되도록 할 수 있다. 360cc 탄산음료, 120cc 커피 그리고 120g의 단백질을 섭취한다면 칼슘을 하루 20mg씩 보충하라.

할이나 연골 재생을 돕는다. 관절 주위의 화학물질인 글루코사민은 새우, 게, 바닷가재 등의 딱딱한 껍질에 많다. 연골, 인대, 관절액을 만들기 위해서는 글루코사민이 필요하다. 추출한 글루코사민을 복용하면 관절 사이의 적절한 윤활 작용을 하고, 뼈 사이의 완충제가 되어 유연한 연골을 유지할 수 있다.

글루코사민과 콘드로이틴은 관절염 증상을 완화하는 효과가 있다. 통증을 야기하는 염증을 줄여주어 아스피린, 브루펜과 같은 작용을 한다. 믿을 만한 연구 결과가 4개나 있다. 이 연구들은 보충제가 병의 기본 과정을 변화시킴으로써 관절을 젊게 만든다는 사실을 밝혀냈다. 보충제는 무릎과 골반관절의 연골을 재생시키고 손상된 연골을 수리한다. 관절 사이의 윤활 역할을 위해 두 가지가 결합된 것을 하루에 1,500mg씩 복용하라. 보충제 한 알에 25% 이상의 성분이 들어 있는 것이면 좋다.

파인애플이 뼈를 치료한다 | 파인애플에 함유된 브로멜린 성분은 뼈와 관절 질환을 예방하지는 못하지만 회복 속도를 빠르게 해준다. 관절에 불편함을 느낄 때 하루에 한 번 100mg씩 복용하라. 당장은 아니어도 꾸준히 복용하면 분명 효과를 경험할 것이다.

침鍼을 이용하라 | 세계에서 가장 오래된 치료 방법 가운데 하나인 침술은 불면부터 편두통까지 다양한 질병을 치료하기 위해 몇천 년 동안 이어져왔다. 허리 통증은 미국에서 워낙 흔한 증상이기 때문에 많은 사람이 통증을 치료하기 위해 침술을 받는다.

침술 이론을 아주 간단하게 살펴보자. 우리 몸 전체에는 에너지가 흐르는 길이 있고, 이 흐름이 우리의 건강을 반영한다. 치료자는 이런 에너지의 흐름에 접근하기 위해 몸의 표면을 사용해서 내부 손상을 치료한다. 그리고 침으로 자극하여 아픈 내부 장기로부터 나오는 나쁜 에너지를 조절한다.

예를 들어 한의사들은 귀를 인체의 축소판이라고 본다. 귀의 바깥쪽 둥근 부분은 척추를 나타내므로 치료자는 그 부위의 위쪽에 작은 침을 놓아 요통을 치료한다. 침들이 허리로부터의 에너지 흐름을 자극해 통증을 없애준다. 치료자는 1~10cm 길이의 침을 사용한다. 침이 피부 깊숙이 꽂히면서도 전혀 손상을 입히지 않는 것이 참 신기할 따름이다. 침은 보통 15분 정도 꽂고 있는데, 어떤 사람은 이렇게 해서 통증을 약 90% 정도까지 경감한다.

동양의학이 에너지 흐름을 조절하는 데 기여하는 반면, 서양의학은 침술이 어떻게 우리 몸에 효과를 일으키는지 원인을 밝히는 연구를 한다.

지금까지의 다양한 연구가 밝혀낸 결과에 따르면, 침술은 통증을 줄이는 신경 물질인 엔도르핀을 방출하는데, 이 엔도르핀이 에너지의 순환을 증가시켜 치료를 돕는다고 한다.

젊게 만들기 작전 4 | 작은 변화를 시도하라

종종 가장 작은 변화가 당신 삶의 가장 큰 결과를 이끌어낼 수 있다. 올바르게 먹고 적절히 운동하는 것을 기본 전제로, 삶에서 몇 가지만 조절하면 뼈와 관절의 건강을 유지할 수 있다.

똑바로 서라 | 복근을 강화하고 건강한 허리를 지키는 가장 쉬운 방법은 올바른 자세를 유지하는 것이다. 우리는 똑바로 서 있다고 생각하지만, 사실 우리 대부분은 피사의 사탑처럼 기울어져 있다. 머리와 목을 뒤로 당겨서 좋은 자세를 만들어보라. 그런 다음 그 자세를 오래 유지하기 위해 노력하여 당신의 기본자세로 만들어라. 이때 중요한 것은 복식호흡을 해서 가슴을 당기는 것이다. 크런치를 하는 동안, 또는 승강기를 탔을 때 가슴을 당겨라. 그것만으로도 당신 몸은 한결 젊어지고 활력이 살아난다. 명심하라. 건강은 바른 자세에서 시작한다는 것을.

쿠션이 좋은 신발을 신어라 | 몸은 관절액이나 척추 사이의 디스크처럼 자연적인 충격 흡수제를 제공하는 좋은 구조이다. 우리는 마라톤을 하고, 아주 넓은 백화점을 걸어 다니고, 하이킹을 한다. 우리가 어디를 걷든지 발은 충격을 받는다. 발은 26개의 뼈가 조화를 이루어가며 움직이도록 만들어졌다. 그러나 발에는 자연적인 충격 흡수제가 없으므로 오랜 시간

걷거나 뛴다면 쿠션이 좋은 신발을 신어라. 운동을 할 때는 반드시 신발 뒷부분에 쿠션이 들어간 조깅화를 신어야 한다.

지방을 줄여라 | 과체중과 비만은 많은 질병을 부른다. 날씬해질수록 관절통은 줄어든다. 지방은 학습된 맛이기 때문에 의지만 확실하면 섭취 욕구를 달랠 수 있다. 나쁜 지방을 피하면 날씬해지는 것은 기본이고 혈관과 면역 기능이 좋아지며, 노화 속도도 느려진다. 관절통 같은 건 아예 모르고 살 수 있다.

가장 먼저 없애야 하는 지방의 주요 공급원은 바로 유제품이다. 물론 일반 우유를 마시다 바로 탈지 우유를 마시면 마치 물처럼 아무 맛이 안 날 것이다. 그러니 서서히 바꾸는 것이 좋다. 우선 한 주 동안 일반 우유에 지방 2% 우유를 섞어라. 점점 지방 2% 우유가 잔에 가득해질 때까지 그 비율을 바꿔간다. 그런 다음 2% 우유에 1%의 우유를 섞는 것을 같은 방법으로 시도해보라. 8주가 지나면 탈지 우유가 정상으로 느껴지고, 그때는 일반 우유에 지방이 너무 많다는 걸 분명하게 느낄 것이다. 우유는 영양분도 풍부하고 장점이 많은 식품이지만 많이 마시면 오히려 해로울 수도 있다.

담배, 무조건 끊어라 | 혹시 하루에 스무 번씩 당신 몸을 굴뚝으로 삼고 있지는 않은가? 5장에서 흡연이 우리 폐에 얼마나 심각한 손상을 입히는지 살펴볼 것이다. 흡연은 심한 경우 단지 몸에 해로운 정도가 아니라 혈관을 아예 딱딱하게 만들어버린다. 흡연은 단단한 뼈까지 파괴해 골다공증의 위험을 높이고 결국 뼈를 그야말로 약골로 만들어버린다.

Chapter
5

숨쉬기 운동
폐와 건강

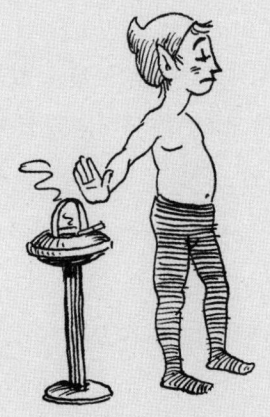

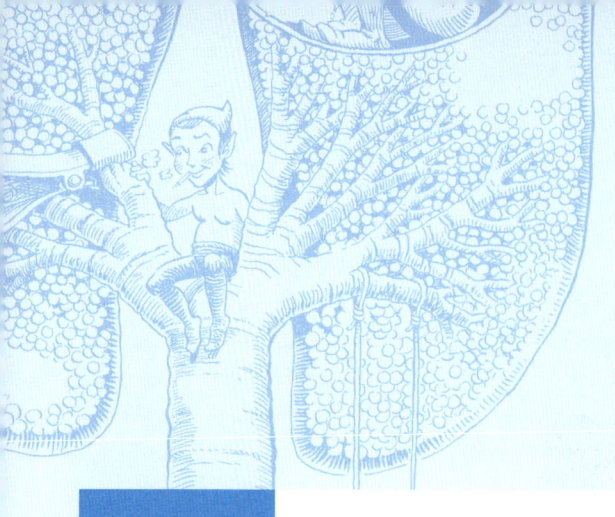

폐에 대한 세 가지 오해

1 담배를 피우지 않으면 폐에 대해 전혀 걱정할 필요가 없다.
2 심혈관계가 건강하면 폐도 건강하다.
3 코골이는 호흡에 문제가 있어서 생기는 것이다.

살면서 호흡에 신경 쓰는 사람은 거의 없다. 마늘을 먹어 입 냄새가 심할 때나 운동을 과격하게 해서 가쁜 숨을 몰아쉴 때나 겨우 생각할까?

폐는 몸의 주요 환기 장치로, 집의 공기 흐름을 관할한다. 난방이나 냉방과 같이 폐가 제 기능을 잘 수행하는 동안은 숨 쉬는 걸 아주 당연한 것으로 여긴다. 그만큼 별다른 노력 없이 폐가 공기를 우리 몸에 넣어주고 몸 밖으로 배출하기 때문이다. 흔히 담배를 피우지 않고 공장 공해에 시달리지 않는 한 폐에는 아무런 문제가 생기지 않을 거라고 생각한다. 맞는 소리 같지만 절대로 그렇지 않다. 흡연이나 오염된 대기 외에도 폐 기능에 영향을 끼치는 요인이 있다.

미세 입자가 그 주범이다. 입자가 큰 것은 폐의 자연 방어 능력으로 제거된다. 큰 입자는 섬모 기관지 점막 세포에 존재하는 움직일 수 있는 세포소기관 라고 불리는 작은 솔 같은 구조가 쓸어내고 기침, 재채기, 코를 푸는 등의 과정을 통해 몸 밖으로 배출한다. 그러나 우리 눈에 보이지 않는 작은 입자는 이러한 몸의 방어 기전을 빠져나간다. 박테리아나 바이러스, 그 외 다른 미세 입자들은 당신의 폐 조직을 파괴시키는 염증 반응을 일으키고, 여러 가지 폐 질환의 위험에 빠뜨린다. 이것이 바로 초미립자를 다루는 나노 기술이 더 위험할 수 있는 이유이다. 폐 질환이 전혀 없다 하더라도 우리가 어떻게 숨쉬는지 알아두면 유용하다. 우리를 살아 움직이게 하는 '호흡'에 대해 사실 우리는 너무 무지하다.

한의학에서는 폐를 몸 전체를 지배하는 오케스트라 지휘자에 비교한다. 정확한 호흡법을 배우기 위해 요가에 그토록 많은 시간을 할애하는 이유도 호흡이 몸의 균형을 유지하기 때문이다. 그러므로 폐는 심장과 같이 당신 몸을 지휘하는 주역이다. 심장과 폐는 함께 일하므로, 한 곳에 문제가 생기면 당연히 다른 곳에도 문제가 생긴다. 신체의 다른 부위와 마찬가지로 스스로 호흡기계의 기능을 깨끗하고 원활하게 한다면 몸 전체를 변화시킬 수 있다. 사실 당신의 호흡은 스스로 조절이 가능한 영역이다. 당신이 마음만 먹는다면 폐를 젊고 건강하게 만들 수 있다.

폐: 해부학

퀴즈: 공기를 분당 6.8L나 소비하는 사람은 누구일까요?
    a. 21세 생일을 맞은 남학생
    b. 차로 30만 마일을 달려온 운전자
    c. 커피 중독자
    d. 지금 당신

정답은 D이다. 당신은 분당 6.8L나 되는 공기를 들이마신다. 몇 초 사이에 엄청난 양의 공기가 폐로 들어가는 것이다.

공기를 들이쉴 때 폐가 풍선같이 부풀 거라고 생각하겠지만 실제로는 스펀지와 더 닮았다. 공기로 차 있을 때는 가볍고 날개 같지만, 젖으면 솜뭉치처럼 되어 더 이상 공기를 교환하지 못한다.

호흡기계를 나무라고 생각해보자[그림 5-1] 참고. 공기는 입과 코를 통해 들어간다. 몸으로 들어간 공기는 기관지를 따라 내려간다. 그다음에는 두 갈래 길로 나누어져 두 개의 폐로 접어든다. 바로 기관지관이다. 그 이후는 나뭇가지처럼 넷, 여덟, 수백, 수천 개의 작은 기도로 나뉜다. 이러한 기도를 기관지라고 한다. 기도 끝 부위에는 폐포라고 하는 작은 공기주머니가 있다. 이를 나뭇가지 끝의 나뭇잎들이라고 생각해보자. 건강한 폐는 수억 개의 폐포로 이루어져 있다. 각각의 폐포에는 폐포가 숨 쉬게 도와주는 얇은 액체막이 존재해서 산소를 흡수하고 이산화탄소를 배출할 수 있도록 작용한다.

물론, 폐에는 숨 쉬는 과정을 관할하는 다른 부위들도 있다. 기관지의 관은 폐를 청소하는 기능을 담당한다. 전형적으로 기관지의 관은 먼지와 균이 들러붙도록 점액으로 덮여 있다. 폐는 또한 수백만 개의 섬모로 이루어져 있는데, 섬모는 점액에 붙어 있는 것들을 깨끗이 청소해내는 빗자루와 같다. 섬모는 빠르게 움직이는 자동차 와이퍼wiper처럼 호흡할 때마다 더러운 것들을 청소하기 위해 앞뒤로 계속 움직인다. 여기서 중요한 점은 담배 연기가 섬모를 파괴시킨다는 것이다. 독소들로부터 당신의 폐를 보호하는 바로 그 작용을 파괴한다.

당신의 폐가 필사적으로 지키는 마지막 부

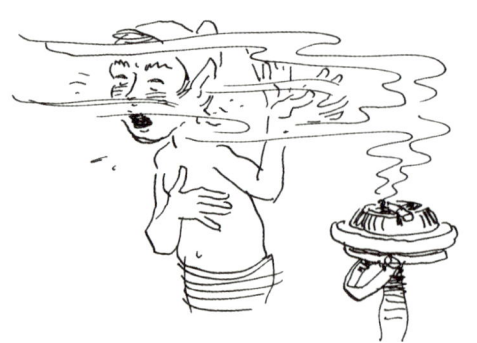

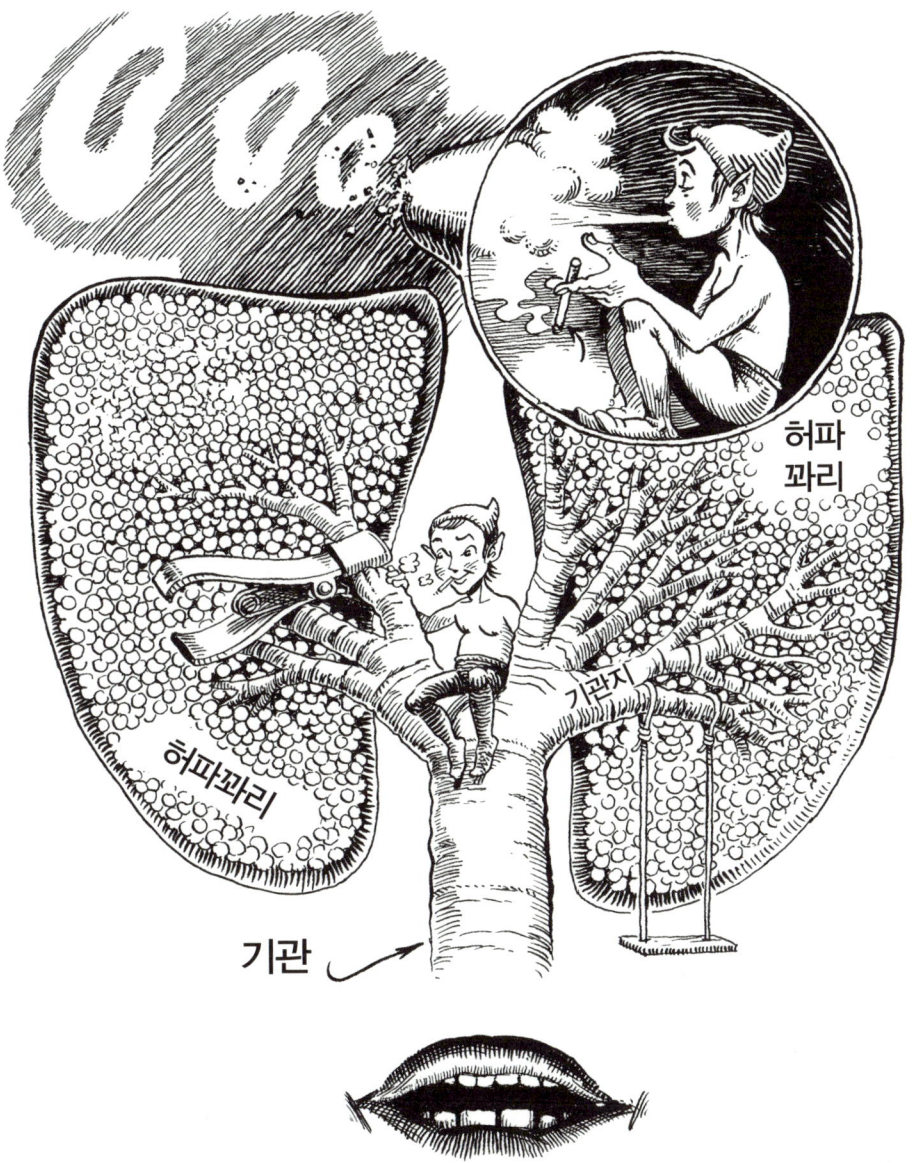

[그림 5.1] 공기가 들어가고 나오는 길

담배에서 나오는 독소가 폐포를 파괴시켜 폐포 자체의 공기가 '뻥'하고 터져버린다. 이런 과정이 폐기종허파꽈리가 파괴된 상태을 일으키는 것이다. 천식 환자의 경우 기관지 주위가 좁아져서 호흡이 막히는 것처럼 되어 공기가 밖으로 나오지 못한다. 이것이 천명천식 시 기관지가 좁아져서 나는 소리이 들리는 이유이다. 폐가 뒤집히는 것과 마찬가지이다.

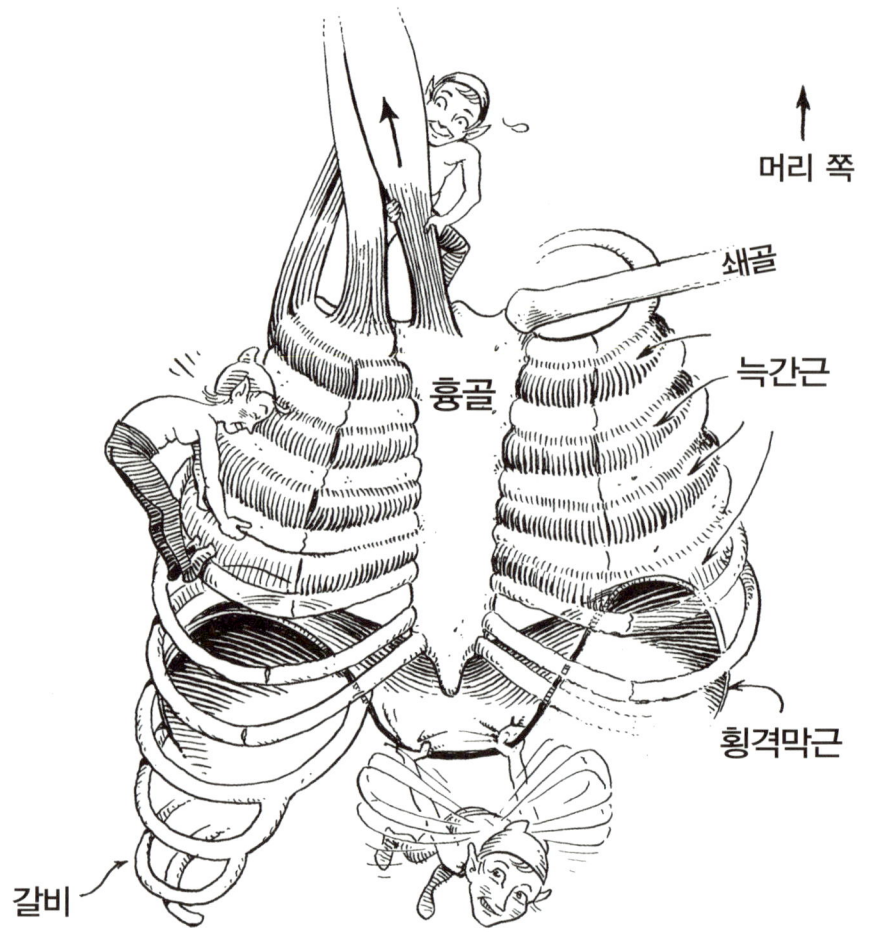

숨을 들이마실 때 사용하는 근육
1. 횡격막
2. 늑간근
3. 목과 어깨 근육

숨을 내쉴 때 사용하는 근육
1. 중력
2. 탄성력
3. 횡격막근
4. 늑간근
5. 목과 어깨 근육

[그림 5.2] 당신이 쉬는 숨

사람이 깊이 숨을 쉬려면 횡격막 근육을 아래쪽으로 내려 폐 안에 공기를 채워야 한다. 이렇게 숨을 들이마시면 배가 불룩 앞으로 나온다. 더 작은 근육인 늑간근(늑간 근육)이 늑골 부분을 위로 들어 올려 호흡할 때 약간 도움을 줄 수는 있지만, 대부분의 사람은 횡격막 근육만 쓰기 때문에 효율적으로 호흡하지 못한다.

위는 폐를 싸고 있는 근육들이다. 횡격막은 흉곽 아래쪽에 있는 큰 근육으로 공기를 폐 안으로 끌어들이는 역할을 한다. 앞으로 적절한 호흡에 대해서 알아보겠지만 숨 쉬는 운동도 신체의 다른 부위가 하는 운동과 똑같다. 모두 근육에 의해 조절된다. 횡격막을 이용해 좀 더 깊이 숨 쉴 수 있는 방법을 찾아낼 수 있다.

사실인가 거짓인가?

목 쉰 소리는 섹시함의 대명사이다

❋❋❋ 영화배우 데미 무어Demi Moore의 경우에는 그렇다고 할 수 있다. 교사나 축구 코치처럼 큰 소리를 내야 하는 사람들은 흔히 목이 쉬는데, 담배를 피우거나 힘주어 노래하면 성대를 자극하고, 상처가 나며, 성대용종 성대에 생긴 양성종양이라고 하는 점막의 과성장을 초래하기도 한다.

일반 폐 질환

폐는 공기를 필요로 한다. 공기가 공급되지 않으면 몸을 지탱하는 데 필요한 충분한 연료를 얻지 못한다. 겨우겨우 숨을 쉬더라도 몸은 불편함을 느낀다. 더 나쁘면 생명이 위독해질 수도 있다. 그 누구도 구멍 난 구명조끼를 입고 바다에 들어가고 싶지 않듯이 어느 누구도 공기를 잘 들이쉴 수 없는 기도를 가지고 살고 싶지 않다. 그런데 이런 변화는 나이가 들어가면서 자연스럽게 찾아온다.

자, 그럼 가장 흔히 발생하는 폐 질환인 수면무호흡증과 천식에 대해 알아보자.

수면무호흡증

수면무호흡증을 먼저 다루는 것은, 이 질환이 호흡기 가장 입구에서 발생하는 문제인 데다 최근 빈도가 급증하기 때문이다.

막 잠이 들려는데 바로 옆에서 코를 곤다면 좀체 잠을 이루기가 어려울 것이다. 성인 가운데 50%가 가끔 코를 골고, 25%는 규칙적으로 코를 곤다. 해부학적으로 보면, 입속 끝에서 공기 흐름이 막힐 때 코를 골게 된다. 장애물 때문에 공기가 작은 구멍을 겨우 지나는데, 이때 공기가 목 끝의 선을 비비고 지나가면서 소리가 나는 것이다. 이러한 소리는 85데시벨 정도로 지하철 소리와 비슷하다. 그러므로 계속될 경우 청력 손상의 우려도 있다. 코골이가 청력에 손상은 줄지언정 코를 곤다고 해서 모두 수면무호흡증 환자라고 볼 수는 없다.

수면무호흡증이란 잠을 자는 동안 한 번에 10초 이상 숨을 멈추는 증상을 말한다. 기도 부분의 어떤 장애물이 통로를 완전히 막아 모든 공기의 흐름을 막으면 수면무호흡 상태가 될 수 있다. 나이가 들면 들수록 목 뒷부분 조직이 느슨해지고 편도샘 부위에 지방이 붙어 부어오른다. 이렇게 부어오른 조직이 기도를 좁게 만든다.

잠잘 때는 근육이 완전히 이완되어 목뒤 인두 부위에 거의 공간이 없어진다. 이때 주변 지방조직이 맨홀 뚜껑처럼 꽉 막아서서는 공기가 들어갈 수도 나갈 수도 없게 만든다. 이것이 폐쇄성 수면무호흡증이다. 그 외에 신경학적 이상이나 신경학적 이상과 폐쇄성 수면무호흡증을 같이 동반하는 경우가 있다.

호흡을 안 하는 것이 문제이기는 하지만 그것이 실제로 위험한 정도는 아니다. 호흡을 멈추면 당신 몸이 자신도 모르는 사이 의식을 깨운다. 그러다 보면 자꾸 잠에서 깨고 결국 숙면을 취할 수 없다. 즉 수면무호흡증의 가장 큰 문제는 깊이 잠들지 못하게 해서 몸에 쌓인 피로를 풀지 못한다는 것이다.

사실인가 거짓인가?

코 스트립은 효과가 있다

❋❋❋ 미식축구 선수는 모양이 묘한 코 스트립을 즐겨 사용하는데, 코골이 환자가 사용하면 진짜로 효과가 있다. 코 스트립이 콧구멍을 열려 있게 해 코골이를 예방하고, 기도에서 나온 산화질소가 폐로 들어가는 것을 막아 폐 기능을 향상시킨다.

우리 몸은 두 가지 방법으로 잠을 잔다. 하나는 렘수면이고, 다른 하나는 서파 徐波 수면깊숙한 수면 상태이다. 렘수면수면의 한 부분으로 깨어 있을 때와 같이 알파파를 보이는 상태에 이르기 위해서는 90분 정도 지속적으로 수면 상태를 유지해야 한다. 그런데 1시간에 10번씩 깨다 보면 자연히 렘수면을 취하지 못하고, 결과적으로는 몸이 내일을 위한 정상 컨디션을 회복할 수 없다.

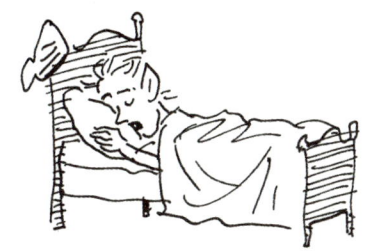

수면무호흡증 초반기에는 간혹 산소량이 적은 기간이 있어 뇌세포에 약간 손상을 입을 수는 있지만 몸이 직접적 손상을 입지는 않는다. 그러나 수면무호흡증이 계속되면 고혈압 같은 심각한 질환까지 부를 수 있다. 호흡을 멈추면 몸 밖으로 밀어내야 하는 이산화탄소가 폐에 남고, 이것이 바로 고혈압을 유발한다. 그로 인해 낮 동안 점점 더 쉽게 피곤을 느끼고 기억력 저하, 아침 두통 등의 증상을 호소한다. 결국 뇌졸중이나 부정맥, 심혈관 질환, 심지어는 사망의 위험까지도 증가할 수 있다.

실제로 아무리 사랑하는 그 또는 그녀라 해도 몇 날 며칠 잠을 못 잘 만큼 우렁차게 코를 골면 목에 양말을 밀어 넣고 싶어질 수도 있다. 하지만 그보다 더 위험한 순간이 있음을 생각하라. 10초 동안 숨을 쉬지 않는 것, 그것보다는 차라리 코를 고는 것이 얼마나 고마운지 모른다.

사실 우리 몸은 실제로는 숨을 안 쉬면서도 마치 숨 쉬는 것처럼 보일 때가 있다. 횡격막을 생각해보자. 횡격막은 폐에 공기를 끌어들이는 근육이다. 그래서 숨을 쉬나 안 쉬나 확인할 때 입과 배가 움직이면 숨을 쉬고 있다고 생각한다. 그러나 사실 숨은 멈춰 있을 수도 있다. 숨을 쉬지 않더라도 장은 움직이기 때문이다. 그래서 코를 고는 것은 오히려 좋은 징표이다. 공기가 몸 안으로 들어가고 나온다는 걸 소리로 알려주니 말이다.

따라서 10초 이상 아무 소리도 들리지 않고 코나 입을 통해 공기가 확

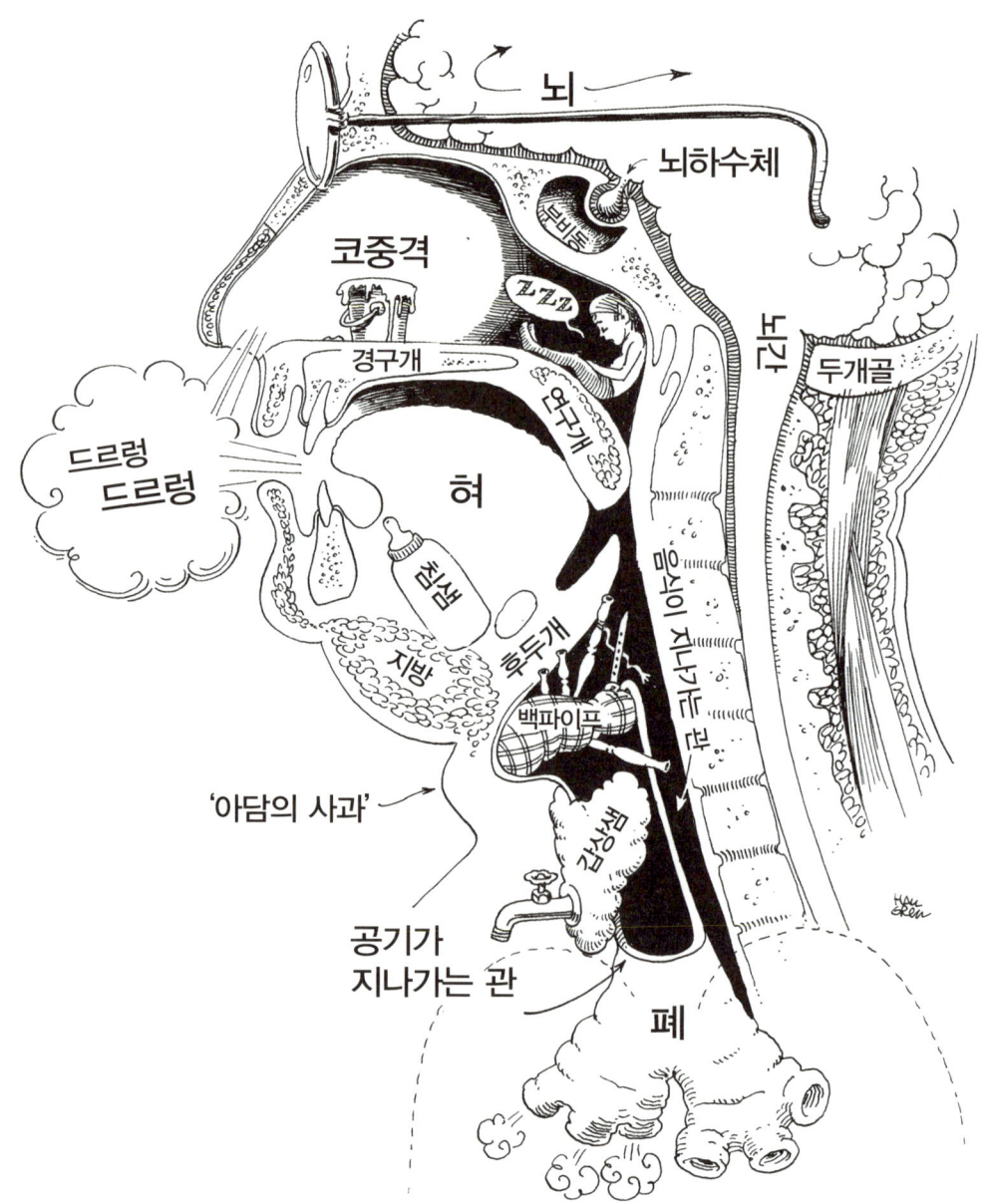

[그림 5.3] 목구멍을 깨끗하게

목구멍 뒤쪽에는 지방이 축적되어 있는데, 수면 중에 이 주위 근육들이 이완되었을 때 코골이와 수면무호흡증이 발생한다. 혀 뒤쪽에는 후두개가 있어 음식이 기도로 넘어가지 않도록 보호한다. 갑상샘은 목의 기관 바로 앞에 있다.

나오지 않는다면 이는 곧 숨을 쉬지 않음을 의미한다.

혼자 있을 때도 자신을 체크해볼 수 있다. 예를 들어, 낮 동안 자꾸 졸음이 온다면 밤 동안 수면무호흡증으로 깊은 잠을 이루지 못했다는 증거이다. 또 다른 실마리는 목둘레이다. 목둘레가 38cm 이상이라면 수면무호흡증이 생길 가능성이 50%이상이다.

✲ 수면무호흡증 치료법 ✲

수면무호흡증을 치료하기 위해 가장 많이 선택하는 것이 CPAP 마스크다. 기계에 관으로 연결된 산소마스크같이 생긴 마스크를 쓰고 자면 조직이 부은 정도를 측정해 그만큼 강한 압력의 공기를 밀어 넣어 좀 더 편히 호흡하게 해준다. 성공률이 90~95%로 아주 높은데, 단점은 사람들이 쓰기 싫어한다는 것이다. 사실 이 마스크를 착용하면 영화 〈스타워즈〉에 나오는 다스베이더 같은 모습에 목소리까지 괴상하기 때문이다.

수술은 성공률이 50%로, 부은 조직을 제거해 호흡을 돕는다. 체중을 줄이는 수술도 하는데, 수면무호흡증이 심각할 경우 선택하는 치료법이다. 그러나 가장 큰 치료법은 무엇보다 자신에게 달려 있다. 체중을 5kg 감량하면 30% 좋아지고 5kg 늘리면 그 반대가 된다. 체중 감량이 수술보다 훨씬 나은 치료법이다.

✽ 몇 가지 수면 수칙 ✽

당신의 몸은 잠을 자고 싶어 한다. 숙면을 취하면 기분도 좋아지고, 날마다 7시간씩 푹 자면 당신의 뇌와 심장은 3년 더 젊어진다. 하지만 잠을 잘 자지 못하면 정신이 맑지 못하고, 몸이 피곤하며, 먹는 걸 자꾸 찾는다. 게다가 피곤하면 몸이 건강에 좋지 않은 다당류 음식을 원하기 때문에 노화를 촉진하는 원인이 되기도 한다.

수면무호흡증 때문에 단잠을 이루지 못해 고생한다면 당장은 수면제의 도움을 받을 수도 있다. 하지만 수면제는 단기간은 도움이 될 수 있지만, 중독 위험성이 있기 때문에 장기 복용은 오히려 몸에 해롭다. 아니면 여름 방학을 즐기는 10대들처럼 자고 싶을 때 맘껏 낮잠을 자는 것도 괜찮은 방법이다.

일정 시간 틀에 맞추어라 | 신체 시계는 아기 때 가장 잘 작동한다. 신체 시계는 당신이 하루 종일 일을 했건, 빈둥거렸건 매일 같은 시간에 깨어난다. 주말에도 아침 일찍 눈이 떠지는 이유이다.

체온을 낮추어라 | 가장 이상적인 조건은 차갑고 어두운 방이다. 잠이 잘 오지 않는다면 방의 기온을 낮추거나 옷을 벗거나 해서 체온을 더 떨어뜨려보라.

자기 전에 약간의 음식을 먹어라 | 멜라토닌(송과선에서 분비되는 호르몬으로서 수면에 관여)이 함유된 음식을 먹으면 좋다. 귀리나 옥수수, 쌀 또는 전곡류의 파스타나 채소 같은 세로토닌을 함유한 복합당류를 섭취한다. 저지방 우유 같은 고전적 방법을 써보는 것도 좋다. 물론 카페인 식품을 먹는다거나 자기 전에 운동하는 것은 금물이다.

침실은 수면과 성생활을 위한 장소로만 이용하라 | 컴퓨터와 텔레비전, 회사에서 가져온 서류 등은 지금 당장 침실 밖으로 내놓아라.

✲ 당신의 수면은 어떤가요? ✲

지난밤 숙면을 취했는지는 스스로 쉽게 알 수 있다.지금 펼쳐진 책 위에 얼굴을 대고 있다면 잠을 제대로 못 잔 것이 확실하다. 확실치 않다면 다음 질문에 답해보자. 다음 질문에 단 하나라도 YES라고 답한다면 당신의 수면에는 문제가 있다.

첫째, 낮 시간 동안 종종 피곤하거나 졸리는가? 회의, 기계 조작 등 일상적인 일을 할 때도 졸리는가?

둘째, 같이 자는 사람이 내가 너무 시끄럽게 코를 곤다고 불평하는가?

셋째, 잠을 자면서 자기도 모르게 다리를 휘젓거나 갓 잡은 생선같이 몸을 펄떡이는가?

넷째, 잠들기가 너무 힘든가?

다섯째, 수면 장애의 가족력이 있는가?

여섯째, 다리에 수면을 방해하는 이상 감각이 있는가?

일곱째, 잠을 자는 동안 말하거나 웃거나 손을 움직이거나 심지어는 오케스트라를 지휘하는 등의 행동을 하는가?

여덟째, 자는 시간과 기상 시간이 수시로 바뀌는가?

아홉째, 수면 문제가 3개월 이상 지속되었는가?

천식

깊은 숨을 들이쉰 뒤 공기를 내보내야 하는데, 그림 5.1처럼 기관지를 집게로 집어 놓았다고 생각해보자. 공기가 입구까지 가득 찰 것이고, 휘파람 같은 소리가 나다가 환기관을 통과할 때 그 소리는 더 커질 것이다. 이것이 바로 천식이다. 폐로 들어간 공기가 나오느라 너무 힘겨워하는 것이다. 집게의 크기에 따라 공기가 막히는 정도도 다른데, 때에 따라 아주 위험할 수도 있다.

천식은 일생에 어느 때라도 발생할 수 있는데, 천식 환자의 3분의 1 정도는 18세 이하이다. 즉, 천식은 노화 관련 질환이 아니다. 하지만 천식 자체는 노화에 큰 영향을 미친다. 많은 질환이 폐 기능 저하에서 비롯되며, 역사적으로 폐렴은 노인들의 친구라고까지 일컬어진다. 폐렴이 심하면 혼수상태에 빠지고 결국은 산소가 부족해 치명적 부정맥을 초래하여

✱ 알레르기란 무엇인가? ✱

알레르기란 대부분의 사람에게는 아무런 문제가 되지 않는 물질이 특정 사람의 면역계에 과도한 반응을 일으키는 것을 말한다. 피부에 발진이 생길 수도 있고, 먼지나 꽃가루 때문에 콧물을 흘리거나 눈 가려움증에 시달릴 수도 있다. 음식 알레르기로 위장과 대장이 장애를 일으키기도 하고 기침이나 숨 가쁨, 천명처럼 기관지계가 불편할 수도 있다.

이 가운데 생명을 위협할 정도의 경우를 가리켜 아나필락시스anaphy-laxis 반응이라고 한다. 벌침에 대해 아나필락시스 반응이 있다면, 벌에 쏘였을 때 혈관 구멍을 통해 혈류가 혈관 밖으로 새어 나가면서 기관지를 수축시켜 공기가 통과하지 못하게 되고 결국은 숨이 가빠진다. 이 경우는 즉시 기도에 공기가 통하도록 조치를 해야 한다.

알레르기 치료법에는 약물 치료, 면역 치료, 회피 치료 세 가지가 있다. 보통 원인이 되는 물질을 피하도록 하지만 호흡기 증상을 일으키는 과민 반응이 생긴다면 병원에 가기 전에 즉시 공기 흐름을 도와주기 위해 에피네프린 주사를 가지고 다니면서 직접 주사해야 하는 경우도 있다.

죽음을 맞이하기 때문이다.

천식은 복잡한 질환으로, 먼지나 집먼지진드기 같은 환경 인자, 생활 습관과 유전 요인 같은 여러 가지 원인으로 발생한다. 천식에 대한 유전적 소인이 있다 하더라도 급성 발작을 일으키게 하는 만성 염증을 피하면 심각한 상황은 면할 수 있다.

천식은 꽃가루나 알레르기 유발 물질이 기도로 들어가면서 문제가 시작된다. 이들은 섬모 부위를 지나 바로 폐에 들러붙는다. 외부 자극이 일어났으니 몸은 그 부위로 면역 세포들을 이동시킨다. 꽃가루에 면역 세포들이 달라붙으면 뒤이어 몸에서 반응을 폭발적으로 일으켜 백혈구가 모여든다. 백혈구가 모이면 그 부위에 염증이 생기고, 폐 조직 속으로 점액이 옮겨가 그 부위와 주변 근육으로 화학물질들이 이동한다. 그렇게 되면 그 주변 부위 근육이 빨갛게 변하고 부어올라서 결국 경련을 일으킨다. 이때 기관지는 폐포 내에 공기를 잡아두려고 수축하는데, 들어온 공기가 작아진 구멍으로 힘들게 나가려다 보니 목에서 플라스틱 피리에서 나는 소리가 나는 것이다.

천식의 가장 무서운 점은 발작이 일어났을 때이다. 증상이 가벼운 천식도 있지만 더러는 몇 분에서 심하면 몇 시간씩 심한 호흡곤란을 겪는다. 발작이 심하면 사망에까지 이를 수 있지만, 여러 가지 치료 방법이 개발돼 대부분 정상 생활을 한다.

우선 발작을 일으키는 원인은 되도록 피해야 한다. 또 약물 치료로 도움을 받을 수 있는데, 가장 많이 처방하는 것이 기관지 확장제이다. 근육을 이완시켜 기도를 넓혀주는 것이다. 흡입형 스테로이드라는 약물도 있는데, 염증을 줄여주어 기도를 더 넓혀준다.

✽ 입 밖으로 튀어나오는 것들 ✽

기침 | 기침은 깊은 들숨으로 시작해서 막힌 기도를 뚫고 나가려는 강력한 날숨을 의미한다. 이때 날숨의 속도는 거의 시간당 1,000km에 달한다. 재채기도 비슷한데, 기도를 자극하는 물질을 방출해서 기도를 깨끗하게 하려는 반응이다.

딸꾹질 | 딸꾹질은 횡격막과 주위의 근육이 수축해 들숨이 후두를 갑작스럽게 막을 때 발생한다. 후두가 닫히면서 딸꾹질을 만들어낸다. 자궁 속 태아도 딸꾹질을 한다.

하품 | 왜 하품을 하는지는 아직 완벽하게 밝혀지지 않았다. 한 이론에 따르면 폐 안에 있는 폐소포에 충분한 공기가 공급되지 않아 쭈그러들었을 때 하품을 하며, 들이쉬는 깊은 숨이 이 쭈그러든 폐소포를 다시 열게 만든다고 한다. 어떤 원숭이는 하품을 의사소통 방법으로 사용하기도 하는데 어쩌면 우리도 그런 이유로 하품을 하는 건지도 모른다.

폐 젊게 만들기 작전

한 가지만 바꾸어도 당신의 기도는 지금보다 훨씬 건강해진다. 바로 금연이다. 일단 금연에 성공한 뒤, 기도를 더 깨끗하게 만들고 효과적으로 숨 쉴 수 있는 방법을 알아보자.

젊게 만들기 작전 1 **숨을 깊게 쉬어라**

대부분의 사람은 춤을 추듯이 숨을 쉰다. 자신이 어떻게 하는지 다 안다고 생각하지만 실상은 어떻게 하는 게 옳은지 모른다는 말이다. 잠시 하던 일을 멈추고 당신이 숨 쉬는 것에 집중해보자. 고개를 숙여 아래를 살펴보자. 뭔가 움직이는 것이 보이는가? 아마 보이지 않을 것이다. 왜냐하면 대부분의 사람은 단순히 가슴에서 나오는 호흡, 즉 얕은 호흡을 하기 때문이다. 정말로 당신의 폐 기능을 향상시키고 싶다면 깊은 숨을 쉬어야 한다.

> **사실인가 거짓인가?**
>
> **피곤하기 때문에 하품을 한다**
>
> ❋❋❋ 혈액 내에 산소량이 부족하면 더 많은 산소를 얻으려고 몸이 하품을 한다. 그렇다면 왜 하품이 전염된다고들 할까?

무엇이 폐를 움직이게 하는가? 바로 횡격막이다. 횡격막은 폐를 아래로 잡아당기는 근육으로 폐가 확장하고 산소를 폐로 받아들일 수 있게 한다[그림 5.2] 참고. 올바른 호흡법을 배우는 데 가장 좋은 것이 바로 요가이다. 요가에서는 가능한 한 호흡에 집중하는 법을 가르친다.

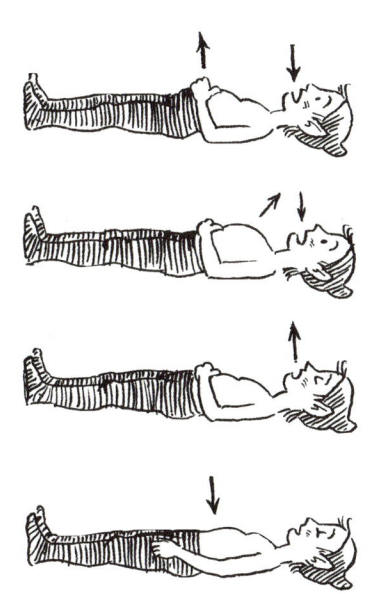

손을 배에 얹은 상태로 방바닥에 똑바로 누워보자. 숨을 천천히 깊게 들이마신다. 처음에 연습할 때는 누워서 하는 것이 중요한데, 일어서서 깊은 숨을 쉬면 가슴 운동을 과장되게 하여 깊이 숨쉬는 것같이 보일 수 있기 때문이다. 폐가 공기로 차는 것을 상상해보라. 숨을 들이쉬는 데 5초는 되어야 한다. 횡격막이 폐를 아래로 당기는 순간, 배꼽은 등뼈에서 더 멀어져야 하며, 이때 가슴은 넓어진다. 가장 깊이 숨을 들이쉰 다음 7초에 걸쳐 숨을 내쉬어라. 이렇게 하면 배꼽이 등뼈 쪽으로 가까워진다.

깊이 숨을 쉬면 뭐가 좋을까? 우선 폐와 혈관의 강력한 확장제인 산화질소를 폐로 운반하는 것을 도와준다. 그 결과 폐와 혈관 기능이 더 좋아진다. 숨을 깊게 쉬면 폐의 산소 포화도가 98%에서 100%로 증가하기 때문이다. 또 다른 이점은 몸에서 독소를 제거하는 림프계 순환을 향상시키고, 몸을 이완시켜 스트레스를 해소한다. 숨을 깊이 쉬면 명상과 같은 작용을 해 스트레스가 자연스레 해소되고 생명 연장까지 이어진다.

권장 사항: 아침 일찍 그리고 잠자리에 들기 전, 열 번씩 깊은 숨을 쉰다. 이 외에도 시간이 날 때마다 숨을 깊이 쉬어보자.

젊게 만들기 작전 2 테스트를 하라

2층을 뛰어오르거나 한 2km 정도 걸어보면 자신의 폐 기능이 어느 정도인지 알 수 있다. 쉬지 않고 할 수 있다면 건강한 상태이다. 두 개 층을 빨리 뛰어 올라도 숨이 차서 헉헉거리지 않는다면 괜찮다. 하지만 숨이 너무 차거나 도중에 쉬어야 한다면 심장이나 폐에 과부하가 걸렸음을 의미한다.

자신의 폐 기능 상태와 심폐 지구력 정도를 확인하기 위해 매달 이런 검사를 규칙적으로 해보는 것이 좋다. 왜냐하면 일정 시간 운동하면서 호흡이 가쁘다는 것은 몸속 조직으로 가는 산소가 아주 없거나 부족하다는 의미이기 때문이다.

젊게 만들기 작전 3 자신의 호흡을 조절하라

골프 스윙을 하거나 음식을 만들 때 약간만 변화를 주어도 아주 큰 차이를 만들어내는 경우가 있다. 당신이 들이마시는 호흡을 조절하는 것도 마찬가지이다. 다음은 호흡조절을 돕는 지침들이다.

식물원에 가보라 | 식물들이 산소를 내뿜어 공기 중의 공해 요소를 제거하기 때문에 식물원에 가면 더없이 맑은 산소를 마실 수 있다. 공기 정화에 도움이 되는 식물을 집 안에 들여놓는 것도 좋은 방법이다.

영양제를 복용하라 | 마그네슘은 기관지를 이완시키고 천식에 도움이 되므로 하루 400mg씩 복용해 보자. 폐에서 계속 점액이 나온다면 N-acetylcysteine 점액 용해제의 하나을 복용한다. 그러면 점액이 묽어지고 글루타티온 glutathione 형성을 증가시켜 폐 조직 손상을 막아준다. 하루에 600mg씩 두 번 섭취하는 것이 좋다. 천식 환자에게는 카페인이 도움이 될 수도 있다. 카페인은 숨쉬기 쉽도록 기관지 상피세포를 안정화하는 효과가 있기 때문이다.

독소를 피하라 | 공해, 일산화탄소 등 현대인은 너무나 많은 독소에 노출되어 있다. 특히 라돈 radon, 방사선을 방출하는 물질이나 석면, 곰팡이 등의 실내 공해는 불가피하다. 특히 새로 지은 집은 실내 오염도가 훨씬 높으므로 자주 환기를 한다. 대도시 주변 고속도로를 운행할 때는 창문을 닫는 것이 좋다. 일상생활에서 불가피하게 만나는 독소만 피해도 2.8세 더 젊어진다. 동맥경화도 줄어들고, 폐 질환, 천식, 심혈관 질환, 기억력 장애 같은 노화 관련 질환도 감소하기 때문이다. 만약 공해도가 낮은 지역에 산다면 2.2세 더 젊어지는 효과를 기대할 수 있다.

사실인가 거짓인가?

숨이 찬 건 순전히 폐의 책임이다

✳✳✳ 공기가 부족하다는 것은 호흡기에 이상이 있다는 의미이긴 하지만, 문제가 항상 폐에서 시작해서 폐에서 끝나는 것은 아니다. 심장이 제 기능을 하지 못하면 피를 내뿜지 못하고, 피가 역류해 폐로 돌아가서 건조한 폐 공간을 적셔 버린다. 이렇게 되면 폐가 더 이상 산소를 교환하는 역할을 하지 못한다. 그러므로 호흡곤란을 느낀다면 폐와 심장 둘 다 검사해봐야 한다.

젊게 만들기 작전 4 **커버를 사용하라**

침실에 대한 좋은 정보를 하나 소개한다. 란제리나 오르가슴 또는 특이한 체위에 관한 얘기는 아니다. 진드기에 감염된 베개에는 2년 동안 1kg가 넘는 진드기 배설물이 쌓인다. 현대인의 천식이 느는 것은 공해보다 베개와 매트리스에 있는 진드기 때문으로 보인다. 몸에서 떨어져 나온 피부 각질을 먹고 사는 베개와 매트리스의 진드기들은 배설물이 2.5~10μm 크기인데, 이것이 폐에 가장 큰 위험 요소로 작용한다. 바로 이 배설물들이 천식 증가에 가장 큰 원인으로 지목된다. 베개를 자주 바꾸거나 아니면 비닐 케이스_{약간 불편함} 또는 비투과성 천으로 만든 커버를 사용하라. 이 제품들은 시중에서 쉽게 구할 수 있다.

젊게 만들기 작전 5 **담배를 끊어라**

담배를 피우면 8세 정도 더 늙는다. 또 암이나 폐기종, 기관지염 같은 폐 질환에 걸릴 위험이 높아진다. 비록 항산화제와 비타민 등으로 항암 효과를 볼 수 있을 것 같지만, 흡연으로 인한 손실을 만회할 방법은 없다. 당신의 폐를 구할 단 하나의 방법은 담배를 끊는 것이다. 단 두 달만 담배를 끊어도 1년 정도는 젊어질 수 있다. 5년 동안 담배를 끊으면 흡연으로 잃은 8년 가운데 7년을 회복할 수 있다.

만약 흡연자라면 | 스포츠든 학업이든 사람들은 일단 시작한 것은 끝을 보려는 경향이 있다. 담배도 마찬가지이다. 담배를 끊으려고 할 때 가장 힘든 것은 이미 육체적, 정신적으로 담배에 중독되어 있다는 점이다. 생

리적 면을 보면 흡연은 통증을 줄여주고 기분을 좋게 하는 신경전달물질인 도파민을 분비시킨다. 흡연을 하면 도파민의 양이 증가하고, 담배를 끊으면 마치 임신부가 먹을 것을 갈망하듯 담배를 원하게 된다. 다행히 도파민은 항상 올라가 있는 것이 아니라 담배를 끊으면 정상 수준으로 돌아간다.

흡연은 무의식적으로 반복되는 정신적 행위이다. 또 무의식적으로 뭔가를 집어서 입에 넣고자 하는 충동을 느낀다. 금연할 때 가장 어려운 시기는 처음 일주일이다. 이때는 계속 담배를 찾게 되고 뭔가 정신이 멍하며 이전보다 오히려 더 폐에서 나오는 분비물이 많아진다. 하지만 이 모든 것은 2~3주면 사라진다. 효과적인 금연 방법을 소개한다.

처음 한 달은 담배를 끊지 말고 매일 30분씩 걷기를 해본다. 매일 걷기를 한 다음 가까운 친구나 가족에게 걷기 운동에 성공했음을 알린다. 매일 30분씩 걷는 것은 담배를 끊었을 때 살찌는 것을 예방하기 위해서이지만, 이는 무엇보다 당신이 계획한 대로 실천했음을 의미한다. 단, 한 가지 원칙은 절대 변명을 하지 않는 것이다. 즉 피곤해도 걸어야 한다. 태풍이 몰아친다고 해도 꼭 걸어야 한다.

그런 다음 31일과 32일째에는 하루 100mg 웰부트린wellbutrin이라는 금연 보조약물을 매일 아침 복용한다. 금단 증상을 줄여주는 약물로 완전히 담배를 끊는 데 도움이 된다. 고혈압이 있거나 간질 발작이 있다면 약물 복용 전에 의사와 상의해야 한다. 이때에도 매일 30분씩 걸으면서 누군가에게 계속 보고하면 효과가 높다.

33일째에는 담배, 라이터, 파이프, 재떨이 등을 모두 버려라. 이때부터

사실인가 거짓인가?

공기청정기는 관리하기 나름이다

❋❋❋ 공기청정기는 알레르기 유발 물질을 제거하여 숨을 잘 쉴 수 있도록 도와준다. 그렇지만 대부분의 경우 제 기능을 다하지 못하는데, 기계적 결함 때문이 아니라 필터를 잘 갈아 주지 않기 때문이다. 가습기를 규칙적으로 청소하지 않으면 곰팡이가 자라서 그것을 들이마시게 된다. 관리만 잘하면 알레르기 유발 물질을 제거하는 데 한몫 톡톡히 한다.

사실인가 거짓인가?

비타민 A와 베타카로틴은 폐에 좋다

❋❋❋ 비타민 A와 베타카로틴카로틴의 하나을 영양제로 보충하면 과용량이 될 수 있다. 2,500IU International Unit 이상 복용하면 항산화제 역할을 하지 않는다. 실제로 반대 역할을 해 조직을 산화시키고 DNA를 손상시킨다. 핀란드의 연구에 의하면 흡연자에게 비타민 A를 복용시킨 군에서 폐암, 동맥경화증, 뇌졸중의 위험이 더 증가했다. 따라서 많아야 하루 1,500~2,500IU 이하의 비타민 A를 섭취하는 것이 적절하다.

의사에게 처방받은 대로 매일 니코틴 패치를 붙이기 시작한다. 또 웰부트린 복용량을 하루 아침 저녁 100mg씩으로 늘린다. 걷기는 날마다 계속한다.

가장 힘든 시기는 담배를 끊은 후 3~5일째로, 7일을 넘긴다면 가장 힘든 고비는 지난 것이다. 2개월 후 니코틴 패치의 크기를 줄이고 다시 4개월째 감량하여 6개월 이후에는 어떤 약물도 복용하지 않아도 된다. 단, 걷기는 지속적으로 해야 한다. 그리고 담배를 끊은 지 5일째부터 가벼운 것을 들어 올리는 웨이트트레이닝을 하루 10분씩 한다.

금연에서 가장 큰 장애는 체중이 늘 수도 있다는 점이다. 보통 걷기 운동을 하지 않는 경우 담배를 끊으면 남성은 약 4.5kg, 여성은 3.6kg의 체중이 늘어난다. 6개월이 지나면 여성의 경우 담배를 피울 때에 비해 약 1kg 정도 체중이 는다. 그러나 위와 같은 운동을 한 경우에는 오히려 약 3kg 정도 체중이 줄어든다.

흡연이 몸에 미치는 위험이 체중 증가가 건강에 미치는 위험에 비해 훨씬 크다. 그리고 금연하는 동안 증가하는 체중을 예방하는 방법도 있다. 걷기가 확실히 도움이 될 것이다. 무설탕 껌은 무의식적으로 담배를 갈망하는 욕구를 줄여준다. 고무줄을 손에 쥐고 계속 손을 움직이는 것도 도움이 된다. 그리고 저지방 스낵과 과일, 채소 건강식을 하도록 노력하라. 변화할 수 있다면 분명히 당신은 더 건강하고 젊게 살 수 있다. 일생 단 한 번만 금연을 시도하라. 그리고 반드시 성공하라. 그러면 자부심을 느낄 것이다. 보상을 생각하라. 평생 담배를 얼마나 피웠든지,

최근 5년 동안 피운 담배가 끼친 나쁜 효과의 8분의 7은 회복할 수 있다.

만약 흡연자와 생활한다면 | 간접흡연은 다른 사람이 한 행동으로 인해 노화하는 몇 안 되는 경우이다. 다른 사람이 흡연하는 곳에 1시간 같이 있으면 자신이 4개비의 담배를 피운 것과 같은 영향을 받는다. 즉 한 개비당 3분의 1 정도를 옆사람이 마시는 셈이다. 하루 4시간을 흡연자와 함께 있다면 6.9세 더 빨리 늙는다. 금연은 당신 자신뿐 아니라 당신의 파트너를 위해서도 반드시 필요하다.

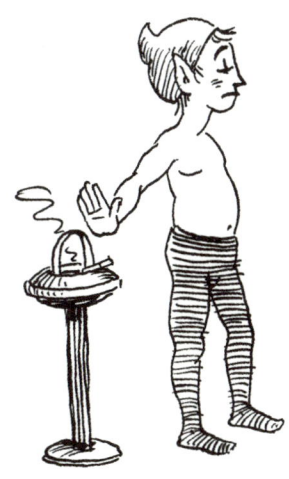

금연 계획

금연을 시작할 날짜를 기록하라!

1. 30분씩 매일 걷기. 절대 빠뜨리지 않기

    시작 일시 _____

2. 웰부트린 100mg과 니코틴 패치 처방전 받기

    – 흡연량이 하루 반 갑인 경우, 7~10mg 용량의 니코틴 패치 사용

    – 흡연량이 하루 반 갑에서 한 갑 사이인 경우, 14mg 용량의 니코틴 패치 사용

    – 흡연량이 하루 한 갑에서 두 갑 사이인 경우, 21~22mg 용량의 니코틴 패치 사용

    – 하루 두 갑 이상 흡연한 경우, 의사와 상의할 것

3. 31일째

    금연 2일 전, 웰부트린 1알 복용하기

4. 다음 2일 동안, 웰부트린 1알 복용하기

5. 33일째, 금연 시작일, 니코틴 패치 붙이기

    한 개의 패치를 팔 또는 가슴과 허벅지에 붙이고 매일 새것으로 교체할 것

6. 34일째, 웰부트린을 날마다 아침저녁 1알씩 복용하기

        대부분의 경우 90~180일째에 웰부트린을 끊는다.

7. 날마다 30분씩 걷기. 물은 마음껏 마시기

8. 날마다 하루 동안의 활동 적기

9. 날마다 진행 상황을 지지자에게 전화나 이메일로 전하기

10. 37일째, 웨이트트레이닝 시작하기. 일주일에 10% 이상 신체 활동 늘리기

11. 2개월마다 니코틴 패치 반씩 줄이기

Chapter 6

에너지를 생산하라
소화기관

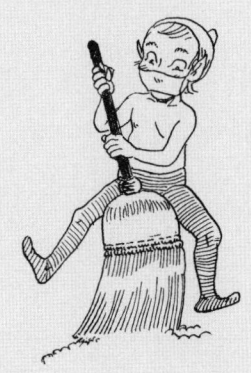

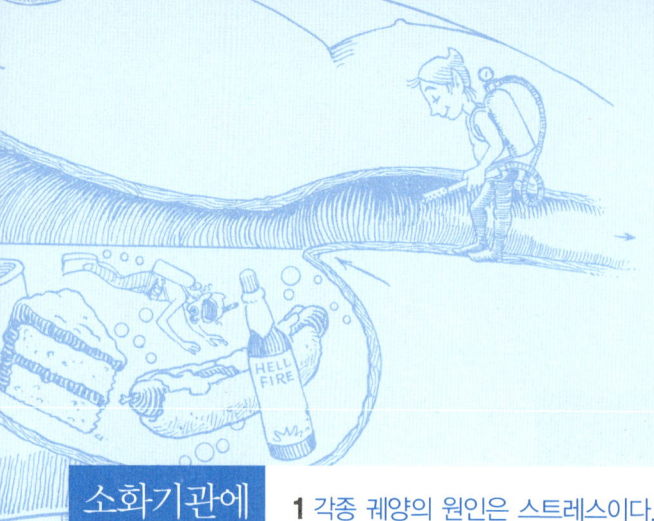

소화기관에 대한 세 가지 오해

1 각종 궤양의 원인은 스트레스이다.
2 구취는 입에서만 난다.
3 대변에 혈액이 섞여 나오면 암세포가 있다는 표시이다.

집에 배수구가 없다면 어떻게 될까? 배수구로 참 많은 것이 흘러나간다. 배설물, 휴지, 음식 찌꺼기, 비누 거품, 치약, 바닷가에서 묻혀 온 모래, 바퀴벌레 그리고 운이 없으면 결혼반지까지도……. 건물에서 배관 시스템은 아주 중요하다. 생활에 불필요한 것들을 적절한 처리 시설이 있는 곳으로 흘려보내기 때문이다. 사실 배수구가 막히기 전까지는 그 중요성을 잘 모른다. 그러다 갑자기 막혀버리면 세상에 더없는 고민거리가 되고 뚫느라 애를 먹는다. 귀찮다고 막힌 채로 두었다가는 집 안이 온통 오물 냄새로 엉망이 되어버리기 때문이다. 바로 이 점이 항상 배관이 잘 뚫려 있어야 하는 이유이다.

　겨울이 다가오면 수도 배관이 얼어서 막히지 않도록 미리 방한 처리를 해야 한다. 하수 배관 역시 막히지 않도록 사전에 조심해서 사용하는 것이 좋다. 우리 몸속에서 배관 역할을 하는 것이 바로 소화관消化管이다. 음식물을 삼키면 소화관을 따라 내려간다. 하지만 소화관이 언제나 당신이 원하는 대로 움직여주는 것은 아니다. 때로는 막히고, 가득 차고, 새거나, 멈추거나, 가스를 폭발시키기도 하는 등 여러 가지 문제를 일으킨다.

소화관의 핵심 기능은 소화와 배설이다. 소화관은 단순한 파이프 배관이 아니다. 심장과 같이 살아 있는 기관으로 능동적으로 흡수하고 분비하며, 신호를 보내고, 대사 물질을 전달한다. 그런데 사람들은 소화관이 살아 있는 기관이라는 생각을 미처 하지 못한다.

어떤 면에서 소화기관은 우리 몸의 민주정부라고도 할 수 있다. 소화기관이 있어서 원하는 것은 무엇이든 자유롭게 먹을 수 있다. 고기든 채소든, 심지어 한꺼번에 한 상자나 되는 빵을 먹어도 거뜬히 소화해낸다. 당신의 소화기관은 어떠한 것이든 소화할 수 있는 능력이 있어서 체구가 허락하는 범위 내에서 원하는 대로 먹어도 책임지고 관리해 준다.

단, 그러한 자유에는 책임이 따르게 마련이다. 젊은 사람들은 우리 몸이 마치 기계와 같아서 먹고 싶은 대로 무엇이든 먹어도 되고, 세포에서는 그것을 책임지고 에너지로 전환시킨다고 생각한다. 하지만 반드시 그렇지만은 않다. 특히 나이가 들거나, 운동을 적당히 하지 않는 경우에는 더욱 그러하다. 어릴 적 어머니가 해주시던 요리마다 우리가 다르게 반응한 것처럼 우리 몸도 여러 가지 음식에 서로 다르게 반응하기 때문이다.

많은 사람이 소화 배설물에 대한 이야기는 농담이나 우스갯소리로만 한다. "오늘 비 참 시원하게 내리더라. 너는 어땠니?", "어제 야구 경기 정말 흥미진진했지?"처럼 대화 주제가 될만큼 특별한 이야기는 아니다. 그렇다고 소화 배설물에 관한 이야기는 모두 지저분하다고 생각해 의식적으로 피할 필요는 없다.

미국의 한 토크쇼 진행자인 샤론 오즈번은 자신이 대장암에 걸렸다는 이야기를 토크쇼에서 자연스럽게 꺼냈다. 자신도 모르게 대장암이 찾아

왔으며, 자각 증상이 없다 보니 너무 늦게 발견한 탓에 아주 안 좋은 상태라는 것까지 솔직하게 털어놓았다. 치료를 받고 좀 나아졌을 때 아들이 농담처럼 "엄마 배 속에 왜 암이 생겼지요?" 하고 묻더란다. 그녀는 그 이야기와 함께 중요한 사실을 짚어주었다. 대장암은 자각 증상이 없이 조용히 찾아온다. 게다가 사람들은 우리 몸속 대장에 대해 먹은 음식물을 소화하고 남은 찌꺼기를 배설하는 생물학적 관이 아닌, 단순한 하수 배관 파이프 정도로만 생각한다.

사람들은 대장, 직장, 대변 같은 단어를 말하면서 마치 아주 지저분한 이야기를 꺼내는 듯한 표정을 짓는다. 그러나 이러한 이야기를 자연스럽게 나눌 수 있는 환경을 만들어야 한다. 왜냐하면 소화 기능이 건강해야 보다 젊고 건강하게 살 수 있기 때문이다. 우리가 얼마나 많은 종류의 음식물을 먹고, 우리 몸이 얼마나 다양하게 반응하는지 생각해보라. 소화관이 어떻게 일하고, 무엇이 소화관에 문제를 일으키는지 궁금할 것이다. 누구든 배가 아프거나 배변이 고통스럽기를'지질'에 대해서는 다음에 이야기하겠지만 원치는 않는다. 모든 사람이 배설 기관이 처음부터 끝까지 가능한 한 원활하게 움직여주기를 바란다.

소화기관: 해부학

집에 있는 복잡한 배관과 전선들이 당신 몸속에도 들어 있다. 앞에서 이야기했듯이 당신 몸속의 동맥과 정맥이 혈액과 산소 그리고 여러 영양소들을 온몸 구석구석으로 실어 나른다. 신경은 당신의 뇌와 온몸 구석구석으로, 그리고 다른 신경과 근육으로 메시지를 전달한다. 소화관은 당신의 몸속에서 파이프 같은 역할을 한다. 집의 배관 시설과 마찬가지로 소화관도 하나의 입구와 하나의 출구로 이루어져 있다. 물론 실제로는 매우 작은 입구와 출구가 수없이 많아서 이것들을 통해 영양분을 온몸으로 운반한다.

소화관이라는 우리 몸속의 파이프는 보통 위에서부터 아래로 여행하게끔 되어 있다. 하지만 배탈이 나거나, 롤러코스터를 타거나, 술을 많이 마셨을 때는 음식물이 거꾸로 올라오기도 한다.

고등학교 생물 수업 시간에 우리 몸이 음식물을 소화하는 경로를 배웠을 것이다. 음식물은 식도를 타고 위로 내려가서 십이지장을 거쳐 소장으로 간 뒤 최종적으로 대장을 통해 우리 몸을 빠져나온다. 이러한 소화 과정은 모두 뇌가 조절한다. 어떤 음식물을 먹고, 어떤 상황에서 먹느냐에 따라 우리 뇌가 아주 세심하게 조절해준다.

자, 이제 음식물을 따라 소화관을 내려가면서 소화가 어떻게 시작해서 어떻게 끝나는지 그 과정을 알아보자.

입

음식물의 소화는 입에서부터 시작된다. 우선 입속으로 들어온 음식을 어떻게 다룰 지부터 결정한다. 입을 관람 열차가 출발하기 전에 문고리를 걸어주는 안내원이라고 생각해보자. 음식물이 여행을 시작할 준비가 되었다는 것이다.

우리가 음식물을 씹는 방법은 대부분의 다른 동물과는 다르다. 예를 들어 악어는 이가 못처럼 뾰족해서 먹이를 물어 찢어서 꿀꺽 삼켜버린다. 무척 위협적인 모습이다. 하지만 에너지 효율성 차원에서는 그리 좋은 방법이 못 된다. 왜냐하면 그런 방법으로 음식물을 먹으면 소화관을

✻ 이의 건강 ✻

이가 하는 기본 기능 두 가지는, 음식을 씹어 먹는 것과 무언가를 깨무는 것이다. 더 놀라운 사실은 이가 외관상 드러나는 다른 어느 신체 부위보다 몸의 건강 상태를 잘 나타낸다는 점이다. 왜 그럴까?

이의 노화에서 가장 걱정해야 할 것은 충치가 아니라 바로 치주 질환이다. 치주 질환은 우리 몸을 3.7년은 더 늙게 만든다. 치주 질환은 몸 전체의 건강과 밀접한 관련이 있다. 치주 질환을 일으킨 박테리아가 신체의 면역반응을 유발해 염증이나 동맥경화를 일으키기 때문이다. 한편 치태 dental plague, 치아 표면에 지속적으로 형성되는 무색의 세균막는 세균과 침 그리고 오래된 음식물 찌꺼기 등이 치아 주위를 끈끈하게 코팅한 것으로 치아를 부식시키는 원인이 된다. 이 치태가 혈관 벽에도 치태를 만들어 동맥경화를 일으킨다. '고작 치태'라고 생각하기 쉽지만 그 치태가 심장 발작과 발기 부전증에 이르기까지 갖가지 혈관 문제에 심각한 영향을 미칠 수 있다.

건강보험은 치아 치료와 관련해서는 충분히 보장해주지 않는다. 상황이 이렇다 보니 대부분의 국민이 치과 치료를 정기적으로 받지 못한다. 하지만 갑자기 가슴에 통증이 와서 병원에 가면 아스피린이나 심장 혈관 확장제 베타차단제와 함께 잇몸 질환을 치료하는 항생제를 처방해준다. 잇몸 질환에서 생기는 염증이 노화와 심혈관계의 불안정성과 밀접한 관련이 있기 때문이다.

반 이상 통과해야 비로소 음식물로부터 에너지를 얻을 수 있기 때문이다. 반면 코끼리는 맷돌처럼 이가 평평해서 음식물을 잘게 간 다음에야 목구멍으로 넘긴다. 이 덕분에 코끼리는 거의 모든 종류의 음식물을 먹을 수 있지만 씹는 속도가 너무 느리다. 코끼리 역시 별로 효율적이지 못한 이를 가진 셈이다. 코끼리도 사람처럼 자연적으로 이를 한 번 교체하지만 사람처럼 이를 해 넣을 수 없으니 새 이마저 다 닳아버리면 결국은 굶어서 죽고 만다.

한편 사람은 음식을 먹을 때 그다지 많은 에너지를 낭비하지 않으면서도 음식물이 가진 대부분의 에너지를 섭취한다. 바로 성능 좋은 어금니 덕분이다. 위 어금니와 아래 어금니의 홈이 잘 들어맞아서 음식을 잘 씹을 수 있기 때문이다. 만약 한 개의 어금니가 없어지면 맞물리는 쪽 어금니가 좀 더 길게 자라서 홈을 메워주기까지 한다.

인간의 입이 가진 또 하나의 장점은 턱뼈이다. 인간의 턱뼈는 음식물을 효율적으로 분쇄할 수 있게 만들어져 있다. 단, 턱관절은 움직이면서 탈구할 위험이 있는 유일한 부분이다. 턱관절은 관절면이 두 개 있는데, 지렛대의 받침 역할을 하는 뒤쪽 관절면과 약 5cm 앞에 또 다른 관절면이 있다. 이러한 턱관절 구조는 음식물을 부수어 음식물로부터 에너지를 흡수하는 소화 과정을 시작하는 역할을 맡는다. 덕분에 효율성을 얻는 만큼 때때로 대가를 치르기도 한다. 너무 많이 씹다 보면 턱관절에 무리가 와 턱관절이 관절면에서 약간 벗어나는데, 이러한 현상을 '턱관절 장애'라고 한다. 이 질환은 턱은 물론 목과 눈에도 통증을 유발한다. 두통을 호소하는 젊은 여성 가운데 이런 질환이 원인인 경우가 종종 있다.

음식물을 씹을 때 혀도 중요한 역할을 한다. 알다시피 혀에는 짠맛, 단맛, 쓴맛, 신맛을 느끼는 감각세포가 있다. 그리고 제5의 맛으로 '감칠맛'을 느낀다. 이 감칠맛 덕분에 특정 음식을 먹고 싶어 안달하는 것이다. 우

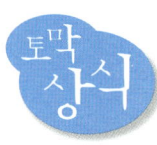

토막상식

혀는 우리 인체에서 가장 강력한 근육이다. 혀는 마치 위장관처럼, 외부 자극과 섭취하는 음식에 어떻게 반응하는지를 잘 보여준다. 혀의 중간이 갈라지는 증상은 5%의 인구에서 자연적으로 발생하므로 그리 놀랄 일은 아니다. 구강 위생을 소홀히 하면 마치 작은 털과 같이 혀에 돌기가 생길 수 있으며, 약이나 생약에 대한 부작용으로 수포나 궤양이 생기기도 한다. 갑상샘기능저하증은 혀를 매우 두껍게 만들고, 재생불량성 빈혈은 뚱뚱하고 붉은 혀 모양을 만든다. 전통 한의학에서는 혀를 보고 몸 전체를 진단하기도 하므로 가끔 들여다볼 필요가 있다.

리의 침샘은 명품 핸드백을 50% 세일한다는 소식보다 몇몇 맛있는 음식에 적극적으로 반응해 침을 분비한다. 또 이 새로운 맛 때문에 몸속에서는 맛의 주도권 싸움이 일어난다. 당신의 혀는 더 맛있고 에너지가 높은 음식을 원한다. 사실 짠맛, 단맛, 쓴맛, 신맛은 타고난 미각이다. 그러므로 유전적으로 타고난 대로 이러한 맛들을 좋아하기도 하고 싫어하기도 한다. 그러나 지방은 후천적으로 알게 되는 맛이다. 다시 말하면 지방의 맛을 싫어하는 방법을 배울 수 있다는 얘기이다. 예를 들어 현재 전지 우유를 먹고 있다면 처음에는 전지 우유에 탈지 우유를 조금씩 희석해 마시면서 탈지 우유 맛에 혀를 서서히 길들인다. 급히 서두르다 보면 탈지 우유가 덜 고소하다는 느낌 때문에 빨리 포기할 수 있으므로 약 8주 정도의 시간을 두고 탈지 우유량을 조금씩 늘려가는 것이 좋다.

우리가 맛을 느끼게 해주는 혀 표면에 있는 맛봉오리들은 마치 실제로는 있지도 않은 문제가 진짜로 생긴 것처럼 우리를 속이기도 한다. 맛봉오리들이 맛을 느끼는 방법에는 맛에 대한 기대도 영향을 미친다. 예를 들어 짠맛에 대한 생각을 전혀 하지 못하고 아주 짠 음식을 먹을 경우 맛을 보고 처음에 무척 놀란다. 어떤 음식을 먹든지 당신이 기대한 맛과 다를 경우 열에 아홉은 놀랄 수밖에 없다.

그러나 이러한 문제는 당신이 기대한 맛의 문제일 뿐 음식물을 씹어서 소화관 안으로 넣는 일과는 크게 상관이 없다. 입은 소화 과정에서 단지 관문 역할을 하는 것이므로 전체 소화 과정을 비추어볼 때 입에서 생기는 문제는 그렇게 크지 않다. 다만 침 속의 소화효소와 관련한 문제, 치

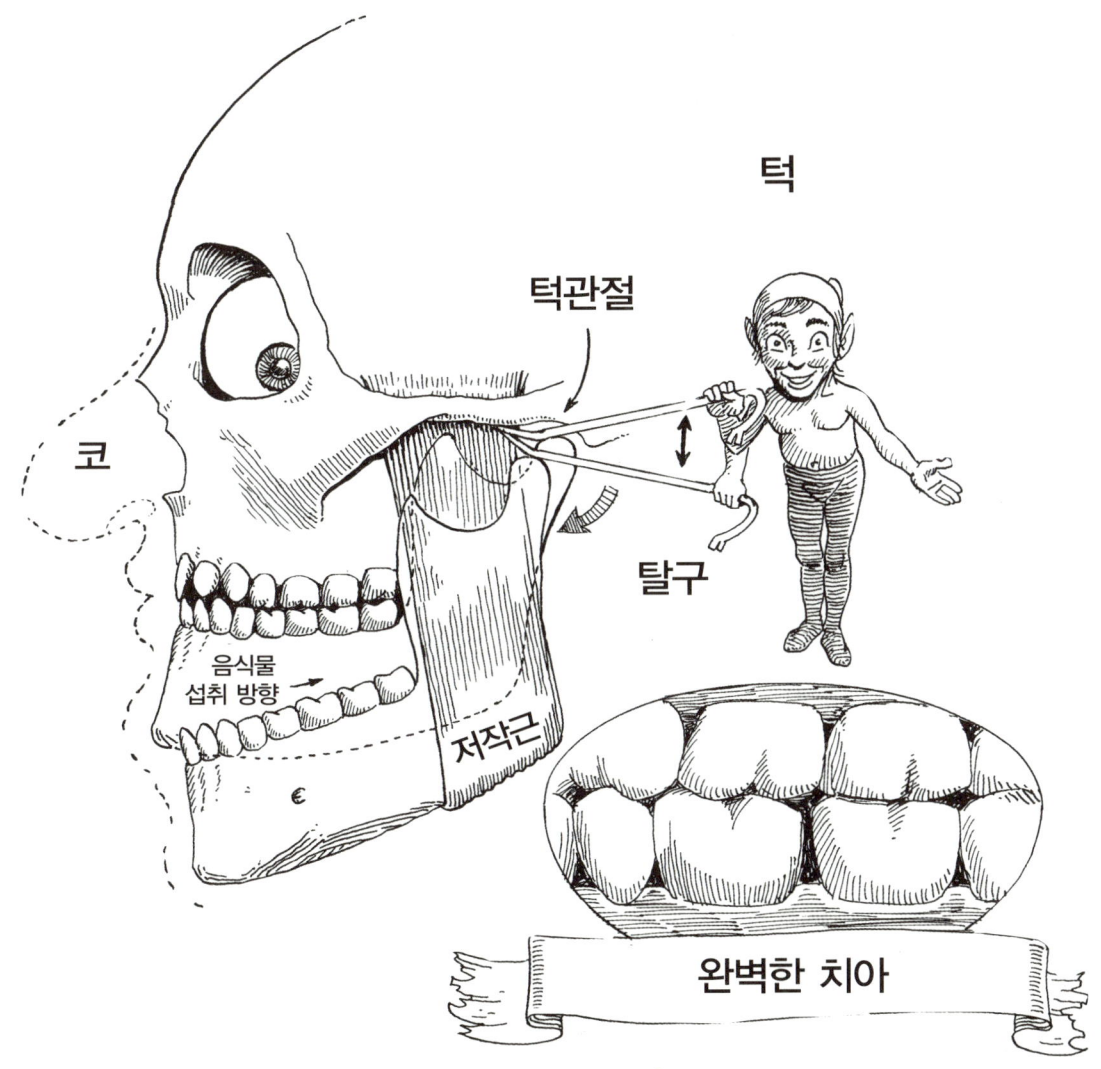

[그림 6.1] 턱의 역할

우리 몸의 소화기계는 매우 효율적이어서 가능한 한 많은 열량을 흡수한다. 이러한 과정은 입속에서부터 시작되는데 턱관절이 자연스럽게 반복적으로 탈구관절의 뼈가 제 위치에서 벗어난 것되면서 저작근음식을 씹는 얼굴의 근육이 음식물을 보다 강하게 씹도록 도와준다. 이는 마치 퍼즐 조각처럼 딱 들어맞아서 작은 조각도 완벽하게 부순다. 무의식적으로 이를 꽉 물거나 턱관절 운동에 무리가 오면 종종 턱관절 통증이나 두통을 겪기도 한다.

아 또는 치주와 관련해 문제가 있기는 하다.

식도

다 씹고 나면 음식물은 식도를 따라 내려가서 위식도접합부를 통과한다. 그림 6.2에서 식도의 해부학적 구조를 확인해보자. 식도가 위와 어떻게 만나는가? 식도와 위는 수직으로 만나지 않는다. 마치 레스토랑에 들어갈 때 옆문으로 돌아서 들어가는 것과 같다. 위가 식도 주위를 둘러싸서 옆 문으로 열려 있는 형태이기 때문에 이 구조는 실제로 위에 도착한 음식물이 식도로 역류하는 것을 막아준다.

나이가 들수록 위는 음식물에 보다 민감해져 공연 시작 직전에 긴장한 가수처럼 위산 분비가 늘어난다. 사실 역류는 인간이 진화를 통해 얻은 커다란 선물이다. 예를 들어 말은 구토를 하지 못한다. 독성이 있는 음식물을 먹어도 밖으로 배출할 수 있는 장치가 없기 때문이다. 그래서 말은 독풀을 먹으면 소화관이 손상돼 심한 복통을 겪다가 결국 죽고 만다. 하지만 인간에게는 역류를 통해 해로운 음식물을 제거하는 독극물 제어 시스템이 있다. 바로 이 구조를 타고 위산이 역류하는 것이다.

식도와 위가 만나는 부분은 날카롭게 꺾여 있고 음식물이 통과한 후 다시 조여지므로 위 내용물이 식도로 역류하는 것을 방지해준다. 그러나 만약 이 구조에 문제가 생기면 위산이 식도로 역류한다. 열공탈장^{위의 일부분이 횡격막 위의 흉강으로 탈출된 것}이 대표적 예이다. 위식도접합부가 늘어나 위의 일부가 식도로 빠져 올라온 상태이다.

늦은 밤에 과식했을 때와 같이 위산 분비가 늘어난 상황에서는 그 위험도가 더욱 높아져 위산이 식도 꼭대기까지도 올라올 수 있다. 연료 탱

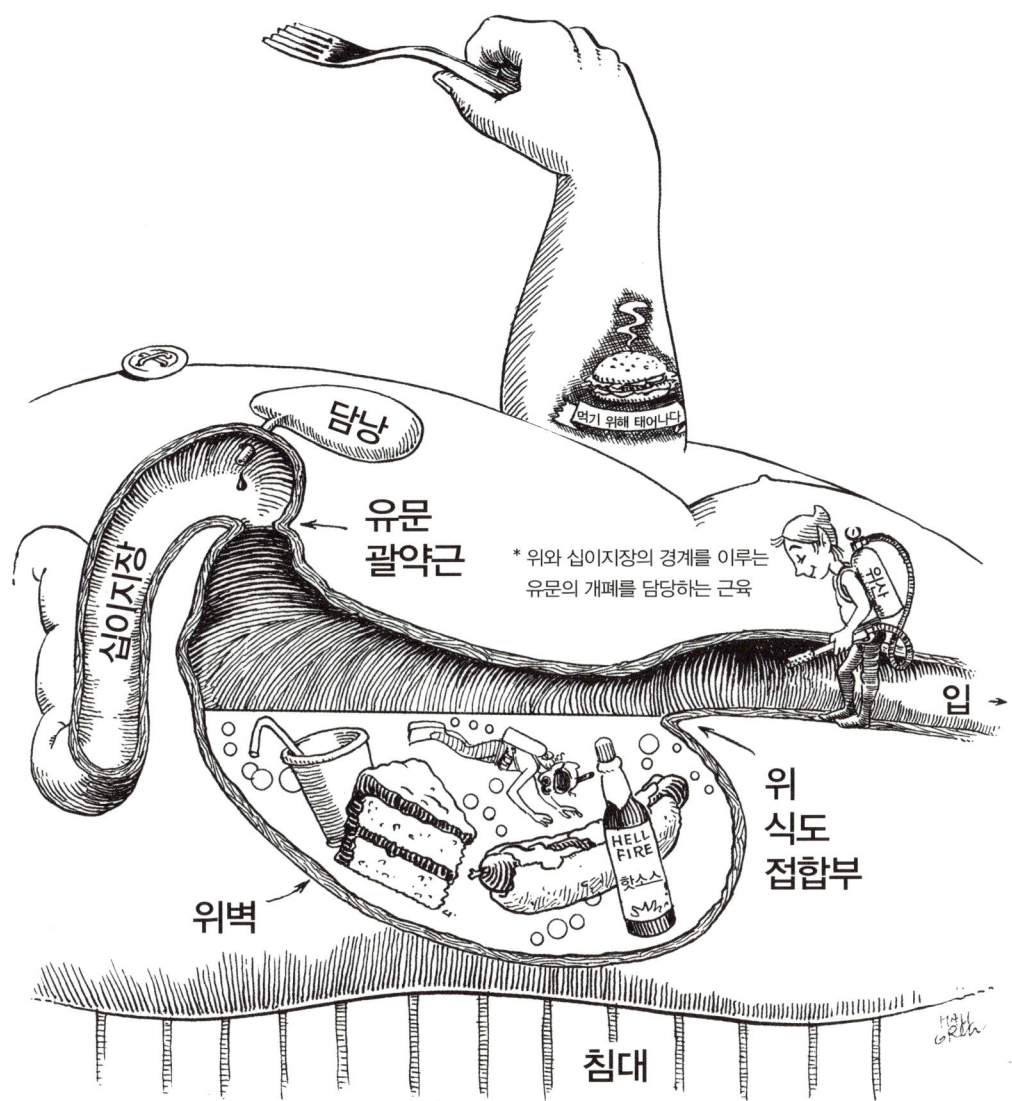

[그림 6.2] 우리 몸의 여러 소화기관

우리는 먹기 위해 태어났고, 고맙게도 위는 거의 모든 것을 소화해낸다. 하지만 때로 독성이 있는 음식을 먹을 가능성에 대비해 재빨리 배출하기 위해 토하고 트림하는 능력도 갖추고 있다. 식도와 위가 만나는 위식도접합부는 음식물의 역류를 막기 위해 급한 각도로 꺾여 있다. 하지만 만약 이 각도가 줄어들거나 접합부가 열려 있으면, 위식도역류 질환에 의해 가슴이 쓰리고 아프거나 소화불량이 생긴다. 우리 몸에는 담낭쓸개이 있는데, 음식물이 위를 통과하자마자 십이지장으로 분비할 수 있도록 담즙膽汁, 쓸개즙, 간에서 만들어지는 소화액을 저장하고 있다. 때로 저장된 담즙이 굳으면서 담석이 생겨 고통을 겪기도 한다.

크에 연료를 과다하게 주입해 넘쳐흐르는 것과 같다.

　식도는 위에 비해 위산 방어 능력이 훨씬 약하기 때문에 위산에 민감하게 반응한다. 가끔씩 목구멍 속을 불붙은 성냥개비로 지지는 듯한 통증이 느껴지는 것은 이런 이유에서이다. 이처럼 가슴속이 타는 듯이 느껴지는 것은 위산이 역류해 식도를 자극하기 때문이다. 이를 위식도역류 질환이라고 한다. 위식도역류 질환이 있으면 마치 작아서 맞지 않는 하이힐을 신고 있는 것처럼 아주 불편하다. 그리고 식도에 만성적 염증이 생기는데, 이는 암 발병과도 연관이 있다.

위

　위는 음식물을 저장하는 곳이다. 식도를 통해 위로 내려간 음식물은 그곳에서 당분간 머무른다. 음식물이 위에 오래 머물수록 포만감을 길게 느끼고 그만큼 덜 먹게 된다. 먹은 음식물이 모두 위 속에 모이기 때문에 위에서는 여러 가지 일이 일어난다.

　속이 타는 듯이 느껴지는 경우, 위식도역류 질환 때문에 식도를 자극해 그런 것일 수도 있지만 항상 그것이 원인인 것은 아니다. 위벽에는 여러 층의 점막이 있어 위산과 소화효소로부터 손상을 입지 않도록 보호한다. 그러나 점막이 염증이나 감염, 술, 자극적인 음식 등에 의해 손상을 입으면 위벽이 침식되어 위궤양이 생길 수 있다. 위궤양이 생기면 속이 타고 쓰리며, 심한 경우 위궤양에 의해 위벽의 침식이 더욱 깊어져 위벽 속의 혈관까지 침범하면 위출혈이 발생할 수도 있다.

　위궤양은 특정 성격의 사람에게만 생긴다는 고정관념이 있다. 그 가운데 하나는 A 유형 성격으로, 매우 정열적이고 일에도 열심이다. 하지만 커피숍에서 점원이 커피를 내려놓다가 조금 흘리는 사소한 일에도 버럭 화를 낼 정도로 매우 신경질적이다. 그런가 하면 B 유형은 모든 것을 마음속에 담아 둔 채 잘 드러내지 않는다. 그러다 보니 스트레스가 쌓인다. 죽은 말을 앞에 두고도 어찌할 줄 모르는 새끼 독수리처럼 소심한 성격의 대표적 유형이다.

> **사실인가 거짓인가?**
>
> **남자가 여자보다 술을 더 잘 마신다**
>
> ❋❋❋ 사실이다. 단지 남자가 여자보다 신체가 더 크고 힘이 세기 때문에 술을 더 잘 마시는 것은 아니다. 남자는 여자에 비해 알코올 분해효소를 많이 가지고 있어서 알코올 농도의 반 이상이 혈중에 들어가기 전에 감소한다.

그런데 위궤양이 잘 생기는 것은 A 유형도, B 유형도 아닌 H 유형이다. H 는 바로 'H. pylori'라 부르는 헬리코박터균으로 대부분 궤양의 원인이다. 위식도역류 질환에 의한 통증인지 위궤양에 의한 통증인지 쉽게 구별하는 방법이 있는데, 바로 통증이 어느 부위에 나타나는지 확인하는 것이다. 위궤양과 관련한 통증은 주로 배꼽 위쪽 상복부에서 나타나고, 위식도역류 질환에 의한 통증은 가슴이나 목구멍에서 느껴진다. 음식을 자주 섭취하면 위궤양에 의한 통증이 완화된다. 음식물이 위산을 중화시켜주기 때문이다. 그러나 위식도역류 질환일 경우에는 음식물을 섭취하면 통증이 더 심해진다.

헬리코박터균에 의한 세균 감염일 경우, 함께 사는 다른 사람에게도 균이 전염될 수 있다. 간단한 입맞춤으로도 쉽게 감염되므로 가족이 함께 치료받지 않으면 균을 완전히 제거하기 힘들다. 헬리코박터균 때문에 생긴 위궤양은 항생제로 비교적 쉽게 치료할 수 있지만, 걱정스러운 것은 위궤양이 위암의 조기 증상으로 나타날 수도 있다는 점이다.

입 냄새도 위와 관련이 있다. 대부분의 입 냄새는 입속 문제에서 비롯된다. 이러한 경우는 치아나 잇몸만 검사하면 원인을 금세 알 수 있다. 그러나 종종 입은 그저 나쁜 위 냄새를 내보내는 통로 역할만 하는 경우도 있다. 하수관이 터진 경우를 생각해보라. 냄새는 땅 위에서 나지만 냄새가 시작된 곳은 땅속이다. 구취口臭라고 부르는 입 냄새도 몸속 기관인 위나 소화관에 문제가 있어 밖으로까지 냄새가 올라오는 경우가 있다. 당신의 위 속에 있는 세균이 음식물을 분해할 때 만들어지는 냄새가 입을 통해 나오는 것이다.

우리 모두는 불완전하며, 정도는 다르지만 누구나 입 냄새도 조금씩 난다. 당신 역시 입 냄새가 전혀 안 나는 완전무결한 숨을 내쉬기 위해 애쓰지는 않는다. 단지 누군가를 만날 때 당신의 입 냄새 때문에 상대가 불쾌해하지 않기만 바랄 뿐이다. 심하지 않다면 이 닦을 때 혀까지 문질러 닦고 식단만 바꾸어줘도 눈에 띄게 좋아진다.

한편 입 냄새가 무척 심한데도 자신은 전혀 모르는 경우도 있다. 유행이 한창 지난 오래된 옷이 너무 익숙한 나머지 그 옷이 자신에게 얼마나 안 어울리는지 스스로 깨닫지 못하는 것과 같다. 이런 경우 누군가 당신에게서 심각한 입 냄새가 난다고 솔직하게 말해준다면 둘도 없이 고마운 일이다.

담낭

위를 지난 음식물은 소장으로 이동하면서 초록색 담즙과 섞인다. 담즙은 간에서 만들어지며 몸으로 들어온 지방을 둘러싸서 유화시킨다. 마치 비누가 기름기를 물에 녹이는 과정과 흡사하다. 이 초록색 액체는 지방을 물에 녹여서 보다 효과적으로 소화할 수 있게 돕는다. 담낭은 담즙을 저장했다가 음식물이 위에서 십이지장으로 내려오면 한꺼번에 뿜어 내보낸다. 음식을 먹지 않는 동안 담낭에 모인 담즙에서는 녹아 있는 일부 물질이 침전해 결정을 만들기도 한다. 이러한 결정들이 뭉쳐 커지면 담석이 생긴다. 담석은 크기가 작을 때는 담관을 통해 빠져나가지만 크기가 담관보다 큰 경우에는 담관을 막아버린다. 이어서 담낭은 마치 풍선처럼 부풀어 오르고, 이렇게 되면 오른쪽 갈비뼈 중간 맨 아래 부위에서 심한 통증이 느껴진다. 이러한 담석과 통증은 폐경기 여성 가운데 비만한 경우에 가장 흔히 발생한다.

지방질이 많은 식사는 담낭이 더 강하게 수축해서 담석으로 인한 통증을 증가시킨다. 이러한 원리를 알고 있으면 복통이 있을 때 담석 때문인지 아닌지 자가 진단이 가능하다. 배가 아프고 담석이 의심된다면 프라이드치킨 같은 지방질이 매우 높은 음식을 먹어본다. 이런 종류의 음식을 추천하는 건 이번이 처음이자 마지막이다. 만약 그렇게 기름기가 많은 음식을 먹었는데도 복통이 더 심해지지 않는다면 담낭에는 아무런 문제가 없는 것이다. 하지만 반대로 복통이 더 심해진다면 더 이상 기름기 많은 음식을 피하고 담낭 전문 외과 의사를 곧장 찾아가야 한다.

담즙을 만들어 담낭으로 보내는 것 외에도 간은 우리 몸에 필요한 단백질을 만들어내는 중앙 지휘관 역할을 한다. 많은 음식물이 소화관에서 흡수되어 간으로 모이는데, 간에서는 이러한 영양 물질로부터 우리 몸의 기능에 필요한 혈액응고 물질을 만들기도 하고, 갑자기 많은 에너지가 필요할 때를 대비해 당을 저장하기도 한다.

동양의학에서는 간의 중추적 역할을 강조한다. 술이나 많은 세척 용액, 감염, 상한 음식물이나 오염된 혈액 등에서 발생하는 독성 물질은 간을 손상시킨다. 예를 들면 오염된 혈액을 수혈받는 바람에 B형간염 같은 바이러스성 간염에 걸릴 가능성이 에이즈에 걸릴 가능성보다 훨씬 높다 100분의 1 대 50만분의 1. 오염된 주삿바늘에 찔려서 에이즈에 걸릴 확률이 2,000분의 1인 데 반해 간염의 경우에는 4분의 1이다. 피부에 황달이 나타나거나 소변 색깔이 검다면 간이 많이 나쁘다는 경고이다. 간 손상을 예방하는 최선의 방법은 주삿바늘을 조심해서 다루는 것뿐만 아니라 하루에 술을 두 잔 이상 마시지 않고, 불필요한 약을 삼가며, 청결한 성관계를 유지하고, 환기가 제대로 되지 않는 장소에서 과다한 휘발성 세척제를 사용하지 않는 것이다.

✱ 몸속에 생긴 돌 ✱

우리 몸에 문제를 일으키는 돌이 담석만 있는 것은 아니다. 또 다른 돌이 사타구니를 걷어차인 축구 선수처럼 당신을 바닥에 뒹굴게 할 수도 있다. 신장 결석은 소변이 농축될 때 생기는 작은 결정들이 뭉쳐서 형성되는데, 옆구리 쪽에 심한 통증을 유발할 수 있고 소변을 볼 때 통증을 일으키기도 한다. 신장 결석을 예방하는 가장 좋은 방법은 물을 많이 마셔서 소변이 농축되어 결정을 형성하는 것을 막는 것이다.

장腸

만약 몸속에 있는 장을 꺼내 2층짜리 집에 기다랗게 펼쳐놓는다면 물론 그래선 안 되지만 앞마당에서 꼭대기 층 창문까지 닿을 것이다. 그 길이가 무려 8m나 된다. 바로 이 장이 우리 몸에서 중요한 배관 역할을 한다. 위에서부터 시작되는 소장은 음식물에서 대부분의 영양분을 흡수한다. 반면 소장보다 더 크지만 길이는 짧은 대장 혹은 결장은 음식물에서 나머지 수분을 빨아들여 찌꺼기를 대변으로 만든다.

신경전달물질과 호르몬의 측면에서 볼 때, 장은 화학적으로 두뇌와 가장 유사한 기관이다. 장에 분포된 신경은 장을 둘러싼 근육을 움직여서 음식물을 아래로 이동시킨다. 장이 음식물을 밑으로 내려보내 배설까지 이어지는 과정은 마치 인기 연예인 매니저가 팬들이 보낸 편지를 훑어보는 것과 같다. 즉, 어떤 것을 남겨두고 어떤 것을 버릴지 정한다.

대부분의 사람은 뇌와 장의 신경전달물질이 얼마나 밀접한 관련이 있는지 잘 모른다. 무기력하고 우울한 기분, 또는 한 치수 늘어난 허리 사이즈 등 일상생활의 하나하나가 우리가 어떤 음식을 먹을 것인지 결정하는 데에 큰 영향을 미친다. 외부에서 오는 여러 가지 자극에 우리가 각각 다르게 반응하는 것처럼 장도 외부 세계로부터 오는 여러 요인에 대해 다르게 반응한다. 어떤 사람은 뙤약볕이 내리쬐는 해변에서 비치발리볼을 신나게 즐기지만, 어떤 사람은 습하고 어둑어둑한 동굴 탐험을 즐기는 것처럼 사람마다 그리고 때에 따라 다른 것이다. 예를 들어, 훈제 소시지를 먹으면 웬만한 나무 한 그루는 쑥 뽑을 만큼 많은 에너지를 얻을 수는 있지만, 자칫 몸이 너무 무겁고 둔해질 수 있다.

또 장은 잘못된 음식을 먹었을 때 경고 신호를 보낸다. 장은 독특한 면역 세포로 단단히 무장한 섬세한 기관으로, 당신이 소화하지 못하는 음식은 물론 선조가 감당해내지 못한 음식에 대한 기록까지 파악하고 있다. 만약 그런 음식물이 들어오면 일단 가스를 만들어 경련을 일으킨다. 장이 보내는 1차 SOS 신호인 것이다. 심한 경우 배 속을 쥐어짜는 듯한

사실인가 거짓인가?

설사의 가장 좋은 치료법은 저절로 낫기를 기다리는 것이다

❊❊❊ 설사의 가장 흔한 원인은 감염체가 독소를 분비해 소장 벽을 마비시키고 소장 안으로 수분이 빠져나오게 하는 것이다. 그래서 화장실에 앉으면 마치 물총을 쏘는 듯 배설물이 나온다. 치료법은 오직 화장실에서 진을 치거나 감염이 끝날 때까지 기다리는 것뿐일까? 물론 아니다. 소고기 미음을 먹으면 필수적인 당을 공급해 소장의 내벽을 보호해 도움이 된다. 때로 칼슘 알약도 효과가 있는데, 이유는 정확히 밝혀지지 않았지만 장 근육 운동을 지연시켜 빠른 배설 과정을 막는 것으로 보인다.

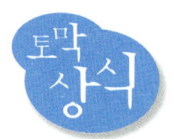

토막상식

포도 주스는 콜레스테롤을 저하시키는 스타틴계 약물 효능을 강화해준다. 그래서 날마다 포도 주스를 한 컵 정도 마시면 스타틴계 약물 복용량을 4분의 1로 줄여도 된다. 단, 포도 주스는 단점 또한 안고 있다. 스타틴계 약 효능은 강화시키지만, 동시에 항고혈압 약물인 칼슘 차단제나 벤조디아제핀계 항불안제, 일부 항우울제 졸로프트, 그리고 일부 부정맥 치료제 아미오다론, amiodarone를 복용할 경우 부작용을 일으키기도 한다. 따라서 포도 주스를 좋아한다면 약을 장기적으로 복용해야 할 경우 의사와 반드시 상담해야 한다.

반란을 일으키기도 한다. 하지만 대체로 소장은 진짜 영양학적 비상사태, 예를 들어 너무 기름진 음식만 계속해서 먹어대는 경우가 아니라면 성질을 부리지 않는다. 그런 만큼 소장에 좀 더 주의를 기울여야 한다.

몸 전체에 골고루 분포하고 있는 혈관 시스템은 음식물에서 얻은 영양분을 주요 신체 기관으로 운반한다. 한 사람의 심장에 이르기 위해서는 반드시 위를 통해야 한다는 점을 과학적으로 입증하는 셈이라고나 할까?

소장에서 영양분을 흡수하고 나면 남은 음식 찌꺼기들은 일단 맹장으로 이동한다. 맹장은 대장의 시작 부분으로 소장에서 넘어온 음식물을 임시로 저장한다. 여기서 잠깐 짚고 넘어갈 것이 있다. 이른바 맹장염은 이 맹장에서 생기는 것이 아니라 맹장에 붙어 있는 충수돌기에서 생긴다. 그러므로 맹장염은 엄밀히 말해 충수돌기염이라고 하는 것이 맞다.

맹장에서 잠시 머물던 음식물 찌꺼기는 곧 대장 결장으로 이동하고, 대장은 음식물에서 남은 수분까지 마저 빨아들인다. 액체를 모두 빼앗기고 음식물 찌꺼기 덩어리가 남는데, 이것이 곧 대변이다. 단단해진 찌꺼기는 그림 6.3에서 보는 바와 같이 소화기 끝에 있는 직장으로 이동한다. 그런데 비위생적으로 만든 샌드위치에 붙어 있던 세균이 이 과정을 방해한다면? 그렇다. 바로 설사병이 생기는 것이다.

섬유질을 충분히 섭취하면 찌꺼기 덩어리가 잘 만들어지고, 그 덩어리는 대장을 말끔히 청소하면서 내려가 구불구불한 직장에 서서히 쌓여 배출될 순간만 기다린다. 반대로 섬유질이나 물을 너무 적게 섭취하면 변

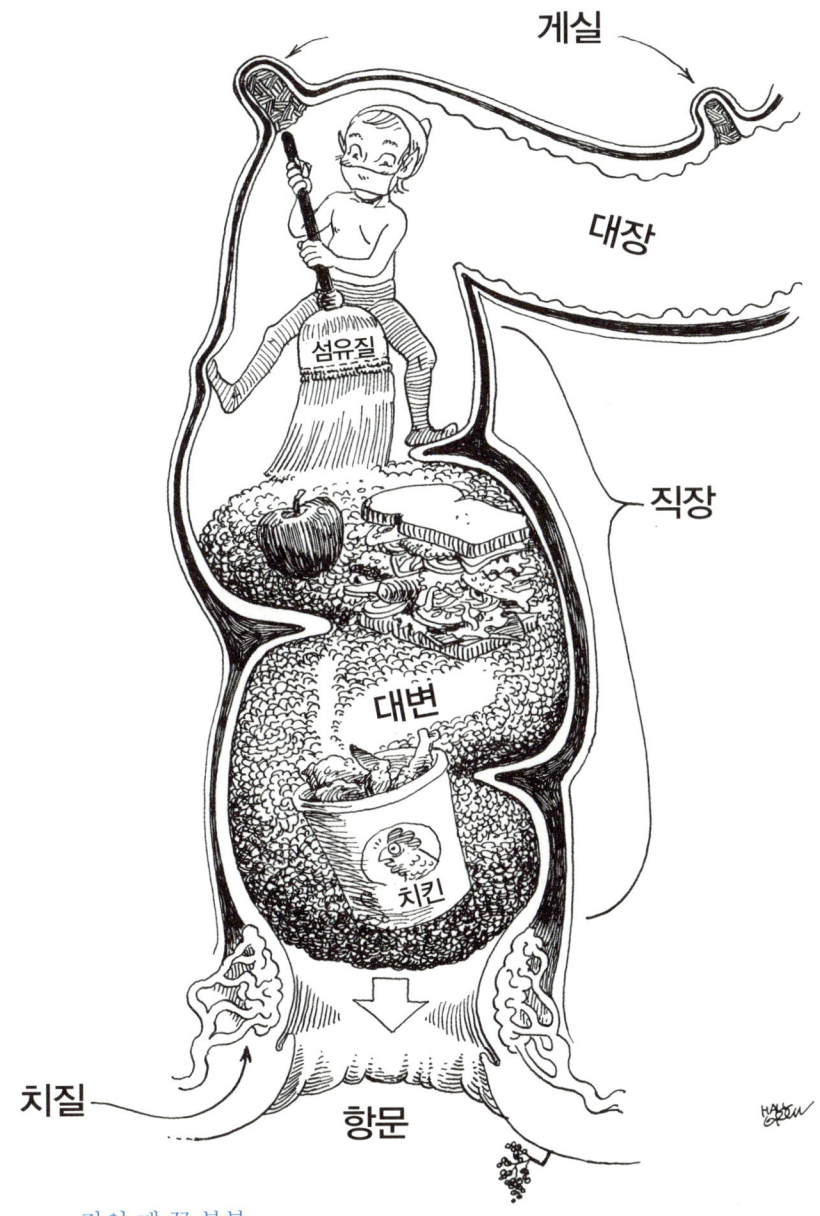

[그림 6.3] 장의 맨 끝 부분

섬유질을 충분히 섭취하면, 자연스럽게 변은 대장에서 이동하여 항문 근처에 있는 직장에 모였다가 항문으로 배출된다. 배출된 변이 변기에 떨어지면 바나나 모양의 형태를 그대로 유지한다. 변비나 설사 등 장 건강에 문제가 있으면 이 모양이 흐트러지고 또 대변이 딱딱해져 치질이 생기고 치질로 인해 혈관에 상처가 나서 출혈이나 통증을 일으킬 수도 있다. 또 섬유질이나 물 섭취가 부족하면 위장에 게실이 만들어질 위험도 높아진다.

✱ 어떤 GALT를 갖고 있는가 ✱

내장은 장 관련 림프조직(GALT, associated lymphoid tissue)을 통해 외부 환경으로부터 적의 침입을 막는다. GALT는 가까이에서 늘 대화하는 세 가지 요소, 미생물·점막·국소면역 체계로 구성되어 있다. 내장에 기생하는 세균들은 새로운 세균의 침입을 막는다. 내장의 점막은 세포로 이루어진 방패로 외부 물질과 미생물이 상호작용하는 주요 장소이다. 점막은 점액층을 사용해 방어막을 만들고 이는 물리적·화학적 경계가 된다. 내장은 우리 몸의 1차적 면역 기관으로, 태어날 때부터 가지고 있거나 후천적으로 습득된 장 관련 림프조직에 의해 면역 기능을 수행한다. 이 면역 체계는 음식물의 항원이나 이미 내장에 살고 있는 세균은 잘 참아내지만, 인체에 위협적인 미생물들은 배척한다. 이러한 내재된 방어 체계와 함께 프로바이오틱 같은 세균을 섭취하면 내장의 방어 체계를 더욱 강화할 수 있다.

비가 생기고 '게실(憩室, 식도, 위, 장 등에서 벽의 일부가 바깥쪽으로 돌출하는 것)'이 생길 위험이 크다.

장 내벽은 세 겹이나 되는 층으로 싸여 있다. 근육 사이에 작은 흠이라도 생기면 대변이 그 틈으로 들어가 진흙처럼 굳어진다. 이렇게 되면 대장 바깥쪽으로 작은 엄지손가락만 한 주머니가 튀어나온 것처럼 보인다. 이것을 게실이라 하며, 이 부위에 생긴 염증을 게실염이라고 한다. 게실은 대변을 이동시키기 위해 대장벽이 크게 수축할 때 주로 생긴다. 섬유질을 적게 섭취할 경우 음식 찌꺼기가 별로 생기지 않기 때문에 덩어리가 작아지고, 대장벽은 그 작은 덩어리를 직장으로 내려보내기 위해 지나치게 수축할 수밖에 없다.

   당신이 항문괄약근을 이완시켜 직장을 통해 배설물을 몸 밖으로 내보내기 전에 배설물을 준비하는 것이 바로 장이 하는 일이다. 그리고 그 최종물인 대변은 소화계가 얼마나 건강한지 알려주는 가장 중요한 단서가 된다. 화장실에 가서 직접 테스트해보자. 바나나 두 개가 서로 엇갈린 모양, 즉 S형 대변이 가장 좋다. 만약 그런 모양이 아니라면 장이 제 역할을 충분히 해내지 못한 것이다. 대변이 너무 단단하면 한 덩어리씩 똑똑 떨어지는데, 이 경우 항문 정맥에 상처를 내고 심할 때는 출혈과 통증까지 수반한다. 소리로도 테스트가 가능하다. 최적 상태의 대변은 유명 수영 선수가 다이빙할 때처럼 '첨벙' 하는 소리 없이 조용히 물속으로 잠수한다. '두두두둑' 하고 기관총을 발사하는 듯한 소리가 아닌, 농구공이 골대에 들어갈 때 '슉' 하고 나는 그런 소리 말이다. 좀 더 사실적으로 말하자면, 물에 닿는 순간에도 대변이 아직 몸에 연결되어 있다면 가장 이상적이다.

   더러 대변에 피가 섞여 나올 때가 있는데, 선홍색 피가 약간 비치는 정도라면 대부분 치질이 원인이다. 이때 단 한 방울의 피로도 변기 전체가 빨갛게 변할 수 있는데, 그리 놀랄 일은 아니다. 그래도 일단 혈변이 있다면 다른 원인이 있을 수도 있으니 의사에게 진찰을 받는 것이 좋다. 오히려 눈에 보이지 않을 정도로 혈액이 아주 적게 섞여 나올 경우가 문제일 때도 있다. 이때 받는 검사를 대변 잠혈 검사_{대변에 혈액이 있는지를 알아보는 검사}라고 하는데, 40세 이상 성인은 해마다 한 번씩 받는 것이 현명하다. 그냥 대변을 조금 받아 검사를 요청하면 되므로 과정도 아주 간단하다.

   대변 검사만으로는 정확한 원인을 밝혀낼 수 없을 때 대장 내시경을

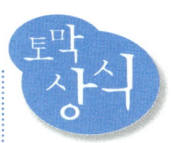

독일은 세계적으로 유명한 변비의 나라이다. 그 이유는 센나senna라고 하는 신경독neurotoxin을 변비약으로 남용하기 때문이다. 센나는 변비를 해결하기는 하지만 효과가 단기적이며, 장기적으로는 내장의 신경세포를 파괴해 내장 근육의 수축을 떨어뜨린다. 시간이 지날수록 신경세포는 약화되고 전기적 자극이 없어지면 변비는 점점 더 심해진다.

✳ 액상과당을 조심하라 ✳

소화계에는 배고픔과 식욕을 통제하는 두 가지 주요 호르몬이 있다. 첫째, 그렐린ghrelin은 위에서 분비되며 식욕을 증가시킨다. 공복 상태일 때 배고픔을 느끼는 것은 바로 위가 그렐린을 내보내 먹을 것을 달라고 신호를 보내기 때문이다. 둘째, 배가 부를 때는 지방세포에서 렙틴leptin이라는 호르몬이 분비돼 '배불러. 이젠 그만 좀 먹어' 하고 뇌에게 알려준다. 이어서 당신은 식사를 그만하게 되는 것이다.

최근 우리 식습관에 가장 나쁜 영향을 미치는 것은 액상과당이라는 당분이다. 액상과당은 설탕 대용 물질로, 음료수나 과자 등 단맛을 내는 대부분의 식품에 들어 있다. 그런데 이 액상과당이 렙틴 분비를 억제해 뇌가 배부르다는 신호를 받지 못하게 한다. 이런 상황에서 그렐린이 계속 분비되다 보니 위에 음식이 있는데도 끊임없이 배고프다는 느낌이 든다. 배고픔과 배부름을 주관하는 주요 호르몬 조절에 이중으로 실패함으로써 칼로리 섭취가 늘어나고 덩달아 몸무게도 늘어난다. 식품 제조 회사가 내놓는 저지방 식품에도 액상과당으로 함정을 파놓았다. 지방을 대신해서 식품의 맛을 내기 위해 아무 영양가도 없고, 칼로리만 있는 설탕과 액상과당을 사용하는 것이다.

잠의 양과 위장 기능은 아주 긴밀하게 연결되어 있다. 다이어트를 위해 식사량을 줄이고 싶다면 잠을 더 자라. 잠을 충분히 자지 않으면 그렐린 분비가 더 많아지고 렙틴 분비는 더 줄어든다. 따라서 잠이 부족하면 더 자주 먹게 되는데, 이것은 액상과당을 먹는 것과 똑같은 영향을 끼친다.

시행한다. 대장 내시경을 하면 무엇보다 대장암으로 발전하기 전에 암전구병변_{암으로 발전할 위험성이 있는 조직의 변화}이 될 수 있는 용종_{위나 장에 생기는 양성종양으로 암이 아님} 발견이 가능하다. 용종을 일찍 발견하

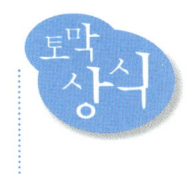

우리는 매일 0.5~1.5L나 되는 방귀를 만든다. 그러나 이 가운데 냄새가 나는 방귀는 1%도 채 안 된다.

면 간단히 제거해주는 것으로 끝날 수 있다. 현재 40대 이상이며, 가족 가운데 대장암에 걸린 병력이 있다면 3년마다 한 번씩 대장 내시경 검사를 하는 것이 좋다. 가족력이 없다 해도 50세를 넘기면 대변 잠혈 검사는 해마다 하고, 동시에 5~10년에 한 번씩 대장 내시경 검사를 받아야 한다.

사람은 해마다 그랜드피아노 한 대 무게 정도의 대변을 만들어낸다. 장은 그만큼 막중한 일을 감당한다. 그러므로 장의 건강 상태를 확인하기 위해 위에서 권고한 정기 검사를 반드시 하고, 가끔씩 대변 모양과 혹시 피가 섞여 나오지는 않는지 살펴야 한다.

야심만만한 축구 선수처럼 우리의 장도 한 덩어리의 굵은 대변을 원한다. 대변이 굵으면 장은 그것을 항문 쪽으로 쉽게 밀어낸다. 반면 대변량이 적을 때는 마치 출퇴근 시간의 차량 행렬처럼 천천히 그리고 고통스럽게 장을 빠져나갈 수밖에 없다. 그 과정에서 수분이 흡수되어 점점 더 단단해지기 때문에 배변할 때 더욱 고통스러움을 느낀다. 이것이 치질을 악화시킨다.

모든 과정을 순탄하게 하는 가장 좋은 방법은 물을 충분히 마시고, 섬유질 섭취와 신체 활동을 늘리는 것이다. 물을 마시면 대장이 좀 더 쉽게 수분을 흡수하고, 신체 활동은 장운동을 촉진해 배변을 유도하며, 잡곡밥이나 채소, 과일을 많이 먹어 섬유질 섭취를 늘리면 대변량이 많아져 배변이 한결 쉬워진다.

장은 방귀도 만들어낸다. 방귀는 소리와 냄새가 동시에 난다. 콩, 맥주,

시금치 등 어떤 음식을 먹었든 모든 방귀는 소화관에 있는 수조 마리나 되는 장내 세균이 음식물을 발효시키는 과정에서 만들어진다. 장내 세균이 발효시키기 좋아하는 특정 음식물을 먹었다면 방귀가 더 많이 생긴다. 사람은 하루 평균 14회 정도 방귀를 뀐다. 그러므로 결혼 서약을 하는 중만 아니라면, 방귀를 뀌는 것은 절대 부끄러운 일이 아니다.

직장

사람마다 소화 시간이 다르다. 하지만 대개 소화 시작부터 최종 단계까지 대체로 평균 4시간이 걸린다. 최종 단계는 항문이며, 항문으로 이어지는 통로가 바로 직장이다. 직장은 대변이 우리 몸에서 바깥으로 빠져나가게 해주는 미닫이문과 같다. 이 부위에서 일어나는 가장 흔한 병이 바로 치질이다. 치질은 하부 직장과 항문의 정맥이 늘어난 상태를 말한

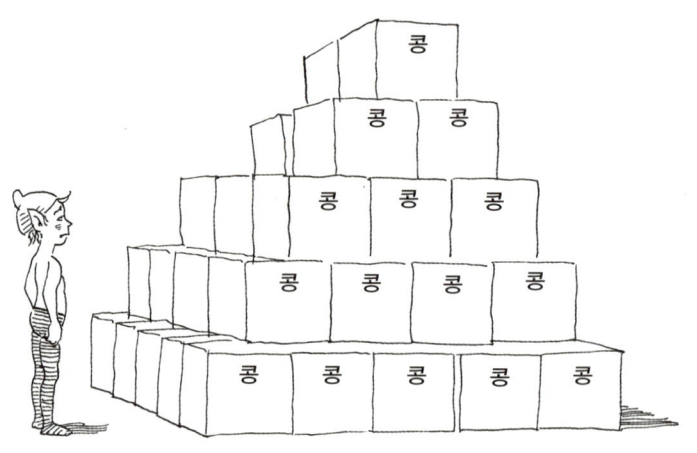

다. 치질은 출혈, 가려움, 통증을 일으키는데, 보통 아침에 변기에 앉아 힘을 주다가 그 압력에 정맥이 늘어나면서 생긴다.

> **사실인가 거짓인가?**
>
> **땅콩이 게실염을 만든다**
>
> ❋❋❋ 이론상으로는 땅콩이 대장의 작은 주머니인 게실에 끼일 수 있다. 하지만 실제로 그런 문제를 일으키지는 않는다. 물론 지금까지 그런 일로 병원을 찾아온 사람도 없다. 게실의 주요 요인은 섬유질과 물을 충분히 섭취하지 않기 때문이다.

위장 젊게 만들기 작전

우리가 섭취하는 음식물을 여러 아이들이 섞여 있는 고등학교 교실과 비슷하다. 몸에 좋은 음식과 몸에 해로운 음식 사이에 그저 그런 음식도 자리한다. 이때 해로운 음식이란 우리 몸에 남아서 나쁜 영향을 미치고 동맥을 지방 덩어리로 채우는 녀석들이다. 그런데 우리는 햄버거나 튀김, 밀크셰이크가 몸에 얼마나 해로운 음식인지 알면서도 먹는 순간의 즐거움을 잊지 못해 꾸준히 먹는다. 소화기관의 건강을 증진시키기 위해 당신이 할 수 있는 것은 즐겨 먹어야 할 음식과 입 근처에 대지도 말아야 할 음식을 구별하는 것이다.

젊게 만들기 작전 1 | 물과 섬유질을 많이 먹어라

우리는 공기와 물을 포함해 참 여러 가지 음식물을 날마다 입으로 삼킨다. 소화기관이 하루도 쉬지 않고 일하는 만큼 소화기관에 문제가 생기는 것을 예방하려면 섬유질과 물을 많이 먹는 것이 가장 좋다.

• **섬유질** • 섬유질은 주요 음식물을 위한 봉사자이다. 봉사자라는 역할은 썩 매력적이지는 않지만 굉장히 훌륭한 일을 한다. 섬유질은 소화

사실인가 거짓인가?

섬유질이 대장암을 예방한다

❋❋❋ 섬유질이 소화관에 매우 좋은 영양소이기는 하지만, 그렇다고 대장암까지 예방해주지는 못한다. 하루에 소아용 아스피린을 2알 복용하면 대장암에 걸릴 확률은 40%까지 낮출 수 있고, 엽산이나 칼슘을 많이 섭취하면 30%까지 낮출 수 있다. 하지만 대장암 예방에 가장 좋은 방법은 대장 내시경을 정기적으로 받아서 암 전 단계의 용종을 발견하는 것이다. 하나 더, 대변에 피가 섞여 나오는지 정기적으로 검사하는 것도 많은 도움이 된다.

가 다 끝난 음식물 찌꺼기들을 덩어리지고 부드럽게 만들어 대장을 쉽게 통과하게 해준다. 그렇게 해서 게실염이나 치질 같은 질병을 예방하는 데 혁혁한 공을 세운다. 섬유질은 오직 식물에만 존재하고, 소화관을 통과해도 거의 소화가 되지 않는다. 섬유질은 열량은 없으면서도 포만감을 주기 때문에 과식 억제에도 아주 좋다.

수용성과 비수용성 섬유질이 있는데, 모두 우리 몸에 득이 된다. 비수용성 섬유질은 물에 쉽게 용해되지 않고 장내 박테리아에 의해 분해되지도 않는다. 비수용성 섬유질은 콜레스테롤을 낮추지는 못하지만 소화관에 좋은 영향을 미친다. 오렌지나 포도, 건포도, 말린 과일, 고구마, 완두콩류, 호박 등에 많다. 특히 현미와 같은 정제하지 않은 곡류에 많이 들어 있다. 한편 물에 용해되는 수용성 섬유질은 신진대사와 소화를 돕고 혈당 수치를 안정화시킨다. 이 섬유질은 귀리나 보리, 호밀 같은 곡류에 많고, 콩이나 팥 같은 두류에도 들어 있다.

강낭콩	3숟가락, 13g
메밀 시리얼	1컵, 10g
대두	반 컵, 10g
아몬드	24개, 5g
땅콩	30개, 5.5g

건강 나이로 따져본다면, 하루에 25g의 섬유질을 섭취하는 사람은 12g을 먹는 사람보다 3년은 더 젊게 살 수 있다. 게다가 날마다 섬유질 섭취

를 10g씩 늘리면 심장병 발병 위험을 29% 정도 낮출 수 있고, 이렇게 함으로써 1.9년이나 젊게 살 수 있다고 밝힌 연구도 있다.

• **물** ● 수영장에서 미끄럼틀을 타본 사람이라면 물이 미끄럼틀에서 어떤 역할을 하는지 알 것이다. 윤활유 역할을 해서 보다 빨리 그리고 부드럽게 미끄러지도록 돕는다. 만약 물이 없다면 마찰이 너무 심해서 물이 있을 때보다 시간이 두 배 정도는 더 걸릴 것이다. 소화기에서의 물은 천연 윤활유로 음식물이 미끄러져 내려가는 것을 돕는다. 또 하나의 큰 장점이 있는데, 바로 입 냄새를 줄여준다는 것이다.

입 냄새는 위 속 세균과 음식물 냄새가 입까지 올라오기 때문에 생기기도 한다. 물을 마시면 이러한 물질들이 쓸려 내려가므로 누군가를 만나기 전에 물을 한 잔 마시면 입 냄새 걱정을 하지 않아도 된다. 단, 여기서 물은 음료수가 아닌 순수한 물이어야 한다. 해로운 첨가물이 들어 있고 칼로리만 높은 음료수를 마시면 속이 부글거리고, 오히려 허기를 느끼며, 결국 뚱뚱해진다. 다이어트 콜라를 주로 마시고, 칼로리가 낮은 음료수를 마신다 하더라도 입 냄새를 억제하는 데는 물만 한 것이 없다.

신장 결석의 주요 원인 또한 물이 부족하기 때문이다. 몸이 충분한 수분을 섭취하기 위해서는 적어도 하루에 2L 이상의 물을 마셔야 한다.

젊게 만들기 작전 2 **식습관을 바꿔라**

빨리 먹기 대회 같은 것을 보면 사람마다 먹는 방식이 참 다양하다. 어떤 음식을 먹느냐도 중요하지만, 먹는 습관을 약간만 바꾸어도 건강에 매우 좋은 효과를 볼 수 있다.

● **밤참을 피하라** ● 한밤에 과자를 즐겨 먹는다면 이제 아령 운동을 하며 토크쇼 프로그램을 보는 쪽으로 습관을 바꿔라. 먹은 뒤 바로 누우면 위산이 식도로 역류해서 가슴속이 타는 느낌을 받을 수 있는데, 반복되면 위식도역류 질환이 심해진다. 만약 위식도역류 질환을 앓고 있다면 매운 고추나 카페인이 든 음료, 술 등 위산 분비를 촉진하는 음식은 피해야 한다. 개인차가 있지만 일부 약물은 복용 시 물을 충분히 마시지 않으면 위식도역류 질환의 원인이 되기도 한다.

● **새 그릇을 구입하라** ● 보다 작은 그릇에 음식을 담아라. 연구 결과에 따르면, 먹을 때 시각적 효과가 소화 과정을 느리게 하는 강력한 신호를 보낸다고 한다. 작은 그릇에 음식을 담아 먹으면 열량 섭취는 줄어들지만 큰 그릇에 먹는 사람과 비슷한 포만감을 느낀다. 음식을 차릴 때나 외식할 때 그릇 크기를 선택할 수 있다면 작은 것일수록 좋다. 식사량을 줄임으로써 동맥과 면역 체계의 노화를 막아주기 때문에 3년은 더 젊게 사는 효과를 볼 수 있다.

● **소화관을 속여라** ● 비만한 사람 가운데 위절제술을 받고 체중을 줄여서 주목받는 경우가 있다. 위의 많은 부분을 제거해 전처럼 음식을 많이 먹지 못하기 때문이다. 하지만 최근에는 그런 사람이 배가 고프지 않은 이유가 반드시 위가 줄어들어서 그런 것이 아니라 위의 일부가 제거되어 식욕을 일으키는 그렐린 호르몬의 생성이 줄어서라는 사실이 밝혀졌다.

그런데 그렐린 호르몬은 위뿐 아니라 장에서도 생성된다. 장이 비어 있을 때 분비되므로 배고프다는 느낌이 없으면 호르몬 생성 작용도 둔해진다. 바로 소화가 더딜수록 공복이 되는 속도도 느려지고 배가 부르니

과식하는 것도 막을 수 있다. 섬유질이 그런 역할을 한다. 또 식사 전에 약간의 지방을 섭취하면 공복 상태가 빨리 찾아오는 것을 막을 수 있다. 만약 아침 식사로 차와 버터를 바르지 않은 빵을 먹었다면 20~30분 지나면 곧 간식이 먹고 싶을 것이다. 하지만 만약 그 빵에 땅콩버터나 사과버터를 발랐다면 3시간 반 정도 지나서야 배가 고파온다.

배부르다는 느낌이 있으면 모든 과정이 느려진다. 식사 때마다, 특히 가장 푸짐한 식사를 하는 저녁 식사 전에 지방을 약간 섭취할 것을 권한다. 이때 건강에 좋은 단순포화지방산을 약 7kcal 섭취하면 딱 좋은데, 호두 6개 또는 땅콩 20개 정도면 충분하다. 여분의 지방은 우리 몸에서 또 한 가지 좋은 역할을 한다. 토마토에 들어 있는 리코펜 같은 지용성 영양소를 잘 흡수하도록 도와준다.

• **후식을 바꿔라** • 초콜릿이나 과자처럼 단것으로 식사를 마무리하는 서양식 식사 습관이 점점 보편화되고 있다. 이러한 후식은 허리 치수를 늘리는 데 한몫 단단히 할 뿐 아니라 당분이 많기 때문에 치아에 세균이 쌓인다. 이제부터 후식을 바꿔보자. 유럽 사람들처럼 샐러드를 맨 마지막에 먹으면 어떨까? 혹은 저지방 치즈를 85g 정도 먹거나 땅콩 몇 개를 깨물어 먹는 것도 좋다. 치즈나 땅콩은 몸에 유해한 설탕이나 치태를 치아에서 제거해주기도 한다.

젊게 만들기 작전 3 먹는 음식에 민감해져라

완벽하게 건강한 사람은 아무도 없다. 그럼 우리의 목표는 무엇인가? 건강을 향상시키고 보다 젊고 활동적인 삶을 영위하는 것이다. 만약 당신의 소화기 건강지수가 1부터 10 중 점수를 매길 경우 4라고 가정해보자. 더 건강하다고 해서 반드시 10일 필요는 없다. 8 정도로만 향상되어도 배 속이 편안해질 것이다. 그것만으로도 더 편안히 오래 살 수 있다.

만약 가끔 배 속에서 꾸르륵거리는 소리가 나면서 신경 쓰이고 걱정스럽고 귀찮다면 몇 주 동안 이상한 과학자 놀이를 해보자. 물론 사람마다 몸은 다르지만 과학 실험과 같은 간단한 방법을 통해 알아갈 수 있다. 재료를 섞고 배합하다 보면 우리 몸이 요구하는 가장 좋은 배합물을 찾을 수 있다. 어떤 음식을 먹는지를 두고 실험이라고 할 만큼 복잡한 과정을 거쳐야 하는 데는 충분한 이유가 있다. 음식이 소화에 큰 영향을 끼치기 때문이다. 그러므로 어떤 음식이 문제를 일으키는지 찾아내고, 우리 몸을 위해서 몸에 대한 스스로의 생각이나 생활 방식 등을 바꾸기도 해야 한다. 세상에는 수많은 음식이 있으므로 우선 특정 음식물을 배제하는 것이 최고의 실험 방법이다.

이 테스트는 3일 연속 특정 음식군을 완전히 배제하는 방식이다. 중요한 것은 이 기간 동안 몸의 활력과 피로감, 규칙적인 소화 정도를 정확히 기록해야 한다. 그다음에는 다시 그 음식을 먹기 시작하면서 어떤 변화가 생기는지 또는 작은 느낌까지 모두 기록한다. 이때 만약 먹었을 때 속이 불편한 음식이 있다면 그 음식이 바로 당신이 피해야 하는 녀석이다. 다음 순서대로 음식군을 식단에서 2~3일 간격으로 하나씩 제외시켜라.

- 밀가루 음식
- 유제품
- 단백질
- 탄수화물 설탕 포함
- 지방
- 인공색소

이러한 음식물을 식단에서 제외시키면 몸이 뭔가 달라지는 것을 느낄 수 있다. 예를 들어 포화지방산이나 트랜스지방산을 제외시키면 활력이 더욱 느껴진다. 이러한 변화를 느꼈을 때 기분이 좋으면 계속해서 포화지방산을 적게 섭취한다. 이 과정이 바로 인식이다. 즉 어떤 음식을 먹으면 몸이 불편하고, 어떤 음식이 운동하고 싶게 만드는지 알아가는 과정이다.

한편 3일 배제 식이3일 연속 특정 음식군을 완전히 배제하는 방식 과정을 통해 우리 몸에 있는 미세한 알레르기 반응도 찾아낼 수 있다. 일부 음식 알레르기는 엉성한 머리카락 이식처럼 눈에 띄지만 어떤 것은 좀체 알아채지 못하는 경우도 있다. 경미한 알레르기의 경우 마치 콧물, 두통 같은 감기 초기 증세를 자주 일으키기도 한다.

3일 배제 식이 실험은 불편감을 주는 음식을 찾아내 피할 수 있도록 도와준다. 또 무엇보다 소화기뿐 아니라 몸의 전반적 건강과 젊음을 지키기 위해 유용한 습관이 몸에 배도록 해준다.

젊게 만들기 작전 4 보충제를 섭취하라

매운 국물 한 사발이나 매운 고추를 먹고 속이 따갑고 뒤틀리는 것을 경험하고 나면, 음식이 우리 소화관에 얼마나 강력하게 영향을 미치는지 실감할 수 있다. 몇 가지 보충제를 섭취함으로써 소화기에서 발생할 수 있는 여러 문제를 해결할 수도 있다.

• **장을 매끄럽게 만들어라** • 실리움psyllium, 차전자은 지중해산 식물로 만든 보충제이다. 대변을 덩어리지게 만들고 장이 수분을 흡수하는 것을

도와줌으로써 소화 흐름을 원활하게 한다. 하루에 한 스푼씩 섭취하면 좋은데, 이때 물을 충분히 마시지 않으면 마치 콘크리트를 먹은 것처럼 불편하게 느껴질 테니 물을 꼭 충분히 마시자.

• **방귀를 참아라** • 방귀가 자연스러운 반응이기는 하지만 사무실이나 엘리베이터에서 방귀를 뀌면 좀 곤란하다. 처방전이 필요 없는 일반 약 가운데 시메티콘simethicone, 가스 제거제 성분을 포함한 약소화세류을 먹으면 방귀를 억제할 수 있다. 시메티콘이 방귀 거품을 잘게 부숴 방귀를 줄여준다. 또 요리하기 전날 밤 콩을 물에 담가놓았다가 사용하는 것도 방귀를 줄이는 방법이다. 불린 콩은 방귀를 만드는 화합물을 잘게 부수기 때문이다. 단, 불린 콩을 요리할 때는 반드시 새 물을 사용하라.

• **비타민 B를 섭취하라** • 나이가 들면 음식을 통해서 비타민 B_{12}를 흡수하기가 어렵다. 그만큼 비타민 B_{12} 결핍은 매우 흔한데, 우리 가운데 85% 정도가 필요한 만큼 섭취하지 못한다. 음식에서 비타민 B_{12}를 섭취하기 위해서는 위에서 분비되는 내인자위 점막 세포에서 분비되어 비타민 B_{12}의 흡수를 돕는다가 필요한데, 가설에 따르면 내인자는 나이가 들면서 줄어들어 70세가 넘으면 아예 없어진다고 한다. 따라서 주사나 알약으로 비타민 B_{12}를 섭취해야 한다. 하루 섭취 용량은 25mcg 정도로 날마다 식사나 보충제로 섭취하면 1년은 젊게 사는 효과를 볼 수 있다. 한편, 엽산800mcg을 섭취하

사실인가 거짓인가?

만약 만병통치약이 있다면 그건 아스피린이다

❊❊❊ 아스피린에 항노화 효과가 많아 각광을 받고 있지만, 아스피린이나 이부프로펜 같은 소염진통제는 위장 장애를 잘 일으킨다. 위의 두 약은 동맥경화를 억제하는 것으로 알려져 있지만, 아이러니하게도 위장에서는 오히려 염증을 진행시켜 위염이나 심지어 위궤양까지 만들기도 한다. 이와 같은 위장 부작용을 최소화하기 위해서는 서서히 조금씩 녹아서 흡수되는 아스피린을 먹어야 한다. 현재 심혈관 질환을 예방하기 위해 처방하는 아스피린이 대부분 이러한 제형이다. 아스피린을 먹을 때 미지근한 물을 한 컵 이상 마시는 것도 위장 부작용을 줄이는 데 도움이 된다.

면 잇몸 염증과 치태 생성을 억제하는 효과를 볼 수 있다.

젊게 만들기 작전 5 양치질에 3분 이상 투자하라

불소로 양치질을 하면 이에 있는 세균을 없애준다는 것은 익히 알고 있다. 또 거울 앞에 서서 지금보다 조금만 더 오래 양치질을 한다면 보다 더 건강한 삶을 누릴 수 있다.

● **치실을 사용하라** ● 날마다 치실질을 하라. 한 번의 치실질로 잇새에 있는 500마리 이상의 박테리아가 죽고, 각종 잇몸 질환 관련 염증도 줄여준다. 이 글을 읽고 오랜만에 치실을 든 사람이라면 한 가지 기억해둘 것이 있다. 오랜만에 치실질을 하면 출혈이 있게 마련이니 놀랄 것 없다. 하지만 일주일 간격으로 치실질을 하는데, 매번 출혈이 있다면 잇몸 질환이 있다는 신호이다. 양치질과 치실질을 날마다 하고, 6개월에 한 번씩 치과에 가면 6.4년을 젊어지는 효과가 있다. 그 결과 잇몸뿐 아니라 동맥에서 일어날 수 있는 염증 억제 효과까지 볼 수 있다. 그뿐만 아니라 치실질은 잇몸은 물론이고 심장과 성생활에도 도움을 준다. 시간이 부족한가? 그렇다면 모든 치아는 말고 꼭 필요하다 싶은 잇새만이라도 치실질을 하라.

그 외에도 사과와 같은 섬유질이 많은 식품을 먹거나 무설탕 껌을 씹는 것도 잇몸 질환 예방에 좋다. 이 과정에서 침이 생성돼 잇몸 질환의 원인이 되는 구강 건조를 막아주기 때문이다.

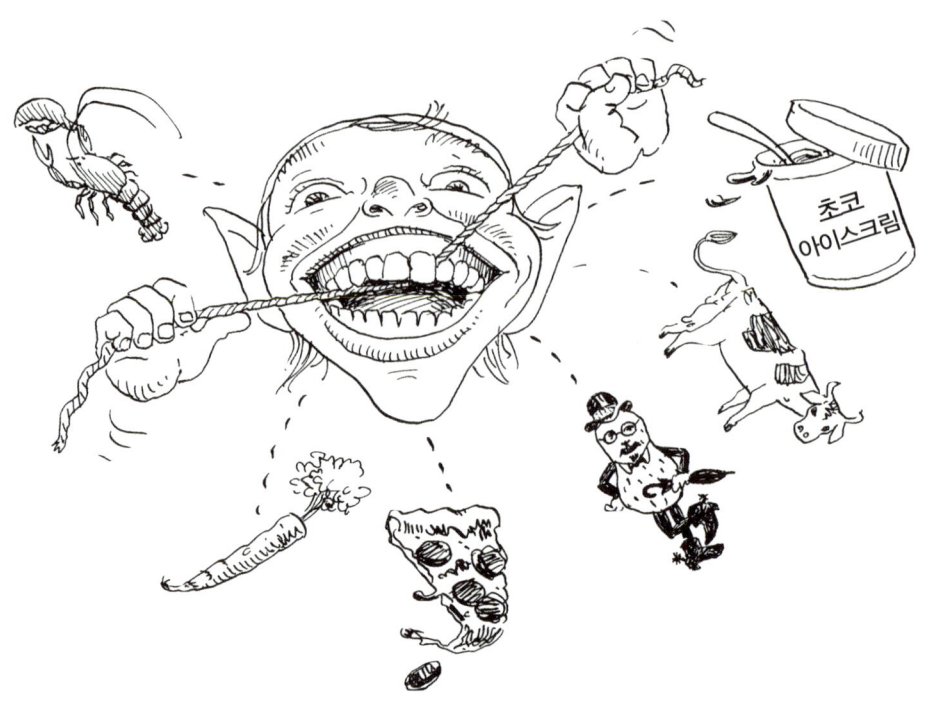

- **혀를 닦아라** 세균은 치아 사이에만 숨어 있는 것이 아니다. 세균은 혀에까지 골고루 퍼져 있다. 따로 도구를 사용해 혀 표면을 긁어내거나 칫솔질을 해주면 구취를 유발하는 세균이 일부 닦여 나간다.

- **웃어라** 치아를 한번 살펴보라. 치아 표면이 평평한 사람은 이를 꽉 깨물고 잔다는 증거이다. 이런 경우 턱관절 질환에 걸리기 쉽다. 왜 그럴까? 세 발 달린 등받이 없는 의자를 생각해보라. 한쪽 다리가 앞니이고 나머지 두 다리가 턱관절이다. 만약 이를 꽉 물고 있다면 한쪽 다리가 짧아서 의자의 균형이 깨지는 것과 마찬가지이다. 자연히 턱에 통증이 생기고 두통까지 수반한다. 그러므로 이를 깨물고 자는 버릇이 있는 사람은 턱과 주변 입 근육을 이완시키는 동작이 필요하다. 와인병을 막는 코

르크 마개를 세로 방향으로 세워 앞니로 몇 초 동안 깨물고 있어라. 이렇게 하면 이를 악물거나 치아의 부정교합으로 생기는 긴장을 완화할 수 있다.

젊게 만들기 작전 6 청결을 유지하라

공사장에서 하루 종일 힘든 일을 했거나 야구 경기를 했다면 옷에 더러운 것이 묻게 마련이다. 이는 말할 것도 없이 건강에 좋지 않다. 아래 두 가지 방법을 이용해서 배변을 건강하게 만들자.

• **독성 물질을 완전히 배제하라** • 상한 고기나 생선을 잘못 먹어 하룻밤 사이에 화장실을 쉴 새 없이 드나든 경험이 있다면 식중독이 얼마나 배 속을 정신없게 만드는지 잘 알 것이다.

식중독은 외부 세균이 소화관으로 침입해 들어와 생기는 질병이다. 식중독은 흔히 구토, 설사 같은 증상을 일으킨다. 한편 식중독의 원인이 된 음식은 앞으로 영원히 먹지 않겠다고 다짐하게 된다. 식중독에 걸리지 않으려면 우선 요리할 때 음식 재료 속까지 70°C정도가 넘는 온도에서 15초 이상 익혀야 한다. 오븐 온도와 고기나 생선의 내부 온도는 다르므로 음식 온도계가 따로 필요하다. 일반적으로 고기에서 붉은 기운이 가시면 익었다고 생각하는데, 그렇다고 해서 70°C에까지 도달했다고 볼 수는 없다.

두 번째, 주방에서 스펀지를 행주처럼 사용한다면 당장 버려라. 스펀지는 학교 강의실의 맨 뒷줄과도 같아서 각종 나쁜 것들을 다 끌어들인다. 각종 세균이 스펀지 속에서 번식해 스펀지를 사용할 때마다 빠져나

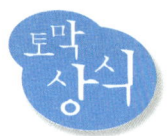

토막상식 오랜 기간 고기를 먹지 않은 채식주의자들은 애써 노력해 고기를 먹어보기는 하지만 고기를 좋아하게 되지는 않는다고 한다. 너무 오래 고기를 먹지 않아서 입속 침이나 위 또는 장에서 고기를 소화하는 데 필요한 소화효소가 분비되지 않기 때문이다. 고기가 잘 소화되지 않으면서 속이 거북하고, 결국 고기를 좋아할 수 없게 되는 것이다.

가 접시로 옮겨간다. 그다음은 접시에 담긴 음식으로 그리고 입속으로 들어가 여지없이 화장실을 드나들어야 한다. 스펀지 대신 저렴한 부엌행주 10장을 사고 상자도 2개 얻어라. 깨끗한 행주는 깨끗한 상자에, 더러운 행주는 희석한 표백제 상자에 담가놓아라. 표백제에 살균 효과가 있기 때문이다. 그리고 일주일에 한 번씩 모든 행주를 빨아야 한다. 스펀지도 식기세척기나 전자레인지에 넣고 날마다 살균해서 쓴다면 부엌에 두는 것을 허락할 수 있다.

음식은 따뜻한 햇볕 아래 두어서는 안 된다. 햇볕 덕분에 독소를 내는 세균이 왕성하게 자라 고약한 냄새를 만들어낼 뿐만 아니라 맛도 변한다.

● **물에 적셔 닦아라** ● 서양 문화에서 남자가 오른손으로 악수하는 것은 평화를 의미했다. 창을 잡던 오른손으로 악수함으로써 싸울 생각이 없음을 전하는 것이었다.

단전호흡이나 요가 외에 소화관의 맨 끝 부분을 위해 당신이 할 수 있는 최선은 물휴지를 사용하는 것이다. 만약 대변을 보고 닦다가 변이 손에 조금 묻었다고 하자. 그것을 물로 씻는가 아니면 마른 화장지로 닦고 마는가? 당연히 올림픽 육상 선수처럼 재빨리 세면대로 달려갈 것이다. 그렇다면 왜 큰일을 본 다음에는 마른 화장지로 닦을까? 대변을 마른 휴지로 보고 닦는 것은 손에 대변을 묻히는 것과 같다. 위생상 좋지 않을뿐더러 가려움증이나 치질에 걸릴 가능성도 크다. 비데를 설치하면 좋겠지만, 굳이 그럴 것까지는 없고 물에 적신 휴지 또는 아기용 물휴지를 이용해도 비데 사용과 같은 효과를 얻을 수 있다.

Chapter 7

내 몸안의 저장고
간과 췌장

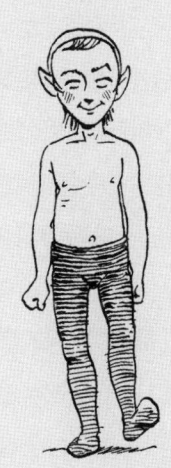

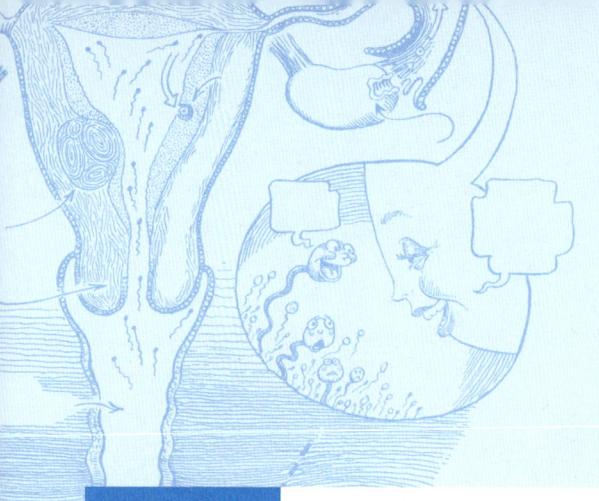

간과 췌장에 대한 세 가지 오해

1 다른 동물의 간을 먹으면 내 간에 좋다.
2 지방은 간보다 췌장에 더 나쁘다.
3 간은 술을 많이 마실 때만 도움이 된다.

우리 몸의 장기를 유명 인사에 비유해 위상과 유명세로 나누어 보면 그 TOP은 단연 심장과 뇌이다. 이 둘이야말로 A급 스타라 할 수 있다. 그래서 모든 관심, 영광, 언론의 주목과 고위직 그리고 일거수일투족을 놓치지 않으려는 파파라치들이 따라다니게 마련이다. B급 스타로는 위, 폐, 피부, 그리고 성 기관을 들 수 있다. 이들 또한 인지도가 높아 이 장기들이 어떤 역할을 하는지 누구나 알고 있다. 마지막으로 C급 장기가 있는데 이름은 유명하지만 그 기능과 역할에 대해서는 별로 알려져 있지 않다. 이 장기들은 인지도가 낮아 아무리 좋은 일을 해도 별다른 관심을 받지 못한다. 여기서 얘기하려는 내부 장기 중 최고 스타는 바로 간이다. 대부분의 사람은 간과 바로 이웃한 소화기관인 췌장에 대해서는 별로 관심도 없고 고작해야 '술을 해독하는 기관' 정도로 알고 있다. 만약 단어 연상 게임을 하면서 누군가 '간'을 외친다면 바로 '술'이라고 대답 할 것이다.

또 누군가가 '췌장' 하면 바로 '당뇨'라는 대답이 나올 것이다. 그러면 간과 췌장의 연관 단어는 이 둘밖에는 없을까? 이 두 장기가 일차적으로 알코올, 비만과 관련 있는 것은 사실이다. 그렇지만 이것만으로 간과 췌장을 정의한다면 마치 뇌는 기억밖에 할 줄 모르고, 성기는 커피를 배설하는 기관에 불과하다는 얘기와 같다. 이것은 간이 매일 수행하는 생체의 기적 중 일부일 뿐이다.

하나의 특징을 들어보자. 간은 내부 기관 중 스스로 재생할 수 있는 유일한 장기이다. 간은 전체의 75%를 상실해도 원래의 모습을 되찾을 수 있다. 놀랍지 아니한가? 소화 과정을 따라가다 보면 필수적으로 이 두 장기를 살펴봐야 한다. 이제 내부 장기에서 무슨 일이 벌어지는 지 살펴보기로 하자.

간의 구조: 해부학

잠시 의학에서 벗어나 신화를 얘기해보자. 그리스 신화의 프로메테우스는 인간에게 불이라는 선물을 준 신이다. 인간에게 불을 선물한 죄를 물어 그리스 최고의 신 제우스는 그를 바위에 사슬로 묶고, 독수리가 간을 쪼아 먹게 하는 형벌을 내렸다. 그렇지만 놀랍게도 거의 다 먹혀버린 프로메테우스의 간은 밤새 재생되었다. 도대체 그리스 사람들은 간의 재생 능력을 어떻게 알았을까? 아마도 전쟁에서 입은 상처가 아무는 것을 보고 알았을지도 모른다. 현대 의학은 간에 대해 훨씬 더 많은 사실을 밝혀냈다. 마치 부메랑처럼 생긴 갈색의 간은 인체에서 두 번째로 큰 장기이다 가장 큰 장기는 피부다. 간이 중요한 가장 큰 이유는 인체의 국경 검문소 같은 역할을 하기 때문이다. 어떤 음식을 섭취하든 대부분은 간으로 전달되어 다른 화합물의 형태로 전환된다. 이 화학적 전환으로 영양소가 생겨나고, 몸의 곳곳으로 전달되며, 허벅지에 쌓인 흉측한 지방 덩어리가 되는 것이다 간의 구조는 [그림 7.1] 참고. 간은 오른쪽 갈비뼈 아래, 췌장과 소장의 위쪽에 위치한다.

간의 역할은 크게 세 가지로 첫째, 음식물을 소화시키고 둘째, 단백질을 합성하며 셋째, 몸에 해로운 물질을 제거한다. 소장에서 나온 모든 혈액은 문맥을 통해 간으로 흘러간다. 그리고 우리가 섭취한 거의 모든 영양소는 심장을 통해 전신으로 운반되기 전에 반드시 간을 거쳐야 한다. 전부가 아니라 거의라고 표현한 것은 극히 소량의 영양소가 구강과 혀 밑에서 흡수되기 때문인데 이는 1% 미만에 불과하다. 간은 어떤 물질을 배출하고, 어떤 물질을 전환하며, 어떤 것을 전신으로 보낼지 결정한다.

간 안에는 담도 bile ducts의 네트워크가 있는데 앞 장에서 소개한 내용을 다시 한 번 언급하면 담즙은 간에서 분비되는 초록색 액체로 지방 분해를 돕는다. 간은 또 혈액 속의 빌리루빈을 제거하기 위해서도 담즙을 이용한다. 빌리루빈은 죽은 적혈구가 배출한 헤모글로빈이 깨져서 생성되는 물질로, 양이 많아지면 황달을 일으키는데 주로 피부와 눈 점막을 노랗게 물들인다. 눈 점막을 통해 황달을 가장 빠르고 쉽게 진단할 수 있다. 황달은 간 질환이 있다는 신호이다.

간의 여러 기능은 헤파토사이트 hepatocyte라고 불리는 간세포가 수행한다 [그림 7.2] 참고. 헤파토사이토는 마치 줄기세포처럼 세포 자체의 재생 능력을 지니고 있다.

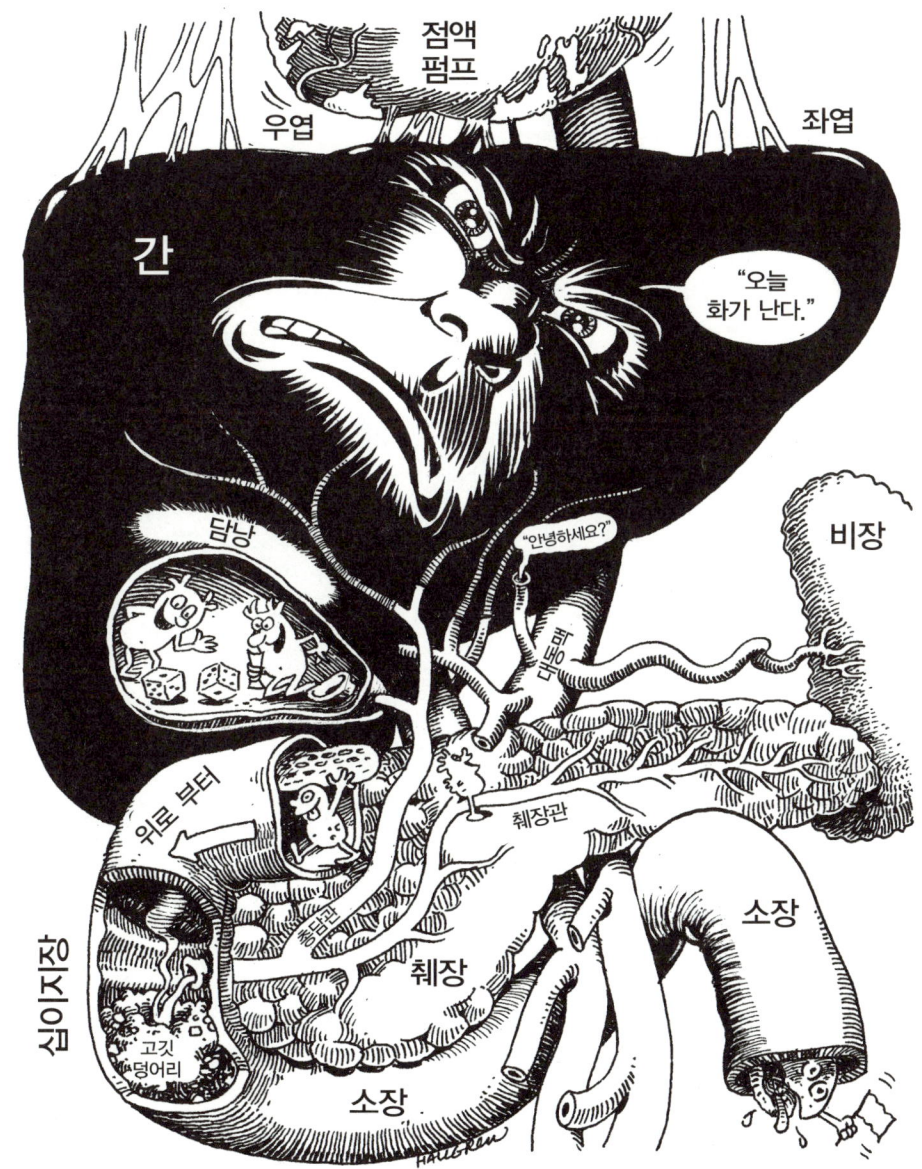

[그림 7.1] 간을 사랑하라

간은 우리 몸의 최대 해독 기관이며, 특히 소화기관이 매일 먹는 음식을 분해하는 데 결정적 역할을 한다. 간에서 나오는 담즙은 담낭에 저장되어 있다가 식사를 하면 췌장액과 함께 소장으로 분비된다.

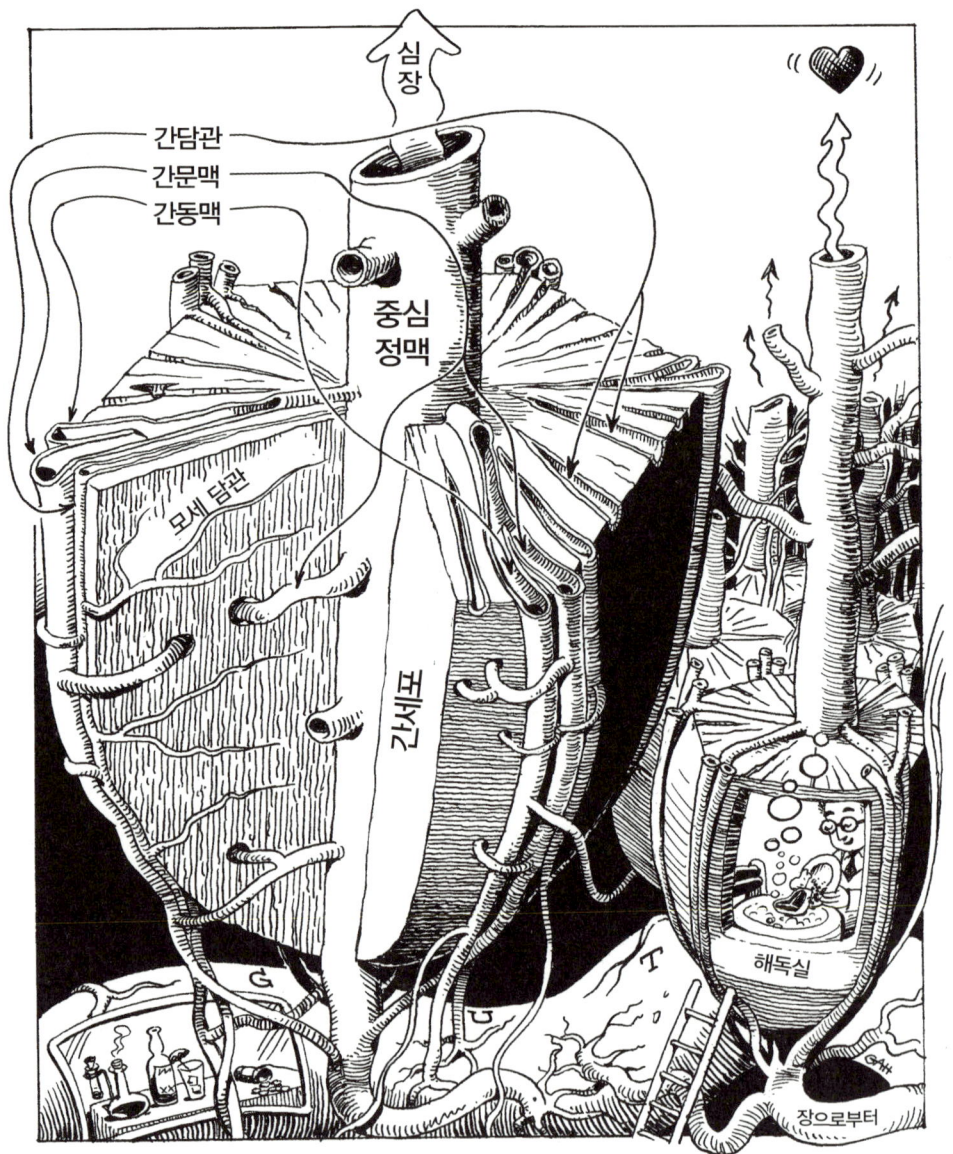

[그림 7.2] 세포 계획

간세포는 간의 재생 능력을 담당할 뿐만 아니라 몸이 섭취한 모든 물질을 대사하고 해독하는 능력을 지니고 있다. 소장에서 흡수한 영양소는 문맥을 통해 간으로 가서 체 역할을 하는 간세포를 통과한 후 중심 동맥으로 나가 심장으로 향한다.

영양소 분해

우유가 뼈에 좋고, 생선이 근육에 좋고, 올리브유가 심장에 좋다는 말을 들어봤을 것이다. 그렇다고 뼈가 우유로 목욕을 하고 심장에 영양을 공급하는 관상동맥이 신선한 올리브유를 실어 나른다고 생각하지는 않는다. 몸이 먹고 마시는 모든 것은 몸을 건강하게 하든 해롭게 하든 무조건 여러 화합물로 분리되어야만 하는데, 이것이 바로 간의 일차적 기능 중 하나이다.

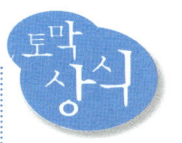

동물과 물고기의 간은 철분과 비타민 A가 풍부하다. 예를 들면, 대구의 간유는 종종 영양 보조제로 사용된다. 비타민 A가 지나치면 독성을 일으킬 수는 있지만 음식으로 섭취할 때는 거의 발생하지 않는다. 그 이유는 비타민 A를 식품으로 섭취하면 독성이 훨씬 적어지기 때문이다.

저장과 제조

간은 단백질을 제조하고 포도당, 비타민 B_{12}, 그리고 철분을 저장한다. 간은 탄수화물, 단백질, 지방 등 모든 음식을 분리해 포도당으로 전환하고, 이 포도당은 전신으로 운반되어 에너지가 된다. 즉 모든 음식물은 포도당으로 전환된다. 포도당은 아주 흔하지만 특별한 당류이다. 간에는 충분한 양의 철분이 저장되어 있어 보통사람들은 철분을 보충할 필요가 거의 없지만 예외적으로 영양 결핍에 따른 철 결핍성 빈혈이 세계적으로 가장 흔하다. 간은 또 혈액 내에 존재하는 포도당으로는 단 10분밖에 버틸 수 없기 때문에 식사 직전에 필요한 포도당의 공급처이기도 하다. 간

사실인가 거짓인가?

간을 먹고 산다

❖❖❖ 배 속에 있는 장기 중 음식으로 사용되는 것은 그리 많지 않다. 위 샌드위치라든지, 내장 수프 같은 음식을 본 적이 있는가? 그런데 식재료로 흔히 사용되는 장기가 있다. 바로 간이다. 물론 사람의 간은 아니다. 대체로 조류나 포유류의 간을 세계적으로 유명한 음식의 재료로 사용한다. 예를 들면 푸아그라, 생간, 간 햄버거 등이다. 간은 많은 영양소의 집합체이긴 하지만 식품으로 하기에는 독소가 매우 많다 약 30g의 푸아그라에는 하수구만큼의 독소가 있다. 그것은 간에 스스로 변형할 수 없는 많은 화학물질이 있기 때문이다. 그래서 간은 독성 물질 보관소라고도 할 수 있다. 그 예로 소가 으깨어서 삼키거나 조류가 부리로 쪼아 삼킨 매우 위험한 PCB가 있다. 이들은 모두 간에 축적되며, 간에는 그 외에도 이 동물들이 평생 노출된 모든 독성 물질이 들어 있다.

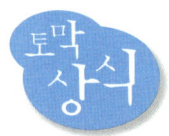

토막상식

커피를 2~3잔(약 300mg의 카페인) 마시면 간 건강에 좋은 영향을 주는 것으로 보인다. 이 정도 커피의 양은 파킨슨병이나 알츠하이머 치매를 예방에 필요한 6잔이나 제2형 당뇨병의 발병 위험을 낮추기 위해 필요한 3잔 정도에 비하면 훨씬 적은 양이다. 한편 하루에 3잔 이상의 알코올은 삼가야 한다. 알코올은 간과 췌장에 동시에 독이 된다.

은 또한 점심으로 먹은 음식물에서 생성된 질산염을 해독, 분해하는 이중 작용을 한다. 한편 운동을 한다고 처음부터 지방이 소모되지 않는데, 가장 큰 이유가 간에서 저장했다가 제공하는 포도당을 먼저 소모하기 때문이다.

해독

해독이라고 하면 병에 걸린 방송인이 텔레비전에 나와 30일 동안 진행하는 다이어트 프로그램 정도로 생각하기 쉽지만, 사실 우리 몸에서는 자연적인 해독 작용이 항상 일어나고 있다. 그 과정은 다음과 같다. 우리가 먹는 음식물 중에는 완벽하게 청결한 것이 없다. 식물은 화학물질로 덮여 있고 동물은 강력한 호르몬으로 오염되어 있으며 많은 식품들은 유전적으로 조작된 것들이지만 겉으로 보기에는 다 예쁘고 건강해 보인다. 한 가지 확실한 것은 이렇게 숨은 독소들이 몸 안에 들어와 조직을 파괴하고 세포를 죽인다는 사실이다. 간은 외부 물질이 음식을 통해 몸에 들어와 온몸에 퍼지기 전에 이 독소 화합물을 제거하는 역할을 한다. 마치 국경 검문소에서 마약 밀수를 단속하는 것과 같다.

간은 어떻게 이런 해독 작용을 할까? 그림 7.1을 보면 일련의 간세포가 약간의 간격을 두고 정렬된 것을 볼 수 있다. 이는 마치 체와 같은 역할을 하는데, 그 사이로 혈액이 흘러간다. 그리고 국경 검문소에서 불법적 물건을 찾아내듯 혈액 속 독소를 걸러낸다. 아주 특별한 쿠퍼 세포가 약이나 알코올, 화학물질, 미생물 등의 형태를 띠는 이 독소들을 잡아먹거나 분해시킨다. 이 세포들은 독소들을 무장해제하여 덜 위해한 물질로 바꾸거나 포장해 담즙이나 소변으로 배출하게 만든다. 이 두 번째 작용이야말로 간이 적과 직접 싸우지 않고 독소를 처리하는 영리한 방식이다. 직접 싸우는 대신 독소를 수용성 물질로 바꾸어 소변으로 배출시켜 몸 안에 축적되지 않도록 한다.

이 해독 작용의 부작용은 크게 두 가지이다. 첫 번째는 어떤 독소는 수용성 물질로 바뀌지 않고 간의 지방세포에 숨기도 한다는 점, 또 하나는 해로운 활성산소를 만들어낸다는 점이다. 이 활성산소는 간이 처리해야 하는 숙제이다. 활성산소를 해결하기 위해 우선 항산화제가 일차 방어망 역할을 하고, 그 다음으로 엽산, 비타민 B_{12}, 비타민 B_6, 비타민 C, 비타민 E 등이 함께 중요한 역할을 한다. 이런 영양소가 없다면 몸의 해독 시스템은 위험해진다. 그리고 암을 유발하고 동맥경화를 촉진하는 염증 물질이 몸 안에 들어올 위험성도 높아진다. 뒤에서 소개하는 '젊게 만들기 작전'에서 보겠지만, 여러 음식과 영양소가 몸 안의 자연 항산화제를 증가시키면 해독 과정을 원활하게 만들어준다.

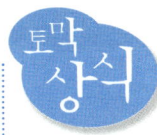

지방간의 주원인은 비만으로 내장에 지방이 많을 때 나타난다. 그 외에도 지방간은 과음, 바이러스 감염, 대사, 영양 질환과 몇몇 약물의 부작용으로 나타나기도 한다. 지방간이 독소에 노출되면 염증과 상흔 반응은 더 심각해지며, 결국은 간경화가 된다. 최고의 예방법은 당연히 허리둘레를 키의 반 이하로 줄이는 것이다. 허리둘레를 줄이면 췌장에도 도움이 된다. 최근 증가하고 있는 당뇨의 원인은 인슐린을 분비하지 못해서가 아니라 내장 지방이 인슐린의 효율성을 떨어뜨리기 때문이다. 한편 갑작스러운 감량은 오히려 지방간을 악화시킬 수 있으므로 체중감량은 서서히 진행해야 한다.

간이 잘못되었다

간 건강을 해치는 세 가지 원인을 들라면 첫째도 술, 둘째도 술, 셋째도 술이다. 한꺼번에 많이 마시든 나눠서 오래 마시든 지나친 음주는 빠른 속도로 간을 파괴한다. 알코올만 간을 해치는 것은 아니다. 간을 해치는 다른 위험 요소에 대해서도 알아보자.

외부 파괴자

가장 흔한 간 질환 중 하나는 바이러스를 통한 간염이다 물론 바이러스 외에 자가면역질환이나 유전, 독소도 간염을 일으킬 수 있다. A형간염의 원인은 음식물 오염으로, 가끔 방송에서 A형간염 바이러스에 오염된 음식물을 위생적으로 다루지 않아 발생했다는 뉴스를 들을 수 있다. B형간염과 C형간염은 성적 접촉, 주사기를 통한 불법 약 사용, 그리고 문신 등을 통해 전염되는데 C형간염은 특히 만성 간염이 되거나 간경화를 일으킬 위험이 높다. 간경화는 파괴된 간세포의 자리를 상처 조직이 메우면서 발병하는 질환으로, 과한 음주도 흔한 원인이다. 간 독성 물질도 간세포를 파괴해 간경화에 이르게 할 수 있다. 간에도 암이 생길 수 있으며 대장 등 다른 장기에서 발생한 암이 전이되기도 한다.

유전 질환

간 질환은 부모에게 물려받을 수도 있는데 여러 형태로 나타난다. 모든 유전적 간 질환을 다루긴 어려우므로 두 가지 질환만 예로 제시한다.

사실인가 거짓인가?

해독 다이어트는 효과가 있다

✲✲✲ 간세포가 재생하고 만성 손상에서 회복되기 위해서는 적어도 일주일 이상이 걸린다. 그래서 단기 해독 다이어트에 대해서는 대부분의 연구가 그 효과를 증명하지 못했다. 해독 다이어트의 진짜 효과는 혀의 맛봉오리를 다시 건강하게 하고 내장을 청소해 알레르기를 일으키지 않은 음식물과 단순하고 건강한 식품을 즐길 수 있는 입맛으로 바꿔준다. 가공식품은 간을 괴롭힌다. 간은 가공식품을 제대로 대사할 줄 모르며 그 자체를 독소로 취급하기 때문이다.

✽ 분지아미노산 BCAA을 섭취해야 할까? ✽

분지아미노산BCAA, branched-chain amino acids은 근육의 주요 구성 성분으로 근육 단백질에 존재하는 모든 아미노산의 3분의 1에 해당한다. 그 동안 근육 회복, 당뇨 개선 등 분지아미노산의 효과에 대해 연구해왔다. 간 질환 환자의 분지아미노산 혈중농도가 떨어진 것을 발견한 이후, 간질환에 대한 분지아미노산의 효과를 활발히 연구해온 것이다. 예방 효과는 없는 것으로 드러났지만, 간경화 등 진행된 간 질환에는 효과가 있는 것으로 보인다.

★ 질베르병Gilbert's disease: 이 질환은 인구의 5%에서 발생하는 경미한 질환으로 빌리루빈이 정상적으로 대사되지 못할 때 발생한다. 주된 증세는 가벼운 황달이며 과로, 스트레스, 금식 그리고 감염 등이 있을 때 주로 나타난다.

★ 혈색소침착증hemochromatosis: 유전 질환으로 간에 철분이 과다하게 축적되어 점차 췌장, 간, 심장 등에 상처를 입히고 당뇨나 간부전 또는 신장부전증을 일으키기도 한다. 관절이 아프거나 심한 피로, 심장 질환, 발기부전, 당뇨병 등이 있을 때는 혈중 트랜스페린transferrin을 측정해 혈액 중 철분 수치를 확인할 필요가 있다. 이 검사로 혈색소침착증이 발현되거나 잠재되어 있는지 알 수 있다.

해독 기능 이상

간의 해독 기능에 과부하가 걸리면 몸 안에 독소가 축적될 위험성이 점점 더 커진다. 이 독소를 제거할 다른 방법이 없다면 여러 가지 간 문제가 잠재할 위험성도 커진다. 이 독소의 대부분은 지용성이라 간을 빠져나와 전신의 지방세포 속에 수년 또는 거의 죽을 때까지 숨어 있을 수 있기 때문이다. 우리 몸의 지방은 단지 내장이나 허벅지뿐 아니라, 간, 뇌 같은 장기와 내분비선에도 존재한다. 이 간경화, 뇌 기능 이상, 호르몬 불균형 등이 불임, 유방통, 생리 불순, 부신 피로, 조기 폐경 등과 함께 암 발병의 위험을 증가시킨다.

당 해결사, 췌장

췌장은 간 뒤쪽에 사는 이웃으로 일차적으로 인슐린을 제조하는 역할을 한다. 췌장은 15cm 정도 길이의 스테이크 모양으로 머리는 물고기를 닮았다. 등에 가까운 근육과 조직에 붙어 있어 췌장에 병이 생기면 등에 통증을 유발하기도 한다.

췌장의 기능은 크게 두 가지로 내분비 기능과 외분비 기능이 있다. 외분비는 국소적으로만 분비하여 영향을 미치는 데 반해, 내분비는 호르몬을 혈액으로 분비해 전신에 영향을 준다.

외분비 기능을 살펴보면 소포라고 불리는 포도송이 같은 세포가 그림 7.3과 같이 췌장액을 분비한다. 이 세포들은 음식물이 소장의 입구에 도달했을 때 음식을 소화하는 췌장액을 분비해 소장에서 흡수가 되도록 한다. 췌장액은 위산을 중화해 내장 벽이 손상되지 않도록 돕는 역할을 한다. 이 작용은 나중에 설명하겠지만 췌장관이 막혔을 때 생기는 췌장염 원인이기도 하다. 췌장관이 막히면 강력한 췌장액이 빠져나와 문자 그대로 췌장 자체를 소화시킨다.

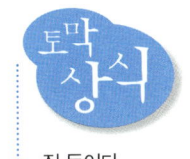
췌장액은 하루에 약 1.5L 6컵 정도 분비된다. 주성분은 물, 전해질, 그리고 다양한 단백질 등이다.

췌장액은 단백질, 지방, 탄수화물을 소화·분해해 몸 안에서 사용할 에너지로 바꾼다. 나이가 들면 췌장액이 줄어들기는 하지만 죽을 때까지 충분히 공급되므로 소화제를 보충할 필요는 거의 없다. 물론 췌장에 병이 있거나 췌장이 없이 태어난 경우는 예외이다.

췌장의 내분비 기능을 살펴보자. 내분비 기능은 하나의 장기라기보다 췌장 여기저기에 흩어진 랑게르한스섬이라는 세포를 통해 이루어진다. 랑게르한스섬의 세포는 췌장 무게의 단 2% 미만이지만 인슐린과 같은 호르몬을 생산해낸다. 그림 7.3에서 보듯이 랑게르한스섬에서 생성된 호르몬은 네 가지 형태의 세포에 의해 혈액으로 직접 분비된다.

베타 세포

섬세포 islet cell 의 65~80%를 이루는 베타 세포들은 몸이 포도당을 저장하고 사용하게 하는 인슐린을 분비한다. 인슐린은 우편배달부, 포도당은 우편물로 비유할 수 있는데, 인슐린은 혈액을 통해 근육, 지방, 간 그리고 대부분의 세포에 포도당을 전달해 몸이 이를 연료로 사용할 수 있게 한다. 비가 오나 눈이 오나 우편배달부는 한결같지만 인슐린은 그렇지 않다. 췌장이 충분한 인슐린을 만들지 못하거나 몸의 여러 부위가 방해해 포도당이 세포로 전달되지 않으면 문제가 발생한다.

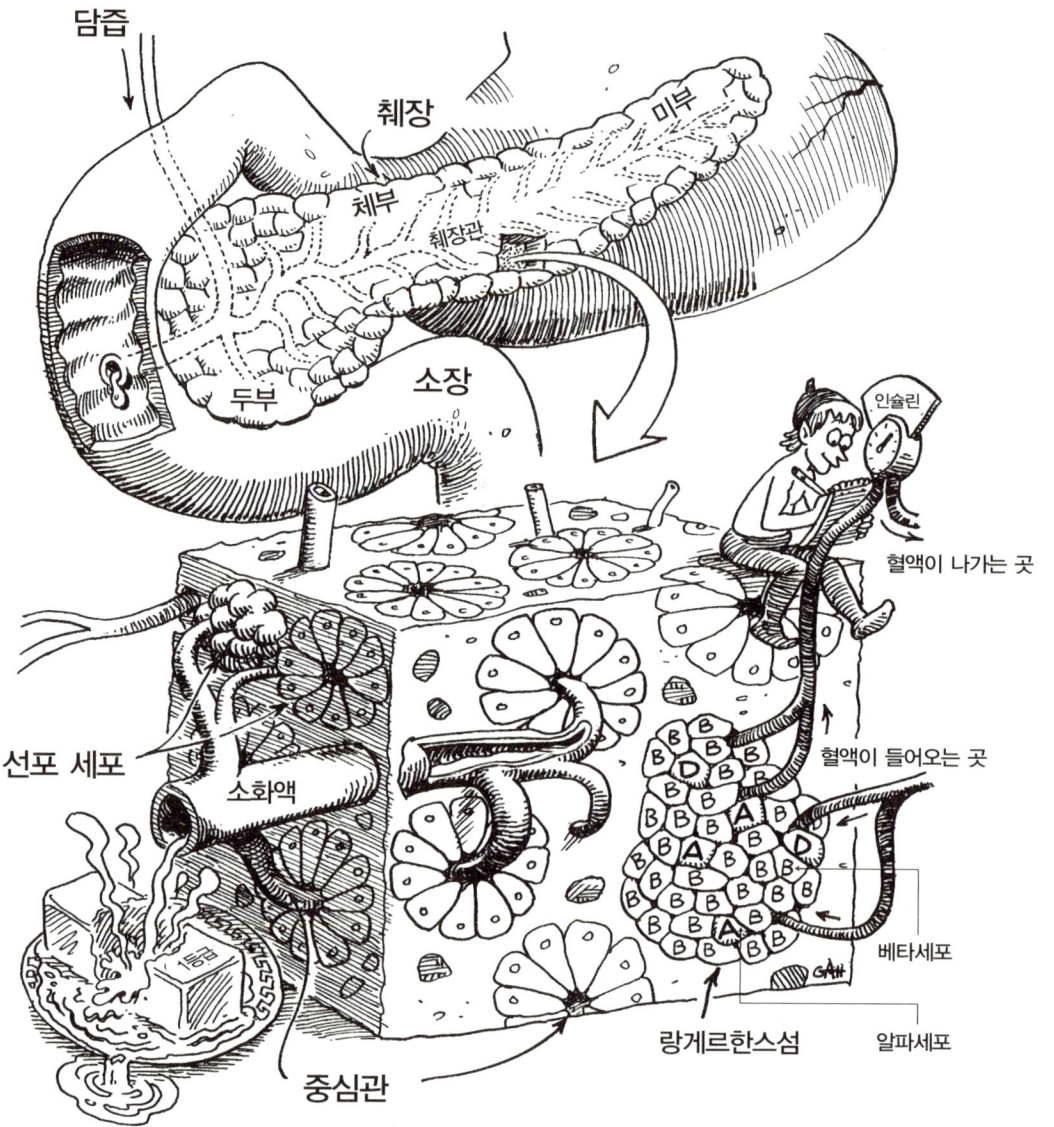

[그림 7.3] 췌장의 기능

췌장은 인슐린을 분비한다고 잘 알려져 있지만 음식을 소화하는 소화액을 분비하기도 한다. 알파와 베타 세포는 다른 몇몇 세포와 함께 췌장을 도와 다양한 소화 기능을 수행한다.

알파 세포

섬세포의 15~20%를 이루는 알파 세포는 글루카곤이라는 호르몬을 분비한다. 글루카곤은 운동할 때 몸속에 포도당을 만들어내는 역할을 하고, 그 과정에서 지방을 분해한다. 운동이라고 해서 숨이 차고, 땀이 나고, 뭔가 힘껏 내리치는 등의 격렬한 운동만 의미하는 것은 아니다.

다른 세포들

베타와 알파 세포 외 세 가지 다른 세포가 섬세포의 나머지 팀이 된다. 델타 세포는 췌장의 피드백 루프_{혈당의 정도에 따라 자동적으로 인슐린이 늘어다 줄었다 하는 작용}의 한 축으로서 소마토스타틴 somatostatin 이라는 호르몬을 분비하는데, 이 물질은 알파와 베타 세포의 활동을 중지시킨다. 사실 모든 생물학적 과정에는 무엇이든 지나치면 중단시키는 스위치가 내장되어 있다.

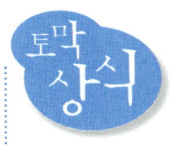 비싼 생수를 사 먹지 말고 유리병에 정수된 물을 넣고 과일 한 조각을 더해보자. 칼로리도 없고 위험성도 없고 간에 위험한 독소도 없다.

PP 세포는 췌장 폴리펩타이드를 함유해 단백질 식사나 금식, 또는 운동을 할 때 췌장액이 소장으로 분비되는 것을 막는다.

마지막으로 엡실론 세포는 그렐린 ghrelin 이라는 호르몬을 분비하는데, 이 호르몬은 공복감을 자극해 종종 폭풍 흡입을 유도한다.

췌장이 잘못되었다

여러분도 이제 쉽게 짐작할 수 있듯이, 소화기관은 어느 하나라도 잘못되면 전체가 망가질 수 있다. 췌장도 예외가 아니다. 췌장을 포함해 소화기관에 조금이라도 장애가 생기면 지방 분해에 문제가 생기고, 이는 대변 후 물에 기름이 둥둥 뜨는 증세인 지방변fatty stool을 일으킨다. 한편 췌장관이 돌이나 점액으로 막히면 통증이 발생하기도 한다. 가장 중요한 두 가지 질병을 살펴보자.

췌장염

췌장염은 보통 독소나 알코올 또는 바이러스를 통해 발병하지만 췌장관이 막히는 원인이 되기도 한다. 다행스러운 점은 그 독소 또는 막힌 물질을 제거하면 쉽게 회복된다는 것이다. 하지만 통증이 극심한 편이다. 통증이 심한 이유는 소화액이 췌장과 나중에는 복강까지 흘러가 조직을 용해하기 때문이다. 이 조직들은 복강신경총Celiac Plexus이라고 불리는 신경세포에 아주 가까이 있는데, 이 신경이 자극받으면 사람이 경험할 수 있는 가장 극심한 통증을 일으킨다.

당뇨

당뇨는 본질적으로 혈당을 높이는 질병으로, 제1형 당뇨병은 인슐린을

> **✽ 내 몸 회복하기 ✽**
>
> 제2형 당뇨병은 끔찍한 질병 중 하나로 매우 파괴적이기도 하지만 스스로 완치할 수 있는 몇 안 되는 질병 중 하나이다. 체중을 빼고 이 책에서 설명한 대로 건강한 생활 습관을 더하면 완치할 수 있다. 체중을 감량하기 위해 위우회술을 받은 환자 중 90%가 빠른 속도로 당뇨를 완치했다는 것이 그 증거이다. 물론 당뇨에 걸리지 않는 것이 당뇨에서 벗어나는 것보다 훨씬 쉽다. 그러니 늘 뱃살이 찌지 않게 관리해야 한다.

충분히 만들지 못해서 생기고, 제2형 당뇨병은 근육·지방세포·간 그리고 다른 장기들이 인슐린을 제대로 사용하지 못해 포도당이 그 세포 안으로 들어가서 생긴다. 비만은 인슐린 효과를 떨어뜨리는 가장 큰 위험 요인으로 최근 폭발적으로 증가하는 주요 원인이기도 하다.

당뇨병은 빈뇨, 피로, 성 기능 장애, 신경 기능 이상, 혈관 노화 촉진, 시력을 잃게 하는 망막 질환 등의 다른 증상도 동반한다.

간과 췌장 젊게 만들기 작전

앞에서 살펴보았듯이 소화기관은 자동차 혹은 컴퓨터와 비슷하다. 많은 부분이 제대로 움직여야 전체가 제대로 움직인다. 그리고 하나가 잘못되면 전체 시스템이 망가지기도 한다. 다행히 간과 췌장에 대한 과학적 근거를 확보해 그 기능을 최대한 끌어올려 소화 기능을 극대화하고, 문제도 예방하는 방법을 알아냈다.

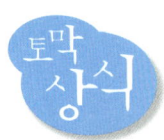

토막상식

미국에서는 영화관에서 감초 맛이 나는 캔디를 먹는다. 일본에서는 간을 위해 감초 추출물을 먹는다. 특히 감초 뿌리 추출물은 간염 치료약으로도 사용한다. 간염과 감초 추출물에 대한 연구가 있기는 하지만 이미 간 질환이 발생한 뒤라면 감초 사용은 권하지 않는다. 그 이유는 아직도 과학적 증거가 부족하고 고용량을 사용하면 독성의 위험이 높아지기 때문이다.

젊게 만들기 작전 1 깨끗하게 살아라

매일매일 일상생활에서 독소를 완벽하게 없애는 것은 불가능하지만, 몸속으로 쏟아져 들어오는 오염에 무방비 상태로 지낼 수는 없다. 간에 부담이 적을수록 수명은 길어진다. 먼저 실천할 수 있는 몇 가지 생활 수칙을 살펴보자.

수돗물을 그냥 마시지 말고 정수기를 사용한다. 가공식품보다는 천연식품을 섭취한다. 가공식품은 땅보다 공장에서 더 많은 시간을 보낸 식품이다. 과일 음료나 과일로 만든 식품보다는 과일 자체를 먹는다. 붉은 고기나 동물성 단백질보다는 콩류 등의 식물성 단백질을 섭취한다. 그러면 간은 물론, 심장, 뇌 그리고 허리 라인까지 고마워할 것이다. 또 안전하고 건강한 성관계와 일회용 주사기를 사용하는 등 주의를 기울이는 것이 B형간염이나 C형간염 바이러스의 전염을 방지한다.

젊게 만들기 작전 2 아삭아삭한 채소를 섭취하라

양배추나 브로콜리, 꽃양배추 등에 항암 성분이 포함되어 있다는 것은 널리 알려진 사실이다. 이러한 채소는 간의 해독 작용을 돕는다. 채소와 함께 비타민 B가 많은 현미와 같은 통곡물, 비타민 C가 많은 신 과일이나 초록 잎채소 등을 섭취하면 몸의 항산화 작용과 해독 작용을 촉진한다.

젊게 만들기 작전 3   때때로 섭취하라

인삼, 계피, 커피, 차는 인슐린 감수성을 증가시켜 제2형 당뇨병의 발생을 낮출 수 있다. 한 연구에 따르면 인삼의 열매_{뿌리가 아닌}나 계피 반 숟가락이 인슐린 기능을 50% 상승시킨다고 보고하고 있다.

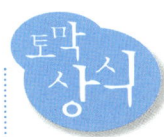

SAMe는 간 내 효소로, 간의 항산화 기능을 높인다. 알코올성 간 질환 환자가 SAMe 결핍을 겪을 경우 이를 보충하면 도움이 된다는 몇몇 연구가 있다. 건강한 사람은 복용할 필요가 없지만, 알코올성 간 질환 환자는 시도해 볼 만하다.

젊게 만들기 작전 4   건강 보조 식품을 이용하라

다음 보조 식품은 간 건강에 도움이 되는 것으로 알려져 있다.

★ 레시틴_{상품에 따라 10~20%가량의 포스포티딜콜린을 함유한다}: 포스포티딜콜린은 지방을 간에서 온몸으로 운반하는 VLDL_{Very-Low-Density Lipoprotein}의 주요 구성요소이다. 식품으로 섭취할 수 있는 콜린이라는 화학물질은 간에서 포스포티딜콜린의 생성을 필요한 만큼 높여준다. 따라서 콜린이 부족한 사람은 VLDL이 충분히 생성되지 않아 간에 지방이 쌓이고 간세포가 파괴되기도 한다. 콜린과 포스포티딜콜린은 보조제와 식품을 통해서 섭취할 수 있다. 편식하지 않는다면 대체로 콜린을 충분히 섭취할 수 있는데 남자는 하루 550mg, 여자는 하루 425mg을 섭취하는 것이 좋다.

용량이 일정하지 않고 다른 약과 상호작용할 수 있기 때문에 반드시 의사와 상의해 복용하는 것이 좋다.

★ 밀크 시슬milk thistle: 가장 안전하고 효과가 좋은 최고의 간 건강 보조제로 여긴다. 밀크 시슬의 가장 강력한 성분인 플라보노이드는 염증을 막아 간이 굳는 것을 예방한다. 밀크 시슬은 또 몸의 면역 기능을 깨우고 항산화 작용에 도움을 준다. 권장 용량은 한 번에 80~200mg, 하루 1~3회 복용하면 된다.

★ 민들레: 가장 영양소가 많은 식물 중 하나이다. 식물 전체를 먹을 수도 있지만, 말려서 약초로 만든 것은 칼륨, 나트륨, 인, 철분, 비타민 A의 보고이다. 권장량은 하루 900mg이다. 민들레의 간세포 보호 효과는 실험실 연구에 의해 뒷받침되었지만 인체에 대한 연구는 아직 부족하다.

젊게 만들기 작전 5 | 간을 중독시키지 마라

비타민 A는 간에 지방을 축적하거나 만성 간염과 간경화를 일으킬 수 있다. 만성 간 질환을 앓는 환자는 하루 2,500IU 이상 복용하면 안 된다. 음식을 통해 비타민 A를 섭취하는 것은 괜찮다. 아래의 몇 가지 다른 영양소가 간에 독소로 작용할 수 있다.

★ 니아신
★ 페니로열 박하류에 속하는 허브 오일
★ 센나 변비약에 쓰는 식물 열매 추출물
★ 발레리안 쥐오줌풀
★ 철분
★ 겨우살이

✱ 숙취 해소하기 ✱

뭐든지 지나치면 결과는 뻔하다. 폭식을 하면 그다음 날 체중이 늘어나고, 태양에 지나치게 많이 노출되면 피부가 쭈글쭈글해진다. 또 술을 너무 많이 마시면 어떻게 되는지는 누구나 다 알고 있다. 그다음 날 아침에 머리가 지끈거리고 위가 부글거리며 세상이 빙글빙글 돌아가는 것 같다. 몸 안에서는 간이 과음을 처리하기 위해 오버타임으로 일해야 한다. 한두 잔의 술은 심혈관과 장수에 도움이 되지만, 과음이 몸과 정신에 미치는 영향은 매우 크다. 숙취는 기억력과 시공간 능력의 감소를 불러와 사고를 초래한다.

다음 몇 가지 방법이 도움이 된다.

숙취 예방 | 가장 좋은 방법은 역시 과음하지 않는 것이다. 술을 마시면서 아보카도나 호두같이 몸에 좋은 지방을 함유한 음식을 먹으면 알코올의 흡수를 지연시킨다. 벌꿀과 토마토 주스는 과당이 풍부하게 함유되어 몸에서 알코올을 더욱 효과적으로 분해하도록 돕는다. 또 술을 마실 때는 색깔이 있는 술보다는 무색의 술을 선택한다. 색깔이 있는 술은 보통 맛과 색깔 그리고 향을 더하는 착향료를 포함한다. 착향료가 많을수록 숙취에 따른 두통이 더 많이 발생한다. 되도록 보드카, 진, 위스키, 버번 그리고 붉은색 포도주를 선택하라.

숙취 치료 | 숙취 증상에는 카페인과 수분 섭취가 도움이 되는 것으로 보인다. 따라서 미네랄이나 전해질이 많은 음료를 충분히 섭취하면 알코올에 의한 탈수를 줄일 수 있다. 카페인은 머리 뒤의 동맥을 수축시켜 두통을 줄여준다. 주의할 것은 카페인 자체가 이뇨 작용을 하기 때문에 추가로 물을 많이 마셔야 한다는 점이다.

Chapter 8

차이를 만들다
성 기관

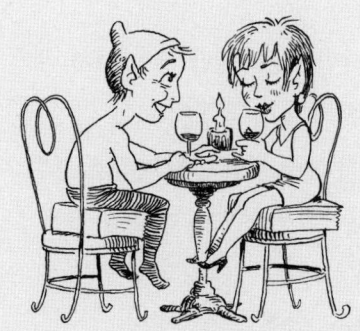

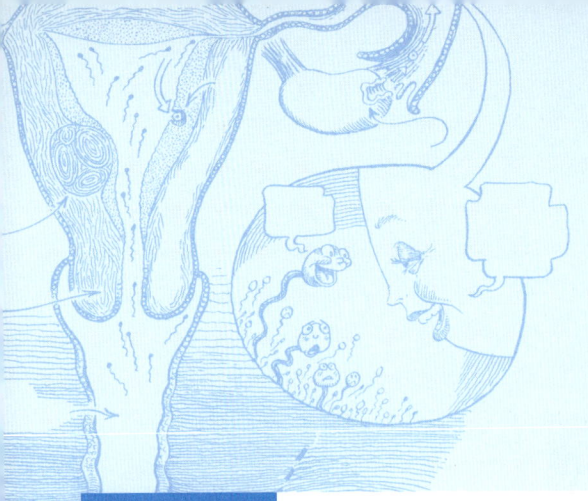

성性 기관에 대한 세 가지 오해

1 인간은 단지 성적 동물이기 때문에 성관계를 갖는다.
2 갱년기는 여성에게만 찾아온다.
3 발기부전은 나이가 들면 누구에게나 생기게 마련이다.

집 꾸밈은 생일 때와 명절에만 하는 것이 아니다. 자기 집을 소유한 사람들은 동서를 막론하고 집을 꾸미는 데 엄청난 공을 들인다. 중국의 탑, 손 그림이 새겨진 타일로 꾸민 이탈리아 집들의 베란다, 필라델피아 집집마다 꽂혀 있는 미식축구 헬멧이 그려진 깃발 등 하나하나 대자면 끝이 없을 것이다. 이렇게 집을 장식함으로써 우리 집이 이만큼 따뜻하고 안락하며 매력적이라고 남에게 자랑한다.

성 역시 자신을 다른 사람에게 아름답게 그리고 매력적으로 보이게 한다. 사람이라면 누구나 자신의 외모를 각자의 특이한 방법으로 치장해 다른 사람들로부터 관심을 사서 그들이 자신의 내면까지 들여다보게끔 한다. 저마다 헤어 젤이나 코걸이, 볼륨업 브래지어, 호랑이 문신, 착 달라붙는 옷, 턱시도, 매니큐어, 고급 웨딩드레스, 골반 바지, 립스틱, 가죽 치마, 근육, 선글라스, 치아 미백제 등을 이용해 각양각색으로 신체를 꾸민다. 몸을 꾸미는 데 쓰는 각종 물건은 백화점에서 명절을 겨냥해 내놓은 갖가지 상품보다 훨씬 많다. 치장은 인간만이 표할 수 있는 아름다움이며, 사람 사이에서도 서로를 구별하는 차이점이기도 하다.

집을 꾸미는 데는 주로 심미적 목적이 있다. 하지만 신체를 꾸미는 데는 좀 더 기능적 목적이 있다. 몸을 꾸미기 위해 인공 장식을 많이 사용하지만 인간은 짝짓기를 위한 자연적인 장신구도 가지고 있다. 인간의 궁극적 목표는 짝을 찾는 것이고 일이 순탄하게 풀리면 성 기관의 지상 목표인 자신의 유전자를 다음 세대로 넘길 수 있게 된다.

남자는 하루에 한 번 이상 성에 대해 생각하는 반면, 여자는 2~3일에 한 번 정도라는 통계가 있다. 이런 걸 보면 선물을 주고받는 것처럼 쉽게 성에 대한 생각을 교환할 수 있을 것 같지만 사실은 그렇지 못하다. 점차 성을 편하게 이야기하려는 움직임이 있기는 하지만, 아직도 배꼽 밑에서 무슨 일이 벌어지느냐는 개인의 몫이라고 생각한다.

성은 건강이나 장수 측면에서 우리 삶의 가장 중요한 부분이기 때문에 오르가슴, 사정, 발기부전 등에 대해 얘기하는 것을 부끄러워해서는 안 된다. 최근 들어 많은 변화가 일어나고 있다. 장타자 프로 야구 선수인 라파엘 팔메이로Rafael Palmeiro는 누군가 발기부전이라는 문제에 대해 대중에게 얘기해야 한다면서 비아그라 홍보 대사를 자처하고 나섰다. 그런가 하면 미국의 인기 텔레비전 드라마 〈프렌즈Friends〉의 스타 코트니 콕스Courteney Cox는 불임과의 전쟁을 당당히 공개했다. 그들은 하나같이 성과 성 문제는 부끄러울 것이 전혀 없다고 말한다. 이는 사실이다.

성은 인간이 삶을 영위하도록 하는 생물적 힘의 하나이고, 적어도 인류학적으로는 우리가 왜 섹스를 하는가에 대한 이유가 된다. 인간은 먹고, 쉴 곳을 찾으며, 자녀를 낳는다. 가장 기초적인 대사 수준에서 보더라도 성관계는 우리를 생존하게 하는 이유이다.

한편 나이가 들면 성관계는 우리 인간에게 더욱 필수적인 것이 된다. 인간은 최고 생식 기간인 35세 전후 시기가 지나면, 신체가 노화하는 등 여러 가지 변화가 생기면서 쉽게 병에 걸린다. 자손을 얻은 연후에는 폐기 처분에 들어가기 때문이다. 생식이 끝나면 당신은 책임을 완수한 것이다. 그러므로 곧 동맥경화가 시작되고 게임은 끝이 난다.

진화론의 관점에서 보면 당신의 유전적 가치는 생식 능력에 의해 결정된다. 35세를 넘으면 당신의 유전자는 더 이상 당신을 보호하지 않는다. 물론 인간에게 성 기능이 전부가 아니라는 사실은 모두 잘 안다. 우리는 한 사람 한 사람을 사회적, 윤리적, 감정적으로 존중한다. 특히 사회에 중요한 문제가 생길 때면 경험이 많은 노인들이 현명한 결정을 내려주리라고 기대한다. 또 나이가 든다고 성관계를 아예 멈추는 것도 아니다. 영화 〈죽어도 좋아〉를 보면 그러한 메시지가 잘 나타나 있다.

우리 성 기관을 해부학적으로 살펴보고 기능적 측면을 알아두면 큰 도움이 될 것이다. 또 인간이 다른 동물들과 어떻게 다른지도 알아볼 필요가 있다.

속어로 '가운뎃다리'라는 말이 있지만 인간은 음경에 뼈가 없는 몇 안 되는 동물 가운데 하나이다. 많은 다른 동물은 음경골baculum이라고 하는 뼈가 있어서 발기를 도와준다. 하지만 인간은 더 나은 발기 체계를 갖추고 있기 때문에 불편하고 다치기도 쉬운 뼈가 굳이 필요 없다. 인간의 음경은 혈액 운반을 통해 발기하기 때문이다.

인간의 음경은 뼈가 없기 때문에 다른 신체 부위에 비해 상대적으로 크기가 큰 편이다. 다른 영장류는 물론 모든 포유류에 비해 인간의 음경은 상대적으로 크다. 진화가 준 이 선물은 단지 동물원에 있는 고릴라들을 비웃으라고 있는 것이 아니다. 이런 점에서 여성들은 참 현명하다. 다른 많은 동물계에서 수컷의 역할은 자신의 정자를 가능한 한 많은 암컷에게 전파하는 것이다. 그렇게 해서 왕이 되고 유일하게 생육을 지배한다.

한편 인간은 생물학적으로는 일부일처제이기 때문에 자신의 정자를 받아들일 배우자를 찾으려 한다. 여자는 이 사실을 알고 있다. 말하거나 생각하지 않더라도 진화론적 측면에서만 봐도 여자는 음경 크기에 맞는 질을 갖추어 이에 대응해왔다. 단순한 주고받기라면 남성의 음경이 아무리 작더라도 전혀 문제가 없다. 자신의 정자를 전해주는 것만이 음경이 해야 할 일이라면 질 입구만 통과하면 할 일은 모두 끝나는 것이다. 음경이 작더라도 정자는 수정로를 헤엄쳐 가서 목표를 완수할 능력을 충분히 갖추고 있다. 그러므로 생식에서 더 중요한 결정 요인은 음경의 크기보다 정자가 얼마나 빠르고 강한가 하는 것이다.

인간의 음경이 큰 이유는 자랑하기 위해서가 아니라 순전히 자신의 아기를 낳을 수 있는 배우자를 유혹하기 위해서이다. 단, 공평하게도 침팬지 같은 다른 동물에 비해 인간의 고환은 상대적으로 작다. 암컷 침팬지는 발정에 들어가면 가능한 한 많은 수컷과 교미를 해 새끼를 낳으려고 한다. 이렇게 탄생한 새끼는 이 암컷과 교미한 모든 수컷들에 의해 보호를 받는다. 그 가운데 누구라도 새끼의 아버지가 될 수 있기 때문이다. 이들의 고환은 크고 많은 정자를 배출하는데, 수정하기 위해서는 다른 많은 정자와 싸워야 하기 때문이다. 이론적으로 인간은 다른 남자들과 싸울 필요가 없기 때문에 엄청난 양의 정자를 생산할 필요가 없고, 따라서 고환도 클 필요가 없다. 우리의 사타구니가 야구공이나 화난 사람의 무릎에 얼마나 자주 맞는지 생각해보면 정말 다행스러운 일이다.

동물의 세계에서는 수컷 침팬지가 암컷 침팬지와 결합하면 당연히 새끼를 낳는다. 하지만 인간의 성생활은 한층 더 복잡하다. 인간은 여러 가지 이유로 성관계를 갖는다. 아기를 낳고 싶어서, 사랑을 표현하고자, 즐기기 위해서, 텔레비전에서 볼 것이 없어서 등 다양하다. 하지만 우리 몸의 다른 장기와 마찬가지로 모든 것이 원래 계획대로 되는 것은 아니다. 인간의 성 문화는 사랑과 욕망으로만 가득 차 있을 뿐 아니라 구멍 뚫린 콘돔, 성병, 불임, 발기부전과도 직면해야 한다.

성 기관과 관련한 문제들은 복잡하고 개인적이어서 공개적으로 털어놓기가 여간 어렵지 않다. 무엇보다도 성은 관계, 영혼과 건강을 위해 우리 인생의 가장 큰 보물 가운데 하나임에는 틀림이 없다. 그러나 성 기관은 동시에 약하고 병에 잘 걸려서 섹스를 어렵게, 불편하게, 심지어는 아예 불가능하게 만들기도 한다.

더 이상 머뭇거려서는 안 된다. 우리가 어떻게 해서 성적인 동물인지 살펴보고, 더 젊게 사는 전략을 알아보자.

성 기관: 해부학

당신은 언제 성에 대해서 알게 되었는가? 학교 보건 교육 시간에? 아버지가 감추어둔 잡지를 훔쳐보고? 학창 시절 친구들에게서? 어떻게 시작되었건 간에 제일 처음 들은 얘기는 세발자전거를 조립하는 것과 같은 과정이었을 것이다. 첫째, 막대기를 구멍에 집어넣는다. 둘째, 재미있게 탄다.

물론, 성장하면서 많은 것을 주워들어서 여덟 살 때보다는 성 기관에 대해 훨씬 많이 알고 있을 것이다. 그렇지만 아직도 많은 사람이 성에 대해 자세히 얘기하는 것을 불편해하기 때문에 여기서 하나씩 자세히 살펴보고자 한다. 우리는 남성과 여성의 성 기관을 함께 다룰 것이다. 겉으로는 달라 보이지만 많이 닮아있고 서로가 반대 성의 성 기관이 어떻게 그 기능을 발휘하는지 정확히 알아야 하기 때문이다.

유혹의 기관

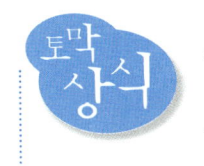
54%의 남자는 하루에 여러 번 섹스를 생각하지만, 여자는 단 19%만이 섹스를 생각한다.

음경과 질의 관계를 간단히 설명하면, 음경은 질이라는 차고에 주차하는 차와 같다. 차가 고장 나서 길 위에 멈춰 버리면 차고까지 갈 수 없고, 차고 문이 고장나서 열 수 없어도 마찬가지로 문제이다. 그러므로 정해진 차고로 차를 잘 몰고 가기 위해서는 언제나 힘이 필요하다. 이 힘의 근원은 다름 아닌 양질의 혈액을 공급하는 것으로, 이는 성적 매력에서 시작된다.

의류 디자이너나 미용사들은 실망할지 모르지만 배우자를 매료시키는 가장 강력한 요인은 체취이다. 동물은 성장이 끝나면 반대 성을 유혹하는 향기를 지닌 페로몬이라는 화학물질을 방출한다. 이는 뇌의 작용이라기보다 화학작용인데, 이유도 없이 어떤 사람에게 끌리는가 하면 또 어떤 사람을 무작정 싫어하는 까닭이 바로 여기에서 생긴다.

사랑과 욕망은 확실히 복잡한 정서 작용으로 약간의 행운과 작업 그리고 눈에 보이지 않는 화학작용이 합쳐진 것이다. 그러나 순전히 생물학적 측면에서 보면, 이런 화학물질들이 뇌에 신호를 보내 당신의 사랑 안테나를 최고조로 세우거나, 그 반대로 내려서 다른 사람들이 들어오지 못하게 한다. 이러한 신호들은 뇌의 사고와 논리 부분을 거치지 않고 바로 감정을 맡고 있는 편도체amygdala, 뇌의 한 부분로 직행한다. 그 결과 강력한 사랑의 감정이 가슴을 두근거리게 하고, 등을 간지럽게 하고, 모든 것을 다 바쳐 '당신과 함께하고' 싶은 상사병에 걸리게 하는 것이다.

혈관

뇌에서 화학반응이 시작되면, 그 반응은 바로 고속버스를 타고 사타구니에서 색종이가 날리는 퍼레이드를 시작한다. 남성의 경우에는 뇌가 신호를 보내 혈액을 음경에 급류처럼 밀어 넣는다. 자극이 시작되면, 음경동맥_{남성 성기에 혈액을 공급하는 동맥}에 있는 근육이 느슨해져 혈액이 들어오고, 음경에 있는 해면체가 흡수한다. 혈액이 들어오면 정맥은 댐과 같이 퇴로를 차단해 팽창된 혈액량이 그대로 해면체에 남는다. 한편, '요도해면체_{음경에서 요도 가까이에 있는 해면체}'는 그대로 느슨함을 유지해 사정할 때 정액이 쉽게 배출되도록 한다. 동맥에 염증이 생겨 적절히 확장될 수 없다면 충분한 혈액을 공급받을 수 없어 발기가 되지 않는다. 3,000만 명의 미국 남성이 바로 이와 같은 혈관 장애로 발기부전을 겪고 있다.

좀 더 넓은 의미로 보면 음경은 남성의 건강 지표계라고 할 수 있다. 신체의 다른 부위가 얼마나 원활하게 작동하는지 알려주기 때문이다. 명령을 내렸을 때 군인이 차려 자세를 잘 취할 수 있다면, 다른 부분도 좋은 혈액을 공급받는다는 신호이다. 그러나 군인이 초콜릿이나 먹고 있다면 이는 남자의 동맥 건강이 필요한 만큼 젊지 않다는 뜻이다. 음경에 혈액을 공급하고 빼내는 과정은 뇌, 심장, 콩팥에도 똑같이 적용되기 때문이다. 신체 어느 부위에 있든 동맥과 정맥이 혈액을 공급하는 기본 과정은 모두 같다.

물론 한때 모든 발기부전은 성에 대한 심리에 의해 생긴다고, 즉 남성은 발기를 하느냐 마느냐

사실인가 거짓인가?

은퇴할 나이가 되면 누구나 비아그라가 필요하다

❋❋❋ 나이가 들면 자연스레 늘어나는 주름처럼 발기부전도 증가한다. 40대 가운데 단지 5% 정도만 발기부전인 데 반해, 65세가 되면 25%로 증가한다. 40~70세에는 남자의 반수 이상이 여러 형태의 발기부전 문제를 경험한다. 하지만 그렇다고 당신이 꼭 그 가운데 하나라는 말은 아니다. 특히 2장에 소개한 동맥 건강을 위한 지침을 따른다면 확실히 예외가 될 수 있다. 그 지침대로 따라 한 결과, 70세가 넘은 많은 사람이 아직도 왕성하게 성생활을 즐기고 있다.

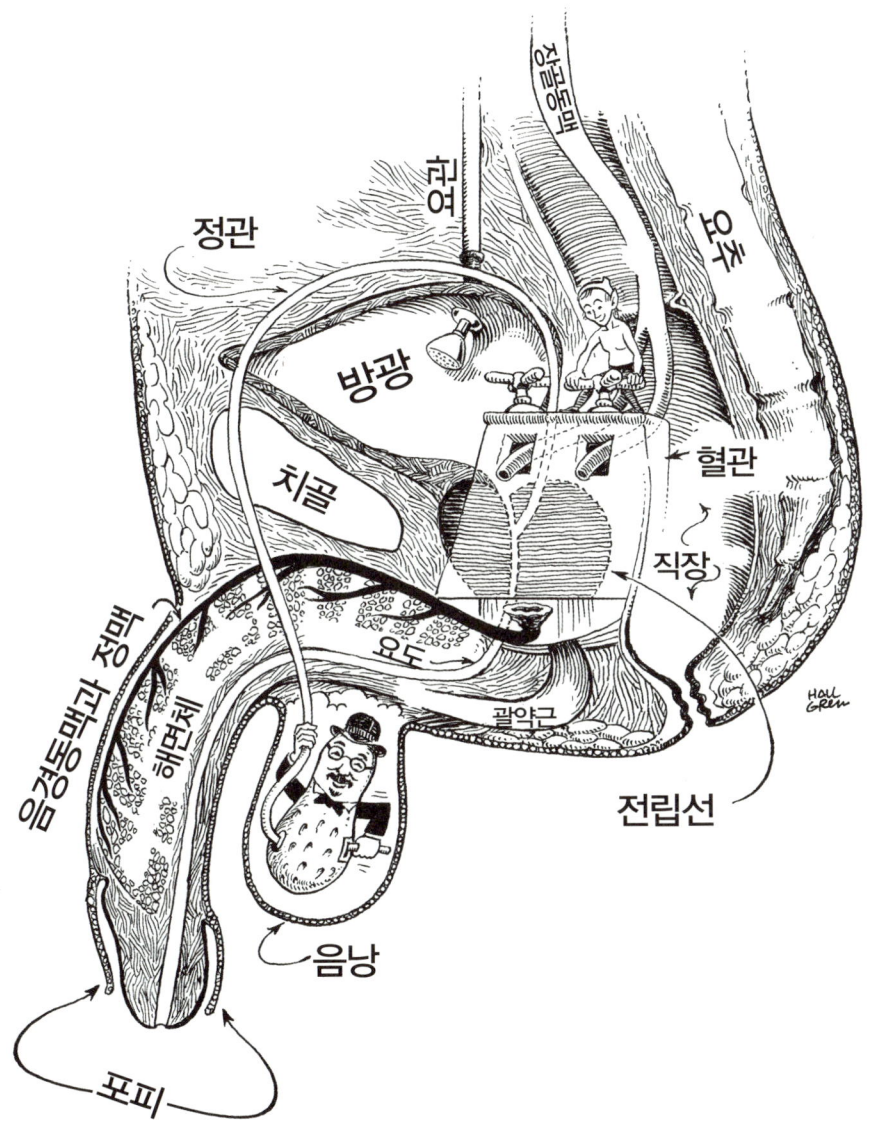

[그림 8.1] 남성의 성기

남자의 음경이 딱딱하게 발기하려면, 심장이 내보낸 큰 동맥 혈액이 음경의 동맥으로 들어와야 한다. 직장에 있는 전립선 주위 신경이 혈액 공급을 돕는데, 전립선에 이상이 생겨 수술을 받으면 이 신경들에 손상을 입힐 수 있다.

2개의 고환은 크기가 서로 다르며, 몸 밖에 존재하면서 정자를 시원하게 보관해 수명을 늘린다. 성관계를 가질 때에는 특별한 근육들이 고환을 잡아당겨 사정에 대비한다.

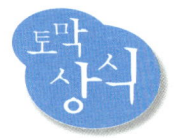

토막상식

2장에서 배웠듯이 성 기관에 가는 것을 포함한 모든 동맥은 '산화질소NO, Nitric Oxide'라는 순간적으로 생성되는 기체에 의해 확장된다. 혈관 내막에서 이 기체를 지속적으로 만들어내는데, 내막이 손상을 입으면 이 과정에 장애가 생기기도 한다. 산화질소가 충분하지 않으면 동맥은 열리지 않고 혈액이 공급되지 않아 남성의 발기와 여성의 음핵 충혈이 일어나지 않는다. 이처럼 동맥 노화는 성 기능을 감소시키는 주요 원인이 된다.

를 마음대로 결정할 수 있다고 믿은 적이 있다. 그러나 남성 스스로 자기 음경을 의지대로 발기시킬 수 없다는 것이 알려졌다. 발기부전에는 여러 화학적 요소가 작용하는데, 바로 불안이나 스트레스, 우울 등 뇌의 반응도 발기에 영향을 미친다.

호르몬

성별에 따라 호르몬이 미치는 영향은 서로 다르다. 테스토스테론은 남성을 더욱 남성답게 만들고, 에스트로겐은 여성을 가장 여성답게 만드는 호르몬이다. 호르몬은 여러 가지 복합 작용을 하는데, 성 기능에 장애가 있을 경우 남녀 공통적으로 문제가 되는 것은 바로 테스토스테론이 결핍될 때이다.

여성에게서는 아주 적은 양의 남성호르몬이 분비되지만 바로 그것이 여성의 성욕을 부추기는 데 아주 중요한 역할을 한다. 여자는 나이가 들면서 테스토스테론 분비가 떨어지기도 하고 베타 차단제 교감신경 차단제의 하나 같은 혈압약이 테스토스테론에 반대로 작용하기도 한다. 테스토스테론이 부족하면 질 분비물이 적어지고 음순과 주위 조직이 얇아져 성관계를 가질 때 통증을 일으킨다. 흥분기에 남성의 귀두가 무척 예민해지고 자극점이 되는 것처럼 여성은 음핵이 비슷한 역할을 수행하며 혈액에 의해 팽창한다. 음핵이 커져야 성교할 때 여성이 더 많은 자극을 느낄 수도 있다.

남성의 테스토스테론과 같이 여성의 에스트로겐도 나이가 들면서 차츰 적게 분비된다. 에스트로겐이 떨어지면 음순의 크기가 작아져서 음핵이 노출되고, 이와 함께 예민성도 줄어들어 오히려 관계를 가지는 동안 불쾌한 따끔거림을 느낄 수 있다. 남성의 발기부전처럼 여성도 나이가 들면 성욕이 줄어든다.

성 기능 장애를 정량적으로 정상과 비정상을 구분하기는 어렵다. 어떤 부부는 1년에 대여섯 번밖에 섹스를 안 해도 아주 행복한가 하면, 어떤 부부는 하루가 멀다 하고 섹스를 하는데도 만족하지 못한다. 진짜 문제는 관계를 하는 두 사람 중 하나가 상대방보다 더 많은 섹스를 원할 때 발생한다. 남성은 10대 후반과 20대 초에 최고조에 달하는 반면, 여성은 30대 후반이나 40대 초에 성욕이 최고조에 이른다.

또 하나의 차이는, 남성은 양질의 정자를 재생산하기 위해 3일 정도 걸리기 때문에 생물학적으로 보자면 3일에 한 번 정도가 적절하다. 그런가 하면 여성의 3분의 1이 때때로 성욕 감퇴를 겪는다. 따라서 성 기능 장애 치료에 무엇보다 중요한 것은 남녀가 의사소통을 자유롭게 하는 것이다.

물론 호르몬은 생리와 같은 많은 다른 생식 과정에서도 중요한 역할을 한다. 에스트로겐과 프로게스테론은 임신을 준비하기 위해 분비를 조절할 뿐 아니라 만약 임신이 되지 않더라도 변화한다. 즉 난자가 배란되는 다음 주기를 위해 증식된 자궁 조직을 헐어서는 몸 밖으로 내보낸다. 이것이 바로 생리 과정이다. 한편 호르몬이 변화하면서 생활에도 변화가 오고, 스트레스에 대응하는 방식도 달라진다. 어떤 여성은 전혀 영향을 받지 않는 반면, 어떤 여성은 생리 중에 극도로 예민해지거나 성격이 거칠어져 걸핏하면 프라이팬을 집어 던진다. 그런 여성에게는 경구 피임약

사실인가 거짓인가?

브래지어로 인한 유방 손상이 암을 일으킬 수 있다

❋❋❋ 브래지어가 유방 림프액_{림프관에 들어 있는 조직액}의 흐름을 막는다거나, 유방에 손상을 입혀 암을 일으킨다는 증거는 아직 밝혀진 것이 없다. 그러나 그럴 수 있다는 가능성을 완전히 배제하는 것 또한 어렵다.

복용을 권하고 싶다. 경구 피임약은 자궁내막의 증식을 막아 생리혈의 양은 물론 생리통과 프라이팬을 던지는 횟수도 줄여준다.

수태 과정이 줄어들면서 여성은 에스트로겐과 프로게스테론을 분비하는 능력을 잃고 결국 폐경에 이른다. 폐경은 여러 호르몬의 변화에 의해 찾아오며 질 부근의 충만감 상실, 열성 홍조 얼굴이 붉어지고 열이 남, 불면증 등의 증세를 일으킨다.

남성 또한 비슷한 갱년기를 거친다. 하지만 여자처럼 일정 시점이 있는 것이 아니라 아주 서서히 진행된다. 폐경 관련 증상을 개선하기 위해 일반적으로 호르몬 대체 요법을 쓰고 있다. 나이가 들면서 호르몬 수치가 떨어진다면, 이를 보충하여 젊음을 유지할 수 있지 않을까? 하지만 호르몬 대체 요법은 폐혈전의 위험성이 있는 정맥혈전증 정맥이 막히는 질병, 암 및 심장마비 등의 부작용을 일으킨다는 보고가 있다. 호르몬을 일차 요법으로 권장할 수는 없지만 그래도 미래의 치료에 중요한 역할을 할 것으로 생각한다. 한 연구 결과에 따르면 호르몬 대체 요법 대신 콩이나 붉은 클로버를 복용하거나 승마 등을 하면 약 35% 정도 증상을 줄여 준다고 한다.

여기서 강조하고 싶은 것은 폐경을 섹스의 종착역으로 보지 말라는 것이다. 50세 이후에도 섹스는 끝나지 않으며, 계속되어야 한다. 섹스는 당신이 누구인지 결정하는 중요한 요소 가운데 하나이다. 몸에 오는 변화는 그대로 받아들이자. 단 이 장 뒷부분에 그 변화를 극복하는 방법을 소개해놓았으니 꼼꼼히 읽고 실천해보자. 이사 한 번 하지 않고 평생 같은 집에서만 살았다고 해서 2층 높이까지 잡초가 자라도록 두거나 옛 커튼, 낡은 페인트칠, 1970년대 가구를 그대로 가지고 있을 필요는 없다. 집을 수리하듯 몸을 다시 치장하면 다른 사람으로부터 시선을 끄는 것은 물론, 자기 자신에게도 새로운 매력과 만족감을 얻을 수 있다.

✽ 유방 건강을 위하여 ✽

그 자체로는 성 기관이라고 할 수 없지만 유방은 출산 후에 중요한 역할을 수행한다. 자손을 먹이는 역할 외에도 성적 만족과 정체성 면에서 중요한 기능을 담당한다.

유방에서 발생할 수 있는 가장 큰 질환인 암은 보통 유방에서 덩어리가 만져지는 것으로 시작한다. 이 덩어리 가운데 80%는 낭종물혹으로 암과 전혀 관련이 없고, 건강을 해치지도 않는다. 하지만 때때로 조직 검사를 해보기 전까지는 암하고 감별하기 어려울 때도 있다. 낭종은 생리 직전 더 커지며, 만지면 아프다. 낭종의 주요 원인은 호르몬이 불균형하기 때문이다. 폐경 후에는 대체로 없어지지만, 커피나 홍차, 콜라 등에 함유된 메틸산틴methylxanthine, 기관지 확장제 섭취를 줄여도 낭종으로 일어나는 통증이 줄어든다.

한편 나이가 들면 유방의 분비 조직이 지방으로 대체되면서 유방은 커지지만 밑으로 처진다. 브래지어나 자세 교정 또는 운동 등을 통해 유방 밑의 근육을 긴장시켜 처지는 것을 개선할 수는 있으나 유방 자체의 형태까지 바꿀 수는 없다. 담배는 유방의 형태를 유지해주는 콜라겐교원질을 파괴하므로 피하는 것이 좋다.

전립선과 자궁경부

여성과 남성의 성기는 여러 가지 면에서 차이가 있다. 성 기관은 외적·내적으로 모두 다른데, 여성에게 가장 중요한 내적 기관 가운데 하나가 바로 자궁경부이다. 자궁경부는 자궁에서 질로 이어지는 관문으로

사실인가 거짓인가?

자위는 남자에게 좋다

❋❋❋ 과거 몇몇 연구에서 사정을 자주 하면 전립선암에 걸릴 확률이 높다고 보고한 적이 있다. 하지만 최근 대규모 연구를 통해 그 반대라는 사실을 밝혀냈다. 연구에 따르면 한 달에 13~20회 정도 사정하는 사람은 전립선암이 14% 줄어들고, 21회 이상 하는 사람은 무려 43%나 줄어든다는 것이다. 대부분의 성 치료자들은 자위가 건강을 개선할 수 있다고 믿고 있는데, 대표적 예로 스트레스를 줄여준다는 것이다. 그렇지만 배우자와의 섹스만큼 긍정적 결과를 낳을 수는 없다고 경고한다. 항간에 자위가 전립선비대증을 일으킨다거나 자위를 너무 자주 하면 눈이 먼다는 설이 있지만 전혀 근거 없는 말이다.

임신과 출산 시 중요한 역할을 한다. 태아를 자궁 내에 보존하기 위해 길어졌다가 진통과 출산 시에는 짧아지면서 열리게 된다.

자궁경부의 비정상 세포에서 발생하는 자궁경부암은 조기 진단이 가장 쉽고, 또 예방이 가능하다. 자궁경부암의 원인으로 밝혀진 것 가운데 하나는 성병으로, 그 가운데 가장 악명이 높은 것이 성기사마귀를 일으키는 인간유두종바이러스HPV, Human Papilloma Virus이다. 인간유두종바이러스에 감염되면 약간의 자극이나 열감과 가려움증을 느끼기는 하지만, 그 외에 이렇다 할 증세가 없으므로 대부분의 여성은 자신도 모르게 병을 키우고 만다.

인간유두종바이러스와 자궁경부암은 자궁 세포 검사만으로 쉽게 진단이 가능하다. 성생활이 활발한 여성이라면 정기적으로 자궁 세포 검사와 골반 진찰을 받아야 한다. 인간유두종바이러스가 없는 여성은 1년에 한 번, 바이러스가 있거나 세포에 이상이 있는 여성은 6개월마다 받는 것이 바람직하다. 인간유두종바이러스의 일부는 특별한 경로가 없이도 발생하지만 50% 이상의 여성은 첫 번째 성관계에서 이 바이러스에 감염된다.

남자들의 전립선은 크기는 호두 정도, 딱딱하기는 밤 정도로 배뇨와 사정 속도, 세기, 빈도를 결정한다. 전립선에 문제가 생기면 [그림 8.2] 참고 소변을 자주 보거나 배뇨 시 통증이 있고 사정이 어려워지기도 한다.

물론 전립선에 생기는 문제 가운데 가장 큰 것은 전립선암이다. 이 암

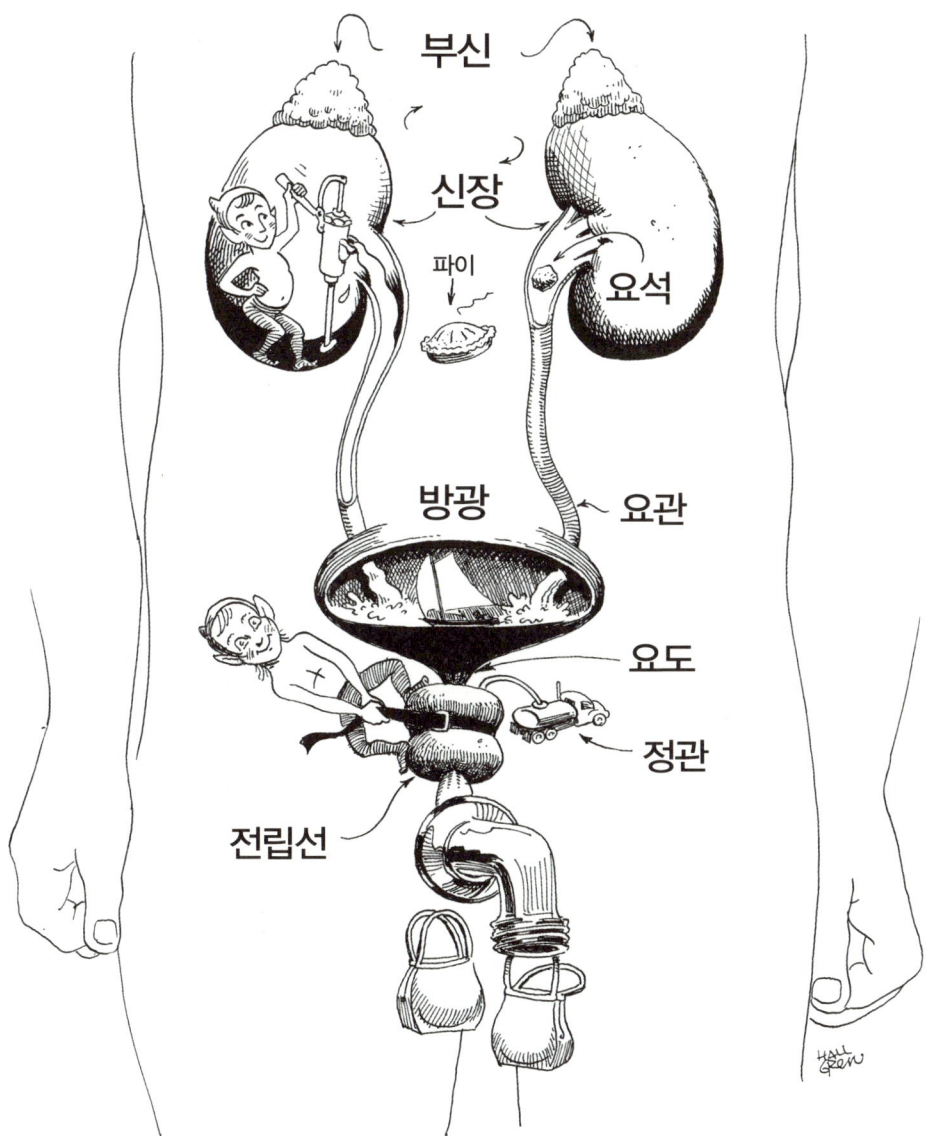

[그림 8.2] 흐름을 따라가라

전립선은 소변과 정액이 음경으로 흐르는 것을 통제한다. 전립선 조직이 증식되면 가는 통로가 눌려서 소변을 배출하기가 힘들어진다. 배출되지 않은 소변은 방광에 남고, 역류된 소변은 콩팥으로 가서 감염과 손상을 일으킨다. 콩팥이나 요관에 생기는 요석요로계에 생기는 돌은 방광이나 요도를 통해 배출되면서 주변 조직에 상처를 낸다.

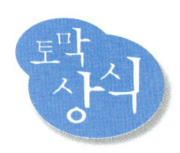 앞으로 주목할 만한 뉴스인데, 정제된 인간의 모유가 인간유두종바이러스를 죽일 수 있다는 연구 결과가 발표되기도 했다.

은 오래 사는 한 거의 모든 남자가 걸릴 수 있다. 즉, 노인에게서 흔히 나타나는 암의 일종인데, 중요한 것은 그 암이 얼마나 공격적이느냐 하는 것이다. 나이 많은 남자에게서 천천히 진행하는 타입의 전립선암은 아주 흔하며 대부분 치료하지 않아도 20년 이상을 더 사는 데 아무 문제가 없다. 하지만 젊은 남자들에게 흔히 나타나는 전립선암은 공격적 타입으로 치명적인 성향을 띠기도 한다.

전립선에 흔한 질환이 하나 더 있는데, 바로 전립선비대증이다. 전립선비대증은 전립선이 점점 커져서, 몸 안의 수분을 몸 밖으로 내보내는 주요 통로인 요도를 압박하는 것이다. 밤에 소변을 보기 위해 자주 깨며, 일단 소변을 보기가 무척 어려워진다. 병이 점점 진행되면 방광에 있는 소변이 다 배출되지 못해 아무리 소변을 봐도 찜찜하다. 소변이 역류하기 때문인데, 이렇게 되면 신장을 손상시켜 결국 몸이 알아서 자주 깨워 소변을 배출하도록 하는 것이다. 치료 방법으로는 전립선 조직을 제거하는 수술부터 비대를 막고 전립선 주위 근육을 이완시키는 약물 또는 대체 요법까지 다양한 것이 있다.

정자와 난자

생식 과정은 아주 단순해 보인다. 정자가 힘껏 헤엄쳐 가서 난자를 만나 수정이 이루어지면 끝이다. 이렇게 쉬워 보이지만 임신을 원하는 많은 부부가 불임으로 애를 태운다. 불임의 가장 큰 원인은 난자가 수정될 수 있는 시기에 섹스를 하지 않기 때문이다. 그 외에도 많은 요인이 미묘하고 섬세한 수태 과정을 방해한다.

모든 여성은 태어날 때 이미 일생 동안 사용할 난자를 갖고 태어난다. 이 난자들은 2개의 난소에 나뉘어 보관되며, 달마다 배란기가 되면 두 난소 가운데 하나의 난소에서 하나의 난자를 방출해 수정을 향하여 험난한 여행을 떠난다[그림 8.3] 참고. 다른 한편에서는 수많은 정자가 출발 총성이 울리자마자 달리기를 시작한다. 그 전에 정자들은 음경 끝에 이르기까지 약 800m에 달하는 관을 통과해야만 한다.

남자는 한 번 사정할 때마다 약 3억 마리의 정자를 배출하는데, 이 많은 수 가운데 단 하나만이 난자라는 금메달을 목에 걸 수 있다. 콘돔이나 다른 피임법으로 방해받지 않는다면 정자들은 질을 거쳐 자궁경부에 올라간 다음 자궁내부에 이른다. 자궁내부에 도착한 행운의 정자들은 난관의 내피에 난 작은 섬모가 난자를 밀어 내릴 때 마치 연어같이 흐름을 거슬러 올라가야 한다. 여자의 이두박근만 한 자궁은 실제로 남자의 음경을 끌어당기는데, 이렇게 움직이는 궁극적 이유는 수정을 위한 방으로 정자를 끌어들이기 위해서이다. 이 시점부터는 각 정자가 얼마나 열심히 달려 누가 먼저 난자에 닿는가 하는 것이 문제이다. 마침내 정자를 받아들인 난자는 자궁으로 옮겨가 착상을 한다.

3억 마리가 경쟁에 나선다고 하면 누구라도 그 가운데 최소한 하나는 난자에 도착하겠지 싶다. 하지만 불임은 아직도 풀리지 않는 수수께끼다. 30세 부부의 경우 불임은 7%에 불과하지만 40세 부부의 경우에는 33%, 45세가 되면 87%까지 상승한다.

정자의 여행은 안전한 수영장에서 헤엄치는 것과는 사뭇 다르다. 마치 적절한 복장과 장비도 갖추지 못한 채 차가운 바다를 수영으로 건너는 것과 비슷하다. 이쪽 해안에서 저쪽까지 가는 동안 수많은 장애물과 맞닥뜨릴 것이고 어떡하든 극복해야 한다.

남성의 경우 두 가지 이유가 있는데, 첫째로 정자 수가 적기 때문이다.

수가 적으면 그만큼 정상까지 헤엄칠 수 있는 확률이 떨어진다. 두 번째 이유는 정자의 운동성이다. 긴 여행을 할 만큼 힘이 충분하지 못하면 정상에 도착하기 전에 대부분 죽어버리고 만다.

여성은 자궁에 감염이 생겨 착상을 방해할 수도 있고, 모종의 화학작용으로 난자가 아예 배출되지 않을 수도 있다. 또는 난관이 막히거나 다른 기능적 이상으로 난자가 이 관을 통과하지 못하는 경우도 있다. 자궁근종은 난관을 누르기도 하고 수정된 난자가 착상하는 것을 방해하기도 한다. 스트레스, 특히 임신을 할 수 없다는 스트레스는 불임 확률을 더욱 높인다. 심호흡이나 이완법 등으로 스트레스를 줄이면 정자는 더 많아지거나 더 강해지고, 여성의 자궁도 정자를 좀 더 편안하게 만날 수 있다. 그러면 더 이상 정자와 난자를 채취해서 시험관에서 수정시키는 체외수정을 하지 않아도 될 것이다.

성 기관 젊게 만들기 작전

성 기관이 건강하면 장수가 보장될 뿐만 아니라 만족스러운 인생을 살 수 있다. 성 기관의 건강을 위해서도 이 책 전반에 걸쳐 강조하는 혈관의 노화를 막는 것이 무엇보다 중요하다. 혈관이 뻥 뚫려 있어야 온몸의 각 부분에 혈액을 충분히 공급할 수 있다. 혈액 공급이 원활하면 나이가 들면서 나타나는 발기부전을 예방할 수 있다. 비아그라나 장미 꽃다발, 설거지나 빨래를 대신 해주는 것만이 성생활에 활력소가 되는 것은 아니다. 몇 가지만 변화를 주면 성 기능을 최고로 끌어올릴 수 있다. 정비소에 잠깐 들러 엔진오일만 갈아 끼워도 성욕이 왕성하게 되살아나는 것을 느낄 수 있다.

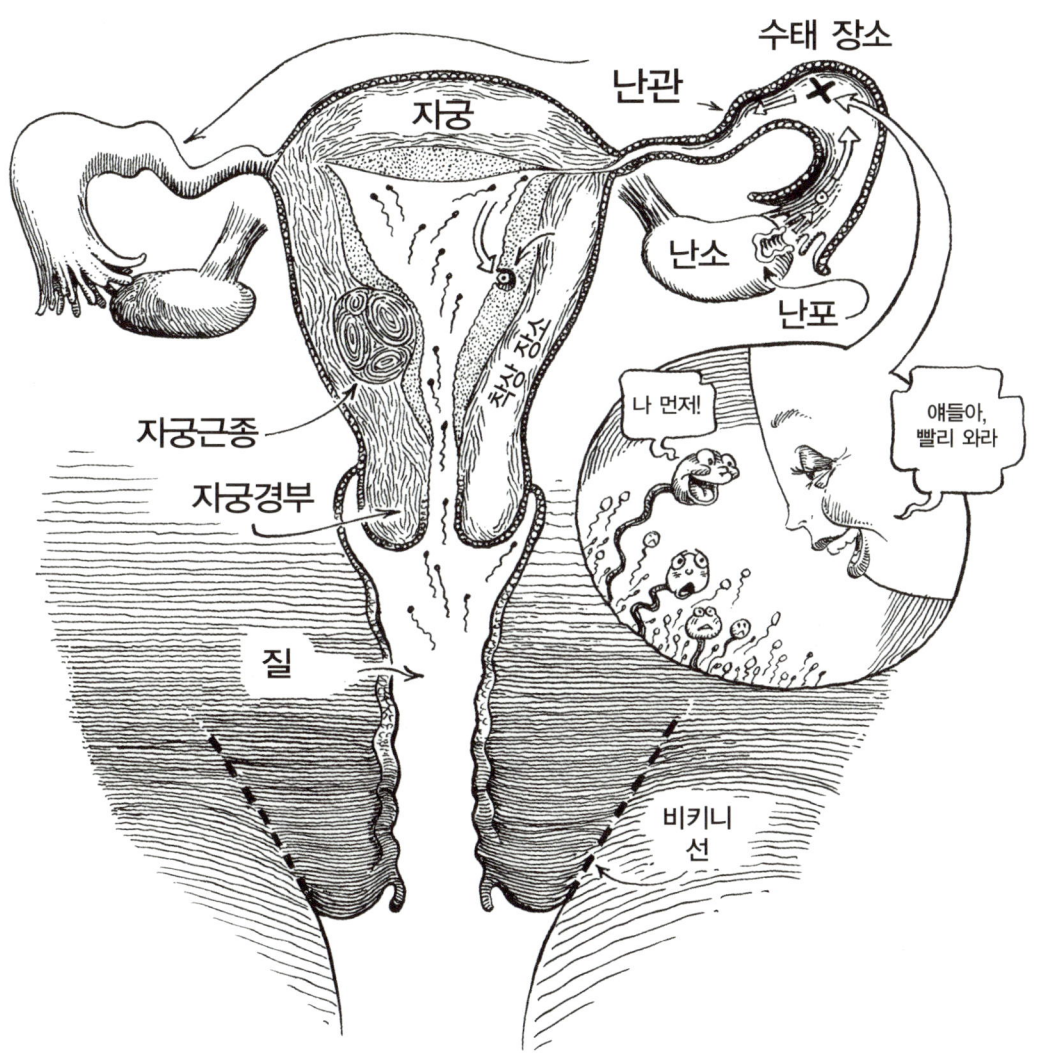

[**그림 8.3**] 경쟁의 시작

난소에서 배출된 난자는 난관 속으로 잡혀 들어간다. 난자가 난관으로 들어가지 못하면 자궁외임신이 일어나기도 한다. 난자가 자궁으로 들어가는 동안 수많은 정자가 서로 수정하려고 경쟁한다. 정자 수가 적거나 움직이는 힘이 약하면 수정이 불가능하다. 수정된 후 난자는 자궁벽에 착상하는데, 감염이나 자궁근종 등이 이 과정을 방해하기도 한다.

사실인가 거짓인가?

남성 염색체를 갖고 있는 정자가 여성 염색체를 갖고 있는 정자보다 더 빠르다

❋❋❋ 사실이다. 남성 정자가 더 빠르다. 남성 정자가 유전 물질을 덜 가지고 있어서 더 가볍기 때문이다. 남성 정자와 여성 정자가 꼬리를 흔드는 힘이 같다면 당연히 남성 정자가 더 빠르다. 경마의 기수나 경륜장의 사이클리스트가 몸집이 작을수록 더 빠른 속도를 내는 것과 같은 원리이다. 그렇지만 부부가 남자아이를 못 낳는 것이 남자의 잘못은 아니다.

남자가 게임만 하느라 필요한 대화를 못했다고 비난할 수는 있어도 이 문제만큼은 그렇지 않다. 정자가 수정란의 성을 결정하기는 하지만 난자의 남성 정자에 대한 수용성 등 성을 결정하는 데 기여하는 요소는 그 외에도 여러 가지가 있다. 자세를 거꾸로 한다든지, 곡예사의 자세같이 체위를 유지하면 사내아이를 낳는다는 미신이 있기는 하지만, 그렇게 간단하다면 그 옛날 왜 아들 못 낳았다고 소박까지 맞았겠는가?

한 예로, 남성 정자가 먼저 도착했다고 하더라도 난자가 준비되어 있지 않으면 기다리던 남성 정자는 죽고 만다. 뒤따라오는 여성 정자에게 길을 내주는 꼴이 되는 것이다. 남성 정자는 토끼처럼 빠르지만 여성 정자는 거북이 같아서 여기저기 기웃거리다가 도착한다. 남성 정자도 성관계를 가질 때 배란이 있어야만 수정되는 것이다. 그러지 않으면 항상 여성 정자가 승리한다. 물론 정자는 남자가 만들긴 하지만 정자들에 대한 난자의 수용성이 여성에 따라서 다르기 때문에 후손의 성을 결정하는 데는 양성이 비슷하게 영향을 미친다. 또 한 가지 사실은 남성이 더 많이 수태되고 태어나기는 하지만, 영아기 때 여성보다 약하기 때문에 실제로 세상에 살아남는 비율은 여성이 더 높다.

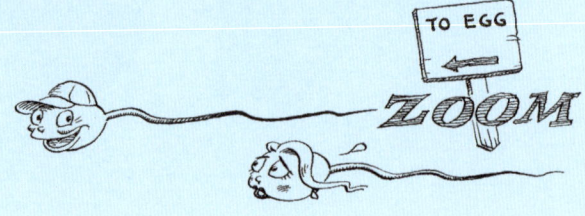

젊게 만들기 작전 1 **섹스를 더 자주 하라**

성 기관을 위한 최고의 처방은 약국이나 건강 기능 식품에서는 찾을 수 없다. 침대에서 또는 샤워하면서, 그리고 휴가 여행을 떠났을 때 이미 실천하고 있다. 어떤 연구 결과를 봐도 섹스를 자주 하면 한층 젊어진다는 결과는 달라지지 않는다. 이때 말하는 섹스는 스트레스가 없는 것으로 성병에 걸릴 위험성이 없고 간통죄로 고소당할 위기감 같은 것도 전혀 없어야 한다.

우리가 알기로 남성은 더 많은 섹스를 할수록, 여성은 더 강한 오르가슴을 느낄수록 몸이 젊어진다. 55세 나이에 1년에 38회 정도 섹스를 하는 사람일 경우 횟수를 116회로 늘리면 신체 연령이 1.8년 젊어진다. 여기에 만족감이 높은 섹스라면 무려 8년까지도 젊어질 수 있다. 정확한 기전은 아직 알려지지 않았지만 스트레스 감소 효과일 수도 있고, 심혈관계의 노화를 예방하기 때문일 수도 있다. 섹스 자체의 치료 효과도 중요하지만 관계 형성과 정서적 만족감 또한 중요하다. 신체적으로나 정신적으로나 섹스는 단순히 그냥 좋다. 연구 결과대로 적용한다면, 55세 남자가 만약 1년에 700회의 섹스를 할 수 있다면 그는 무려 16년이 젊어질 것이라고 예측한다.

물론 일주일에 80시간을 일하고 아이들을 양육하는 것은 이인삼각 경기만큼이나 힘들다. 그러다 보면 자연히 섹스를 하기 위해 장소와 시간을 마련하기가 생각처럼 쉽지 않다. 또 다른 문제는 남녀의 성욕 수준이 서로 다르다는 것이다. 남자가 욕구가 있을 때는 여자가 아니고, 그 반대인 경우도 흔하다. 다행히 둘 사이의 궁합을 잘 맞출 수 있는 방법이 있다.

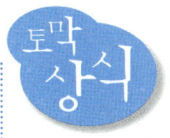

평균적으로 18~29세 부부는 1년에 112회 섹스를 하고, 30~39세는 86회, 40~49세는 67회, 50~59세는 58회 정도 한다. 반면 60대는 다시 증가해 1년에 68회 섹스를 한다.

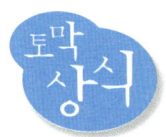

토막상식 20~30분 동안 섹스할 경우 약 300kcal를 소모하는데, 이는 4km를 달린 것과 같다. 그렇지만 2~6분 만에 끝나는 섹스는 단 25kcal만 소모하며, 겨우 300m를 걸은 것에 불과하다. 만약 겨우 2층에 올라가면서도 한 번 이상 쉬어야 한다면 성생활에도 적신호가 켜질 정도로 건강에 문제가 있다는 신호이다.

● **오래 끌기** ● 남성의 오르가슴은 외적이기 때문에 이해하기가 쉽다. 그러나 여성의 오르가슴은 좀 더 신비로워서 생리적으로도 아직 많은 부분이 밝혀지지 않았다. 여성이 오르가슴에 이를 때까지 자극을 받으면 자궁벽이 수축하기 시작해 자궁, 질, 음핵이 규칙적으로 경련을 느낀다. 그런데 또 모든 여성이 다 그런 것은 아니다. 어떤 여성은 터져나오는 온천같이 느끼기도 하고, 어떤 여성은 약간의 순간적 진동에 불과할 수도 있다.

남자들이 잘 이해하지 못하는 것은 자신들은 오르가슴을 느끼지 않는 적이 없기 때문에 여성들은 어떻게 오르가슴이 없이도 섹스를 즐길 수 있는가 하는 사실이다. 오르가슴이라는 최종 목표를 꼭 성취하려 하기보다 여성들이 과정을 즐기는지 확인하면 된다. 어떤 여성은 섹스는 즐기는데 오르가슴은 필요 없고, 어떤 여성은 쉽게 여러 번의 오르가슴을 경험하기도 한다. 오르가슴이 없다는 것은 문제가 아니다. 하지만 성적으로 흥분하지 않는 것은 문제가 된다. 남자가 오르가슴까지 가는 데 보통 3~4분이 걸리는 반면, 여성은 그 네 배나 되는 시간이 필요하다는 사실도 여성이 모든 섹스에서 다 오르가슴을 느낄 수 없다는 것을 보여준다. 여성에게 오르가슴을 느끼게 해주어야 한다는 강박관념에 사로잡히면 섹스가 날아오는 세금 고지서보다 더 두려워진다. 그리고 결국 그 스트레스 때문에 십중팔구 상대 여성이 오르가슴을 경험하지 못한다.

남성이 전희를 가장하는 것같이 여성도 오르가슴을 가장한다고 한다. 여기서 부부 사이에 문제가 발생하는데, 성욕이나 흥분 수준이 다르다는 것이다. 여성의 성욕을 촉진하기 위해서는 전희를 많이 해야 한다. 키스, 만지기, 껴안기, 간질이기, 톡톡 두드려주기, 머리 빗겨주기 등이 그 예이다. 전희가 길수록 여성 성기에서 분비물이 많아지고 만족도 또한 높아진다.

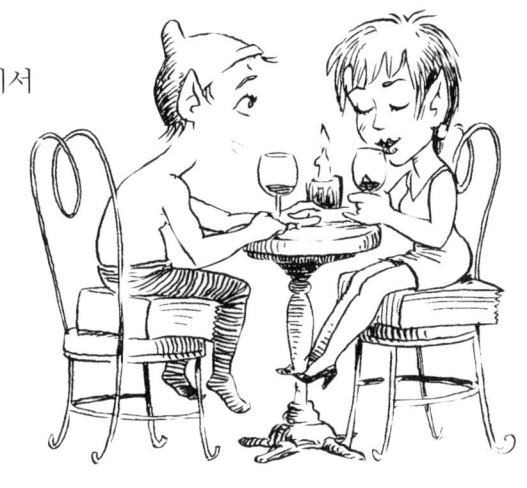

질의 윤활력을 높이기 위해 시중에 나와 있는 윤활제를 쓰는 방법도 있다. 또 어떤 여성은 테스토스테론 크림을 하루에 두 번씩 음핵에 발라주면 흥분, 성욕과 오르가슴 강도가 높아지기도 한다. 앞에서도 말한 바 있듯이 테스토스테론은 남녀 모두의 성욕을 증가시키는 원동력이다. 이 호르몬은 나이가 들면서 점점 감소한다. 하지만 11장에서 소개하는 호르몬 치료를 통해 상태를 개선할 수 있을 것이다.

테스토스테론은 몸 안에서 이 호르몬이 부족할 때만 효과를 발휘한다. 그렇다면 어떻게 스스로 이 호르몬이 부족한지 알 수 있을까? 남성의 경우 날마다 면도를 하지 않아도 되는 날이 왔다면 이것이 바로 그 신호이다. 하지만 불행히도 여성에게는 딱히 알아챌 만한 신호가 없다.

• **실험** • 성기를 자극하는 성인용품을 만드는 회사들의 장담과는 달리 성욕을 순간적으로 증대시키는 마법 같은 방법은 없다. 상대방의 성욕을 증가시키는 데에는 실험과 믿음, 원활한 의사소통이 필요하고, 더러는 약간의 위험도 감수해야 한다. 여성이 성욕을 느끼지 못하는 가장 근본 문제는 자신이 더 이상 사랑받지 않는다는 느낌 때문이다. 또는 섹스가 일상적이거나 지루하게 느껴지는 것도 이유가 된다.

아침, 점심, 저녁 날마다 같은 음식을 먹는다고 상상해보면 얼마나 인생이 따분한가? 섹스도 마찬가지이므로 항상 긍정적 변화를 시도할 필

사실인가 거짓인가?

생리전증후군 PMS, Premenstrual Syndrome 은 떨쳐낼 수 없다

✳✳✳ 달마다 여성이 겪는 호르몬 변화 때문에 남성은 영원히 별거하고 싶은 마음이 들기도 한다. 하지만 그렇다고 한 달에 며칠씩 진통제를 손에 쥐고 살아야 하는 것은 아니다. 지방, 특히 오메가-3와 오메가-6 지방산으로 충분히 치료가 가능하다. 달맞이꽃 종자유 1,000mg을 하루 2회로 나누어 먹거나 아마씨유 한두 숟가락, 또는 호두 12개, 생선 한 토막 등을 먹으면 필요한 만큼 충분히 섭취할 수 있다. 칼슘을 하루 1,200mg 정도 보충해도 증세 완화에 도움이 된다.

요가 있다. 새로운 음식을 먹어보거나 새 양념을 시도해보는 것과 같이 섹스를 만족스럽게 하기 위해서는 무엇이든지 사용해보아야 한다. 단, 결혼한 사람일 경우 절대 주방장을 바꾸어서는 안 된다. 새로운 체위, 평소와는 다른 방 사용하기, 침실을 색다르게 꾸미는 것 등이 새로운 양념이 될 수 있다.

또 다른 방법으로는 섹스를 예약하라는 것이다. 많은 사람이 섹스를 정해놓고 하는 것을 금기시한다. 너무 강압적이고 자발성이 떨어진다는 이유에서이다. 하지만 실제로 계획을 세워놓고 섹스를 하면 그 반대 효과를 볼 수 있다. 파트너와의 합방을 예약해놓으면 기대치가 높아지고, 판타지를 자극하며, 성욕을 높여서 종종 강렬한 섹스를 맛볼 수 있다.

• **땀을 흘려라** • 섹스 후 땀을 흠뻑 흘리는 것도 유혹적이기는 하지만, 그래도 운동으로 흘리는 땀이 가장 좋다. 다른 모든 건강 효과에 더하여 운동은 성생활을 원활하게 만든다. 많은 동물이 냄새를 통해 성욕을 자극하는데, 페로몬이 여성의 성욕을 자극하는 것으로 알려져 있다. 많은 연구에도 불구하고 현재까지 페로몬 역할을 하는 것으로 알려진 것은 단 하나인데, 바로 남성의 땀이다. 한편 남성은 운동으로 적어도 하루 200kcal 이상을 소모할 경우 발기부전의 위험성도 줄일 수 있다. 발기부전과 불임의 큰 위험 요인이 스트레스라고 한다면 운동은 스트레스를 줄여주는 데 특효이다. 살다 보면 어쩔 수 없이 수많은 스트레스와 맞닥뜨

려야 하지만 적절한 운동만 하면 스트레스가 부르는 각종 폐해를 충분히 줄일 수 있다.

젊게 만들기 작전 2   입을 잘 사용하라

성적으로 능력 있고 건강하다는 말은 전신이 아주 건강하다는 지표이다. 한 예로, 당신의 뇌와 혈관은 발기부전과 성 기능 장애에 중요한 역할을 한다. 따라서 여러 가지 영양소가 성 기관의 건강을 높일 수 있으니 위장만 음식이 필요한 것은 아니다. 성 기능 향상을 위해 다음과 같은 영양소가 꼭 필요하다.

● **셀렌과 리코펜** ● 이 두 영양소가 전립선의 건강을 향상시킨다고 알려져 있다. 셀렌selen은 마늘 같은 채소류에 주로 함유된 미네랄로 땅에서 흡수된다. 땅에 셀렌이 적은 두 지역에서 연구를 실시했는데, 날마다 셀렌을 200mcg씩 보충해주면 전립선암 발병률을 50% 낮추는 것으로 밝혀졌다.

현재 미국 국립보건원은 땅에 셀렌이 충분한 지역에서도 셀렌을 보충해주는 것이 효과적인지, 또 과잉되지는 않는지 조사하고 있다. 관련한 또 다른 연구에서 익힌 토마토나 토마토 수프를 자주 먹는 남성에게 전립선암 발병 확률이 45% 적다는 것을 발견했다.

어떤 연구에서는 익힌 토마토를 일주일에 10회 이상 먹는 남자는 2회 미만으로 먹는 사람보다

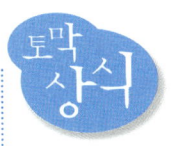

셀렌 중독은 미국이 인디언과 벌인 '리틀빅혼 전투'에서 살해된 커스터 장군이 처음 경험한 것으로 알려져 있다. 커스터 장군을 태우고 재빠르게 달려야 하는 말들이 휘청거리며 잘 달리지 못해 결국 커스터 장군은 잡히고 만 것이다. 그때 말이 잘 달리지 못한 이유가 바로 셀렌 중독 때문이었다. 이 병은 말들의 발굽을 아프게 했고, 신경을 침범해 달릴 때 휘청거리게 된 것이다.

공격적 타입의 전립선암에 걸릴 확률이 35~45% 낮은 것으로 밝혀졌다.

이런 작용을 하는 주요 영양소는 엽산일 수 있지만 영향을 미치는 또 다른 성분으로 리코펜lycopene이 떠오르고 있다. 리코펜은 토마토를 생으로 먹는 것보다 익혀서 먹을 때 더 많이 섭취할 수 있다. 스파게티와 함께 먹는 토마토소스가 가장 적절하다. 이미 익힌 데다 리코펜의 흡수를 돕는 지방이 섞여 있기 때문이다. 적절한 양의 리코펜 일주일에 약 400mg을 섭취하기 위해서는 생토마토로는 164개, 익힌 토마토로는 16개, 스파게티 소스로는 단 10숟가락만 먹으면 충분하다. 아울러 리코펜은 동맥의 노화를 감소시키는 효과도 있다. 스파게티가 제격이라고 해서 거기에 든 미트볼을 즐기는 것은 곤란하다. 포화지방산을 너무 많이 섭취하면 전립선암 세포가 발육하는 것을 돕는 격이 된다.

● **비타민** ● 식생활에서 비타민의 중요성은 널리 알려져 있다. 비타민은 성 기능에도 큰 영향을 끼친다. 일부 연구에 따르면 비타민 E, 특히 혼합 토코페롤은 전립선암을 감소시킨다고 한다. 그러나 비타민이 무조건 좋기만 한 것은 아니다. 스타틴 계통의 약물을 복용할 때는 100IU 이상 섭취하는 것은 금물이다. 스타틴의 효과를 40%까지 감소시킬 수 있기 때문이다.

여성의 경우, 비타민 E를 800IU 정도 섭취하면 질이 건조해지는 것을 막아주고 성욕과 흥분을 증가시킨다. 800mg의 엽산, 권장량만큼의 비타민 B군, 3g의 오메가-3 지방산과 15mg의 아연은 정자의 활성을 높이고 자궁 착상력을 높여 불임에 도움이 된다. 마지막으로 비타민 C는 정자의 활력을 높여준다. 아이를 더 갖고자 한다면 비타민 C 섭취를 한번 생각해보자. 비타민은 지혜롭게 복용하면 우리 몸에 큰 도움을 준다.

• **소 팔메토**Saw Palmetto • 소 팔메토를 보충하면 전립선비대증에 효과를 볼 수 있다. 이 건강 기능 식품을 이용하려면 주요 성분인 베타시스테롤beta sisterol, 멜라토닌을 분비하는 뇌의 한 부분을 얼마나 함유하는지 꼭 살펴보아야 한다. 이 성분이 전립선의 크기를 줄여주는데, 어떤 제품은 이 성분을 아예 포함하고 있지 않기 때문이다. 하루에 160mg씩 두 번 먹으면 충분하다.

남성은 호박씨에 많이 함유된 아미노산인 아르기닌arginine과 시트룰린citrulline을 각각 2g, 500mg씩 하루 2회 섭취하는 것도 좋다. 두 성분은 혈관 내막에서 산화질소 생성을 촉진해 혈관이 확장되며, 결과적으로 발기부전을 예방하고 정자 수를 늘릴 수 있다. 아직 증거는 약하지만 이 두 성분은 심장병이나 뇌졸중, 기억력 감퇴, 말초혈관 질환, 피부 노화 등 모든 형태의 동맥 노화 관련 질환에 효과가 있을 것으로 본다. 아몬드, 코코아, 초콜릿, 콩, 땅콩, 연어, 호두 등에 두 성분이 다량 함유되었다.

젊게 만들기 작전 3 침입자를 잡아라

서론에서 밝힌 것처럼 이 책은 되도록 스스로의 힘으로 더 젊어지는 방법을 소개한다. 의사를 찾아가라는 권고도 거의 없다. 그러나 우리 몸의 주요 기관인 생식기와 관련한 몇몇 문제만큼은 정기적인 검진을 통해 바이러스나 다른 침입자들을 잡아내야 한다.

부단한 훈련 끝에 허리를 뒤로 꺾을 수 있는 곡예사가 아닌 한 이런 검사를 스스로 하기란 불가능하다. 50세가 넘었거나 가족력이 있는 40대 남성은 전립선 진찰을 반드시 받아야 한다.

의사가 항문으로 손가락을 넣어 전립선 크기를 직접 만져 진단해야 하므로 한순간 고통스럽겠지만 이것만큼 전립선 이상을 발견하는 좋은 검사 방법은 없다.

한편 여성은 자궁 세포 검사와 골반 진찰을 받음으로써 인간유두종 바이러스와 자궁경부암을 조기 진단할 수 있다. 대체로 1년에 한 번이면 충분하고, 바이러스가 있거나 세포 검사에 이상이 있으면 6개월마다 받는 것이 좋다.

Chapter 9

보고 듣고 맛보고 냄새 맡고
감각기관

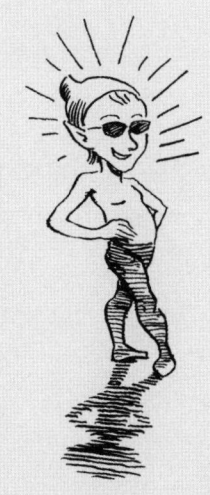

감각기관에 대한 세 가지 오해

1 눈의 건강은 유전자에 의해 결정된다.
2 귀는 정기적으로 면봉으로 청소해주어야 한다.
3 피부는 돈을 쓸수록 더 좋아진다.

창밖을 보라. 아이들이 뛰어놀고 이웃들이 걸어 다니는 모습이 보인다. 이제 더 작은 것으로 시선을 돌려보자. 사람들의 미소나 꽃들을 눈여겨보자. 우리는 대부분 창문과 창문으로 보이는 풍경을 당연하게 여기는데, 이는 아마 우리가 창문을 기능적 측면에서만 생각하기 때문일 것이다. 창문은 빛과 신선한 바람이 들어오게 해주고, 불쾌한 냄새를 배출해준다. 그러나 창문은 그것만큼이나 중요한 또 다른 기능을 하는데, 바로 세상의 아름다움을 보여주는 것이다. 이것이 당신의 눈, 그리고 다른 모든 감각이 하는 일이다. 감각기관이 외부 세계로부터 정보를 모아주면 당신의 뇌는 그 정보를 처리해 무엇을 할 것인지 결정한다.

종種에 따라 생존에 중요한 감각이 다르기는 하지만 개는 후각, 박쥐는 청각, 마사지 치료사는 촉각에 특별히 의지한다 우리를 가장 인간답게 만들어주는 감각은 바로 시각이다. 뇌가 처리하는 정보의 80% 정도를 보는 것see이 차지한다.

우리는 항상 무언가를 느끼거나 맛보거나 소리를 듣지는 않는다. 그러나 잠을 자거나 명상할 때 등을 빼면 끊임없이 시각적 정보를 처리하고 있다. 신체에서 가장 활발하게 움직이는 근육은 다리나 등, 팔이 아닌 눈에 있는 근육이다. 눈에는 작동 부위가 200만 개 이상 있으며, 시간당 3만 6,000 비트의 정보를 처리한다. 그리고 눈은 감고 있을 때조차도 항상 움직인다. 렘수면 상태가 급속 안구 운동이 일어나는 수면 주기임을 기억하라. 즉 눈은 우리 몸에서 가장 강력한 도구 가운데 하나이다.

사실 눈은 많은 문화권에서 힘을 상징한다. 여러 문화권에서 '악마의 눈evil eye'은 바라보기만 해도 다른 사람에게 해를 끼칠 수 있는 신비한 것으로 묘사하고 있지 않은가! '태풍의 눈'이라는 것도 있다. 태풍의 '진짜 눈'은 상대적으로 고요하지만 바로 바깥쪽에서는 엄청나게 광폭한 날씨가 소용돌이치고 있다. 그리고 '황소의 눈bull's-eye, 과녁의 중심'은 궁수나 다트 경기자가 궁극적으로 도달하고자 하는 정복점이다.

한편, 눈이 우리 몸에서 유일한 정보 처리 기전은 아니다. 당신의 모든 감각기관은 어느 정도 창문과 유사하게 작동하도록 즉, 뇌에 정보를 전달하도록 설계되어 있다. 자동차 경적 소리는 당신에게 왼쪽 골목으로 뛰어들지 말라고 알려준다. 음식점에서 풍겨 나오는 냄새는 '나는 지금 배고픈 거야' 하고 일깨워준다. 선인장 가시에 찔리면 선인장에서 물러나는 게 좋겠다는 신호를 보낸다.

감각기관이 다른 신체 기관들과 가장 크게 다른 점은 감각기관에 기능 장애가 왔다고 해서 생명까지 위험하지는 않는다는 것이다. 심장이나 뇌가 작동을 멈춘다면 사람의 생명 활동이 멈추고 만다. 그러나 감각기관은 그렇지 않다. 사실 성악가 호세 펠리치아노 같은 몇몇 사람은 감각 상실을 오히려 고마워하기까지 한다. 펠리치아노는 태어날 때부터 맹인이었기 때문에 대부분의 사람이 당연하게 여기는 부분까지 모든 방식을 맹인이라는 삶에 적응시켜야 했다. 하지만 언젠가 "시력을 얻고 싶은가"라고 물었을 때 그는 "아니다"라고 대답했다. 이유인즉 자신이 받은 다른 모든 재능과 능력만으로도 충분히 감사하다는 것이었다. 한 가지를 지니지 못했다 하더라도 남은 감각에 고마워할 줄 아는 마음은 긍정적이고 신선한 통찰이다.

생명을 잃지는 않지만 감각을 잃으면 인생에 큰 변화를 겪을 수밖에 없다. 그런 상황을 자원해서 선택할 사람은 거의 없을 것이다. 감각기관 또한 노화에 따라 기능이 감퇴하는데, 적절한 조처를 취해주면 젊은 날의 기능을 생생하게 유지할 수 있다. 이제 눈과 귀, 피부 그리고 통증 수용체에 대해 살펴보자.

감각기관: 해부학

신체 기관은 저마다 자기 역할이 있고, 아주 작을지라도 각각 제 기능을 충실히 수행하는 덕분에 당신이 살아가고 있다. 당신이 각종 감각기관들을 보호하듯 그들도 당신을 보호한다. 신호등의 빨간불을 보고, 뭔가 타는 냄새를 맡으며, 상한 우유 맛을 알아채는 등 당신이 위험에 빠지지 않게 해준다. 거기에 더해 감각기관은 삶의 질까지 책임진다. 영화나 문학작품 그리고 음악을 감상하고, 맛있는 음식을 먹고, 토요일 아침에 섹스를 즐길 수 있는 것도 모두 감각기관 덕분이다. 각종 감각기관은 자극 신호를 뇌에 전달해 당신을 경험 속에 푹 빠지게 한다.

눈

눈의 진화 해부학을 살펴보면 인간과 다른 동물 사이에 몇 가지 큰 차이점이 있는 것을 발견할 수 있다. 한 가지 예로, 인간은 많은 다른 동물보다 두 눈 사이의 거리가 가까워서 깊이를 지각할 수 있는 놀라운 능력이 있다. 대신 측면을 보는 능력은 약하다. 눈의 진화에서 또 다른 흥미로운 요소는, 눈 안쪽 한구석에 있는 작고 붉은 살점 같은 구조물이다. 바로 눈물 언덕으로 파충류 눈의 흔적이다. 파충류는 민물 속에서도 볼 수 있어야 하기 때문에 눈이 투명한 막으로 덮여 있다. 민물이 몸속으로 들어오면 몸 속의 염분과 반응해 자극을 일으키기 때문이다. 하지만 인간은 대기 중에 살기 때문에 그런 막이 불필요하고, 따라서 진화 과정에서 사라져 지금은 흔적만 남은 것이다.

> **사실인가 거짓인가?**
>
> **속눈썹은 장식품에 지나지 않는다**
>
> ✱✱✱ 속눈썹은 꽃가루나 다른 물질이 눈동자에 달라붙는 것을 막아준다. 또 무언가가 눈으로 다가올 때 이를 감지해 100만분의 1초 만에 반응해 눈을 감게 하는 기능도 한다. 속눈썹은 5주마다 새로 자라나며, 어떤 약제는 실제로 속눈썹을 잘 자라게 하는 효과가 있다.

• **눈이 작동하는 방식** • 먼저 안구를 해부해보자. 안구 속에는 많은 양의 액체가 들어 있는데, 이 액체(안구방수)가 없다면 안구는 바람 빠진 비치볼처럼 납작해지고 만다. 안구방수는 눈 안팎을 끊임없이 순환하며 그물망 같은 덮개를 통과하며 걸러진다. 안구 뒤쪽에는 많은 양의 지방이 있어 안구를 앞쪽으로 밀어주는 기능을 한다.

무언가를 보기 위해서는 눈이 외부로부터 받은 정보를 뇌로 전달해야 한다. 그림 9.1에서 보듯이 받아들인 정보는 눈을 덮고 있는 투명한 각막을 통과하고, 빛을 조절하는 홍채(눈동자에서 동공 주위의 색깔을 띤 부분)를 지나 망막에 도달해야 한다. 홍채 뒤에는 카메라 렌즈 같은 모양의 수정체가 자리 잡고 있다. 이 같은 안구 구조는 초점을 맞추기 위해 빛의 형태를 바

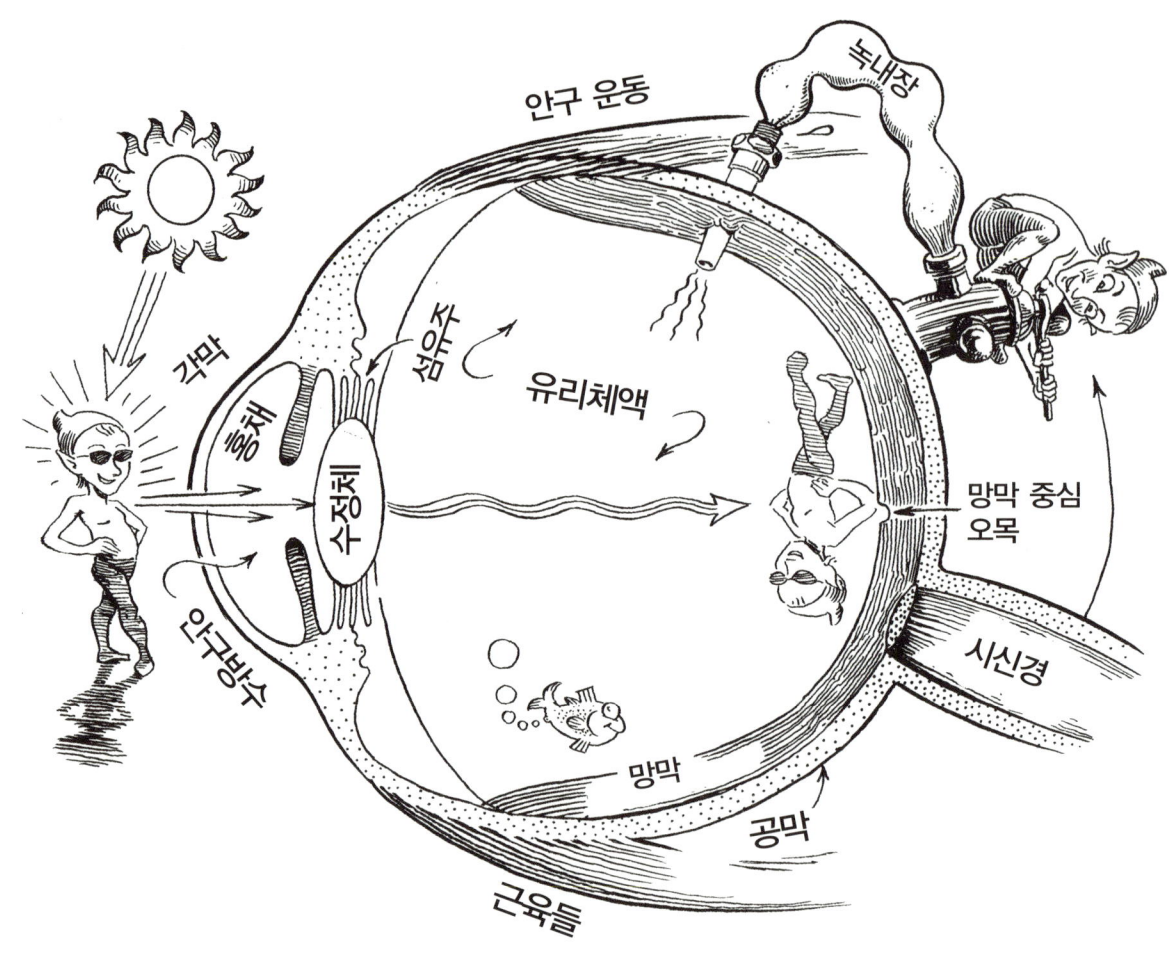

[그림 9.1] 보고, 처리하고, 믿는다

각막에는 탄력성이 있어서 수정체가 긁히는 것을 막아준다. 수정체는 우리가 실제로 보는 물체의 상하가 정반대로 뒤집힌 상을 망막에 투사한다. 한편 햇빛에 노출될수록 수정체에 백내장이 쉽게 생긴다. 녹내장에서는 안구방수를 배출하는 섬유주(작은 기둥 모양의 섬유성 구조)가 닫히고, 이로 인해 안구방수가 적체되며 압력이 올라가 결국 시신경이 손상을 입는다. 안구 뒤쪽에 차 있는 지방조직은 안구가 더 두드러지고 매력적으로 보이게 한다.

꿀 뿐 아니라 눈에 해로운 파장의 빛을 일부 걸러주기도 한다. 각막과 수정체는 빛을 모아 안구 뒤편에 있는 망막에 상하가 뒤바뀐 상을 만든다. 일단 망막에 도달한 빛은 시신경을 통해 이동하면서 180도를 더 돌기 때문에 우리가 보고 있는 대상이 위아래가 제대로 된 것인지 아닌지는 뇌가 판단한다.

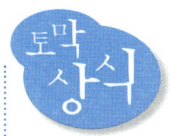

당신 조상이 어디에 살았는가에 따라 당신의 눈 색깔이 결정된다. 태양이 내리쬐는 환경에서 산 사람은 홍채 색이 짙다. 어두운 색이 과도한 햇빛을 차단하기 때문이다. 반대로 눈이 푸른 사람은 주위 빛이 적은, 보다 어두운 환경에서 살았다. 눈이 더 많은 빛을 받아들이게 하기 위해서이다.

이러한 방법은 동물이 빛을 굴절시켜 보는 여러 방식 가운데 하나에 불과하다. 예를 들어 파리는 각막에 있는 수많은 태양판이 각각 빛을 모으기 때문에 세상이 수없이 조각나 보인다. 따라서 어떤 물체도 정확히 볼 수 없지만 모든 것을 파노라마처럼 볼 수는 있다. 그도 그럴 것이 파리는 계산기나 광고물에 초점을 맞출 필요가 없다. 다만 파리채나 소꼬리만 잘 피하면 되니 그것만으로 충분하다. 거미는 인간과 유사한 방법으로 보지만 작동 방식이 조금 다르다. 거미는 망막을 움직여서 초점을 맞춘다. 더 멀리 있는 것을 보려면 고정된 수정체 대신 망막을 더 가까이 밀어서 보는 것이다.

동물들 사이에 보는 방법이 다른 이유는 먹느냐 먹히느냐의 생존 때문이다. 사냥하는 동물들 포식자은 먹잇감에 초점을 맞추기 위해 양안시를 지니고 있고, 주로 사냥당하는 처지에 있는 동물들 피식자은 포식자의 등장을 더 잘 알아챌 수 있도록 측면 시야를 지니고 있다.

눈에 생길 수 있는 질병

창문이 야구공에 맞아 깨지거나 추위에 김이 잔뜩 서리고, 페인트를 두껍게 칠하면 본래 기능을 수행하지 못한다. 이와 마찬가지로 눈에도 여러 가지 문제가 발생할 수 있다. 원인이 무엇이건 간에 눈에 닥칠 수 있는 최대 위험은 바로 시력 상실이다. 호세 펠리치아노는 시력 이외의 다른 감각들에 대해 감사했지만 대다수의 사람은 시력을 잃었을 때 자연, 가족, 친구, 예술, 스포츠 등등의 아름다움을 볼 수 없다는 데 좌절한다. 우리가 나이 들수록 시력이 저하되는 데에는 다음과 같은 원인들이 있다.

● **굴절 문제** ● 네로 황제는 검투사들의 결투를 볼 때 초점을 맞추기 위해 에메랄드를 눈에 대고 보았다고 한다. 아마도 이것이 세계 최초로 발명된 안경일 듯싶다. 단순하게 말하자면, 근시_{가까운 물체만 잘 볼 수 있는 경우}나 원시_{먼 물체만 잘 볼 수 있는 경우} 같은 굴절 문제는 빛이 들어와 통과하는 경로에서 문제가 발생한 것이다. 정상적인 안구는 완벽한 구형_{球形}이어서 각막과 수정체를 통과한 빛의 상이 망막에 가서 맺힌다. 반면 근시인 사람은 안구 앞뒤 길이가 너무 길어 상이 망막에 이르기 전에 안구 중간에 맺히는 것이다.

한편 시력은 다양한 원인에 따라 변한다. 예를 들어 아침에 시력이 더 나빠진다고 느끼는 사람은 굴절 문제가 아니라 각막에 수분이 부족해서일 수 있다. 눈이 초점을 잘 맞추려면 윤활이 잘 이루어져야 하는데, 이때 세 겹으로 된 눈물과 눈 깜박임이 윤활 역할을 한다. 눈을 깜박이면 위 눈꺼풀만 움직이며, 동시에 눈물이 얇은 막처럼 안구 표면, 특히 각막을 고르게 덮어준다. 안구건조증은 구강건조증과 유사하여, 나이가 들수록 눈

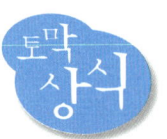

당신은 어쩌면 '제3의 눈'을 지니고 있을지 모른다. 동양 종교에서는 종종 이마 한가운데에 눈 하나가 더 있는 사람을 묘사하는데, 놀랍게도 그곳은 바로 당신 뇌 속에 송과체가 위치한 자리와 거의 같다. 실제로 송과체는 눈이 보는 방식대로 빛을 인식한다. 어떤 동물은 눈을 감고 있더라도 다른 빛을 쪼일 경우 피부색이 바뀐다. 이는 송과체가 실제로 빛을 '보기' 때문이다. 인간의 송과체도 같은 방식으로 작동하지 않을까 싶다.

물의 양도 적어진다. 물을 충분히 마심으로써 안구건조증을 해소할 수는 있지만, 어떤 경우는 눈에 직접 인공 눈물을 넣어주어야 한다.

굴절 문제를 근본적으로 치유하는 최초 치료법은 바로 안경이다. 물론 안경이 시력 문제를 치유하지는 못하지만 상을 더 뚜렷하게 보이게 한다. 열 명 가운데 아홉 명이 안경과 같은 교정 치료로 시력 향상이 가능하다.

원근 양용 안경을 최초로 발명한 사람은 벤저민 프랭클린이다. 이후 콘택트렌즈가 개발되었는데, 기본적으로 안구에 직접 착용하는 안경으로 조그만 기구로 떼어내야 하는 큰 유리 조각에서 안구 표면에 완벽하게 맞는 소프트렌즈로 발전했다. 차세대 콘택트렌즈는 보다 정교해져서 렌즈 색깔 변화를 보고 당뇨 환자의 혈당 수치를 알려주는 기능까지 갖출지도 모른다.

한편 라식과 같이 각막을 완벽하게 재성형해서 굴절 문제를 영구 교정하는 다양한 굴절 수술법이 등장했다. 수술이 간편한 데다 짧은 시간에 시술이 가능하며 회복도 빠른 편이다. 라식에서는 안구를 마취한 후 각막 겉부분을 덮개처럼 젖힌다. 컴퓨터로 조직을 얼마만큼 제거해야 하는지 치밀하게 계산한 뒤 수초 동안 광선을 발사해 각막을 깎아낸다.

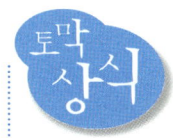

면봉이 유용한 경우가 있다. 눈이 건조하거나 자극이 느껴질 때 면봉의 솜을 가능한 한 단단하게 감아서 아래 눈꺼풀을 잡아 내린 다음, 창턱 모양처럼 되도록 해 이 편평한 바닥을 면봉으로 부드럽게 닦아낸다. 이때 안구 흰자에 닿지 않도록 조심한다. 이렇게 하면 부스러기가 제거되고 눈물 막의 기름 성분을 분비하는 작은 샘을 자극한다. 이어서 세균에 대항하고 각막을 적시는 눈물 분비를 촉진한다.

● **황반 변성** 황반의 퇴행성 변화로 시력을 잃게 되는 질환 ● 망막눈의 가장 안쪽에 위치한 신경막으로 빛에 자극된다은 안구를 통과해 들어온 빛을 받아들인다. 망막은 빛 에너지를 전기신호로 바꾸고 이 신호는 신경세포를 따라 뇌로 전달되어 해석은 거기서 이루어진다. 빛을 받아들이는 구조물에는 두 가지 유형이 있다. 막대간상세포는 흑백의 상을 조절하고, 원뿔원추세포는 색깔 있는 상

을 조절한다. 망막 중심부를 황반이라 하는데, 눈에서 가장 활동적인 부분으로 읽기, 얼굴의 상세한 부분 파악하기, 아름다움 인식하기 등과 같은 섬세한 작업을 수행한다.

황반에는 많은 원뿔세포와 약간의 막대세포가 있으며, 나이를 먹을수록 기능이 떨어진다. 이것이 노화 관련 시력 문제의 가장 흔한 원인이다. 황반 변성에는 두 가지 유형이 있다. '건조형 황반 변성'은 흔한 유형으로 분명한 원인은 알 수 없지만 담배를 피우거나 혈압이 높은 사람이 잘 걸린다고 알려져 있다. '습윤형 황반 변성'은 비정상 혈관들이 망막 밑에 형성되어 생긴다. 이 혈관들에서 혈액 성분이 새어 나와 망막에 손상을 입히는 것이다. 어떤 경우에는 레이저 치료로 습윤형 황반 변성을 호전시키거나 진행을 늦출 수 있다. 또 일부 경우에 복합비타민제로 초기 습윤형 황반 변성이 시력 상실로 진행하는 것을 지연시키거나 막을 수 있다고 알려져 있다.

황반 변성은 유전적 조건보다 생활 습관에 더 큰 영향을 받는다. 따라서 혈관을 젊게 유지하는 생활 습관을 실천하면 두 가지 유형의 황반 변성 발병률을 모두 낮출 수 있다. 물론 유전적 부분도 영향을 주지만 많은 경우 생활 습관이 그러한 유전자까지 조절할 수 있다는 뜻이다. 유전자는 당신이 소유한 토지와 비슷한 점이 많다. 땅 모양과 기능을 바꿀 수는 없지만 그 땅에 어떤 모양의 집을 지을지는 얼마든지 선택할 수 있다. 당신의 노력으로 황반 변성을 늦추듯이 백내장이나 녹내장 역시 조절이 가능하다. 유전학적 면에서 당신은 이미 토지를 받았지만, 당신 스스로 얼마든지 변화를 가져올 수 있다.

사실인가 거짓인가?

눈 주변에 점이 떠다니는 것처럼 보이면 위험 신호이다

❋❋❋ 그러한 점이 상당히 많을 경우 마치 별자리 투영기를 보는 듯한 느낌이 든다. 처음에 발견했을 때는 작고 검은 점들이 성가실 수 있지만 몸에는 전혀 무해하다. 이것들은 안구 속 유리체 주위를 떠다니는 작은 반점들로, 흔히 자동차 사고와 같은 외상이나 평생 눈을 써서 닳게 한 결과 눈을 치켜뜨고, 무리해서 보고, 비비고 등 발생한다.

• **백내장** • 만약 부엌 창문 바로 옆에서 국수를 한 냄비 삶으면 창문에 수증기가 잔뜩 서려 바깥이 보이지 않는다. 백내장도 이런 현상과 같다. 안구의 수정체가 혼탁해지면서 시야가 흐릿해진다. 자외선, 담배 연기, 당뇨 환자에게 찾아오는 고혈당 등 많은 원인특히 동맥의 노화를 촉진하는 요인들이 백내장의 위험을 증가시킨다. 그리고 수정체는 시간이 흐름에 따라 더 혼탁해질 수 있다. 백내장으로 시력을 완전히 잃지는 않지만 법적으로는 눈먼 상태로 판명받을 수도 있다. 5m 정도 앞에 있는 시력검사표의 큰 글자들을 읽을 수 없다면 법적으로 눈먼 상태이기 때문이다. 백내장은 혼탁해진 수정체를 제거하고 인공 수정체를 집어넣는 간단한 시술로 해결이 가능하다.

• **녹내장** • 녹내장은 눈의 배수 시스템이 막힌 상황이다. 머리카락이 잔뜩 낀 욕조 배수구를 생각해보라. 배출되지 못한 안구방수는 시신경에 엄청난 압력을 가하고 이로 인해 시력을 잃고 만다. 녹내장에는 협우각 녹내장갑자기 배수가 안 되는 경우과 광우각 녹내장보다 점진적이고 만성적으로 문제가 발생하는 경우이 있다.

시신경을 수백만 개 이상의 섬유를 포함한 광섬유 케이블 다발이라고 생각해보라. 우리가 나이를 먹으면 이 섬유 가운데 일부도 죽는다. 녹내장 환자의 경우 안구 내압이 상승하기 때문에 정상 상태보다 더 빠른 속도로 이들 섬유가 죽어간다. 이때 중요한 것은 동맥혈과 안구방수 사이의 압력 차이이다. 만약 혈압 강하제고혈압 약를 지나치게 많이 먹었다면 시신경에 혈액을 공급하는 혈관의 혈압이 떨어져 시신경의 섬세한 섬유들이 손상을 입고 만다. 그래서 혈압 강하제를 먹는 많은 사람이 녹내장 약까지 함께 복용하는 것이다.

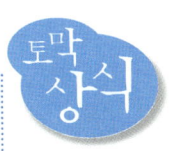

운동은 심장이나 허리둘레에만 좋은 것이 아니다. 30분 동안 운동을 하면 안압 역시 20% 감소한다. 심호흡도 림프계의 배출을 도와서 안압을 낮추는 데 효과적이다.

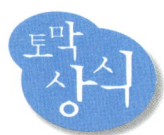

토막상식

롤러코스터나 배같이 흔들리는 장소에서는 왜 멀미가 날까? 세반고리관의 감각 털은 몸의 회전을 감지하고, 근처에 있는 작은 뼈, 즉 이석耳石은 직선 동작을 감지한다. 이석은 작은 고막 뒤 세반고리관에서 부유하는 크리스털 같은 물질이다. 이 두 기관이 감지한 정보가 서로 일치하지 않을 때, 또는 눈과 귀의 정보가 일치하지 않을 때 뇌는 서로 다른 정보 때문에 혼란에 빠지고 이것이 바로 멀미의 원인이 된다. 배를 타면 귀는 움직임을 감지하지만 눈은 아무것도 보지 못한다. 일반적으로 임신을 하면 멀미가 더 심해지는데, 호르몬의 변화 때문이다. 이 호르몬은 다른 많은 변화도 일으킨다. 손목 근처를 누르는 팔찌가 효과 있다는 보고도 있으므로 한번 시도해보자.

시신경 섬유가 3분의 1 이상 죽으면 시야의 일부를 볼 수 없다. 시신경 섬유의 절반 이상이 죽으면 시야 소실로 측면을 보지 못한다. 녹내장을 치료하지 않고 내버려두면 모든 섬유가 죽고 결국 시력을 완전히 잃고 만다.

끝으로, 생활 속에서 으레 맞닥뜨릴 수밖에 없는 독성 물질 때문에 눈이 손상을 입어 시신경에 혈액이 도달하지 못한다는 이론이 있다. 대표적 예가 담배인데, 흡연은 앞서 말한 욕조의 머리카락처럼 안구방수가 배출되는 것을 서서히 방해한다. 흡연으로 생기는 문제는 배수관 깊은 곳이 아닌 표면에서 발생하는 문제이기 때문에 그 결과가 오랜 시간에 걸쳐 축적된다. 게다가 녹내장은 대개 초기 징후를 알아채지 못한다. 시야 손상이 처음에는 중심부가 아닌 주변부에서 발생하기 때문이다. 안과 의사는 녹내장을 조기에 발견할 경우 간단하게는 안약만으로도 치료가 가능하다. 또는 레이저나 간단한 수술을 통해 치료할 수

✶ 눈으로 몸속 들여다보기 ✶

대개 눈은 밖을 보는 데만 쓰는 것이라고 생각한다. 그러나 창문을 통해 집 안을 들여다보듯이 눈을 통해 안을, 구체적으로 말하면 뇌를 들여다볼 수 있다. 시신경은 뇌의 일부이다. 실제로 의사들은 안구 검사를 통해 당뇨나 고혈압, 동맥경화를 찾아내곤 한다. 때로는 다발성경화증, 뇌종양, 중풍, 백혈병 등의 많은 병적 상황들까지 찾아낸다.

있다. 녹내장을 적절한 때에 조기 진단하는 길은 오직 정기적인 안과 검진밖에 없다. 녹내장을 초기에 발견함으로써 자연히 몸의 전반적인 건강 상태를 더 잘 돌보게 될 것이고, 시력을 잃는 극한 상황도 피할 수 있다.

귀

누구나 귀의 겉 부분에는 무척 익숙하다. 귀가 있어서 안경을 걸치고 귀고리를 걸 수 있을 뿐 아니라 베토벤의 감미로운 음악은 물론, 배우자의 위로, 호텔 바로 옆방에서 신혼부부가 내는 소리도 들을 수 있다.

귀의 가장 바깥쪽 부분은 소리를 모으는 깔때기 역할을 한다. 그런 귀가 2개인 덕분에 소리의 방향과 좌우를 구별할 수 있다. 일단 소리가 귓구멍 안으로 들어오면, 뇌가 그 소리를 판단한다.

소리를 듣기 위해서는 소리가 일련의 구조물들을 따라 차례로 전달되어야 한다. 그림 9.2를 보면 음파소리의 파동는 겉귀외이外耳에 속하는 고막에서 기계적 진동으로 바뀌고, 이것은 고막에 연결된 3개의 뼈를 진동시킨 뒤 속귀내이內耳로 전달된다. 속귀를 채우고 있는 림프액이 진동하면 미세한 유모有毛세포청각 세포가 움직이고, 신경은 이 움직임을 전기적 신호로 인식해 뇌로 전달함으로써 소리를 듣게 된다. 그런데 이때 귀지가 너무 많으면 음파가 고막에 도달하는 것을 가로막아서 뼈들이 진동하지 못하고 결국 청력이 떨어진다.

다시 정리하자면, 귀는 기계적 에너지의 일종인 음파를 받아들인 다음 전기적 에너지로 바꾸어 뇌가 이해할 수 있도록 한다. 아날로그 세상을 디지털 세상으로 바꾸는 것이다. 당신이 소리를 듣기까지는 달팽이관에 있는 유모세포의 공도 꽤 크다. 유모세포가 죽으면 청력을 잃는데, 대부

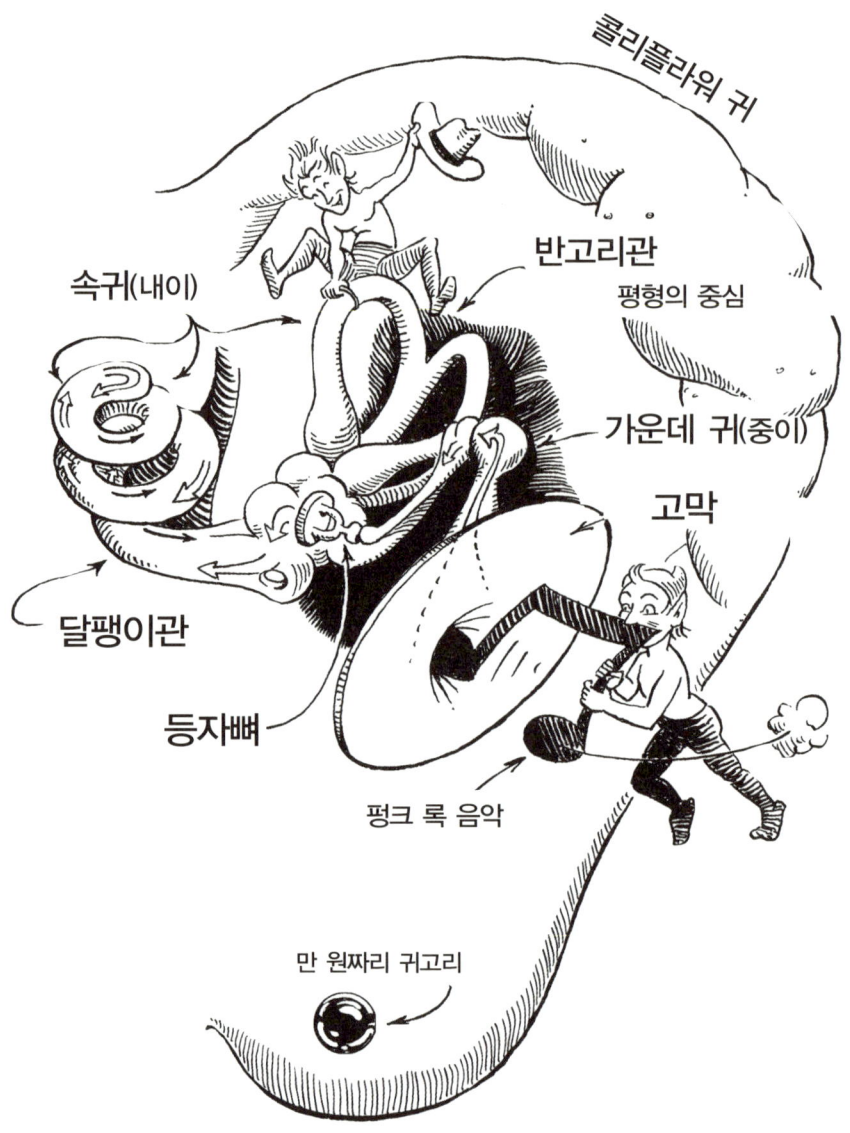

[그림 9.2] 음악을 들어보세요

이 그림의 주인공은 왼쪽 귀이다. 귓바퀴의 연골이 손상당한 '콜리플라워 귀콜리플라워같이 생긴 귀' 모습이다. 귀 안으로 들어간 음파는 고막과 고막에 연결된 3개의 작은 뼈를 진동시킨다. 가장 마지막 뼈는 걸러진 음파를 달팽이관 안으로 전달하고, 여기서 청신경이 들어온 정보를 전기적 자극으로 바꾸어서 뇌에 전달한다. 반고리관은 평형을 유지하게 해주는 자이로스코프회전의回轉儀 같은 기능을 담당한다.

분 큰 소리_{소음}나 혈액 공급이 감소할 경우에 유모세포가 죽는다.

우리가 흔히 듣는 소리에는 두 가지 주파수 영역이 있다. 고주파 영역은 가장 먼저 손상받는 부분으로 나뭇잎이 스치는 소리나 속삭이는 소리가 차지하는 영역이다. 일반 말소리는 저주파 영역에 속한다.

65세를 넘어서면서 약 60%가 어느 정도의 청력 상실을 경험하고, 40%는 보청기를 착용해야 일상생활을 할 수 있다. 남자 환자 가운데 약 10%는 남편이 자기 말을 듣지 않는다고 화가 난 아내들이 의사에게 보내서 온 사람들이다. 이렇게 노화와 관련한 청력 상실은 워낙 흔해서 어떤 의사는 청력 상실을 인간 전체에 유전되는 질환이라고도 말한다.

청력을 가장 위협하는 것은 바로 소음이다. 많은 연구를 통해 일정 기간 이상 소음에 노출되면 심각한 청력 상실이 발생할 수 있음이 밝혀졌다. 그러한 소음이 어떤 것인지는 이 장 끝 부분에서 살펴보겠다. 물론 소음 말고도 청력을 해치는 것이 많다. 중이염은 어린이에게 흔한데, 치료가 단순한 감염성 질환이다. 그런데 빨리 치료해 주지 않아 청력을 잃는 경우가 종종 있다.

지금까지는 충분히 잘 들을 수 없는 것이 문제였지만, 이와 반대로 어떤 사람은 만성적으로 귀울음_{이명耳鳴}이 들려 고통받는다. 이 질환은 달팽이관의 기능과 관련되어 발생하는데, 달팽이관은 귓속에 있는 나선 모양의 기관으로 안쪽에 섬모라 하는 미세한 털이 있다. 정상으로 작동할 때 외부에서 온 소리는 고막을 두드리고 속귀의 액체를 진동시켜 섬모를 흔든다. 섬모는 음파를 전기적 에너지로 바꾸어 청신경이 그 정보를 뇌에

사실인가 거짓인가?

남자 귀에는 여자에게 없는 필터가 하나 더 있다

❖❖❖ 흔히 남자 귀에는 필터가 하나 더 있어서 여자보다 잘 듣지 못한다고들 한다. 실제로 남자가 여자보다 청력 상실 빈도가 더 높기는 하지만, '여분의 필터' 같은 것은 없다. 남자는 대부분 소음이 큰 환경에서 작업하는 경우가 많다. 바로 그 소음 때문에, 청력을 상실하는 것이다. 텔레비전 야구 중계 때문에 잘 듣지 못하는 것은 아니다.

전달하도록 한다. 이때 섬모가 제대로 기능하지 못하면 귀울음이 생긴다. 이명이 있는 사람은 혼자 있을 때 주로 듣곤 하는데, 여러 사람이 있을 때는 와글거리는 소음이 이명을 가리기 때문이다.

달팽이관 옆에는 반고리관과 타원낭으로 이루어진 전정기관_{귓속에서 몸의 운동이나 위치감각을 감지해 뇌에 전달해주는 기관}이 자리 잡고 있다. 반고리관은 서로 다른 축을 중심으로 하는 3개의 반고리 모양의 구조물로 이루어져 있으며, 회전운동 시 공간 안에서 당신이 어떤 위치에 있는지 뇌에 정보를 전달한다. 타원낭은 중력에 대한 위치 정보를 뇌에 전달한다.

전정기관은 우리 몸에서 평형 유지 시스템을 이루는 네 가지 구성 요소 가운데 하나이다. 참고로 말하자면 나머지 세 요소는 시각, 고유감각, 소뇌이다. 시각은 평형 문제를 바로잡는 데 도움이 되고, 고유감각은 당신 몸의 부분들이 공간 내 어디에 있는지 인식하도록 돕는다. 소뇌는 평형을 유지하기 위해 이 모든 부분을 통합한다. 몸의 평형을 유지하는 데 무슨 이렇게 거창한 작용을 하겠느냐고 할지 모르지만, 네 기관 가운데 두 기관만 작동하지 않아도 포도주 세 병을 단숨에 마셔버린 사람처럼 비틀거리면서 어지럼증을 느낀다. 평형 관련 문제는 나이가 들수록 증가한다. 우리 가운데 70%는 어떤 유형이든 어지럼증을 경험한다. 미국의 경우 실제로 해마다 200만 명 이상이 의사를 찾아와 어지럼증을 호소한다.

귀지는 귓구멍_{외이도外耳道}에 있는 분비샘들이 만들어낸다. 귀지는 먼지를 잡아내고 수분을 밀어냄으로써 우리가 야외에서 활동할 수 있도록 해준다. 외부 물질을 붙잡은 귀지는 외이도 바깥으로 밀려 나오고, 거기서 건조되어 귀에서 떨어져 나온다. 귀에 대고 할 수 있는 최악의 일 가운데

사실인가 거짓인가?

음악은 귀에 나쁘다

❋❋❋ 시끄러운 음악은 확실히 귀에 나쁘다. 그러나 어떤 문화권에서는 음악에 치유 효과가 있다고 본다. 음악의 진동 에너지로 치료 효과를 볼 수 있다는 것인데, 그렇게 함으로써 몸이 질병에 반응하는 방식을 바꿀 수 있다고 믿는다.

✱ 데시벨 decibel 이란? ✱

귀는 우리 몸에서 가장 민감한 기관 가운데 하나로, 손가락 끝으로 피부를 문지르는 부드러운 소리까지도 들을 수 있다. 한편, 귀는 세상의 온갖 소음에 노출되어 있다.

소음 강도와 그로 인해 입는 손상을 판정할 때 데시벨 척도를 이용한다. 들을 수 있는 가장 작은 소리 거의 고요함에 가까운 소리가 기준이 되는데, 바로 0데시벨이다. 이보다 열 배 더 강력한 소리가 10데시벨, 백 배 더 강력한 소리가 20데시벨이며, 천 배 더 강력한 소리는 30데시벨이다. 제트엔진 소리는 기준보다 1조 배나 더 강력하다.

85데시벨을 넘는 소리는 어떤 것이든 청력을 손상시킨다. 90데시벨 이상의 소리는 8시간 이상, 140데시벨 이상의 소리에는 노출되는 즉시 청력에 손상을 입고 만다. 우리가 일상생활에서 접할 수 있는 여러 가지 소음과 그 크기가 얼마인지 아래에 소개했다. 소음의 크기는 모두 소리 가까이에서 측정한 것이며 거리가 멀어질수록 작아진다.

거의 고요한 상태	0데시벨
속삭임	15데시벨
보통의 대화	60데시벨
코 고는 소리	85데시벨
잔디 깎는 기계	90데시벨
자동차 경적	110데시벨
록 콘서트, 제트엔진	120데시벨
총소리, 폭죽	140데시벨

사실인가 거짓인가?

면봉은 귀를 깨끗이 하는 데 좋다

❖❖❖ 귀에 면봉 따위를 넣어서는 안 된다. 귀지를 제거하는 방법은 따로 있다. 귀에 미네랄 오일을 한 방울 떨어뜨리고 그쪽 귀가 위로 가도록 옆으로 누워 오일이 스며들게 한다. 1시간 정도 그렇게 누워 있으면 귀지가 오일에 녹아 나온다.

하나가 바로 귀지를 끄집어내려고 면봉이나 손톱, 심지어 낚싯바늘 등을 사용하는 것이다. 귓속에 무엇을 집어넣든지 그것 때문에 귀지는 더 깊은 수렁으로 빠지고 만다. 그렇게 음파를 가로막아 스스로 소리를 잘 듣지 못하게 만드는 것이다.

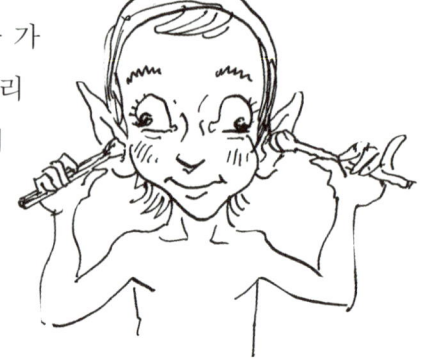

피부

당신의 집을 덮고 있는 페인트와 피부의 유사점이라면 색이 다양하다는 것과 세상에 그대로 노출되었다는 점이다. 피부의 주된 기능은 우리 신체 내부를 보호하는 것이다. 피부는 딱 피부 두께만큼의 깊이밖에 없지만 이를 통해서 내부의 여러 시스템이 어떻게 작동하는지 들여다볼 수 있다. 피부는 평균적으로 1만 7,000m²의 면적으로 우리 몸에서 가장 큰 기관이며, 단순한 물리적 갑옷 이상의 아주 중요한 기능을 한다.

★ 피부는 감염에 대항해 몸을 보호한다. 외부 감염원이 우리 몸 안으로 들어오는 경로는 폐, 장, 피부 이렇게 세 가지이다. 그 가운데 외부 세계와의 접촉면이 가장 넓은 것은 피부로, 그만큼 보호 기능 또한 잘 갖추고 있다. 피부의 가장 바깥쪽은 죽은 세포들이 덮고 있어 외부 침입자를 막는 방패 역할을 한다.

★ **피부는 뇌에 중요한 신호를 보낸다.** 예를 들어 불길이 닿으면 아프다는 신호가 오고, 당신은 그 신호를 받아들여 모닥불에서 물러선다. 만약 그러한 자극이 왔는데도 아프지 않다면 피부 일부가 통증 섬유와 함께 죽었기 때문이다. 그런 경우 신호를 받아들일 수 없을 뿐 아니라 상처가 낫는 데도 꽤 오랜 시간이 걸린다.

★ **피부는 우리의 발달 과정을 돕는다.** 발달 과정에서 그 기능을 잃었을 때 가장 큰 손상을 초래하는 감각이 바로 촉각이다. 이러한 사실을 개코원숭이 연구에서 밝혀냈는데, 인간도 마찬가지일 것으로 생각한다. 나아가 심리 치료 측면에서도 촉각은 매우 중요하다. 치유하기 위해 마사지가 필요할 때도, 정서적 안정을 주는 성적 접촉에서도 모두 촉각이 아주 중요한 역할을 담당하기 때문이다.

★ **피부는 딱지를 만들어 상처가 빨리 낫도록 돕는다.** 딱지는 보호막이 되고 수분을 공급해 피부가 상처 위로 융합하도록 도와준다. 딱지를 뜯으면 치유 작용을 하는 세포들까지 함께 뜯겨 나가므로 억지로 떼어내서는 안 된다.

> **토막상식**
> 접촉성피부염은 수포물집, 발적피부가 붉어짐, 가려움증 등을 동반한다. 그러나 직접적으로 독소와 접촉하거나 알레르기 반응이 일어난 부위에서만 그렇다. 따라서 가만히 돌이켜 생각만 해도 왜 그런 일이 일어났는지 원인을 찾아낼 수 있다. 최근에 비누, 세탁 세제를 바꾼 적은 없는지, 장신구아마도 니켈 성분 때문일 것이다, 향수 등을 새로 쓴 것이 있는지 생각해보라. 문제를 진단하기 위해서는 유발 요인이라고 생각하는 것들을 가능한 한 제거한 다음 그래도 증상이 여전히 남아 있는지 살펴보라. 의사를 찾아간다 해도 당신에게 이렇게 해보라고 권할 것이다. 그래서 무엇보다 스스로 몸에 주의를 기울이고 몸이 주변 환경과 어떻게 반응하는지 살펴보는 것이 중요하다. 또 이렇게 함으로써 당신 자신에 대해서는 누구보다 완벽한 전문가가 될 수 있다.

피부는 줄기세포로부터 만들어진다. 피부는 집 외벽을 덮고 있는 여러 겹의 페인트칠과 같다. 집집마다 밖으로 보이는 페인트 색깔은 한 가지이지만 속속들이 파고 들어가보면 분명 초벌 칠 위에 여러 겹의 페인트가 덧칠해져 있을 것이다. 피부도 여러 층으로 되어 있다. 피부의 가장 바깥 층을[그림 9.3] 참고 표피라고 하는데, 그 아래 있는 진피를 보호해준다. 표피에는 어떤 감각 섬유도 없으므로 통증을 전혀 느끼지 못한다. 애완동물이 발톱으로 살짝 긁었을 때 즉각 반응하게 만드는 섬유는 진피층에 있다. 진피 아래에는 피하조직이 있으며, 피하조직은 모낭 털주머니, 땀샘 등을 포함하고 있다.

고양이 발톱에서부터 레이저 칼에 이르기까지 어떤 것이든 피부에 상처를 입힐 수 있다. 하지만 최대의 적은 바로 햇빛이다. 물론 지나치게 노출되었을 경우에 한정된다. 피부암은 뒤에서 다루겠지만, 대부분의 사람이 피부가 노화했다는 증거로 주름살을 든다. 이 주름살은 햇빛에 장기간 노출되어 발생한다. 주름진 엉덩이를 본 적 있는가? 아마도 없을 것이다. 다행스럽게도 대부분의 엉덩이는 햇빛을 볼 일이 없기 때문에 신체의 다른 부위와 비교해서 더 오래 아기 피부처럼 매끈하고 젊은 상태를 유지할 수 있다.

주름은 진피 아래에 있는 콜라겐 섬유와 관련이 있다. 이들은 작은 고무줄과 같은데 햇빛에 의해 손상을 입으면 죽 늘어난다. 이로 인해 조직에 흉터가 발생해 아기 같던 피부가 오그라들고 주름이 생긴다. 동맥이 노화해도 이들 고무줄 같은 섬유에 영양 공급이 제대로 안 돼 햇빛과 거의 같은 결과를 초래한다. 햇빛에 의해 입은 손상은 일반적으로 30년 뒤에나 나타난다. 20대에 입은 손상이 50대가 되어야 비로소 주름 형태로 나타나는 것이다. 사실 대부분의 피부 손상은 스무 살 전에 발생한다. 따라서 아이들에게 특별히 주의를 기울여야 한다. 만약 당신이 사춘기 여름을 자외선 차단제 없이 보냈다면, 마구 어질러진 10대들의 침대보다 더 많은 주름과 함께 인생을 마무리할 가능성이 높다.

● **통증 느끼기** ● 피부 안에는 촉각을 다루는 매우 중요한 기전이 포함

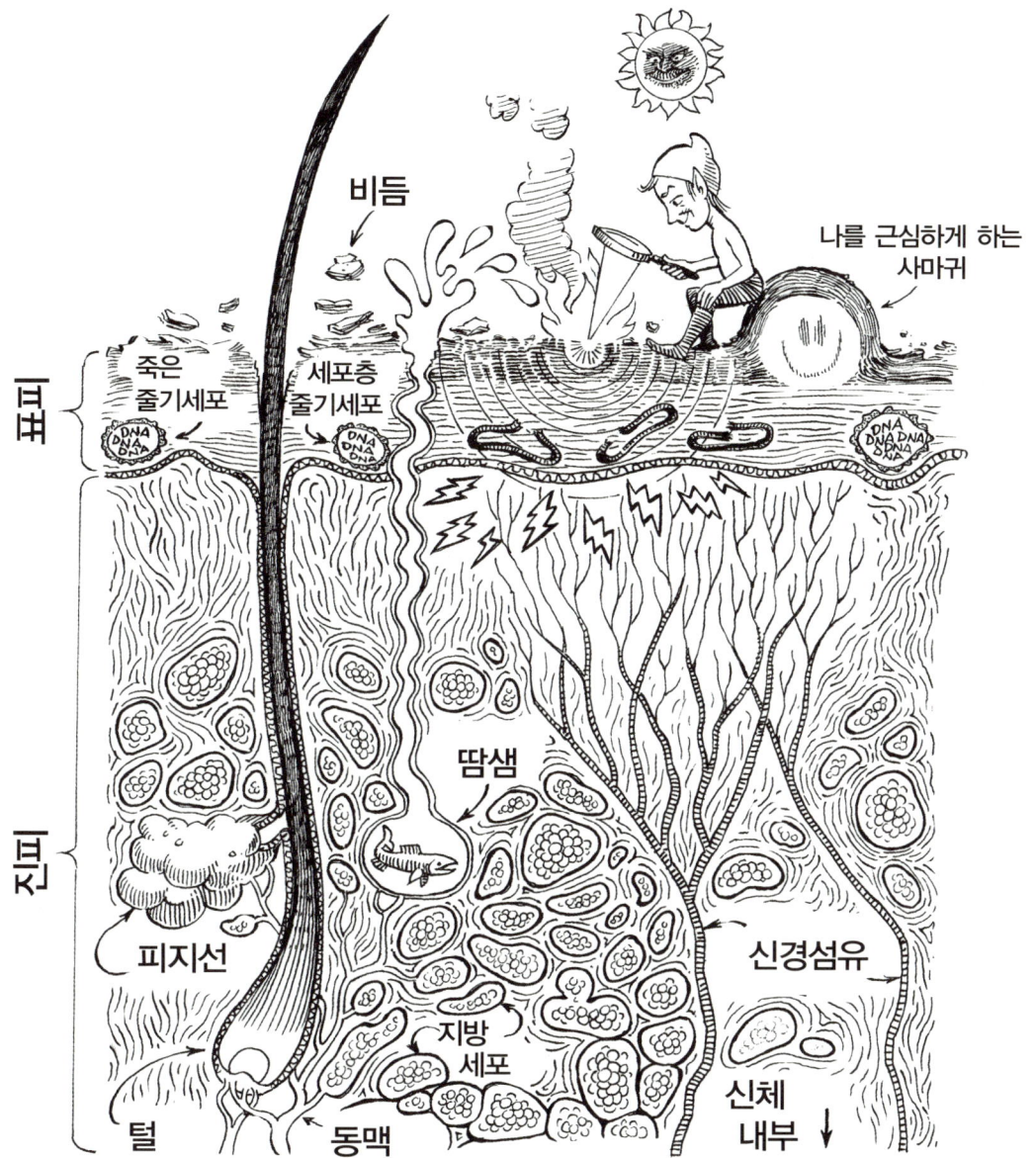

[그림 9.3] 피부를 살펴보자

피부는 진피에 있는 신경 말단을 통해 통증을 느낀다. 진피에 있는 탄력섬유는 고무줄처럼 작동해 피부가 팽팽하고 젊어 보이게 한다. 햇빛에 손상을 입거나 지나친 흡연을 하면 동맥경화가 생기고, 이어서 탄력 섬유를 파괴해 결국 주름이 생긴다. 피지선은 피부를 보호하는 윤활제를 분비하여, 주변에 화학적 메시지를 내보낸다. 이 윤활제는 종족별로 달라서 어떤 종족은 당신의 몸 냄새에 매력을 느끼겠지만, 다른 종족은 그러지 않을 수도 있다. 땀샘은 신체 활동을 하는 동안 땀을 분비하는데, 땀이 증발하면서 몸을 식혀준다.

사실인가 거짓인가?

땀은 악취를 풍긴다

❊❊❊ 땀에는 아무 냄새도 없다. 게다가 소변과 마찬가지로 무균 상태이다. 배출된 뒤 세균과 접촉했을 때에만 오염된다. 땀샘에는 두 종류가 있는데, 대부분 몸이 독소를 배출하는 것을 돕는다. 냄새를 만들어내는 것은 아포크린샘apocrine glands으로, 이들 분비샘은 겨드랑이와 생식기 주변 등에 분포한다. 이 냄새는 우리의 정체성 일부를 형성하는 한편 이성을 유혹하며, 체육관에 있는 특정 러닝머신을 기피하게 만든다.

되어 있는데, 이것이 바로 통증 섬유들이다. 오토바이 충돌이나 화상을 경험한 적이 있다면 피부가 통증 수용체와 직접적으로 연결되어 있다는 사실을 이미 깨달았을 것이다.

통증은 아주 다양하다. 근육통, 정서적 고통, 욱신욱신 쑤시거나 찌르는 듯한 통증을 느낄 수 있고, 등이 아프거나 머리가 아플 수도 있다. 이러한 통증을 그냥 무시해버릴 수도 있고, 치료할 수도 있다.

통증 하면 일반적으로 나쁜 것으로 여겨 무조건 싫고, 통증 없이 살고 싶어 한다. 물론 통증 없이 사는 것은 좋다. 하지만 통증을 느낀다는 것은 당신이 그만큼 건강하다는 의미이다. 통증은 화재경보기와 같다. 무언가 위험한 것을 경험하고 있을 때 통증을 보내 당신에게 경종을 울리는 것이다. 집에 화재경보기가 없으면, 있을 때보다 실제로 반년 정도 더 늙는다고 한다. 당신의 몸도 그와 꼭 같다. 통증을 못 느낀다는 것은 몸속 어딘가에서 잠재적으로 위험한 불길이 타오르고 있는데, 아무런 경고 신호가 없는 것과 같다.

통증과 관련한 신경섬유에는 두 종류가 있다. 하나는 둔한 통증 또는 불쾌한 감각방이 춥거나 뱀이 다리 위로 미끄러져 올라올 때의 감각 같은 것을 일으키는 신호를 전달한다. 이들 감각은 느린 통증 섬유를 통해 전달된다. 다른 종류의 섬유는 통증을 빨리 전달하는 섬유인데, 찔리거나 찍히는 등의 통증을 전달한다.

의사를 방문하는 환자의 절반이 통증 때문이며, 어느 누구도 통증을 그대로 떠안으며 살고 싶어 하지 않는다. 그러나 그 가운데 가장 우려되는 것은 우울증으로 이어지는 통증이다. 통증이 크면 클수록 일상생활을 하기가 어려워지기 때문에 더 우울해진다. 또 이렇게 더 우울해지면 우울해질수록 통증을 더 많이 느낀다. 따라서 인생을 즐기며 젊게 살고 싶다면 무엇보다 먼저 통증부터 치료해야 한다. 그러나 단순히 진통제로 통증의 고리를 차단하는 것은 비가 새는 지붕에 페인트를 덧칠하는 것과 같다. 보다 젊어지려면 감각적으로 느끼는 통증뿐만 아니라 통증을 일으키는 진짜 원인을 찾아내 근본적으로 치료해야 한다.

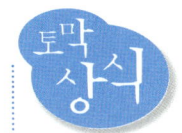

토막상식 교감신경 기능에 이상이 생기면 땀을 지나치게 많이 흘린다. 흔히 다한증이라 부르는데, 사지 말단에 지나치게 많은 땀을 유발하는 질병으로 동양인의 25% 정도가 경험한다. 해당 신경을 분리해내는 최소화된 흉강경 시술 흉강을 들여다보는 내시경 수술로 치료가 가능해졌지만 이 다한증 때문에 많은 문화권에서 악수 대신 절을 하게 되었다. 겨드랑이에서 땀이 많이 나는 사람의 90%는 보톡스 주사로 도움을 받았다. 36%의 사람은 위약偽藥, 가짜 약인 소금물 주사에도 역시 효과를 보았다고 한다.

감각 젊게 만들기 작전

동맥이 뻥 뚫려 있고, 폐에 산소가 가득한 것만으로는 젊게 살 수 없다. 스스로 더 젊다고 느껴야 한다. 감각들, 특히 청각과 시각이 퇴화하는 것보다 나이가 들었음을 실감하는 경우는 없을 것이다. 다음 실천 계획은 삶의 질을 유지하고 증진하는 방법이다. 이대로만 하면 당신의 멋진 감각을 잃지 않고 세상을 만끽하며 살 수 있을 것이다.

젊게 만들기 작전 1 기능을 보존하라

박물관은 좀약 등 여러 방법을 통해 수세대 전의 공예품을 전시하고 보존하며, 통조림 콩은 특수 처리를 해서 무려 3,072년까지 식품 저장실에 보관할 수 있다. 몸 또한 적절히 관리만 한다면 당신이 생각하는 것보

✱ 피부에 대한 유익한 정보 ✱

노화가 가장 먼저 찾아오는 부위 가운데 하나가 피부이다. 주름살, 피부암, 기미를 보면서 나이가 들어가고 있음을 깨닫는다. 일반적으로 몸 내부에 좋은 것은 몸 외부에도 좋다. 노출되는 모든 부위에 항상 자외선 차단지수SPF가 45인 차단제를 바르고, 담배는 피해야 한다. 하루에 담배를 열 개비 피우는 사람의 경우 전혀 안 피우는 사람에 비해 얼굴 주름이 두 배는 더 빨리 늘어난다. 물을 자주, 충분히 마시면 피부에 수분이 공급되고 건강을 유지하는 데 도움이 된다. 아직 증명되지는 않았지만, 물을 마시면 그 외에도 많은 이점이 있다. 노화와 관계 있는 피부 미용 문제와 이들을 치료하고 예방할 수 있는 몇 가지 방법을 제시한다.

★ 기미: 기미용 크림으로 색을 엷게 할 수 있다.

★ 눈 밑 처진 살: 유전성으로, 눈 주위에 지방이 축적되어 나타난다. 수면이 부족하거나 너무 많은 양의 알코올을 섭취했을 때 악화될 수 있다.

★ 미세 주름들: 얼굴을 찌푸려서 생기는 미세 주름은 여러 달 동안 글리콜 필링글리콜이라는 화학물질을 사용하는 얼굴 박피술을 하여 감소시킬 수 있다.

★ 주름살, 얼굴선: 지방, 콜라겐, 보톡스 주사 등을 포함한 다양한 미용 시술로 줄일 수 있다.

이 모두에 밑줄을 쳤는가? 주름살 하나하나마다 신경 쓰고 걱정하는 자체가 분별없는 행동이다. 이마에 주름을 하나 더할 뿐이다.

다 훨씬 오랫동안 건강한 상태를 유지할 수 있다.

• **피부** • 나이가 들면 표피에서 새로운 세포를 만들어내는 속도가 더뎌진다. 표피가 햇빛에 손상을 입으면 세포층의 두께가 세포 20개 깊이에서 2개 정도 깊이로 얇아진다. 피부를 젊게 만드는 방법 가운데 하나는 피부가 새 세포들을 만들어내도록 자극하는 것이다. 많은 피부용 크림에 포함된 AHA Alpha Hydroxyl Acid, 알파 하이드록시산를 써보라. 이 물질은 피부 재생 속도를 높인다. 즉 표피를 자극해 죽은 세포를 제거하고 새 세포들을 만들어내게 함으로써 피부를 젊어 보이게 한다. AHA를 함유한 제품이면 모두 제 기능을 발휘하므로 반드시 비싼 화장품을 살 필요는 없다. 일부 제품이 비싼 것은 다른 함유 물질 때문인데, 그 물질이 피부 재생 기능을 하는 것은 아니다.

• **눈** • 햇빛에 장시간 심하게 노출되면 눈에 치명적일 수 있다. 특정 파장의 빛이 수정체와 망막에 손상을 입히기 때문이다. 스키나 수상 스포츠는 무릎뿐 아니라 눈에도 좋지 않다. 직접 또는 반사되어 눈에 들어오는 햇빛이 해를 끼치기 때문이다. 야외 활동을 자주 하는 사람은 '나쁜' 파장의 빛자외선 A와 B을 걸러주는 안경을 반드시 착용해야 한다.

자외선 B는 보통 각막이나 자동차 앞 유리창으로 걸러지지만 자외선 A는 걸러지지 않는다. 그리고 이들 광선에 노출되는 것은 백내장과 황반 변성 발병과 관련이 있다. 당신의 선글라스가 자외선 A를 차단해주는지 라벨을 확인해보라. 그다지 비싸지 않은 안경 중에도 자외선 A 차단 기능을 갖춘 것이 많다. 라벨로 확인이 불가능하다면 안과 의사나 검안사檢眼士를 방문해서 당신의 안경이 해로운 광선을 적절히 차단할 수 있는지 확인하는 것이 좋다.

✽ 인조 청각 기능이 도움이 될까? ✽

나이가 들면 몸에도 여러 변화가 찾아온다. 오랜 동안의 생활 습관에 따라 변화 시기가 다르긴 하겠지만, 대표적 변화 중 하나가 귀가 잘 안 들리는 것이다. 문제는 많은 사람이 귀가 안들리는 것을 당연하게 받아들인다는 점이다. 그러고는 자기만족의 악순환에 빠진다.

먼저 아름다운 멜로디를 뒤로하고 쓰레기 같은 소리로 가득찬 세상을 받아들인다. 그리고 어떤 조치도 없이 청각 소실이나 청력 감소를 마치 뾰루지가 난 정도로 가볍게 취급한다. 잘 들을 수 없으면 대화가 단절되고 점점 사람들에게서 멀어져 사회생활에 막대한 지장을 초래한다. 행복하고 건강한 삶에 어두운 그늘을 드리운다. 처음에는 단지 작은 나사가 하나 빠진 것 같지만 나중에는 중대한 변화를 일으키고 삶의 질을 크게 저하시킨다. 이제 더 이상 청력 감소를 참고 살 필요가 없다. 소음에 과다하게 노출되어 청력을 잃었든, 유전 질환에 의해 그랬든 인조 청각 기능을 잘 활용하면 원래의 삶으로 돌아갈 수 있다.

청각 기능 중 어떤 부분이 손상되었는지에 따라 두 가지 선택을 할 수 있다. 앞서 언급한 바와 같이 아날로그 음을 디지털로 바꿀 때는 귓속에 축음기 바늘보다도 가는 감각 털을 음파가 진동시켜야 한다. 이렇게 전달된 아날로그 에너지는 다시 신경에 의해 전기에너지로 전환되어 뇌로 전달된다. 다음은 인조 청각 기술이 손상된 청각 기능을 회복하는 방법 두 가지이다.

보청기 | 과거에 보청기는 단지 귓속에 넣는 소리 증폭기에 불과했다. 단순히 모든 음을 더 크게 만든 것으로 사실은 큰 도움이 되지 못했다. 고주파를 잘 못 듣는 사람에게 모든 소리를 증폭시키면 잡음이 더 커져서 소리의 의미를 파악하는 데 도움이 되지 않기 때문이다. 최신 보청기는 귀

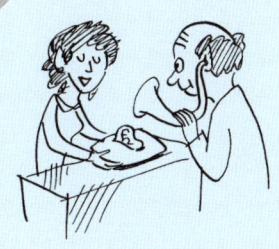 뒤에 착용해 작은 관을 귓속에 넣는 구조로, 문제를 예전과 다르게 처리한다. 스파이 기술을 사용해 특별한 사람이나 특별한 음에 집중해서 조정할 수 있다. 또 사람이 많은 곳이나 공공장소의 잡음도 제거할 수 있다. 이 보청기가 제대로 작동하려면 앞서 언급한 감각 털의 기능이 살아 있어야 한다. 이 감각 털이 심각하게 손상되어 있으면 달팽이관 임플랜트와 같은 새로운 방법을 찾아야 한다. 무상 반품이나 무상 교환기간을 허용하는 회사의 제품을 사용하는 것이 좋다. 그 기간 동안 자신한테 잘 맞는지를 점검해본다.

달팽이관 임플랜트 | 달팽이관 임플랜트야말로 삶을 변화시킬 수 있다. 보청기와는 전혀 다른 방법으로 기능한다. 이 장치는 손상된 감각 털을 우회해 음파에서 전기에너지로 전환을 직접 담당한다. 청각 기능을 완전히 잃은 사람을 위해 고안한 것으로 전기에너지를 속귀로 직접 전달한다. 소리가 어디에서 들리는지를 쉽게 구별할 수 있는 것은 장점이지만, 잡음과 원하는 소리를 구별해내는 기능은 아직도 미약한 편이다. 그렇지만 기술은 점점 더 발달할 것이다. 청력 소실이 매우 심각한 사람이라면 보청기와 달팽이관 임플랜트를 같이 사용하는 것도 생각해볼 수 있다. 이 두 가지를 함께 사용하면 소리의 음질과 언어를 듣고 해독하는 능력을 동시에 높일 수 있다.

• **귀** • 귀에는 큰 소리보다 더 해로운 것이 없다. 85데시벨을 넘는다면 어떤 소리든 영구적인 청력 손실로 이어질 수 있다. 참고로 나뭇잎이 바스락거리는 소리는 0데시벨, 속삭이는 소리는 20데시벨이다. 헤어드라이어나 잔디 깎는 기계 소리는 90데시벨로, 2시간 연속 사용할 경우 청력에

치명적 손실을 입을 수 있다. 우리 대부분은 그런 위험에 노출될 가능성이 별로 없지만 미용사나 정원사에게는 심각한 위협이 될 수 있다. 더구나 소음이 크면 클수록 빠른 시간 내에 손상을 입을 수 있다. 록 콘서트의 경우 110데시벨로, 45분 동안 지속적으로 노출될 경우 영구 청력 상실까지 초래할 수 있다. 100데시벨의 소음에 계속해서 노출되는 경우는 최대 3분까지만 안전하다. 청력을 유지하는 최선책은 소음을 피하거나, 부득이한 경우에는 반드시 귀마개 등으로 귀를 보호해야 한다.

• 촉각 • 통증에 익숙해지는 것은 사람들이 통증에 대처하는 꽤 흔한 방법이다. 사실 이 방법은 가장 좋지 않은 대처법이라 할 수 있다. 고통을 느낀다면 적극적으로 치유할 방법을 찾아야 한다. 통증이 있으면 통증 수용체의 각성도가 높아진다. 즉, 몸_{통증 수용체}이 통증이 있을 것을 기대하므로 당신이 느끼는 통증은 점점 커질 수밖에 없다. 통증과 함께 사는 시간이 길어지면 길어질수록 당신이 느끼는 통증은 점점 더 커질 것이다. 떼쓰며 우는 아이에게 아이가 원하는 것을 주듯이 통증으로 보채는 몸에는 적절한 치료를 해주어야 한다.

우선 적어도 한 번에 6시간 동안은 통증 없이 지내면서 통증 섬유들을 '초기화'해야 한다. 만약 통증 섬유들이 초기화되지 않으면 통증이 영원히 사라지지 않을 수도 있다. 특히 3주 이상 지속되는 만성 통증일 경우 그럴 가능성이 높다. 당신의 몸을 초기화하는 것은 화재경보기에 새 전지를 끼우는 것과 같다. 통증을 차단해 몸을 초기화하는 치료에는 여러 가지가 있다. 이부프로펜_{브루펜} 같은 진통제와 캡사이신 capsaicin 크림을 예로 들 수 있다. 캡사이신은 고춧가루에 들어 있는 성분으로, 통증 수용체와 결합해 만성 통증을 효율적으로 다스린다. 다른 대안으로 침술이 있는데, 몸 안을 지나는 에너지 흐름선이라는 개념에 초점을 맞춘 동양의학적 방법이다. 특정 통증 부위를 집중적으로 치료함으로써 침술은 통증의 역치_{통증이 시작되는 강도}와 방향을 재조정한다. 마사지 치료 역시 근골격계 통증 치료에 매우 효과적이다.

젊게 만들기 작전 2 보호 장구를 사용하라

햇빛으로부터 몸을 보호하라는 의미이다. 물론 햇빛 쬐기는 매우 중요하다. 날마다 10~20분 동안 햇빛을 쬐면 비활성 비타민 D가 활성 비타민 D 전구체로 전환되는 것을 도와준다. 이 경우 심혈관계와 면역계에 매우 유익한 효과를 발휘할 수 있다. 또 이로써 실제 나이가 1세 이상 젊어질 수도 있다. 그러나 햇빛에는 피부암과 주름이라는 위험이 도사리고 있다. 햇빛을 잘 조절해 쬐면 1.7세까지 더 젊어질 수 있다. 옥외에서 일하거나 여름휴가를 떠날 때처럼 한꺼번에 지나치게 많은 양의 햇빛에 노출될 때는 반드시 자외선 차단제를 발라주어야 한다. 특히 오전 10시부터 오후 4시까지는 자외선이 가장 강하고 위험한 시간이므로 차단제를 꼭 써야 하며, 자외선 차단지수는 항상 30 이상이어야 한다. 여기서 30은 차단제를 전혀 사용하지 않았을 때보다 서른 배의 보호 효과를 얻는다는 뜻이다. 그리고 손, 얼굴, 목과 같이 하루 종일 노출되는 부위는 자외선 차단지수가 45인 제품을 사용한다.

젊게 만들기 작전 3 눈에 좋은 음식을 많이 먹어라

눈은 정말 많은 일을 한다. 아름다운 경치를 즐기고, 모네의 그림을 감

> **토막상식**
> 컴퓨터로 장시간 작업해야 할 때는 컴퓨터 모니터를 눈높이보다 45도 아래 위치에 두거나 노트북 컴퓨터를 이용해 작업 시 컴퓨터를 내려다보는 것이 좋다. 이렇게 하면 눈꺼풀 사이 간격이 좁아져서 눈이 건조해질 위험이 줄어든다.

상하며, 책과 신문을 읽게 한다. 이제 눈에 보답할 때가 왔다. 몇 가지 방법을 추천한다.

- **물 마시기** • 당신의 눈에 있는 눈물샘은 양파를 자르거나 멜로 영화를 보거나 응원하던 야구팀이 지는 것을 볼 때만 활동하지는 않는다. 눈물샘은 눈의 윤활 상태를 책임진다. 매우 흔한 문제인 안구건조증은 분비되는 눈물의 양이 부족한 데에서 발병한다. 가장 좋은 치료법은 하루 중 계속해서 충분한 물을 마시는 것이다.

- **잠자기** • 이미 알고 있겠지만 잠은 당신의 전 시스템을 재충전한다. 눈도 마찬가지여서 피로한 눈에는 잠이 최선의 해답이다. 잠은 하루 내내 무언가를 보느라 피곤해진 망막이 재충전할 수 있도록 돕는다. 눈을 위해서는 적어도 하루 5시간은 자야 한다.

- **산책하기** • 만약 당신이 하루 종일 컴퓨터 앞에 앉아 있어야 한다면 최소 2시간마다 10분씩은 쉬어야 한다. 컴퓨터에서 나오는 빛 에너지는 눈에 해롭다. 컴퓨터의 깜박임 flicker 속도를 70회 이상으로 바꿔주는 것도 자극을 줄이는 좋은 방법이다.

젊게 만들기 작전 4 다른 감각들을 위해 미각을 사용하라

음식은 맛봉오리를 즐겁게 하기 위해 있는 것만은 아니다. 올바른 영양소를 섭취하면 모든 감각기관에 도움이 된다. 다음은 감각기관에 가장 중요한 영양소들이다.

- **루틴** rutein • 옥수수, 시금치, 기타 녹색 잎 채소에 많이 들어 있는 성분으로, 시력을 유지하고 눈의 건강을 돕는 데 매우 유익한 영양소 가운데 하나이다. 어떤 사람은 망막이 산화로 인해 손상되는 것을 루틴이 방지함으로써 효과를 발휘한다고 주장하지만, 아직까지는 정확히 밝혀지지 않았다. 루틴은 영양 보충제 형태로도 섭취할 수 있는데, 하루 두 번 1,000mg씩 먹으면 된다.

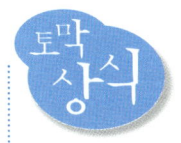

눈에 있어서만큼은 뽀빠이가 벅스 버니 미국 만화에서 당근을 좋아하는 토끼 캐릭터를 이긴다. 당근도 물론 눈에 좋지만 시금치만큼 강력하지 않기 때문이다. 연구 결과에서도 시금치의 루틴이 당근의 베타카로틴보다 보호 효과가 크다는 것이 밝혀졌다.

- **비타민 C와 식물성 플라보노이드** • 이들 물질은 면역 체계에 도움을 주며 백내장에도 효과적이다. 강력한 플라보노이드를 함유한 식품 목록은 315쪽 표를 참조하라. 많은 과일과 채소가 비타민 C와 식물성 플라보노이드를 함유한다. 그러므로 하루에 과일을 네 접시 정도 먹으면 실제 나이를 4년이나 더 젊게 만들 수 있다. 특히 최근의 한 연구 결과 50세 이상이면서 매일 세 접시 이상의 과일을 먹는 사람이 한 접시 반을 먹는 사람보다 황반 변성 발병 위험이 훨씬 적었다.

- **생선 기름** • 나이가 들수록 피하지방은 점점 얇아지면서 마치 건포도처럼 쪼글쪼글해진다. 이 주름을 막아주는 것이 바로 생선 기름과 연어에 든 지방산이다. 피하지방층을 좀 더 두껍고 매끈하게 만들어주므로 주름이 사라지고 피부가 탱탱해진다.

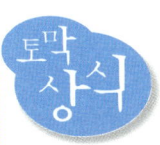

담배를 끊으면 폐는 물론 피부에도 좋다. 금연하면 실제로 피부가 더 젊어지며, 중년 흡연가들 입 언저리에 생기는 주름 걱정도 할 필요가 없다. 담배를 피우면 동맥 가장 안쪽 벽에서 일산화질소가 생성되는 것을 막는데, 일산화질소는 매우 빨리 분해되는 물질로 피부가 유연성을 유지하도록 돕는다.
즉, 담배를 끊으면 혈관벽이 일산화질소를 만들어 전달할 수 있게 되므로 동맥이 확장되고 피부가 한결 유연해진다.

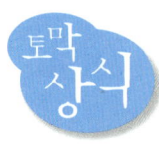

토막상식

사춘기에 각종 호르몬이 한꺼번에 쏟아져 나온다. 그 결과 피부에서 만들어진 과잉의 피지가 감염되기 쉬우므로 여드름이 큰 문제가 된다. 얼굴을 씻고 여드름 약을 먹는 것 이외에 식사도 조절해주는 것이 필요하다. 그리고 무엇보다 기름진 음식을 피하는 것이 중요하다. 이 책에서 권하는 식이요법은 기름기 많은 식품과 포화지방을 배제하기 때문에 여드름 방지에 매우 좋다.

생선은 눈에도 좋다. 망막은 이름 그대로 상당한 막성膜性 구조로 되어 있으며 안구 전체도 두 겹의 부드러운 막으로 덮여 있다.

이 때문에 눈은 간에 상당히 의지하는데, 막성 구조물을 형성하고 유지하는 것을 돕는 지용성 비타민이 간에서 생성되기 때문이다. 만약 당신에게 DHA Docosahexaenoic Acid, 인간이 가진 오메가-3 지방산의 최종 형태가 부족하다면 망막에서 빛 에너지를 신경 에너지로 바꾸는 전도 과정 컴퓨터 칩보다 더 빠르다이 지연된다.

하루에 DHA 500mg을 섭취하면 황반 변성을 예방할 수 있다. 또 오메가-3 지방산들이 안구건조증을 호전시킨다는 증거도 있다.

● **눈을 위한 칵테일** ● 미국 국립보건원의 국립안眼연구소가 후원한 대규모 연구를 통해 특정 비타민을 함께 복용하면 노화 관련 황반 변성을 앓는 사람이 시력을 상실하는 것을 예방한다고 밝혀냈다. 단, 황반 변성이 없는 사람에게도 아예 발병하지 않도록 예방하는 효과가 있는지는 증명되지 않았다. 또 건조형 황반 변성이 습윤형 황반 변성으로 바뀌는 것도 예방하지 못했다. 이 연구에서 이미 습윤형 황반 변성이 있는 사람이 매일 비타민 C 500mg, 비타민 E 400IU, 베타카로틴 15mg, 아연 80mg, 구리 2mg을 복용했을 때 시력 상실 위험이 25% 감소했다.

젊게 만들기 작전 5 **스스로 점검하라**

비싼 검사를 원하는 대로 받기는 쉽지 않다. 그러나 그렇다고 해서 많은 감각이 잘 기능하고 있는지 알 수 있는 방법이 없는 것은 아니다. 다음의 자가 검사를 정기적으로 시도해보라.

• **평형 검사** • 눈을 감은 채 한 발로 선다. 손은 양옆에 붙인다. 만약 나이가 45세 이상인데 15초 이상 이렇게 서 있었다면 매우 좋은 상태이다. 그러나 15초 이상 서 있을 수 없다면 평형 기능에 이상이 있다는 증거이므로 이후 나이를 먹어가면서 사고를 당하기 쉽다는 신호이다. 이런 사람은 웨이트트레이닝 때 기계 대신 덤벨을 사용하고, 스스로 무게의 균형을 잡아야 하므로 평형과 관련한 운동 기술을 단련한다. 그러면 평형 기능을 향상시킬 수 있다.

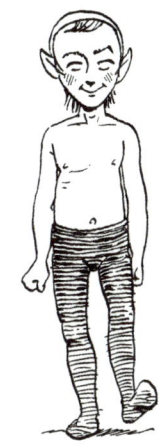

• **시력 검사** • 언제 안과 의사나 검안사를 찾아야 하는지 알고 싶은가? 다음과 같은 증상이 나타날 때 찾아가면 된다.

★ 보통 때 정상적으로 하던 활동 컴퓨터 작업이든 신문 읽기든을 했을 뿐인데 평소보다 빨리 눈이 피로를 느낀다.

★ 눈이 점점 더 빨리 피로를 느낀다. 예를 들면 잠들기 전에 항상 독서를 하곤 했는데 더 이상 책을 읽기가 어렵다.

★ 밤에 밝은 빛을 보았을 때 시력을 회복하는 데 평소보다 시간이 더 걸린다. 예를 들면 평소 회복하는 데 3초 정도 걸렸는데 7~10초가 걸린다. 이런 증상은 특히 운전하는 동안 분명하게 느낄 수 있다.

• **청력 검사** • 스스로 몇 가지 질문을 해서 청력 기초 검사를 할 수 있다.

★ 당신이 텔레비전 소리를 너무 높여서 본다고 다른 사람들이 불평하지는 않는가?

★ 다른 사람들에게 한 번 더 말해달라고 요청하는 일이 자주 있지는 않은가?

★ 어린아이들의 말을 이해하는 데 어려움을 겪지는 않는가?

★ 누군가 다른 방에서 당신에게 말할 때 알아듣기 어렵지는 않은가?

이들 질문에 대해 모두 '예'라고 대답했다면 청력 검사를 받아보아야 한다. 또 다른 진단 방법도 있다. 다른 사람에게 양쪽 귀에 대고 번갈아가면서 속삭이거나 손가락을 문질러보라고 부탁한다. 양쪽 귀에서 들리는 소리가 다르다면 고주파 영역의 청력을 약간 상실했다는 신호이다. 물론 귀지가 너무 많거나 액체가 차 있을 경우에도 이런 현상이 나타날 수 있다. 노인성 난청 노화로 인한 청력 상실은 65~75세 인구 가운데 25%, 75세 이상의 인구에서는 80% 이상 발생하므로 청력 검사를 통해 당신의 삶의 질을 향상시킬 수 있다.

음악가 퀸시 존스는 최신 보청기를 통해 다시 들을 수 있게 되자 자신이 수십 년은 더 젊어진 것 같다고 말했다. 그는 오랜 밴드 활동으로 귀에 손상을 입었고, 클럽에서 더 이상 친구들의 소리를 들을 수 없게 되자 자신이 늙었다고 특히 음악가로서 좌절했다. 그러나 청력을 회복하면서 모든 것이 바뀌었다. 청력 검사를 위해 병원을 찾는 것은 절대 부끄러운 일이 아니다.

• **귀 검사** 귓불에 비스듬한 주름이 있다면 동맥에 노화가 일어나고 있을지도 모른다는 신호이다. 그러므로 동맥을 젊게 유지하기 위해 제2장에서 추천한 방법들을 실천해야 한다. 또는 얼굴을 살펴보다가 눈꺼풀

주위에 콜레스테롤로 인해 생기는 노란 반점을 발견했다면 이것 역시 동맥경화에 대비하라는 경고 신호이다.

• **통증 검사** • 바늘을 찾아 손에 잡은 다음 눈을 감는다. 그러고는 어느 쪽이 뾰족하고 어느 쪽이 뭉툭한지 알 수 없도록 바늘을 빙글빙글 돌린다. 이제 바늘을 집어 가볍게 발을 찔러서 바늘의 어느 쪽 끝이 찔렀는지 맞혀본다. 이것을 정확히 할 수 없다면 빠른 감각 섬유나 느린 감각 섬유 가운데 일부가 손상을 입었다는 증거이므로 병원 치료를 받아야 한다.

Chapter 10

질병의 감시자
면역 체계

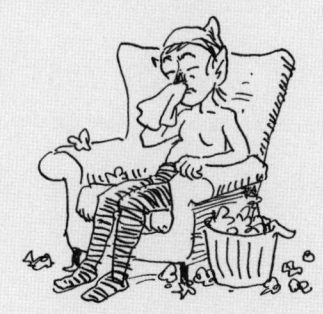

면역 체계에 대한 네 가지 오해

1 세균이 있는 곳에는 질병이 있다.
2 항생제는 어떤 감염과도 싸울 수 있다.
3 우리의 면역 체계는 세포와 외부 적을 잘 구분한다.
4 감염 증상이 사라지기 시작하면 항생제 사용을 중지해야 합병증을 줄일 수 있다.

어디에 사느냐에 따라 집을 지키는 방법도 달라진다. 어떤 아파트에서는 경비를 두고, 어떤 집에서는 높은 담장을 친다. 중세의 성은 주변에 해자垓子, 도시·성곽 둘레를 따라 판 못를 두르고 궁수를 배치했다. 요즘 같으면 외부 보안업체에 맡겼을 수도 있다. 어떤 방식을 사용하든 그 목적은 집 안의 소중한 것을 지키는 것이다.

당신 몸에도 외부 침입자로부터 자신을 지키기 위한 나름의 방어 체계가 있다. 피부와 뼈는 교통사고와 빗맞은 골프공으로부터 내부의 장기를 보호하고, 머리털은 자외선으로부터 두피를 보호한다. 눈꺼풀은 실수로 눈을 찌르는 친구로부터 눈을 보호한다. 하지만 우리 몸의 가장 중요한 방어 체계는 숨어 있다. 이것은 눈으로 보거나 느낄 수는 없지만 질병으로부터 몸을 보호하고 원래 상태로 회복시키는 가장 중요한 역할을 하는 면역 체계이다.

우리는 이러한 면역 체계가 어떻게 작동하는지조차 모르지만 날마다 이 면역 체계를 통해 자신을 보호한다. 면역반응은 세균이나 바이러스와 같은 해로운 것이 다가오는 것을 감지할 때마다 작동한다. 손에만 2억 마리의 세균이 있다는 사실을 명심하라. 다시 말해 당신은 지금 이 순간에도 세균에 감염되어 있고, 면역 체계는 그것을 물리치기 위해 세균과 피터지게 싸우고 있음을 잊어서는 안 된다.

면역 체계가 복잡한 이유는 몸에 감염을 일으키는 물질이 다양하고, 우리 몸이 반응하는 방법도 다양하기 때문이다. 따라서 외부 적을 물리치는 방법을 알아내는 일도 녹록지 않다. 찢어진 살을 꿰매고 부러진 뼈를 맞춰 언제 깁스를 해야 할지 아는 일은 쉽다. 하지만 면역 체계의 문제는 그보다 훨씬 다양한 방식으로 문제를 해결한다. 가령 같은 약이라도 잘 듣는 사람이 있고, 듣지 않는 사람이 있다. 그만큼 면역 체계는 몸에서 가장 복잡한 시스템 가운데 하나이다.

뾰루지를 만드는 황색포도상구균을 예로 들어보자. 세포는 맛봉오리_{미뢰味蕾, 맛을 느낄 수 있는 혀의 미각세포}와 같아서 좋아하는 것과 싫어하는 것을 정확히 구분한다. 세포가 황색포도상구균_{박테리아의 일종}을 만나면 감시 카메라가 외부 침입자를 적발하듯 이를 외부 물질로 인지한다. 일단 침입자를 발견하면 백혈구의 일종인 대식세포_{이물질, 세균 등을 포식하는 혈구세포의 하나}가 세균을 찾아서 삼키고 소화시킨다. 이때 대식세포가 워키토키로 도움을 요청한다.

"도와줘! 도와줘! 코끝에 뾰루지가 생겼다!"

SOS 요청을 받은 다른 세포들은 혈관을 타고 코끝에 도착한다. 딱지 주위가 빨간 이유는 혈류가 풍부해지기 때문이다.

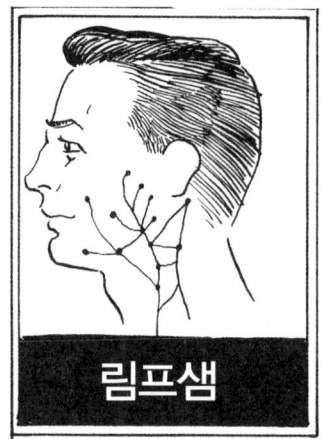
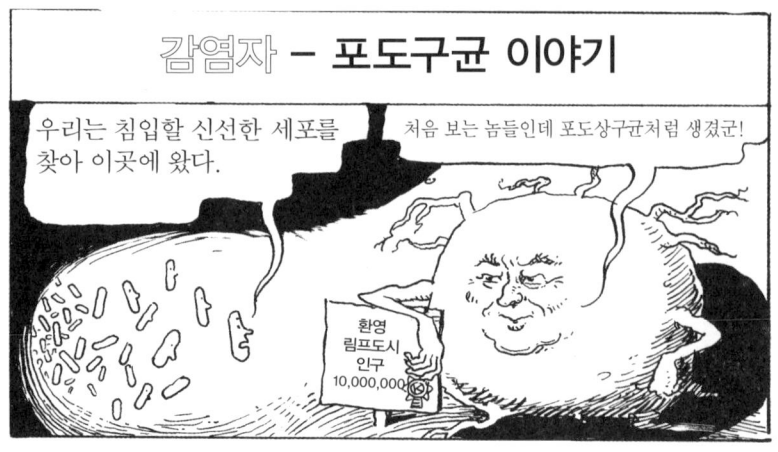
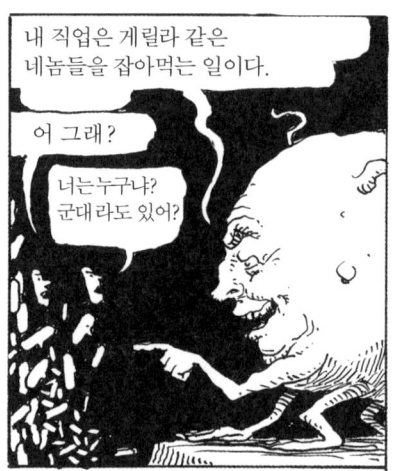
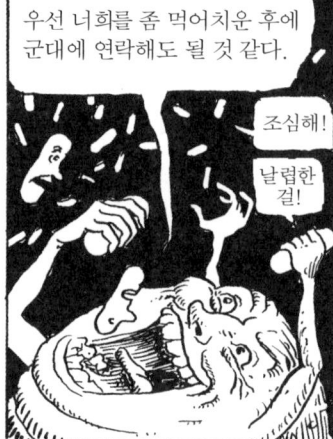
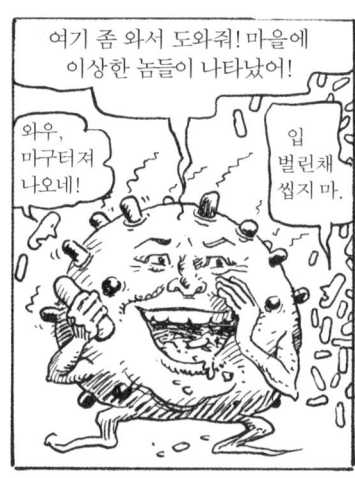
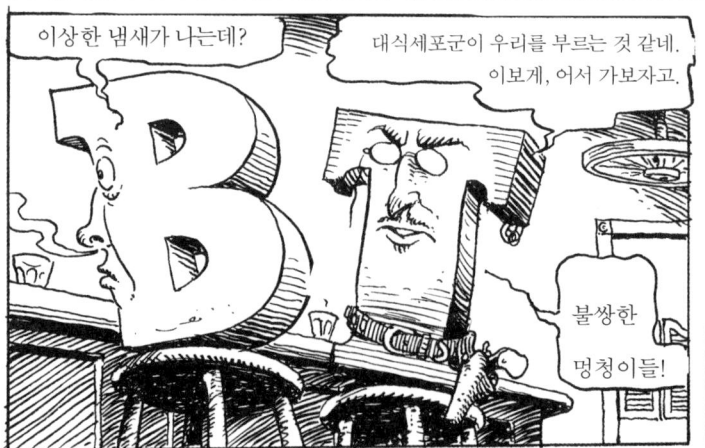
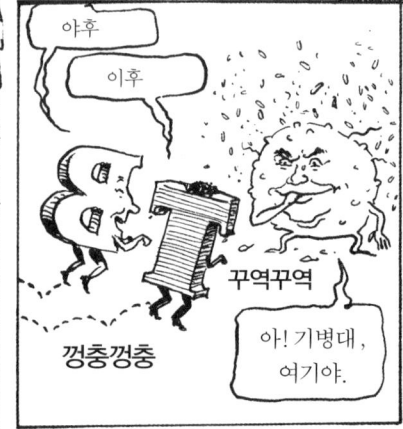

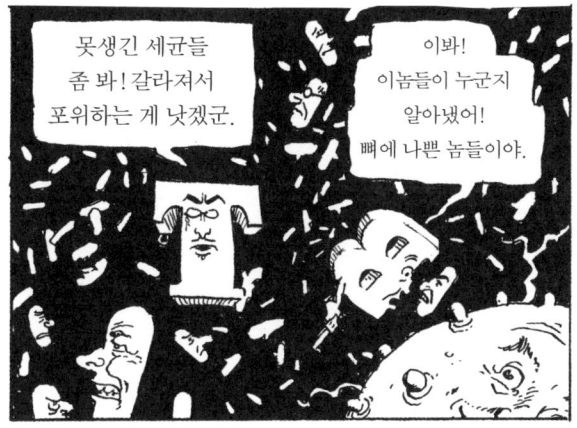
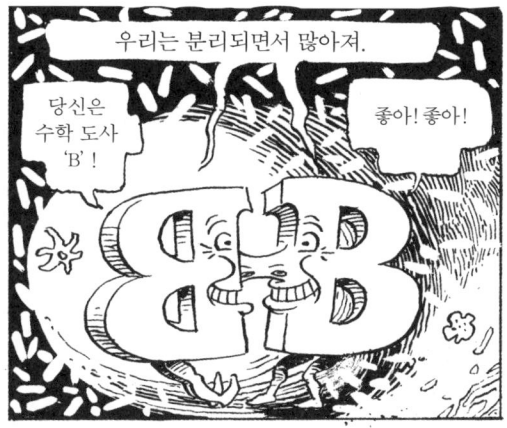
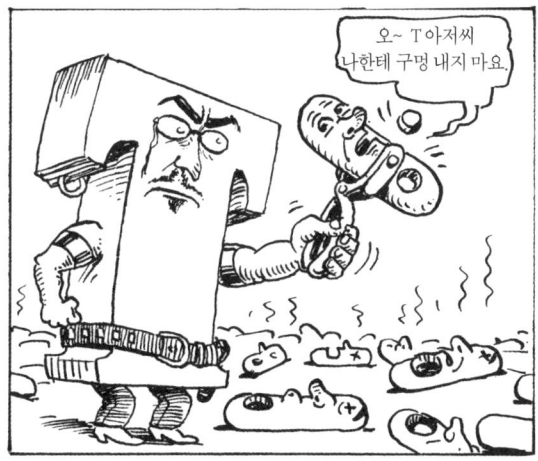
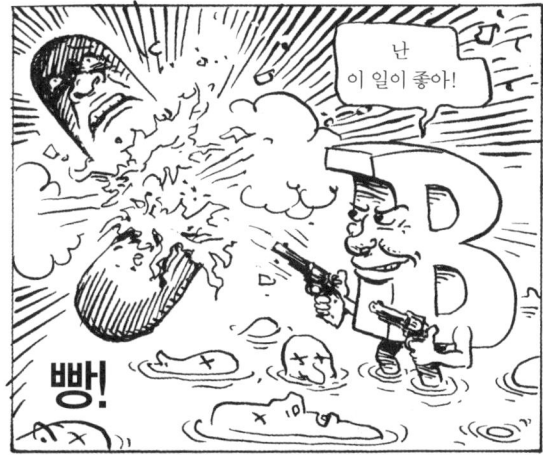
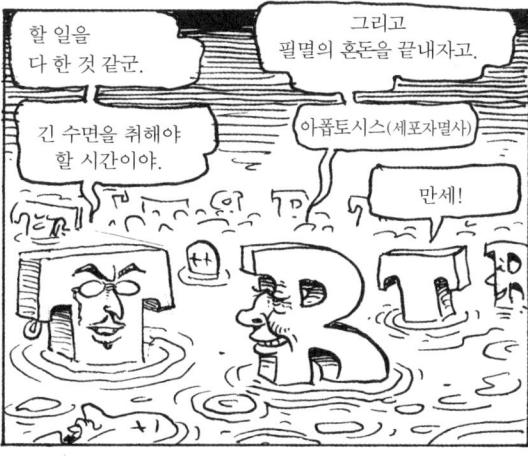
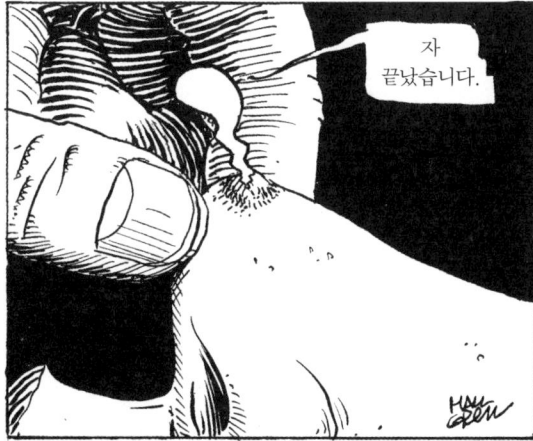

[그림 10.1] 병에 걸렸을 때

몸에 침입자가 들어오면 대식세포가 먹어치운다. 대식세포는 다른 백혈구 세포들을 부르는 화학물질을 분비한다. 이 화학물질을 사이토카인cytokine, 혈액 속에 함유된 면역 단백질의 하나이라고 하는데, 이 때문에 열이나 두통이나 근육통이 생기기도 한다. 백혈구는 대식세포에 붙어서 침입자들에 대한 정보를 추가로 얻고, T세포와 B세포를 불러낸다. T세포는 직접 침입자를 공격하거나 면역반응을 조정하고, B세포는 총알처럼 작용하는 항체를 생산해서 침입자를 제거한다. 남은 백혈구는 자기 몸의 건강한 세포를 죽이지 않도록 '세포 자멸사'라는 과정을 통해 스스로 죽어간다.

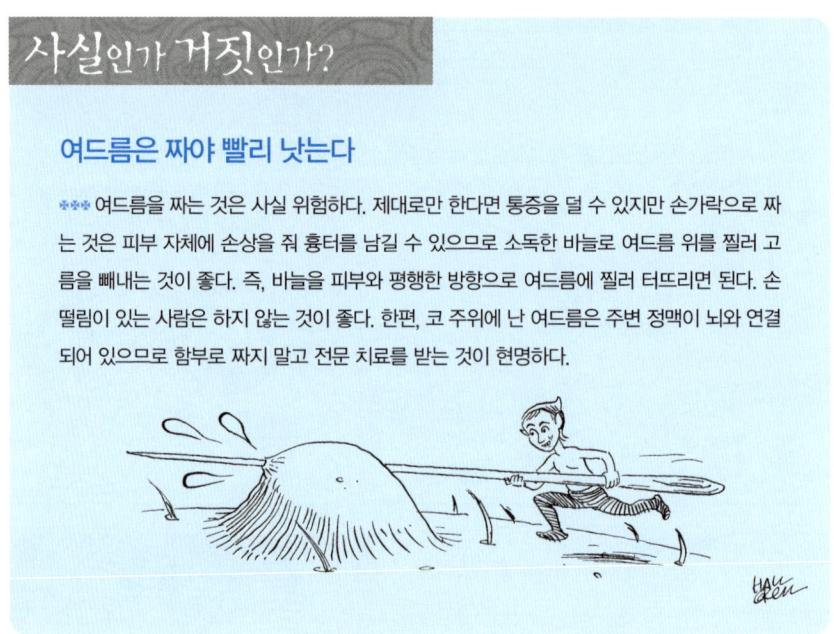

동시에 대식세포는 면역 체계가 이를 인식할 수 있도록 외부 침입자에 대한 정보를 제공한다. 다른 세포들도 이러한 정보를 인지해 어떤 대상을 공격해야 하는지 알게된다. 정보가 전달되면 후방의 면역 세포들이 감염 지점에 속속 도착한다.

그림 10.1에서 보듯 면역 세포는 여러 방식으로 공격한다. T세포는 직

접 세균을 공격하고 소화시키는 반면, B세포는 총알처럼 작용하는 면역 글로불린globulin, 감마글로불린으로 항체 작용을 하는 단백질을 만들어서 세균을 덮어버린다. 전쟁 끝에 세균들이 죽으면 T세포와 B세포도 죽는다T세포와 B세포는 건강한 세포를 파괴시키지 않기 위해 자살을 하는데 이를 '세포 자멸사'라고 함. 이렇게 죽은 세포들이 쌓이면서 피부 아랫부분에 압력이 커진다. 전쟁에서 죽은 백혈구로 만들어진 고름과 추가로 이루어진 혈액 공급으로 피부가 붉어진다. 이런 노폐물이 마치 화산처럼 피부 표면으로 솟아올라 뾰루지를 만드는 것이다.

　이것이 면역 체계의 작동 방식인데, 항상 원활하지만은 않다. 몸에 가해지는 위협의 종류가 다양하고, 나이가 들면서 자신을 돌보지 않으면 면역 체계의 효율성은 떨어지게 마련이기 때문이다. 나이가 들면 기존에 축적된 정보 가운데 일부는 새로운 정보에게 자리를 내주기 위해 사라지고 만다. 또 B세포는 기능이 떨어져 세균과 싸울 때 힘이 부친다. 한편 면역 체계의 일부 세포는 정신이 나가서 적이 아닌 내부 세포를 파괴하기도 한다.

　면역 체계의 질병은 짧은 감기 같은 형태부터 만성 질병을 일으키는 것까지 다양하다. 예를 들면 1991년에 미국의 권위 있는 음악상인 그래미상을 수상한 나오미 주드는 C형간염바이러스 간염의 하나. 한국에서는 B형간염이 더 흔하다에 걸리면서 인생이 확 달라졌다. 주드는 예전에 간호사로 일한 적이 있는데, 그때 주삿바늘에 찔린 일 때문에 자신이 그런 질병에 걸렸다고 생각했다. C형간염으로 3년밖에 못 살 거라는 말을 듣고는, 앞으로 자신에게 닥칠 험난한 현실을 당당히 받아들이기로 마음을 굳게 다잡았다. 이후 스스로 방법을 찾아나섰고 자신의 몸과 감정을 스스로 조절하면서 마음의 안정을 찾았다. 또 면역 기능을 강화하고 바이러스와 싸우는 데 도움이 되는 실험적인 신약들을 복용했다. 마침내 그녀를 괴롭히던 바이러스는 말끔히 사라졌다. 주드의 일화는 당신이 감기를 예방할 수 있다거나 뾰루지가 나지 않도록 할 수 있다는 얘기가 아니다. 우리 몸의 면역 체계는 여러 요인에 영향을 받을 수 있다는 사실을 알려주기 위해서이다. 어떻게 하면 보안 체계를 업그레이드할 수 있는지 방법을 설명하기 전 이 복잡한 부분이 실제로 어떻게 작동하는지 더 자세히 들여다보자.

면역 체계: 해부학

담배와 짠 음식, 바싹 탄 숯불갈비 외에도 수많은 침입자가 당신의 건강을 위협한다. 이제부터 당신 몸 안에서 일어나지만 당신은 모르는, 면역 체계의 활약상을 소개한다.

반응 센터

집에 들어가려면 문이나 창을 통과해야 한다. 몸도 마찬가지이다. 바이러스나 세균 같은 침입자들은 입이나 코, 성기, 피부 같은 일반 통로로 들어온다. 강도가 집 안 여기저기를 배회하듯이 바이러스와 세균도 원하는 곳 어디나 갈 수 있다. 한편 당신 몸의 면역 시스템은 몇 개의 주요한 위치에 정해져 있다.

- **흉선** 상당히 낯선 이름이지만 T세포가 성장하는 곳이기 때문에 면역 체계에서 중추적 역할을 담당한다. T세포는 초기 응급 상황에 도움을 주는 조력 세포다. 일부는 다른 세포에게 전쟁 소식을 퍼뜨리고, 일부는 침입자를 직접 파괴하기 때문에 자연 살해 세포로도 불린다. 어린 시

절 심장 앞에 있는 흉선가슴샘의 크기는 심장과 비슷하지만 성인이 되어서는 훨씬 작아져 80세 정도 되면 찾아보기조차 어려울 정도가 된다. 아마도 어릴 때는 병을 일으키는 많은 바이러스와 세균에 노출되기 때문에 더 큰 면역력이 필요했을 것이고, 성인이 되어서는 저항력이 커지면서 흉선이 작아졌을 것이다.

• **골수** • 몸을 보호하는 세포들을 한곳에 모아두는 것은 그리 현명한 방법이 아니다. 그래서 뼈 안쪽에 있는 골수는 몸 전체에 고르게 분포하면서 전쟁터에 나가는 면역 세포들을 새롭게 만들어낸다. 특히 B세포는 항체를 만들어냄으로써 감염에 반응하는데, 이 항체는 세균과 바이러스에 감염된 세포에 달라붙는다. 이렇게 해서 일단 보호막이 부서지면 세포는 부풀어 오르다가 풍선이 터지듯 파괴되어버린다. 면역글로불린이라고 하는 이런 작은 총알들은 백혈구가 작용할 때 감염된 세포에 발사되어 사멸시켜버리는 역할을 한다.

• **비장** • 한의원에 가면 '비장이 허하다'는 말을 자주 듣는데, 비장은 실제 우리 몸에서 매우 중요한 역할을 담당한다. 비장은 마치 커피숍과 같아서, 여기에서 모든 T세포들이 만나 서로가 싸운 세균과 바이러스에 대한 정보를 나누는 면역 기능의 중추이다. 교통사고로 인해 비장 제거술을 받는 사람은 T세포들이 정보를 교환하는 능력이 떨어져서 일부 감염에 더 쉽게 노출될 수 있다.

• **림프 시스템** • 후두염 때문에 턱 아래에 툭 튀어나온 림프샘을 어머니나 의사가 발견하면서 그 존재를 처음 알게 된다. 이곳이 바로 모든 면역반응이 일어나는 곳이다. 림프샘은 마치 범인을 호송하는 차와 같아서

모든 찌꺼기를 외부 침입자를 감염된 곳에서 끌고 나와 배출하는 일을 한다. 몸 각 부분에는 림프샘의 주요 지점이 있다. 만약 손톱이 감염되었다면 가장 가까운 지점인 팔꿈치에 있는 림프샘이 그 역할을 대신하면서 팔꿈치 림프샘이 부풀어 오른다. 림프샘은 감염이 일어나는 위치를 파악해 세포를 보내 싸우게 하고 사상자가 생기면 림프샘으로 운반한다. 그러면 살아남은 것들을 재정비해 다음 전쟁에 대비한다.

세균과 바이러스

물이나 비타민, 매일 하는 발 마사지 등은 몸에 좋고, 필로폰 같은 마약이나 지나친 일광욕, 기름기가 많은 음식은 몸에 좋지 않다. 하지만 보이지 않는 곳에 당신의 삶을 훨씬 더 비참하게 만들 수 있는 위협이 도사리고 있다.

• **세균** • 세균은 부정한 정치인보다 더 악명이 높지만, 우리 몸의 일부이기도 하다. 사실 우리는 세균 없이 살 수 없다. 세균은 음식의 소화를 돕고, 어떤 종류는 나쁜 세균을 막아주기도 한다. 일부 회사에서는 세균을 배양해서 맥주를 만드는 데 이용하고, 성장호르몬 같은 유용한 약물을 만드는 데에도 쓴다. 물론 좋은 세균이 있으면 나쁜 세균도 있게 마련이다.

세균은 동물이나 식물과는 다른 단세포 생명체로서 인간의 세포에서 볼 수 있는 핵(뇌 역할을 하는)이 없는 원시적 구조로 이루어져 있다. 세균의 크기는 1,000마리가 모여야 1mm가 될 정도로 작은데, 그래 봐야 겨우 10원짜리 동전 두께에 지나지 않는다. 세균은 스스로 자신을 복제하는 능력이 있어서 감염의 원인을 제공하기도 한다. 세균을 없앨 수 있도록 만든 항생제로는 뾰루지나 세균성 인두염 세균에 의한 목 안의 염증 같은 감염을 치료할 수 있다.

　세균성 감염은 클라미디아 트라코마, 앵무병, 서혜 림프 육아종 따위의 병원균. 세균에 가까운 성질을 지니며, 바이러스와 세균의 중간 크기인 0.3~0.5미크론이다 감염처럼 성적 접촉을 통해서도 이루어진다. 클라미디아 감염은 가장 흔한 세균성 감염 가운데 하나로 감염되더라도 4명 중 3명은 별 증상이 없다. 세균 감염을 적절히 치료하지 않거나 방치하면 몸에서 격렬한 반응을 일으키는데 이 과정에서 동맥과 면역 체계가 좀더 빨리 노화한다. 또한 면역 체계가 약해져서 몸에 더 영구적 손상을 입을 수 있다. 가령 앞서 말한 세균성 인두염을 방치했을 때는 편도 주위 농양 목 안의 편도샘 주위에 고름이 고이는 염증, 심장과 콩팥에 장기적 손상, 호흡기 문제를 초래할 수 있다.

• **바이러스** • 치료 방식으로 세균과 바이러스를 구분하기도 한다. 세균은 항생제를 쓰면 좋아지지만 바이러스는 그렇지 않다. 다만 에이즈에 사용하는 항바이러스제처럼 바이러스에 듣는 약도 있다. 두 가지는 그들의 크기, 구조, 기능으로 구분하는데 세균은 자신을 복제할 수 있는 복잡한 구조로 이루어진 반면, 바이러스는 수백 배나 작고 구조도 단순하며 스스로를 복제할 수도 없다. 바이러스는 손이나 입 또는 성적 접촉을 통해 전염되고, 복제를 위해서는 당신의 몸을 필요로 한다. 즉, 세포로 침투해서 약탈하고 유전자 코드마저 제 것으로 만들어버린다. 바이러스가 일단 건강한 세포의 복제 공장을 점령하면, 마치 복사기처럼 수백만 개의 복사물을 혈류에 실어 몸 전체로 보낸다. 이른바 '이메일 바이러스'도 이와 같은 특성을 갖기 때문에 바이러스라는 이름이 붙었다.

　가장 흔한 것은 감기 바이러스인데, 실제로는 몇 개의 다른 과科에 속

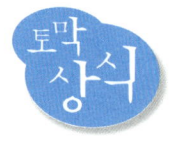
예방접종을 받을 계획이라면 400IU 단위의 비타민 E를 복용하고 푹 자는 것이 좋다. 이렇게 하면 예방접종 효과를 한층 높일 수 있다.

하는 바이러스로 이루어져 있다. 비록 당신이 세균 감염과 관련한 감염 증상을 경험한다 하더라도 대부분의 감기는 세균에 의해 발생하는 것이 아니기 때문에 항생제는 아무 쓸모가 없다. 그러나 감기도 너무 오래 앓으면 몸이 허약해져 2차 세균 감염이 일어날 수 있다. 이런 경우 코를 풀 때나 기침할 때 끈적끈적하고 진한 색의 가래가 나온다. 대부분의 감기 바이러스는 감염을 시킨 후 몸에 머무르다가 기침을 하거나 재채기할 때 몸 밖으로 배출된다. 이럴 때 항생제를 쓰면 이미 몸 안에 있는 이로운 세균을 죽일 수 있다. 또 더 위험하고, 항생제에 내성까지 있는 세균을 발생시키는 부정적 결과를 초래할 수 있다. 따라서 의사가 바이러스에 의한 감기라고 하는데도 자꾸 항생제를 처방해달라고 조르는 것은 바람직하지 않다. 물론 일부 위약 효과 플라세보 효과를 기대할 수는 있지만 전혀 도움이 되지 못한다.

'독감 바이러스'는 며칠 동안 비참할 정도로 심한 증상을 일으킨다. 또 '단핵구증 바이러스'는 탈진과 함께 꽤 오랫동안 몸을 괴롭히고, '헤르페스 바이러스'는 몸 안에 잠복해 있다가 이따금씩 활동하면서 입가에 통증이 있는 발진을 만든다. 또 어릴 때 수두를 앓은 사람의 경우 수두 바이러스가 척추에 있는 신경근에 숨어 있다가 나중에 활성화되어 극심한 통증을 일으키기도 한다.

어떤 종류는 삶을 바꾸기도 한다. '엡스타인-바이러스'는 간에 침입해 감염성 단핵구증을 일으킨다. 그러면 비장은 전쟁터에 나갈 면역 세포들로 가득 차서 무척 커진다. 바이러스의 약점 하나는 세포에 침입할 때 도와줄 물질이 필요하다는 것이다. 그래서 최근의 항바이러스제들은 바이러스가 세포 내부로 들어가지 못하도록 차단하는 데 초점을 맞추고 있다. 덕분에 NBA 농구 선수 매직 존슨은 '인체면역결핍바이러스HIV'에 감염되고도 에이즈후천성면역결핍증로 발전하지는 않았다. 매직 존슨의 경우, 바이러스가 세포 내로 들어갈 수 있도록 도와주는 수용체가 몸에 없었기 때문이다.

> **✷ 이번 감기는 세균 때문인가요? ✷**
>
> 인후통이 바이러스에 의해 나타난 것이라면 항생제를 쓰지 말아야 한다. 반면, 세균성 감염연쇄구균이 맞다면 항생제를 복용해야 한다. 목을 보면 차이를 구분할 수 있는데, 편도에 하얀 고름이 덮여 있다면 세균성 감염이다. 단, 하얀 고름이 없는 세균성 인후염도 있고, 편도에 하얀 고름이 덮이는 바이러스 감염도 있기 때문에 주의할 필요가 있다. 매번 목이 아파서 병원에 가고 싶지 않다면 다음 방법을 써보자. 인후통이 48시간 내에 호전되지 않는다면 병원에 간다. 통증을 덜고 싶다면 소금물로 입안을 헹군다. 소금은 세균을 죽이고 통증을 줄여준다.

● **기타** ● 기생충과 곰팡이도 면역 체계에 문제를 일으킨다. 기생충은 살아남기 위해 다른 개체에 빌붙어 살면서 자신을 복제한다. 우리나라에서도 예전에 많이 볼 수 있었던 촌충은 사람의 장에서 살면서 크게는 6~7m까지 자라기도 한다. 기생충은 비위생적으로 음식을 조리하거나 수도 환경이 불결할 때 생긴다. 이 때문에 전 세계적으로 400만 명가량이 설사에 시달린다. 곰팡이는 세균보다 백 배 정도 크지만 더 원시적인 구조를 가진 생물이다. 스스로 영양소를 만들어내는 클로로필chlo-rophyll, 엽록

소이라는 성분이 없기 때문에 다른 개체로부터 영양분을 얻는다. 곰팡이 중에는 버섯이나 빵에 들어 있는 효모처럼 우리가 먹을 수 있는 것도 있다. 곰팡이의 경쟁자는 세균이기 때문에 스스로 페니실린 같은 항생제를 만들어 인간에게 도움을 주기도 하지만, 무좀이나 세균성 질염을 일으켜 불편하게도 만든다. 물론 곰팡이를 죽이는 약을 쓰면 감염도 치료할 수 있다.

면역 체계의 오류

잠재적 침입자를 찾아내는 보안 시스템으로 다시 돌아가보자. 머리에 두건을 뒤집어쓰고 집으로 침입한다면 강도인지 쉽게 분간할 수 있다. 하지만 만약 침입자가 택배 직원으로 행세하거나 먼 친척 집에 온 것처럼 위장한다면, 그가 과연 위협적 존재인지 아닌지 구분하기가 훨씬 어렵다. 바로 이런 경우 당신의 면역 체계가 잠재적 위협을 인식하지 못해 덜컥 고장이 나버리는 것이다. 어릴 적 볼거리 유행성이하선염, epidemic parotitis 를 앓은 사람은 볼거리 바이러스 면역 정보를 평생 간직한다. 나중에라도 다시 볼거리 바이러스에 노출된다면 당신 몸은 즉시 이를 인식해 오랫동안 간직해온 면역 정보를 끌어내 효과적으로 대처한다.

반대로 면역 체계가 침입자에 대한 정보를 갖고 있지 않다면 문제가 생긴다. 침입자를 막을 만한 효과적인 방어 수단이 없기 때문이다. 또 나이가 들수록 기존의 면역 정보들을 잃어버리게 마련이다. 독감 바이러스의 경우에는 기존에 독감에 걸린 사람도 돌연변이로 바뀐 바이러스에는 다시 감염될 수 있다. 따라서 새로운 독감 바이러스에 대처하기 위해서는 해마다 예방접종을 받는 것이 좋다.

하지만 사스 바이러스SARS virus처럼 전혀 새로운 바이러스일 때는 이전의 면역 정보가 없기 때문에 면역 체계는 신속하게 대응하지 못한다. 바이러스는 제멋대로 몸을 헤집고 다니다가 신경계나 호흡계처럼 자신의 구미에 맞는 장기를 만나면 파괴해버린다. 우리는 이러한 침입자들이 만들어내는 독소나 물질의 영향을 열이나 오한, 통증 등으로 체감한다. 하지만 열은 감염된 세포에는 해롭고 건강한 세포에는 이롭기 때문에 때로는 유익할 수도 있다.

더 나쁜 상황은 세균이나 바이러스의 일부가 당신의 심장 세포와 유사한 경우이다. 이때 면역 체계가 정상 심장근육 세포를 침입자로 인식해 파괴해버리기 때문이다. 이러한 위험한 상황이 바로 루퍼스lupus, 신체의 여러 부위에 만성 염증을 일으키는 자가면역질환나 염증성 대장 질환대장 점막의 만성 염증으로 특징 지워지는 질환, 류머티즘성 관절염과 같은 자가면역질환자신의 조직에 대해 면역을 일으키는 질환이다. 한편 알레르기는 원치 않는 작은 일에도 과다한 면역반응이 일어나면서 빚어지는 불상사다. 애들 불장난에 119 소방대가 출동하는 격이다.

마지막으로 가장 중요한 것은 감염에 대한 적절한 대응이다. 면역반응이 적절한 타이밍에 시작하는 것이 중요한 만큼 끝나야 할 순간을 정확히 아는 것도 중요하다. 필요 이상으로 과다한 면역반응이 일어나 온몸의 힘을 다 써버리면 다음에 오는 침입자는 누가 감당할 것인가.

✷ 줄기세포는 어디에서 오는가? ✷

줄기세포는 다른 세포들이 만들어지는 초기 단계 세포로, 어느 세포로든 변할 수 있는 가능성을 지니고 있다. 만약 당신의 몸에서 정상 세포가 손실되면 손상받은 부위를 회복하도록 줄기세포가 도와 준다. 그러므로 줄기세포가 없어지면 조직을 재건할 능력을 잃고 만다. 나이가 들수록 줄기세포의 능력은 떨어지기 때문에 노화 관련 질병의 발생 비율이 커진다. 정확한 이유는 알 수 없지만 화학요법이나 방사선 치료가 이유가 될 수 있다. 줄기세포 기능을 보전하기 위해 어떻게 해야 하는지 아직은 잘 모른다. 하지만 이 책에 기술된 내용을 잘 따르는 것이 줄기세포 기능을 유지하는 방법이 될 수도 있다.

이미 손상이 발생했을 때 적절한 줄기세포 치료를 받으면 회복 기능을 높일 수 있다. 이때 과연 어디서 줄기세포를 구하느냐 하는 윤리적 문제가 발생한다. 가장 좋은 방법은 부모가 더 이상 사용하지 않는 시험관 속의 수정란이지만, 이것 역시 언제부터 생명으로 인정해야 하느냐는 문제가 남아 있다. 하지만 많은 과학자는 이 방면에서의 가능성을 끊임없이 제기하고 있다.

면역 체계 젊게 만들기 작전

아파트마다 나름의 규정이 있다. 애완동물을 기르면 안 되고, 음악을 시끄럽게 틀어도 안 되고, 집 안을 뛰어다니면 안 되고 등등 수도 없이 많다. 또 어떤 사회든지 질서를 유지하기 위한 규칙을 지켜야 한다. 하지만 세균과 바이러스는 이러한 질서를 무시한다. 무정부주의자처럼 당신 몸 안에서 난데없이 봉기하고, 무질서를 조장해 당신 몸을 쓰레기 더미로 만들어놓을 수도 있다. 대신 당신 몸에는 이러한 침입자들과 싸우는 뛰어난 능력이 있어서 스스로를 충분히 지킬 수 있다. 그렇다고 마냥 뒷짐만 지고 있어서는 안 된다. 면역 체계를 활성화하고 능력을 갖추는 일은 전적으로 당신 몫이다.

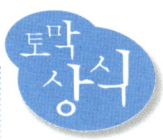

조개에 알레르기가 있는 사람은 병원에서 검사하는 일부 물질에도 알레르기 반응을 보일 수 있다. 위험한 성분은 요오드로, 그 때문에 의사들은 조개 알레르기가 있는지 물어보기도 한다.

젊게 만들기 작전 1 어머니 말을 잘 들어라

어머니 말씀이 고리타분하다고 여길 수도 있지만 어머니만큼 당신 건강을 걱정하는 분은 없다. 그런 점을 고려한다면 비록 어머니와 세대 차이가 난다 해도 들어두면 결국 도움이 된다. 어머니의 한마디 한마디는 미생물을 차단하는 최고의 처방이다.

• **"얘야, 손 씻어라!"** • 뇌물만 손으로 전해지는 것은 아니다. 세균이나 바이러스도 마치 탁구공이 튀듯 손에서 손으로 전해진다. 가장 흔한 방식이 악수하거나 다른 사람이 만지면서 전염되는 것이다. 다시 자신의 코나 입, 눈에 자신의 손을 대면서 세균이 몸으로 들어온다. 하지만 그렇다고 손

을 주머니에 넣고 절대 다른 물건을 만지지 말라는 건 아니다. 잠시 쉬면서 다른 사람들이 당신 앞에 있는 물건에 얼마나 손을 많이 대는지 관찰해보자. 세면대나 문손잡이, 엘리베이터 버튼, 현금 자동지급기 등등.

균을 퍼뜨리지 않는 가장 좋은 방법은 규칙적으로 손을 씻는 것이다. 1840년대 오스트리아의 한 의사가 발견한 이래, 손을 씻는 것만으로도 세균 감염이 많이 줄어들었다. 우리가 당연하다고 생각하는 손 씻는 습관은 바이러스와 곰팡이, 세균으로부터 당신을 지키는 가장 강력한 방법이다. 비누와 물은 세균으로부터 당신을 분리하고, 입이나 코를 만지면서 세균이 몸으로 들어갈 수 있는 기회를 없앤다. 만약 세면대에 갈 수 있는 상황이 아니라면 항균 효과가 있는 젤을 가지고 다니면서 쓰는 것도 좋은 방법이다. 우리는 당신이 건강하기를 바라지만, 그렇다고 당신이 세균과 싸우는 데만 집중하는 걸 원하지는 않는다. 다만, 손을 식사 전과 화장실 사용 후에만 씻지 말고, 틈틈이 자주 씻어서 감염 기회를 줄여라. 덕분에 면역 세포는 재충전의 시간을 가질 수 있다.

• **"얘야, 그렇게 마시지 말래도!"** • 어머니는 아이가 수도꼭지에 입을 대고 마시면 무척 나무란다. 많은 사람이 일부 세균이 살아 있는 수돗물을 마시면서 속이 불편하거나 위가 꼬이고, 눈이 가렵거나 피곤한 증상을 느낀다. 하지만 정작 왜 이런 증상이 생기는지는 잘 알지 못한다. 만약 수돗물을 마시는데 이런 증상이 있다면 필터로 물을 정수해서 마셔야 한

다. 시중에 세균을 제거하고 걸러내는 여러 가지 필터가 나와 있는데, 가장 단순한 것으로 숯을 이용한 제품도 있다. 고급 필터로는 역삼투압물을 정수하는 방법의 하나을 이용한 것이 있고, 자외선 필터는 많은 세균을 죽이는 효과가 있다.

- **"얘야, 약은 마지막까지 다 먹어야지!"**
  전형적 상황 : 몸이 아파 병원에 가서 진찰을 받고 약을 처방받았다. 약을 먹고 이틀 만에 몸이 좋아지자 약을 더 이상 먹지 않는다.

사실인가 거짓인가?

병원에 있으면 제일 안전하다

❋❋❋ 병에 걸렸거나 치료가 필요할 때, 혼자 실과 바늘을 가지고 나서서 스스로 꿰매지는 않는다. 하지만 감염에 노출되는 것으로 보자면 병원만큼 최악의 장소는 없다. 이곳에는 여러 환자가 있을 뿐 아니라 자칫 잘못하면 보통 항생제에는 끄떡도 않는 슈퍼 박테리아강력한 항생제에도 죽지 않는 박테리아에 노출될 수도 있다. 그렇게 되지 않으려면 병원에 있는 시간을 최소한으로 줄이고 손을 자주 씻어 최대한 감염의 위험을 줄여야 한다.

이는 잘못된 행동이다. 항생제는 몸이 좋아지게 하는 목적이 아니라 균을 죽이거나 무력하게 만들기 위해 개발한 것이다. 그러므로 몸이 좋아지는 것 같더라도 정해진 복용 기간과 양을 반드시 지켜야 한다. 그렇게 해야 몸 안의 적을 확실히 제거할 수 있다. 만약 정해진 약을 다 먹지 않으면 세균을 완전히 없애지 못하고 위축시키기만 한다. 위축된 세균은 다음에 훨씬 더 강해져서 감염을 악화시킨다. 더구나 몸속으로 더 깊이 침투해 심혈관계와 기타 기관에 큰 위협이 될 수도 있다. 세균이나 바이러스와 싸울 요량이면 단순한 잽 수준이 아니라 결정타를 먹여야 한다. 하지만 항생제는 나쁜 세균을 죽이긴 하나 좋은 세균도 같이 죽일 수 있다.

10장 질병의 감시자: 면역 체계

> **사실인가 거짓인가?**
>
> **에키나세아 echinacea 성분이 감기 증상을 호전시킨다**
>
> ❋❋❋ 에키나세아 생약의 일종가 든 보충제가 감기 증상을 호전시킨다는 이유로 주목받고 있다. 하지만 최근 연구에 따르면 증상이 호전되기는커녕 감기에 걸린 기간조차 전혀 줄이지 못한다는 사실이 밝혀졌다.

젊게 만들기 작전 2 **영양을 보충하라**

면역력을 높이는 데 특별히 효과가 좋은 영양소가 있다.

● **비타민 C** ● 면역 시스템을 강화하기 위해 하루 두 번 500mg을 복용하는 것이 좋다 전쟁에 대비해 총알을 만드는 효과. 시중에 나와 있는 정제로 복용할 수 있고, 귤이나 오렌지, 기타 맛이 신 과일들, 토마토, 피망, 100% 오렌지 주스로 섭취할 수도 있다. 비타민 C는 면역 시스템과 동맥을 젊게 유지해주어 당신의 몸을 1년 더 젊게 만들 수 있다.

● **요구르트** ● 저온 살균 처리를 하지 않은 요구르트에는 '락토바실루스 아시도필러스 lactobacillus acidophilus'라는 세균이 들어 있다. 이는 우유를 요구르트로 발효시키는 균이며 곰팡이와 관련한 감염에 대처하도록 돕는다. 한편 정제로 만든 것을 하루 두 번 20mg씩 먹어도 된다. 이 균은 몸에서 자라서는 안 될 곰팡이가 증식하는 것을 억제한다. 마늘도 곰팡이 생성을 막아준다.

● **플라보노이드** ● 플라보노이드는 비타민 유사 물질로 비타민과 비슷한 일을 하지만 필수영양소는 아니다 동맥과 면역 시스템의 노화 속도를 늦춰준다. 또 예전 침입자들에 대한 정보도 보관한다. 플라보노이드가 풍부한 음식을 하루 31mg가량 섭취하면 실제 나이보다 3.2년 정도 젊어지는 효과를 얻을 수 있다.

오트밀귀리	한 컵당 3mg
양파	한 개당 4mg 작은 것
브로콜리	한 컵당 4.2mg
토마토	한 개당 2.6mg 작은 것
사과	한 개당 4.2mg 중간 것
크랜베리	250cc 한 컵에 8mg
딸기	한 컵당 4.2mg
크랜베리 주스	250cc 한 컵에 11.2mg
토마토 주스 또는 차	250cc 한 컵에 7.2mg
포도 주스	150cc 한 컵에 3mg
적포도주	150cc 한 컵에 3mg

- **호박씨** ● 호박씨에는 아연 성분이 들어 있어 감기를 심하게 앓는 기간을 줄여준다.

젊게 만들기 작전 3 닭고기 수프, 아연, 비타민 C를 기억하라

사회생활을 하다 보면 감기에 걸리게 마련이다. 사람들과 이야기하고, 악수하고, 지하철 손잡이를 잡을 수밖에 없는 현실에서는 어쩔 수 없다. 만약 당신이 감기에 안 걸리고 살고 싶다면 당장 짐을 싸 들고 산속으로 들어가야 한다. 하지만 대부분 그럴 수 없는 형편이니 감기 때문에 재채기하고 기침하고, 코를 풀고 킁킁거리는 일을 감수해야 한다. 대부분의 성인은 1년에 2~4회 정도 감기를 앓는다. 그래서 많은 사람이

> **사실인가 거짓인가?**
>
> **추운 날씨 때문에 또는 물에 온몸이 젖으면 감기에 걸린다**
>
> ❋❋❋ 비 오는 날 밖에서 비를 맞고 돌아다니면 감기에 걸린다는 얘기가 있지만, 최근 연구에서는 날씨나 몸이 젖는 것이 감기와는 관계가 없는 것으로 밝혀졌다.

저마다 나름대로 감기에 특효가 있는 처방을 가지고 있지만, 사실 그렇게 한다고 감기가 좋아지진 않는다.

실제로 효과가 있는 것은 닭고기 수프와 아연, 비타민 C 세 가지뿐이다. 감기 기운이 있을 때 세 가지 가운데 하나를 규칙적으로 먹으면 도움이 된다. 감기 증상 초기부터 2~3일 동안 500mg의 비타민 C를 하루 네 번씩 충분한 물과 함께 먹는 것, 그리고 하루 네 번 아연 섭취, 마지막으로 닭고기 수프를 하루 4번 먹는 것이 좋다. 이렇게 하면 5일 앓을 것을 3일로 줄일 수 있다.

젊게 만들기 작전 4 | 사람들을 만나라

어떤 종류의 싸움이건 당신 편이 되어줄 누군가는 늘 필요하다. 당신 편이 많을수록 이길 확률은 그만큼 높아지는데, 건강에도 마찬가지 논리가 적용된다. 사회적 네트워크가 탄탄한 사람은 면역 기능 또한 높다. 이유는 바로 우울증에 있다. 우울증은 많은 감염과 연결되어 있고, 우울증 자체가 T세포의 능력을 저해하기 때문이라고 알려져 있다. 단체 활동에 참여하는 것은 종교 활동이든 사회적 활동이든 직업과 관련한 것이든 모두 도움이 된다.

젊게 만들기 작전 5 **스트레스를 조절하라**

> **사실인가 거짓인가?**
>
> **감기에 걸리면 굶고 열이 날 때는 잘 먹어라.**
>
> ❖❖❖ 실제로는 중요하지 않다. 어쨌든 정상적으로 먹는 것이 좋다. 중요한 것은 물을 충분히 마시고, 휴식을 취해서 T세포와 B세포가 전쟁에 대비할 수 있도록 하는 것이다.

스트레스와 노화 사이의 관계는 사실 정확히 알려져 있지는 않다. 다만 적어도 스트레스는 감염과 깊은 관련이 있을 것으로 본다. 사실 스트레스 때문에 노화가 촉진된다고 생각해도 크게 무리는 없다. 스트레스를 받을수록 사고 위험과 감염, 동맥경화 발병률은 증가한다. 하지만 걱정스러운 것은 스트레스보다는 그에 대한 대응 방식이다. 직장에서 꽤 많은 스트레스를 받는다 하더라도 열심히 일하는 순간에는 나름대로 괜찮아 보인다. 하지만 오히려 반동 효과로 상황을 벗어난 이후 감염에 더 쉽게 걸릴 수도 있다. 당신의 B세포와 T세포가 전쟁터로 나오는 시간이 지연된다. 아무튼 스트레스는 반드시 줄여야 한다. 야구를 하면서 소리를 지르는 것도 좋고, 냇가에서 휴식을 취할 수도 있으며, 모차르트 음악을 듣거나 시끄러운 록 음악을 듣는 것도 괜찮다.

스트레스에 직면했을 때 누구나 바로 취할 수 있는 방법이 하나 있다. 스트레스를 받는 즉시 그 상황에서 벗어나는 것이다. 산책을 할 수 있다면 더할 나위 없이 좋고, 다른 방으로 장소를 옮기는 것도 괜찮은 방법이다. 또는 깊은 숨을 열 번 정도 쉬어보는 것도 좋다. 이런 방법들을 통해 스트레스를 조절하면 실제 나이보다 6년 정도 젊어질 수 있다.

한편 당신을 끊임없이 괴롭히는 것에 대해 생각을 바꾸어보는 것도 현명한 방법이다. 끊임없이 괴롭히는 직장 상사나 자꾸 고장 나는 자동차, 쓰지도 않은 요금을 내라는 청구서 등이 그렇다. 실제로 스트레스를 주는 것은 특정 상황보다는 그 상황에 대처하는 당신의 대응 방식이다. 그렇게 열받는다고 해서 자동차가 빨리 수리되지도, 요금 청구서가 수정되

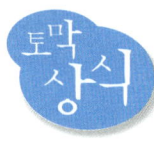

우리 몸이 만들어낸 반창고인 '딱지'는, 상처가 나면 즉시 상처를 덮어서 보호하고 치유를 촉진한다. 한편 고름은 세균이 증식한 감염소에 모인 백혈구들인데, 고름이 있다는 것은 세균과 전쟁을 열심히 치르고 있다는 표시이다. 또 수가 충분치 않아 더 많은 백혈구를 불러모으고 있다는 의미가 되기도 한다.

지도 않는다. 상황 자체보다는 대응 방식을 개선하여 스트레스를 줄이는 것이 좋다. 특별히 악의가 있는 경우가 아니라면 이렇게 함으로써 더 좋은 대처 방법을 찾아낼 수 있고, 스트레스를 다루는 더 건강한 방식을 터득하게 될 것이다.

Chapter 11

분비샘 이야기
호르몬

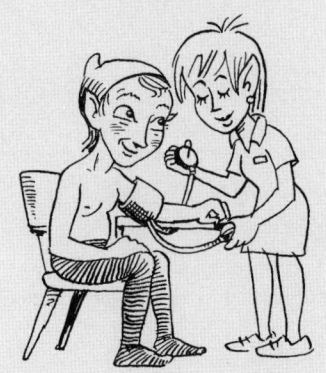

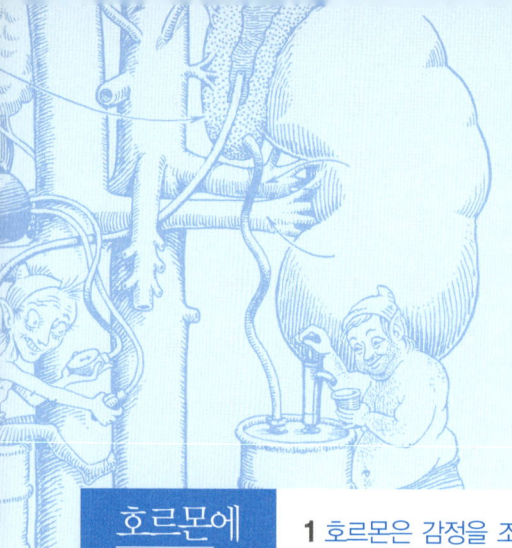

호르몬에 대한 세 가지 오해

1 호르몬은 감정을 조절한다.
2 정신과 신체의 관련성은 아직 과학적으로 밝혀지지 않았다.
3 140/90mmHg 이하라면 괜찮은 혈압이다.

많은 사람이 집에는 생명이 없다고 생각한다. 목재와 못, 벽에 붙일 석판, 초인종, 집 안을 장식할 조각상 등만 있으면 집을 만들 수 있다. 가장 간단한 형태의 집은 이 정도로 충분하지만, 우리 주변의 집을 보면 훨씬 생동감 있는 하나의 생명체처럼 보인다.

물, 공기, 전기선은 마치 생명체의 혈관처럼 집 안을 복잡하게 통과하지만 누군가 밖에서 조절해주지 않으면 제 기능을 할 수 없다. 수도꼭지 끝을 누군가 조절해주지 않으면 편안히 샤워하거나 적당한 목욕물을 얻을 수 없다. 집 안에 있는 온갖 종류의 다이얼과 스위치, 리모컨 등을 적절하게 조절해야만 모든 시스템이 원활하게 돌아간다. 때로는 집 안의 가구나 예술품, 벽에 걸린 장식물에서도 집 안의 분위기가 달라진다. 집을 아끼기 때문에 그만큼 신경을 쓴다는 말이다. 대개는 모든 게 잘 돌아가고 있어서 좀처럼 집이 어떻게 유지되는지 알지 못하다가 어디엔가 문제가 생기면 그제야 집이 돌아가는 시스템에 관심을 갖는다.

그럼 집에는 어떤 일이 벌어질까? 아마 굉장히 다양한 문제가 발생할 가능성이 많다. 한여름에 온몸이 땀으로 젖는다든가 에어컨이 없다면, 엄청난 수도세 고지서가 날아오거나 수도꼭지가 없다면, 생선을 잔뜩 태우는 일 오븐의 온도 조절기가 없다면 등이 발생할 것이다. 이와 같이 열이나 수도, 전력 등과 같은 집 안의 여러 구조물 덕분에 우리 생활이 편안하게 이뤄진다.

우리 몸에서 이와 비슷한 일을 하는 기관이 바로 내분비계인데, 필수적인 호르몬을 각종 분비샘에서 분비시켜 몸의 기능을 정교하게 유지한다. 마치 할머니처럼 다른 사람 눈에 띄지 않으면서도 중요한 집안일을 도맡아 한다. 이러한 분비샘들은 자기들끼리 알아서 분비 여부를 조절하기 때문에 집 안에서처럼 전등이나 각종 스위치를 끄거나 켤지 고민할 필요는 없다. 그렇다고 해서 내 몸의 호르몬에 대해 아예 몰라도 된다는 말이 아니다. 실제로 당신 몸이 호르몬을 잘 조절하도록 도울 방법은 생각보다 많다.

호르몬을 얘기하면 혈기 왕성한 10대 남자들과 섹시한 여배우 포스터를 연상하겠지만, 호르몬은 우리 몸에서 그보다 훨씬 다양한 일을 한다. 스트레스를 조절하고 지방을 흡수하거나 생산해낸다. 우리 몸에서 호르몬들이 작용하는 과정과 분비샘에서 호르몬을 분비하는 과정은 굉장히 복잡하다. 만약 이 책이 의학 교과서였다면 전화번호부 책보다 더 많은 약어로 가득 찼을 것이다.

만약 호르몬들이 고장 난다면 정말 무서운 일들이 벌어진다. 미국의 유명한 올림픽 단거리 선수이던 게일 덴버의 예를 들어보자. 1980년대 말 그녀는 편두통, 시력 저하, 탈모, 빈맥 맥박이 빨리 뛰는 현상, 심한 피로감 같은 다양한 신체 이상 증상을 느꼈다. 처음에는 의사조차 체력 소모가 심한 운동을 하는 선수에게 생길 수 있는 일반 증상으로 간주했다. 그런데

2년도 채 안 되어 하지 절단을 고려할 정도로 증상이 심해진 뒤에야 덴버는 '그레이브스병 갑상샘호르몬의 과분비 상태를 일으키는 자가면역질환'이라는 진단을 받았다. 하지만 그녀는 치료를 받고 재기에 성공해 1992년 올림픽 100m 달리기에서 마침내 금메달을 목에 걸었다.

덴버의 이야기는 내분비계 호르몬을 분비하는 장기의 체계 질환의 여러 가지 특징

사실인가 거짓인가?

호르몬이 당신을 울게 한다

✱✱✱ 땀을 통해 필요 이상의 소금을 배출하고, 소변으로 노폐물을, 콧물로 세균을 내보내듯이 눈물에도 나름대로 목적이 있다. 평소 흘리는 눈물은 윤활유처럼 우리 눈을 부드럽게 만들어 바람과 공기 중의 미세한 먼지로 입을 수 있는 손상을 막아준다. 자극성 눈물은 눈이 모래 벌레, 돌나 바람에 의해 손상을 입었을 때 눈을 보호하기 위해 분비된다. 이 두 눈물은 모두 눈을 보호하려는 목적에서 나오는 것이다.

감정의 눈물은 아주 기쁘거나 슬플 때처럼 감정을 느낄 때 분비된다. 이 눈물은 평상시 자극성 눈물에 비해 스트레스 호르몬을 더 많이 포함하는데 눈물을 통해 몸 밖으로 나간다. 그렇다면 스트레스 호르몬이 눈물을 흘리게 하는 걸까? 스트레스 때문에 증가하는 호르몬 가운데 울음과 관련 있다고 알려진 것이 바로 프로락틴 Prolactin, 유선자극호르몬이다. 감정적 울음의 횟수와 혈중 프로락틴 농도는 서로 비례한다. 일반적으로 남자에 비해 여자가 더 우는데 한 연구에 의하면 네 배까지 더 운다고 한다, 프로락틴 농도 역시 여자가 훨씬 높다 60% 이상 높다. 울음에 대해 좀 더 얘기하자면, 감정의 눈물은 오직 인간만이 흘릴 수 있다. 일부에서는 고릴라와 코끼리도 눈물을 흘린다고 하지만 아직 좀 더 연구가 필요하다. 아마도 인간에게는 감정을 느끼고 처리하는 과정이 더 발달했고, 눈물 역시 더 깊은 감정을 표현하는 한 방법인 것 같다. 갑작스레 눈물이 흐르면 당황스럽겠지만 이는 이미 스트레스가 지나쳐 당신의 건강을 위협할 수준이라는 뜻으로 눈물을 통해 없애버려야 한다. 따라서 우는 게 나쁜 것만은 아니다.

을 보여준다. 먼저 증상이 상당히 모호하고 서로 관련성을 찾기 어려워서 처음부터 질환을 명확히 진단하기 어렵다. 그래도 치료를 받은 후에는 정상적인 활동을 할 수 있다. 세계에서 가장 빨리 달리는 것 역시 치료만 적절히 한다면 충분히 가능한 일이었다.

호르몬 관련 문제는 정말 제각각이지만, 몇 가지 면에서 서로 공통점을 갖고 있다. 먼저, 많은 호르몬은 분명히 드러나는 신체 증상보다는 잘 드러나지 않는 기분이나 느낌 같은 부분을 조절한다. 예를 들어 피곤한 증상이나 성욕, 더위나 추위를 느끼는 것과 같은 증상들이다. 다음으로 혈압 또한 내분비계를 통해 조절된다. 고혈압은 내분비계의 다양한 분비샘에 영향을 주고, 반대로 분비샘에 문제가 생겨 고혈압이 발병하는 경우도 있다. 분비샘과 고혈압과의 관련성은 그리 놀라운 사실이 아니다. 이 책 앞부분에서 언급했듯이 혈관의 노화는 건강과 전체 노화 과정에 큰 영향을 미치기 때문이다. 우리 몸의 분비샘에 대해 자세히 들여다보면 고혈압의 기능에 대해서 이해할 수 있다.

호르몬: 해부학

'분비'라는 단어는 고름이나 콧물, 출혈 같은 단어를 연상시킨다. 우리 몸은 생각보다 훨씬 많은 물질과 영양소 그리고 호르몬을 분비하는 기관과 분비샘으로 가득 차 있다. 쉬운 예를 들면, 러닝머신에서 운동을 한 뒤 막 내려왔다면 누구나 땀이 송골송골 맺히게 될 것이다. 그러면 수건으로 땀을 닦고 물로 씻어낸다. 하지만 그 외 대부분의 호르몬은 땀과는 반대로 체내에서 분비된다. 이 정도가 우리가 이해하는 호르몬에 대한 일반 개념이다. 자, 그럼 이제부터는 우리의 뇌와 호르몬에 대한 이야기를

사실인가 거짓인가?

호르몬이 감정을 조절한다

✽✽✽ 실제로는 그 반대이다. 감정이 뇌의 여러 생화학물질을 통해 우리 몸의 호르몬을 조절한다. 예를 들어 두려움 같은 감정을 느끼면 뇌에서는 긴장하게 하는 물질을 만들어내고, 반대로 즐거움과 같은 감정은 안락함과 평안함을 느끼게 하는 물질을 만들어낸다. 동물의 세계에서 비슷한 상황을 볼 수 있는데, 개코원숭이들은 스트레스를 받으면 건강한 새끼를 출산하지 못한다. 아마도 스트레스가 스트레스 호르몬을 지속적으로 분비시켜서 해마hippocampus, 뇌 안의 물고기 해마와 닮은 구조에 손상을 주는 듯싶다. 해마에 손상을 입으면 학습과 기억에 영향을 미쳐 이런 현상이 일어나는 것이다. 동물이나 사람이나 스트레스를 받으면 비슷한 반응을 보일 것으로 생각한다.

해보자.

제3장에서 뇌의 해부학적 구조를 짚어보았다. 하지만 뇌하수체에 대해서는 일부러 언급하지 않았다. 뇌하수체에는 기억과 같은 뇌의 일반적 기능은 없다. 다만 다른 내분비기관을 조절하는 데 관여할 뿐이다.

그림 11.1에서 보듯이 뇌하수체는 작은 달걀 모양의 콩만 한 크기로 두 부분으로 이루어져 있다. 전엽앞부분은 발생 과정 중 입 뒤에서 만들어져 뇌까지 올라오고, 후엽뒷부분은 뇌 안의 시상하부에서 아래로 내려와 '터키 안장Turkish saddle, 뇌하수체가 위치한 두개골의 안장 같은 구조'이라 불리는 뼈 구조물에서 만난다. 후엽에서는 한 쌍의 호르몬이 분비되는 데 반해, 전엽에서는 우리가 쉽게 그 기능이나 이름을 통해 알 만한 유명한 호르몬들을 분비해낸다.

여기에 속하는 호르몬들은 다음과 같다.

★ 황체형성호르몬luteinizing hormone: 여성에게는 생리 주기를 조절하고 임신을 유지시키며, 남성에게는 남성호르몬테스토스테론을 분비시킨다.

★ 프로락틴: 여성의 유방에서 젖을 분비시키고, 남성·여성 모두의 면역 체계를 유지하는 기능을 맡고 있다.

★ 갑상샘자극호르몬TSH: 갑상샘에서 갑상샘호르몬을 분비시켜 인체의 대사 작용을 조절하고 혈압을 유지시킨다.

★ 부신피질코르티코이드호르몬ACTH: '부신'이라는 기관의 피질에서 코르티손이라는 호르몬을 분비시켜 신체 대사 작용, 혈압 조절, 스트레스에 반응한다. 또 알도스테론aldosterone이라는 호르몬을 통해 수분 대사와 혈압을 조절하며, 성호르몬도 조절한다. 마치 여성의 몸에서 남성호르몬인 테스토스테론이 하는 기능과 같다.

★ 성장호르몬: 키를 크게 하는 등 성장을 돕는 호르몬이다.

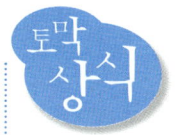

이름에서 쉽게 떠오르듯이 '성장호르몬'은 아이를 자라게 하는 호르몬이다. 만약 이 호르몬이 부족하면 정상인보다 키가 훨씬 작아지고, 또 지나치면 《기네스북》에 올라갈 정도로 큰 사람이 될 수도 있다.

뇌하수체

이 호르몬은 단순히 어떤 내분비계를 조절한다기보다 우리 몸 전체를 조절한다. 어떤 사람들은 정신-신체의 연관성을 일부 근거 없는 동양철학 정도로 치부하지만, 생리학적 관점에서 보면 이 호르몬은 혈액과 뇌를 연결해주는 역할을 한다. 마치 뇌 안에 위치하면서 몸 전체에 명령을 하달하는 지휘관 같은 존재이다. 실제 우리가 느끼는 감정은 몸 안의 여러 분비샘에서 만들어지는 호르몬에 의해 구체적으로 표현되는데, 이를 조절하는 것이 뇌하수체이다. 어찌 보면 우리 감정은 보는 관점에 따라

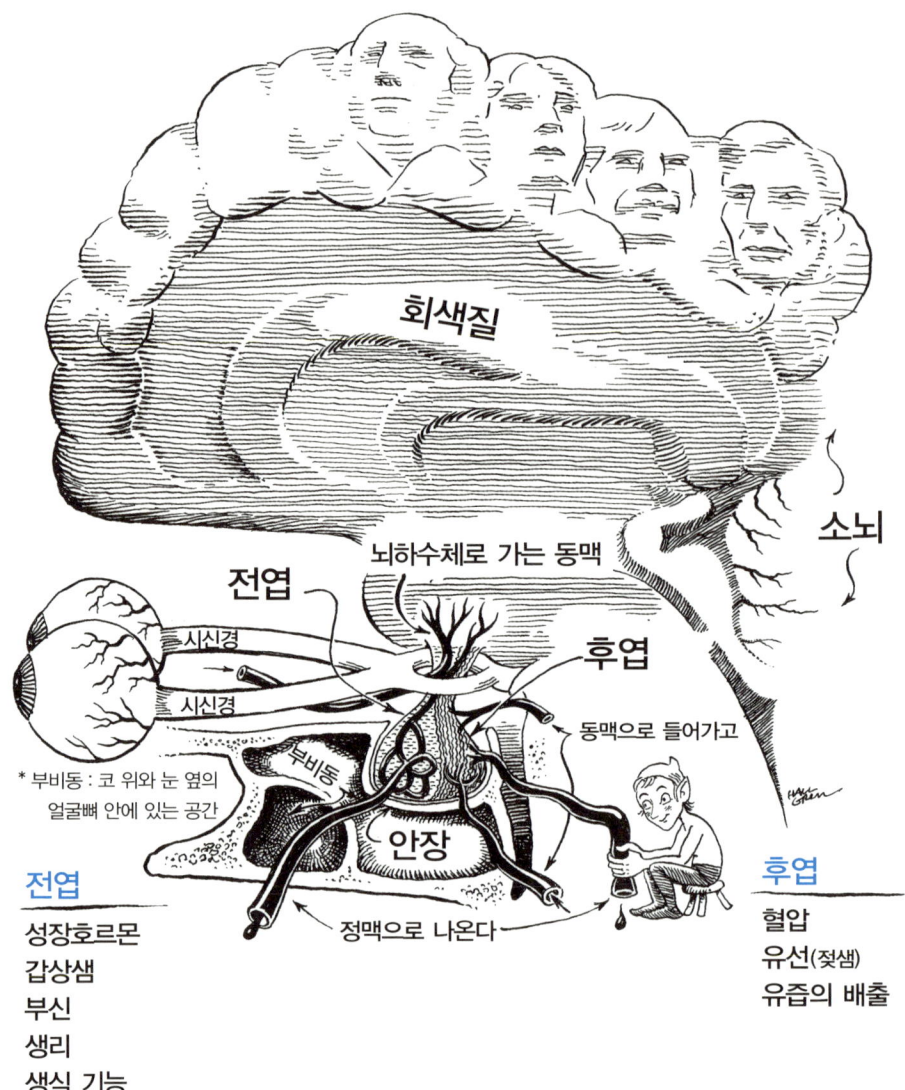

[그림 11.1] 뇌하수체의 모습

뇌하수체는 두개골 가장 아랫부분에 있으면서 뇌에서 보내는 신경전달물질을 직접 전달받는 기능을 한다. 뒷부분의 후엽은 주로 혈압과 모유를 생산하는 호르몬이고, 앞부분의 전엽은 성장호르몬, 갑상샘, 부신, 성호르몬 같은 중요한 호르몬의 기능을 조절한다.

심리적인, 생리적인, 혹은 화학적인 현상으로도 설명할 수 있으므로 정신과 신체는 연결되었다고 할 수 있겠다. 이제 내분비계를 구성하는 개별 호르몬에 대해 알아보자.

갑상샘호르몬

갑상샘은 그림 11.2에서 보듯이 목 아랫부분에 나비 모양처럼 놓여 있으면서 뇌하수체에서 나오는 갑상샘자극호르몬에 의해 갑상샘호르몬을 만들어낸다. 갑상샘호르몬은 몸 안의 세포 대사 작용에 관여하여 일종의 화학반응에 의해 세포가 자라고, 죽는 것을 결정한다. 대사 작용은 우리가 매달 내는 공과금과 비슷하다.

각 가구마다 매달 내는 공과금은 모두 다르다. 어떤 집은 에어컨 사용 요금으로 1만 원을, 다른 집은 2만 원을 낼 수 있다. 또 사람에 따라 샤워 시간이 20분일 수도 있고 20초가 될 수도 있다. 즉, 집 안에서 저마다 각기 다른 양의 에너지를 소모하는 것처럼 우리 몸 안에서도 사람마다 사용하는 에너지의 크기는 모두 다르다. 이런 차이가 몸무게를 결정짓는데, 유전적으로 좀 빨리 움직이는 대사량을 가진 사람은 천천히 대사되는 사람에 비해 몸무게가 적다. 이때 작용하는 것이 바로 갑상샘호르몬이다.

이 갑상샘이 문제를 일으키면 건강에 큰 해를 입힌다. 그 가운데 갑상샘기능항진증hyperthyroidism은 갑상샘에서 너무 많은 갑상샘호르몬을 만들어낼 때 생기는 병으로 각종 염증, 임신, 기타 갑상샘 내 양성종양 등으로 유발된다. 그 증상은 다음 상황과 비슷하다.

어떤 조용한 해안가 마을이 있다고 가정하자. 소수의 마을 주민이 이용할 정도의 기반 시설을 갖춘 마을에 갑작스레 수만 명의 학생이 방학

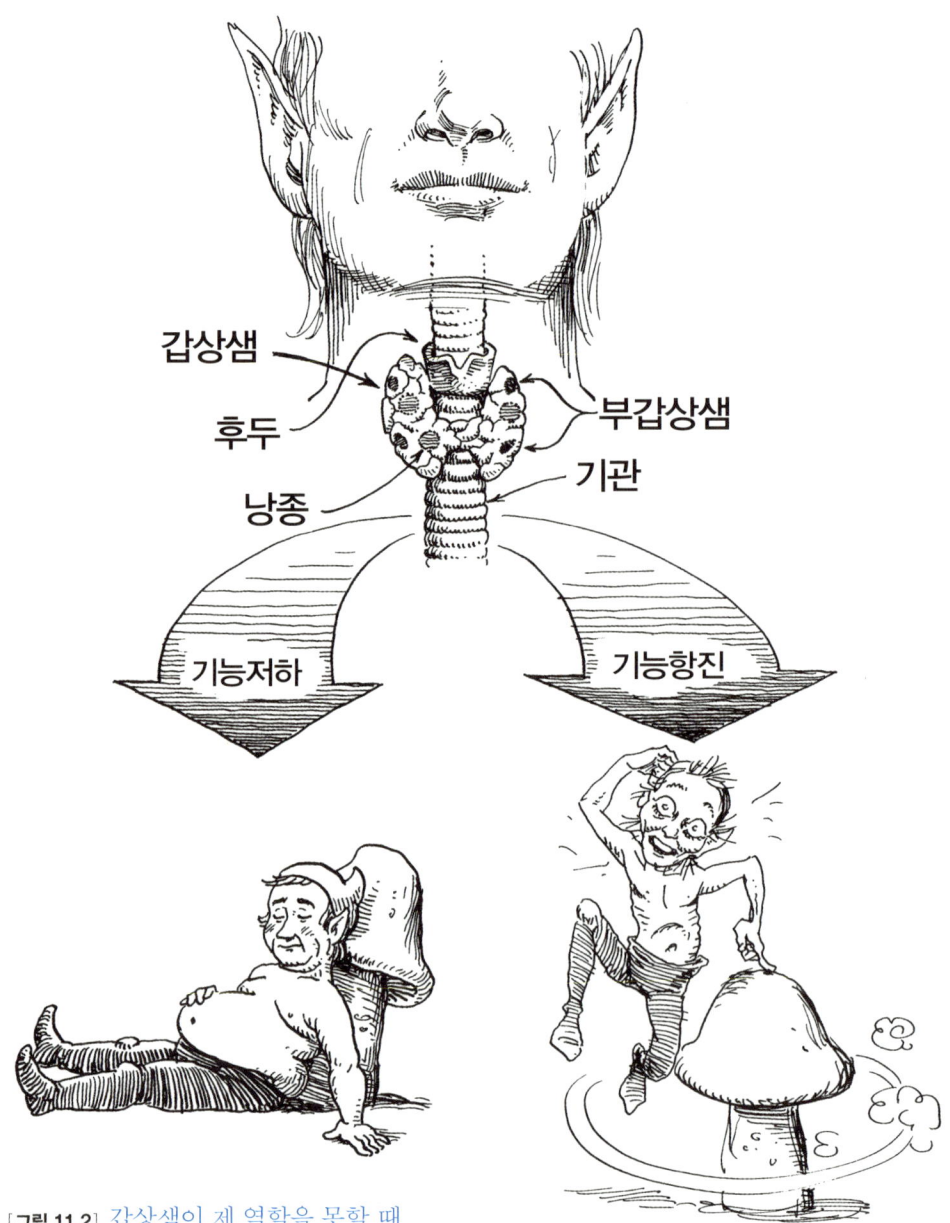

[그림 11.2] 갑상샘이 제 역할을 못할 때

갑상샘은 폐로 가는 기관의 앞에 위치하여 신체의 대사 기능을 조절한다. 갑상샘기능항진증은 갑상샘호르몬을 너무 많이 분비해 신체의 대사를 증가시킨다. 맥박이 빨리 뛰고, 머리카락이 가늘어지며, 수면 장애와 과민성 등의 증상이 나타난다. 갑상샘기능저하증은 신체 대사를 저하시켜 체중 증가, 건성 피부, 우울증, 피로, 추위를 잘 타는 등의 증세를 일으킨다. 갑상샘에는 결절이나 갑상샘비대증 등이 발병하기도 하는데, 암이 아닌지 확인해볼 필요가 있다. 갑상샘 내에 있는 4개의 부갑상샘은 혈액과 뼈에 있는 칼슘을 조절한다.

을 보내기 위해 한꺼번에 들어왔다면 어떤 일이 벌어질지 상상해보라. 방학을 맞아 마을로 들어온 학생들이 밤마다 파티를 벌이고 거리는 술에 취한 학생으로 가득 찬다면 이들을 제어할 만한 행정력이 부족한 마을은 엄청난 혼란에 휩싸여 엉망이 되어버릴 것이다. 비록 마을이 망가지거나 사라지지는 않겠지만 휴가 기간 내내 마을은 정상적으로 운영되기 어려울 것이다.

갑상샘호르몬 분비량이 지나치게 많으면 우리 몸 역시 비슷한 혼란에 빠진다. 비록 망가지거나 살기 힘들 정도는 아니지만 정상 생활을 하기 힘들 정도의 문제가 발생한다. 막연히 내 몸이 정상이 아닌 듯한 느낌이 들고, 경주용 자동차처럼 신체 대사가 지나치게 활발해지는 증상이 나타난다. 몸무게가 줄고, 식욕은 증가해서 더 많이 먹고, 머리카락이 잘 부서지고, 더위를 참기 힘들어지거나 막연한 피로감 등이 생기고 뭔가 엉망이 되어버린 듯한 느낌이 든다. 주변 사람들이 성미가 급해진 것 같다고 얘기하고, 손을 떨거나 불면증을 호소하며, 심지어 하루 종일 지쳐 있다고 말한다. 만일 그렇다면 이는 심각한 증상이다. 더러는 지나치게 심장이 빨리 뛰는 빈맥이 발생하기도 하는데 자칫 생명이 위험해질 수 있다.

그럼 어떻게 갑상샘에 문제가 있다는 걸 알 수 있을까? 만약 세밀하게 관찰했다면 약 절반 정도는 목에 뭔가 튀어나와 있는 걸 찾을 수 있는데, 이런 결절이 갑상샘호르몬의 과잉생산을 일으키는 원인이 되기도 한다. 최종적으로 갑상샘호르몬 수치 검사를 통해 진단을 하고 약물을 복용하거나 아예 갑상샘 자체를 제거하는 수술을 받기도 한다.

반대 상황을 생각해보자.

그 조용한 마을에 살던 주민들마저 하나 둘 떠나가고 극히 일부만 마을에 남았다고 치자. 마을의 경기는 가라앉고, 마을 시설물도 거의 사용하지 않을 것이다. 갑상샘기능저하증이 바로 이런 상황이다. 갑상샘호르몬을 충분히 만들어내지 못하면 대사 작용에 장애가 발생하고, 대사가 느려져 모든 게 천천히 움직인다. 이유 없이 몸무게가 늘고, 기분이 우울해지고, 피부가 거칠어지고, 추위를 참기 힘들고, 관절과 근육이 통증과 피곤함에 시달리고, 가끔 목 부분이 부풀어 오르는 등 여러 가지 문제가 나타난다. 갑상샘기능저하증은 전체 갑상샘 질환 가운데 가장 흔한 질환으로 약 열 명 가운데 한 명꼴로 발생한다. 대부분 60대 이상의 노인에게 발병한다는 점도 특징이다. 갑상샘호르몬을 분비시키는 호르몬을 뇌하수체에서 적절히 만들지 못하거나 더 흔하게는 자기 면역 체계를 공격하는 면역 질환 때문에 갑상샘호르몬 생산에 차질이 생겨 발생한다. 이런 환자는 갑상샘호르몬제를 복용해서 보충하면 다시 여러 증상이 사라지고 정상 생활이 가능해진다.

부신

부신은 신장 윗부분에 삼각형 모양으로 자리 잡은 분비샘으로, 베레모나 두 가지 색깔로 칠해진 플라스틱 모자처럼 생겼다. 생김새는 이상하지만 매우 중요한 기능을 해서 조금만 잘못 건드리면 몸 안에 일대혼란을 일으킨다. 부신에서는 에스트로겐·프로게스테론 같은 여성호르몬과 남성호르몬인 테스토스테론이 만들어지는데, 이 호르몬들은 서로 변환되기도 한다. 여성의 경우 테스토스테론은 리비도, 즉 성욕에 중요한 역할을 한다. 또 스트레스 호르몬인 코르티솔cortisol도 만들어진다. 부신의 안쪽 부분수질은 '아드레날린'이라는 중요한 화학물질을 만든다. 테니스 경기에서 이길 수 있는 에너지를 공급해주거나 극한 위기 상황에서 차를 들어 올릴 수 있는 놀라운 힘을 내게 해주는 중요한 물질이다.

다른 내분비 분비샘처럼 부신호르몬도 너무 많거나 부족하면 문제를 일으킨다.

코르티솔의 예를 들어 설명해 보자. 뇌하수체에서는 스트레스를 심하게 받으면 부신피질코르티코이드호르몬이 훨씬 많이 만들어지고, 이는 다시 코르티솔을 만들어내 스트레스 상황에 민첩하게 대처할 수 있다. 만약 뇌하수체 호르몬이 과잉 생산되면 부신에서는 이에 반응해 많은 코르티솔을 만들어낸다. 말하자면, 호르몬의 도미노 현상과 비슷하다. 코르티솔은 탄수화물, 단백질, 지방 대사에도 영향을 미치고 염증을 억제하는 작용도 하는데 코르티솔이 지나치면 쿠싱cushing병 부신피질에서 분비되는 코르티솔이 너무 많아서 생기는 병에서 나타나는 체중 증가, 버펄로 혹 양쪽 어깨 사이에 지방조직이 침착해서 만들어짐, 소변량 증가, 안면 체모 증가[그림 11.3] 참고 같은 현상이 나타난다. 약물 치료를 하기도 하지만 간혹 뇌하수체에 작은 양성종양이 생기면 수술로 제거하기도 한다.

그럼 코르티솔이 부족하면 어떨까? 극도로 기운이 없는 증상과 저혈압 증상을 보인다. 간혹 감염에 의해 이런 증상이 생기기도 하지만 대부분 자가면역질환 때문에 발생한다. 즉, 우리 몸의 면역 시스템이 부신을 잘못 인식하고 공격해서 발생하는데, 외부에서 코르티솔을 약물로 매일매일 보충해주어야만 증상을 치료할 수 있다.

신장

신장의 가장 주된 역할은 몸 안의 넘치는 수분을 내보내는 것이지만, 호르몬을 만들어내는 중요한 장기 가운데 하나이다. 먼저 혈관 내 적혈구가 빨리 파괴되는 것을 막는 호르몬을 분비하여 적혈구의 생성을 자극

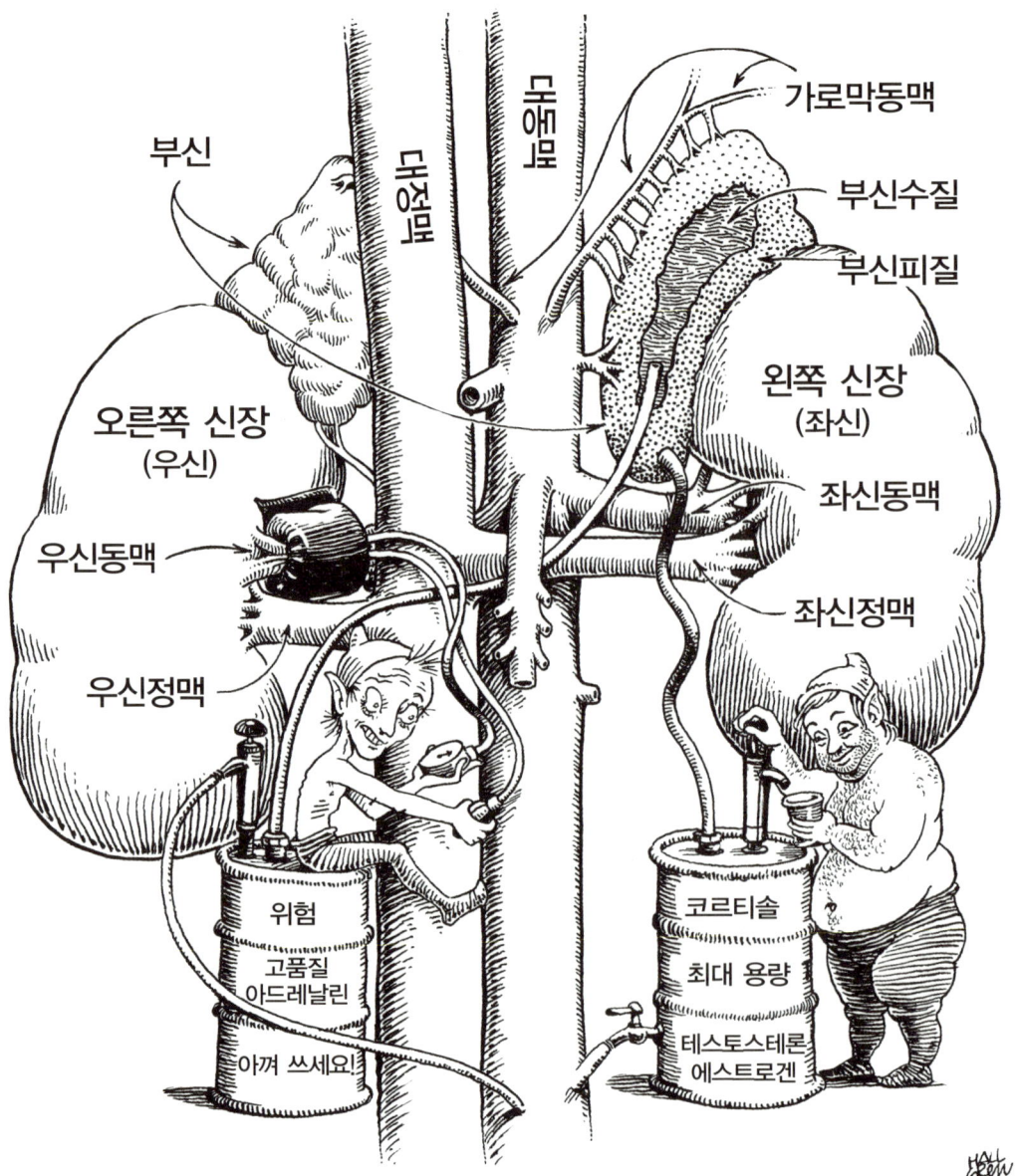

[그림 11.3] 신장 위의 고깔모자

신장은 우리 몸의 독소를 소변으로 내보내는 역할을 하지만 혈압 조절 기능도 한다. 실제로 신장으로 들어가는 동맥이 막히면 고혈압이 발생한다. 마치 고깔모자처럼 생긴 부신은 신장 위에 앉아 있는 것 같은 모양새이다. 부신은 뇌하수체로부터 신호를 받아 스테로이드와 성호르몬을 만들어내고, 더 안쪽에서는 위기 상황에서 분비하기 위해 아드레날린을 저장하고 있다.

한다. 더불어 심장과 뇌세포가 혈액량이 부족해 손상을 입지 않도록 보호해주는 역할까지 한다. 즉, 우리 몸을 이루는 세포의 생존에 필요한 산소가 제대로 공급되도록 하는 훌륭한 기능을 한다. 마치 마피아의 보이지 않는 보스와 같이 눈에 잘 띄지는 않지만 다른 장기들에 강력하게 작용한다.

신장은 혈관의 압력이 직접 전달되는 위치에 있기 때문에 몸 안의 혈압을 직접 조절하는 기능도 맡고 있다. 원시 시대의 우리 조상들이 사냥을 하다가 사나운 호랑이에게 물려서 다쳤다고 상상해보자. 출혈로 인해 신장에 전해지는 혈압이 낮으면 혈압을 유지하기 위해 혈액량이 유지되도록 신장을 꽉 죄고 있을 것이다. 그런데 호랑이에게 대항하거나 어떻게 도망칠 것인지 궁리를 하려면 높은 혈압이 필요하다. 그래서 이때 신장에서 재빨리 반응해 혈압을 올려준다. 이처럼 신장은 우리 몸의 혈관 계통을 아주 세밀하게 조율한다.

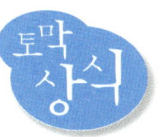

부신에서는 노르에피네프린 norepinephrine, 노르아드레날린 과 에피네프린 ephinephrine, 아드레날린을 만들기도 하는데, 평소에는 200~800ng/ml 수준을 유지한다. 하지만 교통사고를 가까스로 피했거나 하는 등의 위기 상황이 닥쳐 얼굴이 화끈거리고, 심장이 두근거리며, 식은땀이 날 때는 약 1,500~2,500ng/ml까지 많은 양의 호르몬이 분비된다. 만약 부신에 종양이 생기면 호르몬이 30만ng/ml 이상으로 증가하는데, 가끔 혈압계로 측정이 불가능할 정도로 고혈압이 되는 경우가 있다. 이런 환자는 거의 항상 구사일생의 사고를 당했을 때의 긴장감과 두려움을 갖고 사는 것과 마찬가지이다. 이런 증상은 대개 병원에서 진단을 하기 몇 년 전부터 심하게 나타난다. 재미있는 사실은, 이런 환자의 약 절반가량은 알코올중독에도 시달린다. 아마 극도의 스트레스를 면하기 위해 술에 의존하는 환자가 많기 때문인 것 같다.

췌장

간의 뒷마당 정도에 위치한 췌장 膵臟, 위의 아래쪽에 위치한 길이 15cm의 암황색 기관 은 소화를 돕는다. 또 몸속에 들어온 포도당을 저장하는 일을 도와주는 인슐린 insulin 같은 호르몬을 만들어낸다. 우리가 뭔가를 먹을 때마다 포도당은 우리 혈액 속으로 들어온다. 쉽게 생각하면 인슐린은 '우체국'이고,

포도당은 '편지'에 해당한다고 볼 수 있다. 인슐린은 혈액 속으로 들어온 포도당을 우리 몸의 각 장기, 즉 근육, 지방, 간 등에서 사용할 수 있도록 돕는다. 하지만 인슐린이 항상 제대로 기능을 했으면 좋겠지만 가끔 제대로 작용하지 못할 경우 당뇨병 같은 좋지 않은 결과를 낳기도 한다.

당뇨병을 앓고 있는 환자는 췌장에서 인슐린이 충분히 만들어지지 않았거나 근육이나 지방조직, 간, 기타 다른 세포에서 인슐린이 제대로 작용하지 못했기 때문에 혈중 포도당 농도가 높다. 당뇨병에는 두 가지 타입이 있다. 먼저 제1형 당뇨병인슐린 자체가 잘 분비되지 않는 당뇨병은 대개 어린아이에게서 발병하는데, 췌장에서 인슐린을 충분히 만들지 못하거나 아예 생산을 하지 못해서 생긴다. 이런 환자는 외부에서 주사로 인슐린을 공급해 주어야만 한다. 반면 제2형 당뇨병인슐린은 분비되나, 잘 작용하지 않는 당뇨병은 점점 그 수가 늘어나는 추세로 인슐린은 만들어지지만 체내 장기에서 제대로 사용하지 못해 생긴다. 최근 들어 당뇨병이 증가하는 것은 점점 늘어나는 비만 인구 때문이기도 하다.

당뇨병은 수많은 합병증을 수반하는데, 당뇨병의 주된 증상인 소변량 증가, 피곤함, 신경 손상, 동맥경화, 시력 저하와 더 나아가 실명을 일으킬 수도 있다. 따라서 발병하기 전에 발병 위험 요인을 줄이는 것이 중요하다. 체중을 줄이고, 운동매일 30분 정도 걷는 것으로 놀랄 만한 성과를 거둘 수 있다을 하고, 혈압이 높다면 적절하게 혈압을 유지하는 것이 효과적인 방법이다. 특히 고혈압은 당뇨 환자의 혈관 노화를 더욱 촉진한다. 노화된 동맥은 심장, 뇌, 성기, 음핵 등 중요한 장기의 혈액 공급에 장애를 일으켜 심장마비, 뇌졸중, 발기부전, 성적 흥분 감소 같은 결과를 낳는다. 따라서 활동량을 약간만 늘려도 인슐린이 혈당을 옮기는 작용을 획기적으로 늘릴 수 있다. 신경으로 공급되는 혈액이 부족해지면 신경의 바깥을 싸고 있는 막마치 소시지를 싸고 있는 겉부분처럼이 부어서 신경에 기능 장애가 생기고, 환자는 감각이 떨어지거나 통증을 호소한다. 당뇨에 걸리면 약 3분의 1이 생명을 빼앗기지만, 혈압 조절, 하루에 30분 운동하기, 혈당 조절 등 세 가지만 잘 지켜도 사망률을 80% 줄일 수 있다.

생식선

생소한 용어이지만 생식선, 즉 성선性腺은 우리 몸에서 성호르몬을 만들어내는 분비샘으로 남성, 여성 모두 한 쌍씩 갖고 있다.

먼저 구조가 더 간단한 남성의 예를 들어보자. 고환은 양쪽에 2개가 있고, 음낭 안에 위치해 있으면서 생식에 필요한 정자를 만들어낸다. 뇌하수체의 신호에 따라 대부분의 테스토스테론을 생산해서 남성의 성징을 나타내는데, 턱수염이 난다거나 저음의 목소리나 모험심과 같은 행동을 하게 만드는 기능을 한다.

젊은 남성에게는 힘과 생존 혹은 번식을 위해 이 호르몬이 필요하다면, 나이가 들어가면서는 주로 삶의 질을 유지하는 데 중요한 기능을 한다. 테스토스테론은 성욕을 유지하고 발기 능력과 근육의 힘을 유지하는 데 반드시 필요하다.

이 호르몬이 약간 줄어든다고 해서 큰 영향을 미치지는 않지만, 결핍증으로 진단할 정도로 낮아지면 심각한 영향을 미친다 혈중 농도가 300ng/dl 이하로 떨어진 경우.

20대 남성의 경우 900~1,200 정도로 테스토스테론이 최고치에 이른다. 테스토스테론이 부족한 경우 삶의 질과 관련한 여러 가지 요인에 영향을 미치지만, 결핍 정도까지 줄어들면 심장의 관상동맥 질환을 더욱 진행시킨다는 보고가 있다. 물론 호르몬을 보충해주면 좋아진다. 테스토

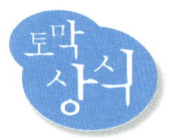

토막상식

호르몬 결핍은 몸에 멍이 들거나 갑상샘에 튀어나온 결절처럼 눈에 쉽게 띄지 않는다. 하지만 다음에 소개한 자가 진단은 건강에 문제가 없는지 쉽게 알 수 있는 방법이다. 면도하는 방법이나 횟수는 사람마다 다르고 그 사회 문화에 따라 다르게 마련이다. 하지만 특별한 문화적 변화가 없다는 전제 아래 남자의 면도 횟수가 줄어들었다면 테스토스테론 감소를 의심해볼 필요가 있다. 만약 하루에 한 번 면도하던 사람이 2~3일에 한 번만 면도해도 된다면, 수염을 자라게 하는 테스토스테론양이 줄어든 것이라고 볼 수 있다. 특별한 환경의 변화 없이 면도 횟수가 줄어든 것은 테스토스테론의 결핍을 의심할 만한 증거이다.

스테론 보충은 성욕 감퇴나 발기부전을 해결하고 근력 강화를 돕기도 하지만 전립선암을 증가시킬 가능성이 있어 아직은 좀 더 연구가 필요한 분야이다.

여성의 경우 난소가 생식선 기능을 담당한다. 난소는 난자를 만들어내는 곳이다. 폐경기에는 단순한 생리 중단뿐 아니라 임신 과정과 여성의 2차 성징을 도와주던 에스트로겐과 프로게스테론이라는 호르몬 분비도 줄어든다. 원래는 호르몬이 점진적으로 감소하기 때문에 가벼운 증상을 느끼지만 사람마다 증상이 다르게 나타난다. 이때 호르몬 분비가 불균형해지므로 많은 여성이 안면 홍조, 야간 발한, 불면증, 성욕 감퇴, 점막 건조와 심각한 기분 장애를 호소한다. 폐경기에는 에스트로겐의 감소로 골밀도가 줄어들어 골다공증을 유발할 수도 있다.

폐경은 나이가 들면서 찾아오는 자연스러운 과정이지 질병이 아니다. 질병이 아니기 때문에 일상생활에서 불편을 느낄 정도가 아니라면 반드시 병원 치료가 필요한 것은 아니다. 가능한 치료법 가운데 호르몬 대체 요법이 있는데, 알약을 복용하거나 패치를 붙여 에스트로겐과 프로게스테론을 투여해 폐경과 관련한 여러 증상을 완화하는 방법이다. 처음에는 호르몬을 보충해주는 획기적 방법으로 알려졌으나, 그 이후 여러 연구 결과에서 유방암과 뇌졸중 발병과 관련이 있다고 제기되면서 호르몬 대체 요법은 조심스럽게 사용되고 있다. 현재 많은 연구가 진행되고 있으므로 좀 더 나은 호르몬 대체 요법이 나올 거라고 기대한다. 물론 지금도 여전히 많은 여성이 호르몬 대체 요법을 쓰고 있으며, 이때 혈액응고의 위험을 줄일 수 있는 보조 수단으로 매일 아스피린 162mg을 복용하도록 권장하고 있다.

호르몬 젊게 만들기 작전

호르몬은 여러 방면에서 우리 몸을 조절한다. 에너지 공급, 수분 공급, 체온 조절을 도와주며, 스트레스를 조절하고, 남녀 모두의 성욕을 조절하기도 한다. 하지만 정상 범위를 벗어나면 피곤하고 무기력하며 매사에 의욕을 잃을 수 있다.

호르몬에 이상이 생겨 아주 미세한 변화라도 일어나면 우리 몸은 알아서 조절한다. 물론 인위적으로도 호르몬의 양을 조절할 수 있는 여러 의학적 방법이 있다. 호르몬 결핍은 이제 더 이상 풀기 어려운 숙제가 아니다. 앞에서 말한 피로감, 성욕 감퇴, 체중 증가를 해결하는 것은 단순히 삶의 질을 높이는 데 필요할 뿐만 아니라 건강을 위해서도 필요하다. 가령 당뇨와 같은 호르몬 이상의 경우 무엇보다도 건강과 깊은 관련이 있다. 이때 호르몬은 내분비계를 전체적으로 조절하는 동시에 뇌와 연계하는 중요한 역할을 담당한다. 즉, 호르몬을 적절하게 유지해야만 뇌 기능도 정상적으로 활동한다. 그만큼 호르몬 조절 기능을 적절히 유지하는 것은 매우 중요하다.

사실인가 거짓인가?

섹스는 우울증을 치료한다

*** 정액에는 기분을 변화시키기에 충분한 테스토스테론, 에스트로겐, 프로락틴, 황체호르몬 그리고 프로스타글란딘 같은 물질이 들어 있다. 이 가운데 일부가 질 벽을 통해 흡수되면 기분을 좋게 한다고 알려져 있다. 어떤 연구에 의하면 콘돔을 사용하지 않은 여성에서 우울증 성향이 더 낮게 나왔다고 한다. 하지만 그렇다고 해서 위험한 섹스를 하는 게 좋다는 의미는 아니다. 다른 연구에 의하면 비교적 위험한 성적 행동을 하는 그룹에서 우울증이 낮게 나타나지도 않았다. 일반적으로 부부간의 섹스만큼 기분을 즐겁게 하는 것은 없다고 알려져 있다.

젊게 만들기 작전 1 혈압을 조절하라

　혈압이라는 것은 단순히 말해 혈관을 타고 흐르는 혈액의 양과 압력을 의미한다. 그러므로 심장이나 혈관과 관련한 장에서 다루어야 할 내용 같지만, 여기서 언급하는 이유는 우리 몸의 내분비계와 관련이 있기 때문이다. 혈압이 높아지면 당뇨 합병증이 악화되고 신부전renal failure, 신장이 신체의 노폐물을 다 처리하지 못하는 증상을 초래할 수 있다. 그 밖에 갑상샘, 부신과 신장에서 호르몬과 관련한 문제가 생길 수도 있다.

　적정 혈압은 115/75mmHg로, 이대로만 유지한다면 노화 진행이 최대한 늦어진다. 혈압은 약물 요법, 운동과 식이요법으로 낮출 수 있다. 체중을 줄이면 혈압도 낮아질뿐더러 당뇨의 위험도 낮아지며 내분비계도 원활하게 유지된다. 비만은 오래전 기나긴 굶주림에 대비해 지방을 체내에 충분히 저장해놓으려는 신체의 반응에서 시작되었으나, 이제는 더 이상 그럴 필요가 없다.

　앞에서 말한 바와 같이 운동은 심장, 근골격계 등 우리 몸 전체에 매우 중요한데 특히 당뇨와 관련해 내분비계에도 꼭 필요하다. 혈압 조절뿐 아니라 호르몬도 조절해 근육이 당을 소비하는 것을 증가시킨다. 다시 말해 운동하는 동안 내분비계에서는 인슐린이 분비되고 대부분의 당은 근육에서 연료로 사용해 혈당이 낮아진다.

　체중 감량은 과거 18세 때의 체중을 기준으로 해 현재까지 늘어난 만큼의 10%만 감량해도 5세나 젊어지는 효과를 볼 수 있다. 이 정도의 체중 감량으로 혈압은 수축기 혈압에서 약 7mmHg, 그리고 이완기 혈압에서 약 4mmHg만큼 낮출 수 있다.

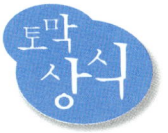

여러 제약 회사에서 호르몬제를 복용하면 체중 감량과 근력을 강화하고, 기타 건강과 관련한 모든 문제를 해결할 수 있을 것처럼 떠들지만, 우리 몸은 그 정도 숫자 놀이로 조절할 만큼 간단하지 않다. 훨씬 복잡한 과정으로 조절되기 때문이다.

만약 집 안의 수도꼭지를 다 열어서 물이 나오게 하고, 히터를 최고로 높게 틀고, 집 안의 모든 전기 스위치를 켜놓으면 결국엔 과부하로 전력 공급이 끊기고 만다. 우리 몸도 마찬가지여서 몸 안의 호르몬 외에 추가로 체중을 늘리거나 가벼운 병을 고치기 위해 밖에서 호르몬을 공급하면 몸이 과부하를 일으킨다.

테스토스테론이 지나치게 공급되면 일부 운동선수들이 운동 능력을 향상시키기 위해 사용해서 나타나는 문제처럼 공격적 성향의 행동을 일으킬 뿐만 아니라, 심장 질환이나 신장 질환과 같은 의학적 문제도 발생한다. 따라서 호르몬제를 무분별하게 복용하는 것은 단순히 주머니만 축낼 뿐 그 이상의 의미가 없다.

젊게 만들기 작전 2 | 어떤 약인지 바로 알고 먹어라

호르몬 관련 질환은 대부분 약물 치료가 가능하다. 이때 약물의 특성과 작용 기전을 정확히 알고 있으면 더욱 빠르고 효과적으로 치료할 수 있다. 예를 들어 갑상샘호르몬 약을 먹기 전 4시간 이내에 철분, 칼슘, 콩을 섭취하면 약의 흡수를 방해할 수 있다. 이처럼 호르몬 관련 약물에서는 약의 특성과 복용 방법, 주의 사항을 미리 알아두는 것이 중요하다.

• **에스트로겐** • 호르몬 대체 요법에 관해서는 아직도 의견이 분분한 가운데 경구용 알약과 함께 피부에 부착하는 제형도 있다. 알약으로 복용할 경우에는 간에서 대사되면서 혈액응고를 촉진한다. 또 피부를 통해 흡수하면 간을 통한 대사가 줄어든다. 또 에스트로겐은 각각 인체에서 추출한 것과 식물에서 추출한 것이 있는데, 생체 추출물이 식물성에 비해 훨씬 효율적이어서 치료에 사용한다.

식물성 에스트로겐은 150가지의 이소플라본isoflavon, 여성호르몬인 에스트로겐

*과 비슷한 기능을 담당하는 콩 단백질의 하나*이 있어 에스트로겐 수용체를 자극하는지, 아니면 억제하는지 알 수가 없기 때문이다. 호르몬 대체 요법을 시행할 때는 아스피린을 반드시 복용해야 한다.

● **코르티손** ● 코르티손은 스테로이드성 약물로 피부 질환, 관절염, 요통을 포함한 여러 가지 염증성 질환에 사용해 염증을 감소시키고 염증으로 인한 통증도 줄여준다. 하지만 남용할 경우에는 혈압이 올라가고, 오히려 감염 위험이 커지며, 골 감소를 초래할 수 있다. 이런 부작용을 줄이기 위해 날마다 복용하지 않고 격일로 복용하는 것이 좋다. 하루는 적정량보다 소량을, 다음 날은 정량을 복용하는 식이다. 이를 통해 부작용을 약 80% 이상 줄일 수 있다.

● **혈압 치료 방법** ● 내분비계가 제 기능을 발휘하기 위해서는 혈압 조절이 필수적이다. 혈압을 낮추기 위해서는 혈관을 순환하는 혈액량을 줄여야 하고, 혈관 벽으로 전달되는 압력을 낮춰야 하며, 좀 더 굵은 혈관이 필요하다. 흔히 약물 치료를 하기 전에 시도하는 것이 싱겁게 먹는 방법이다. 소금이 체내에 수분을 축적하기 때문이다. 하지만 일부 고혈압 환자는 염분에 너무 집착해서 치료에 실패하는 경우가 많다. 오랜 세월에 걸쳐 염분 섭취를 제한하거나 이뇨제를 복용해 체내 염분을 줄일 수 있다. 파슬리는 천연 이뇨제로 알려져 있다.

베타 차단제 β-blocker 는 흔히 이뇨제와 함께 사용하는데, 심장의 수축력과 심장박동 수를 줄여 시

사실인가 거짓인가?

혈액 검사로 호르몬 상태를 알 수 있다

❋❋❋ 그렇다. 호르몬 수치는 검사를 통해 알 수 있지만 정확한 상태를 알기란 무척 어렵다. 호르몬은 혈액 속에서 단백질과 결합되어 이동하기 때문에 실제 측정치가 호르몬 작용을 반영한다고 보기는 힘들다. 왜냐하면 이미 결합된 호르몬은 생리적 기능에 변화가 오기 때문이다. 이상적으로는 단백질과 결합하지 않은 호르몬을 측정해야 하지만, 이는 기술적으로 굉장히 어려운 작업이다.

간당 혈류량을 줄인다. 한편 신장에서 만들어지는 호르몬 가운데 혈관 수축에 관여하는 호르몬이 있는데, 앤지오텐신 전환효소ACE 억제제가 이를 막아준다. 이렇듯 여러 약물이 혈관이 이완되도록 돕는다. 스타틴은 혈압 강하제는 아니지만, 우리 몸에 해로운 저밀도콜레스테롤을 낮추고 몸에 이로운 고밀도콜레스테롤을 증가시켜 혈관의 탄력성을 늘려 혈류량이 갑자기 증가해도 대처할 수 있도록 도와준다. 하지만 이런 약물들에서는 성욕 감퇴 같은 부작용이 나타날 수 있으므로 각자에게 맞는 최선의 약물을 찾는 것이 중요하다. 아마도 향후 10년 후쯤이면 60세를 전후해 고혈압에 의한 위험성 때문에 앤지오텐신 전환효소 억제제나 베타 차단제 등을 일반적으로 처방할 것이며, 이때 아스피린이나 스타틴 그리고 종합비타민도 함께 처방해줄 것이다.

> **사실인가 거짓인가?**
>
> **식물성 호르몬은 자연산이다**
>
> ❋❋❋ 땅에서 자라는 식물이나 동물에서 추출한 호르몬이라고 자연적인 호르몬은 아니다. 우리 몸에서 만들어진 호르몬들이 가장 자연스러운 호르몬이라 할 수 있다. 많은 사람은 식물성 호르몬이 생리적으로 우리 몸에 더 좋을 것이라 생각하지만 아직까지 확실한 증거는 없다. 실제 우리 몸은 굉장히 복잡한 피드백 구조에 의해 조절되기 때문에 정확하게 우리 몸에 미치는 영향을 평가하기가 쉽지 않기 때문이다.

젊게 만들기 작전 3 | 음식으로 좋은 기분을 유지하라

음식을 먹는 데는 여러 가지 이유가 있다. 배가 고파서 먹기도 하고 짜증 나거나 스트레스를 받을 때도 먹는다. 궁극적으로는 우리에게 필요한 영양을 공급하기 위해 먹어야 한다. 그래야 달리고 활동할 수가 있다 제13장 참고. 결국 건강을 위해 먹지만 매일 그날의 기분을 좋게 유지해주는 호르몬을 위해 먹는 것이기도 하다.

- **인삼, 계피 그리고 차** 이들은 인슐린의 반응성을 높여 2형 당뇨병

의 위험을 줄여준다고 알려져 있다. 인삼 열매의 어떤 성분과 계피 하루에 반 숟가락가 인슐린의 반응성을 50% 이상 증가시킨다는 연구 결과도 있다.

● **스파 음식** ● 엄밀히 말하면 음식 분류에 해당하지는 않지만 건강식 정도로 생각하자. 음식 중에는 체내의 에스트로겐과 비슷한 작용을 하는 것들이 있다.

우선 십자화과에 속하는 것들로 브로콜리, 양배추, 꽃양배추 그리고 싹양배추가 있다. 이들은 에스트로겐 작용과 유사한 성분을 지니고 있으며 유방암을 예방한다. 식물에서 발견된 이소플라본이라는 성분도 비슷한 작용을 한다. 이소플라본을 함유한 음식으로는 두부, 마늘, 양파가 있다. 또 지중해식 식단도 포함되는데, 주로 올리브유, 간유, 칼슘, 과일 등에 풍부하게 들어 있다. 혈관에 좋은 영향을 준다는 점은 이미 제2장에서 언급했다.

● **칼륨과 마그네슘** ● 칼륨 섭취로 혈관 노화를 늦출 수 있다는 연구 결과가 있다. 칼륨은 전해질 가운데 하나로, 세포가 적절한 기능을 유지하기 위해 필요하다. 특히 신경 전도와 근육 수축에 관여하고, 혈압을 조절하며 심장과 신장 기능을 유지한다. 참고로 하루에 바나나 3개면 칼륨을 충분히 섭취할 수 있으며, 이것만으로도 0.6세는 젊어질 수 있다. 권장량은 하루 3,000mg이다. 바나나 한 개에 약 450mg이 있고, 아보카도 한 개에는 1,000mg이 들어 있다. 마그네슘은 체내 대사에 꼭 필요하며 혈관 확장을 도와 혈압을 낮춘다. 여자는 하루 400mg, 남자는 하루 333mg 정도 섭취하면 1년은 더 젊어질 수 있다. 이 성분은 빵과 시리얼에 다량 함유되었으며, 대두와 리마콩에는

1인분에 100mg, 대부분의 견과류에는 100~300mg이 들어 있다. 아보카도, 사탕무, 건포도, 대추야자에도 마그네슘이 들어 있다.

젊게 만들기 작전 4 │ 터놓고 말하라

의사들은 우리를 괴롭히는 문제가 무엇인지 명확하게 짚어내지 못한다. 따라서 해결책을 찾기 위해서는 증상은 물론 원인이 무엇인지 상세히 알려주어야 한다. 가령 다리 골절의 경우 해결책이 매우 명확하지만 요통의 경우는 그렇게 단순하지 않다. 내분비계의 경우는 일단 진단부터가 애매하다. 우선 환자가 자각 증상이 있음에도 스스로 중요하지 않다고 생각해 말하지 않는다. 단순히 피로나 스트레스 탓이라고 여기기 때문이다. 이러한 점이 진단을 지연시키고 해결책을 찾기 어렵게 만든다. 그러므로 아무리 하찮은 것이라도 모든 증상을 자세히 알려주어야 한다. 만일 성욕 감퇴, 발기부전 등 성적 증상이 있는 경우 반드시 그 사실을 알려주어야 테스토스테론 또는 에스트로겐과 프로게스테론의 성호르몬 검사를 해볼 수 있다. 다음의 지침을 따르라.

혈압 : 16세 이후 해마다
갑상샘 : 55세에 확인한 후 증상이 없다면 5년마다 한 번씩
혈당 : 20세와 35세에 확인한 후 5년마다 한 번씩

Chapter
12

광란의 세포
암

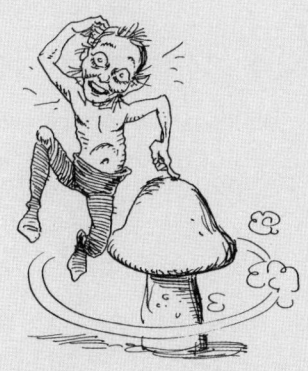

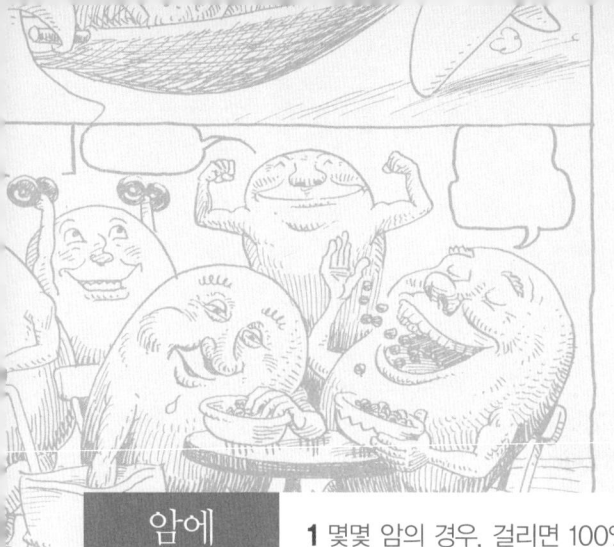

암에 대한 세 가지 오해

1 몇몇 암의 경우, 걸리면 100% 사망한다.
2 조기 발견이 예방만큼 좋다.
3 햇빛에 과다 노출되면 피부암에 걸린다.

집에 초대할 사람과 초대하지 않을 사람은 우리 마음대로 선택할 수 있다. 간단한 잠금장치만 있다면 얇은 문 하나를 사이에 두고 원하지 않는 방문자는 집 안으로 들이지 않으면 된다. 그러나 진짜 문제는 안에 있다. 살금살금 집 밖으로 나가고 싶어 하는 10대들에게는 집 안팎을 오갈 수 있는 다른 방법, 즉 창문이 있다. 벌레, 개미, 파리, 거미, 집먼지진드기 등 여러 가지 해충은 건물의 벌어진 틈, 벽의 작은 구멍, 문과 바닥 사이의 가느다란 틈새 등 집의 취약한 여러 곳을 통해 집 안팎을 드나들 수 있다. 즉, 벌레들은 아무리 문단속을 해도 귀신같이 들어온다. 당신이 인식하지도 못하는 사이에…….

자, 여기 개미나 거미가 있다면 당신은 파리채로 잡거나 쫓아내거나 물걸레로 닦아낼 것이다. 그러나 꿀에 개미 떼가 몰려드는 상황을 생각해보자. 이런 경우 금세 개미들이 늘어나 수백 마리가 될 것이다. 몇 마리 정도야 물걸레나 해충제로 충분히 해결할 수 있지만, 수백 마리일 경우에는 얘기가 다르다. 이제 어떻게 하겠는가? 해충들은 기하급수적으로 늘어나 스티븐 킹이나 앨프리드 히치콕이 쓴 각본처럼 집 전체가 해충들로 뒤덮이고 말 것이다. 이럴 경우 어쩔 수 없이 해충 박멸 업체를 찾을 수밖에 없다.

해충들이 집을 점령하듯 암세포도 당신의 몸 전체에 퍼질 수 있다. 암세포들은 지금까지 당신 몸이 따르던 순리를 지키지 않는다. 암세포는 잡기가 무척 어렵고, 솔직히 말하면 수많은 사람을 지옥의 공포로 몰아넣는다. 대부분 개개의 세포는 한두 마리 개미처럼 그리 위험하지 않지만, 암세포가 퍼지면 무시무시한 적이 된다.

암세포에 대해 가지고 있는 대부분의 공포는 실제 경험을 통해서라기보다 텔레비전 드라마에서 얻은 간접 지식으로 인지된 것이다. 이야기는 많이 들었지만 당장 당신 몸에 암세포가 자리를 잡아도 당신은 아마 까맣게 모를 것이다. 누구나 암세포를 지니고 있지만 내 몸이 암세포를 조기에 발견하고 그 세포가 낯선 세포임을 파악하면 곧바로 암세포를 죽여 버린다. 몸 안에서 어떤 일이 일어나고 있는지 알아채지 못하는 사이에 말이다.

암세포는 근본적으로 정상 세포이며, 세포 안의 일부가 나쁜 것으로 변화된 것이다. 암세포들은 몸으로 침투해 들어오는 일종의 '훌리건hooligan'과도 같다. 처음에는 정상 세포에서 시작하지만 세포 내부의 무언가가 변화되면서 신체 생리에 맞지 않게 행동한다. 물론 당신의 면역 체계가 경찰처럼 이러한 나쁜 세포들을 쫓아낸다. 그러나 암세포는 범죄를 저지르고 도망치는 범죄자처럼 매우 영리해서 면역 체계를 공격하는 방법도 잘 알고 있기 때문에 잡아내기가 매우 어렵다.

암세포는 죽음의 단어가 아니다. 사실 100% 사망하는 암은 없다. 물론 췌장암 같은 몇몇 암은 생존율이 아주 낮다. 그러나 많은 암의 경우 매우 놀라운 완치율을 나타내며, 예방까지 가능하다. 얼마 지나지 않아 전립선암처럼 암으로 인해 죽지 않으며, 암을 없애지 않은 채 공존하며 살아가는 것도 가능해질 것이다.

오랫동안 우리는 암을 몸 안의 괴물처럼 생각해왔다. 그러나 암을 연구하고 치료하는 의사들은 몸이 어떻게 작동하는지, 제대로 작동하지 않을 때 어떻게 반응하는지 좀 더 자세히 알게 되었다. 암세포를 죽일 수 있는 방법, 암의 성장을 억제하는 방법을 찾는 것이 암 전문의들의 가장 중요한 목표이자 희망이다. 이는 또한 우리가 암에 대해 알아야 하는 이유 가운데 하나이다. 우리 몸이 얼마나 경이로운지 알면 몸이 제대로 작동하지 않을 때 어떠한 일이 발생하는지 금세 알 수 있다. 결과적으로 몸이 더 잘 작동하는 방법을 배우는 것이다. 이 모든 토론의 바탕에는 바로 이러한 내용이 깔려 있다. 암이 늘 죽음을 의미하는 것은 아니다. 당신이 현명하게 예방하고, 조기 진단법을 이용해 정기적으로 점검하면 스스로를 충분히 도울 수 있다.

뉴욕 양키스의 매니저인 조 테리는 이러한 점을 잘 알고 있다. 그는 전립선암 진단을 받았을 때 자신의 어린 딸이 성장해가는 모습을 볼 수 없게 된다는 사실이 가장 가슴 아팠다. 하지만 그는 자신의 건강에 대해 분노하지 않기로 마음먹었다. 그는 암 치료법을 성실하게 지켜나갔다. 테리와 같은 암 환자들은 '죽음'이 아니라 '삶을 잃어버리는 것'이 가장 두려운 일이라는 점을 깨닫는다. 테리는 암과 당당히 맞서면 싸울 방법을 알 수 있는 진실을 배웠다면서, 병을 두려워해서는 안 된다고 했다. 무엇보다 장애물을 극복하려는 의지가 중요하다. 그래야 암과 같이 강력한 적과 오랫동안 싸울 수 있다. 현재 테리는 암이 완치되었으며, 이후 생활에 많은 변화가 생겼다. 붉은 살코기 섭취를 줄였고, 콩으로 만든 셰이크를 매일 다섯 번 마신다.

조 테리, 유방암과 싸우는 수전 소머, 뇌까지 전이된 고환암과 싸우는 랜스 암스트롱 같은 승리자들을 보노라면 인내와 우리 영혼의 힘이 얼마나 큰지 알 수 있다. 이번 장은 암 투병 환자만 위한 것이 아니다. 많은 자료를 통해 암을 예방하고 조기에 진단할 수 있는 기회가 많아지기를 바란다.

암: 해부학

암이라는 단어만 들어도 사람들의 눈빛은 순식간에 절망적으로 변해버린다. 이렇듯 암이 두려운 이유는 무엇일까? 암이 우리 몸에 끼치는 영향 자체보다도 우리가 암에 대해 제대로 알고 있지 못하기 때문이다. 어릴 적 어두운 밤에 이상한 소리를 들었을 때를 떠올려보라. 어린아이이던 당신은 어두운 방에서 웅크린 채 눈이 하나 달리고 팔이 다섯 달린 괴물이 침대 주위를 서성대며 달려들 기회를 호시탐탐 노리고 있다고 믿었을 것이다. 겁이 나서 차마 보지는 못하고 그저 무시무시한 괴물이라 짐작했을 것이다. 하지만 겨우 용기를 내 방의 불을 켜자 털이 북슬북슬한 애완견의 그림자일 뿐이었다는 사실을 알면 참으로 허탈해진다.

그렇다고 암이 단지 상상의 산물이라는 얘기가 아니다. 암은 실제로 존재한다. 다만 당신이 암에 대해 제대로 알 수 있도록 일종의 마음의 불을 켜기를 바란다. 앞으로 직면할 문제를 바로 보는 것이 그 문제와 싸우는 첫 단계이기 때문이다.

암은 하나의 용어이지만 실제로는 한 종류의 질환은 아니다. 암은 여러 가지 다른 생애와 행동 양식을 가진 수백 가지 형태의 질환이며, 이런 점 때문에 암을 제대로 이해하기가 매우 어렵다. 모든 암을 치료할 수 있는 한 가지 치료법이란 존재하지 않는다. 어떤 암의 경우는 수술이 필요하고, 또 다른 암의 경우는 방사선 치료, 항암 치료 또는 여러 가지 방식을 병합한 치료가 최선일 수 있다. 심장마비를 화재나 번개를 맞는 것에 비유한다면 암은 집 안의 작은 틈이나 흰개미, 곰팡이같이 아주 천천히 자라나는 문제이다. 그리고 이러한 문제로 결국 그 큰 집이 파괴될 수도 있다.

암이 자라나는 방식을 이해하는 것이 병에 대해 제대로 이해하는 방법이라고 생각한다. 암을 이해하면 궁극적으로 치료될 수 있는 단계에서 암을 조기에 찾아낼 수 있을 것이다. 그리고 예방에도 도움이 될 것이다. 자, 현미경을 당겨서 당신 몸 안의 악당 세포들을 살펴보자.

암세포의 탄생

암은 매일매일의 활동을 위해 바쁘게 세포분열을 하는 유전자의 아주 미세한 돌연변이라고 볼 수 있다. 이 극적인 기계인 세포가 우연히 작은 유전자 조각을 잃어버린다. 이는 대부분 중요하지 않으며 아무도 그러한 사실조차 모른다. 하지만 그때 정상 기능을 하는 세포의 일부가 면역계도 깨닫지 못하고 그에 대응할 수도 없는 유전적 변이를 일으킨다. 이러한 변이 과정은 매번 독립적으로 한 번씩 일어나는 것이 아니며 항상 일어난다. 모든 사람에게서 날마다 7,000만 번의 세포분열이 일어난다. 이러한 수치는 대략 캘리포니아, 텍사스, 플로리다의 인구를 합친 것과 같다. 세포분열을 하는 동안 어떤 일이 일어날까? DNA 한 가닥에는 유전 정보를 코딩하는 4개의 문자인 A, G, C, T의 염기 서열이 존재하는데,

세포분열이 일어날 때 세포의 코딩에 오류가 발생한다. 이렇게 해서 비정상 세포가 발생한다.

세포의 구조를 이해하기 위해 당신의 이웃에 대해 생각해보자[그림 12.1 act 1~5] 참고. 당신 주변에는 친근한 사람들, 조용한 사람들, 당신이 잠에서 깨기도 전에 길가의 눈을 치우는 인정 많은 사람들, 검은 양말과 샌들을 신고서 잔디를 깎는 특이한 사람들 등 다양한 이웃이 있다. 그러나 대부분의 사람이 하나의 카테고리로 분류될 수 있는데, 사회적으로 신뢰할 만한 존재라는 것이다. 그 덕분에 서로서로 존중하며 별 탈 없이 잘 지낼 수 있다.

당신 몸의 정상 세포도 이와 마찬가지이다. 정상 세포들은 주변 세포들과 잘 어울려 지내며 신뢰할 만하다. 그들은 자신만의 삶의 주기를 갖고 있으며 필요할 때마다 서로 돕는다. 가장 중요한 것은 정상 세포들은 다른 세포들의 안위를 방해하지 않으면서 자신의 일을 수행한다는 점이다. 간 세포는 비장 세포의 일을 방해하지 않으며, 복부의 근육 세포는 심장 세포가 하는 일을 하겠다는 생각조차 하지 않는다.

[그림 12.1] 광란의 세포가 회복되기까지

암세포는 사회적으로 병든 상태이다. 그래서 공간이 좁으니 '그만 자라라'는 정상적 메시지에 따라 행동하지 않는다. 그러다 보니 결국 주위를 둘러싼 건강한 세포들이 점점 짓눌린다. 가끔 암은 혈액 공급보다 지나치게 자라나 굶어 죽기도 한다. 그러나 더 위험한 암은 새로운 혈관이 종양 안으로 자라도록 자극하는 화학물질을 분비한다. 영양 공급을 잘 받은 암세포들은 새로운 장소를 갈구하다가 혈관이나 림프관을 통해 탈출한다. 따라서 폐, 간, 뇌, 림프샘 같이 혈액 공급이 풍부한 곳으로 전이가 일어난다.
대부분의 항암 화학요법은 빠르게 자라나는 암을 죽이는 방법이지만, 이때 정상 세포들도 다친다. 암을 죽이는 혁신적 방법은 면역계를 자극해 암세포의 침입을 막고 종양에 새로운 혈관이 자라나는 것을 막는 것이다. 활발한 사회 활동, 운동, 식사요법 등으로 세포의 강한 생명력을 키우고 병든 세포들을 사라지게 할 수 있다.

암세포의 탄생, 혹은 나쁜 세포로 변해가기

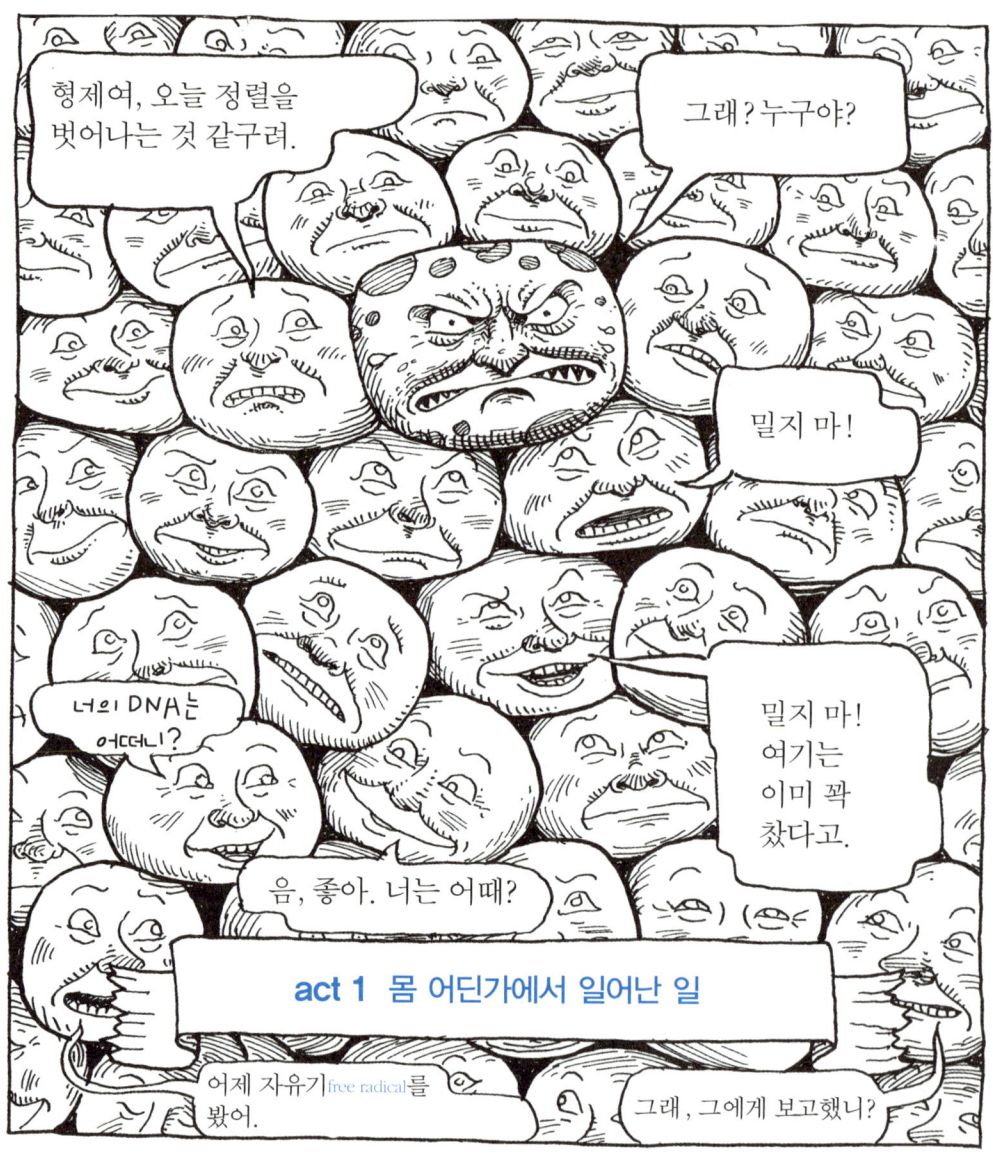

act 2

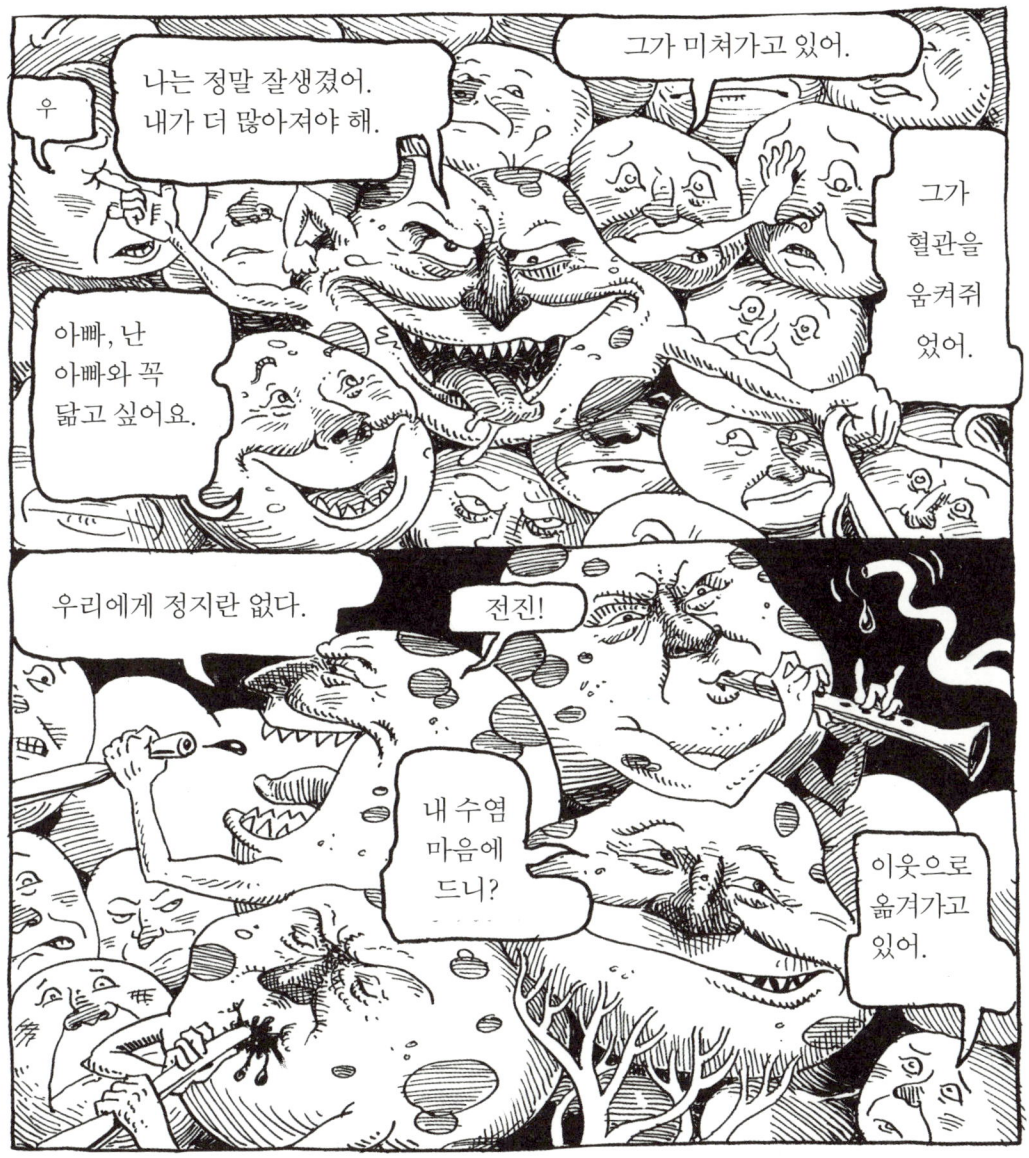

act 3

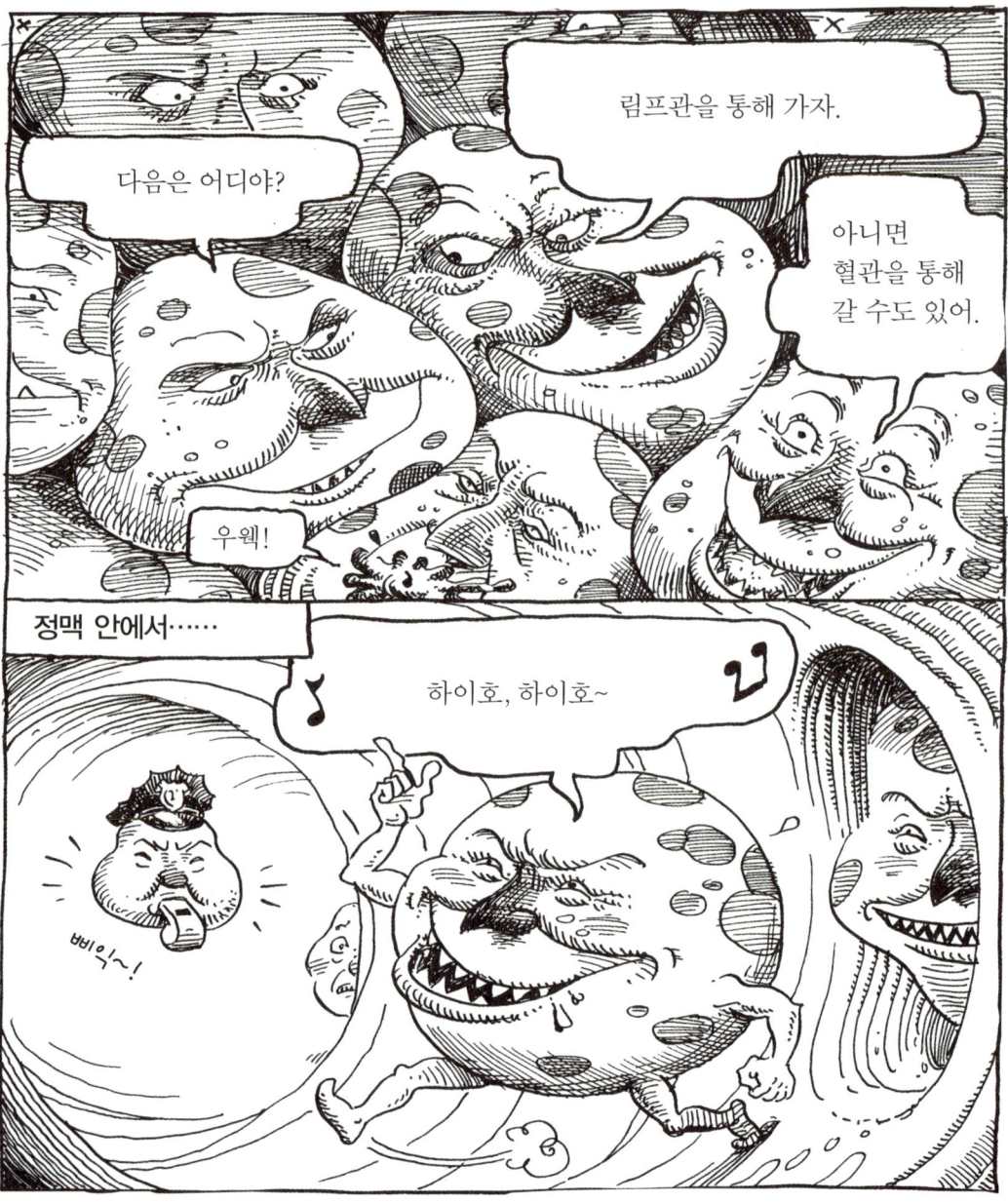

act 4

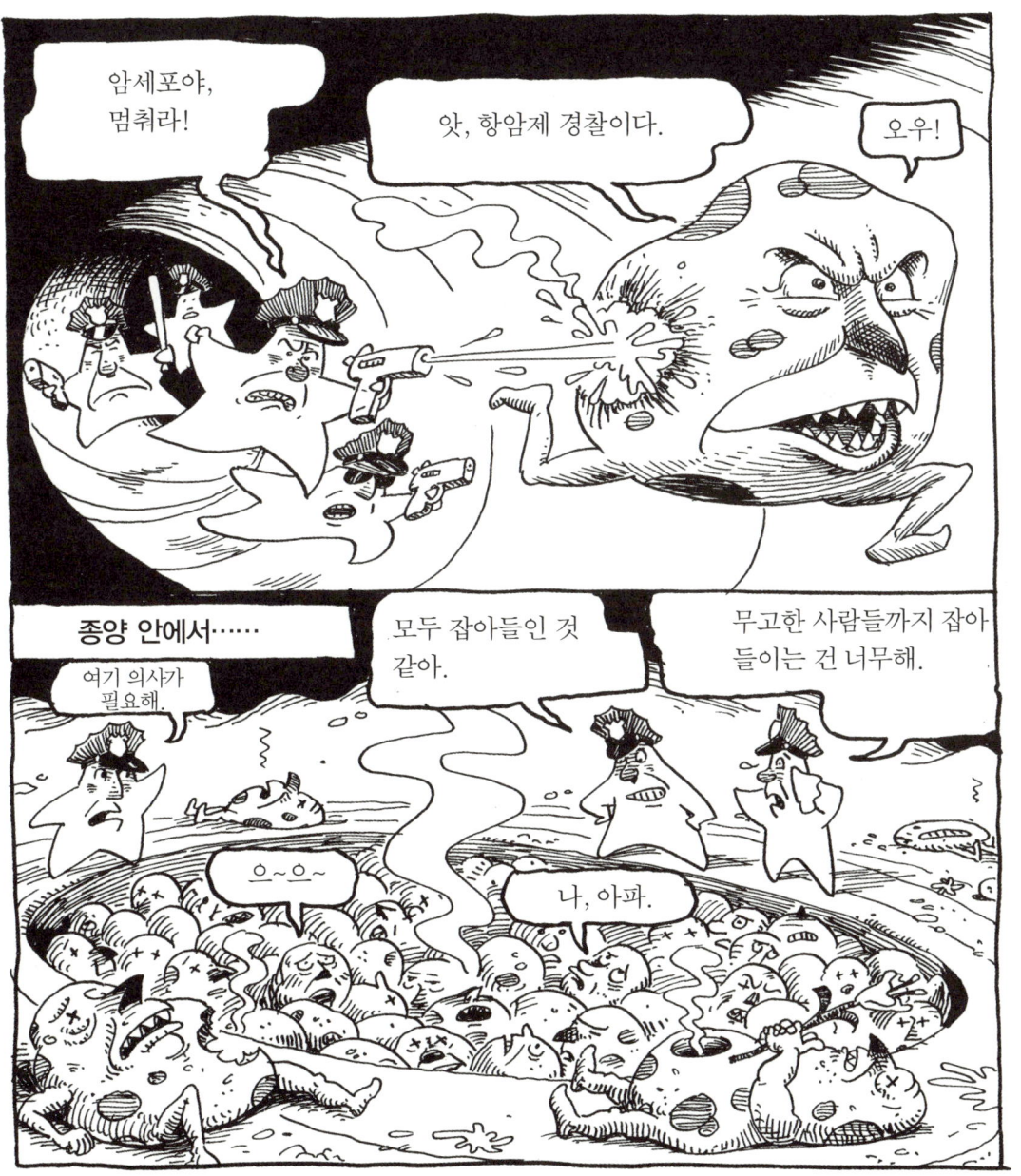

act 5

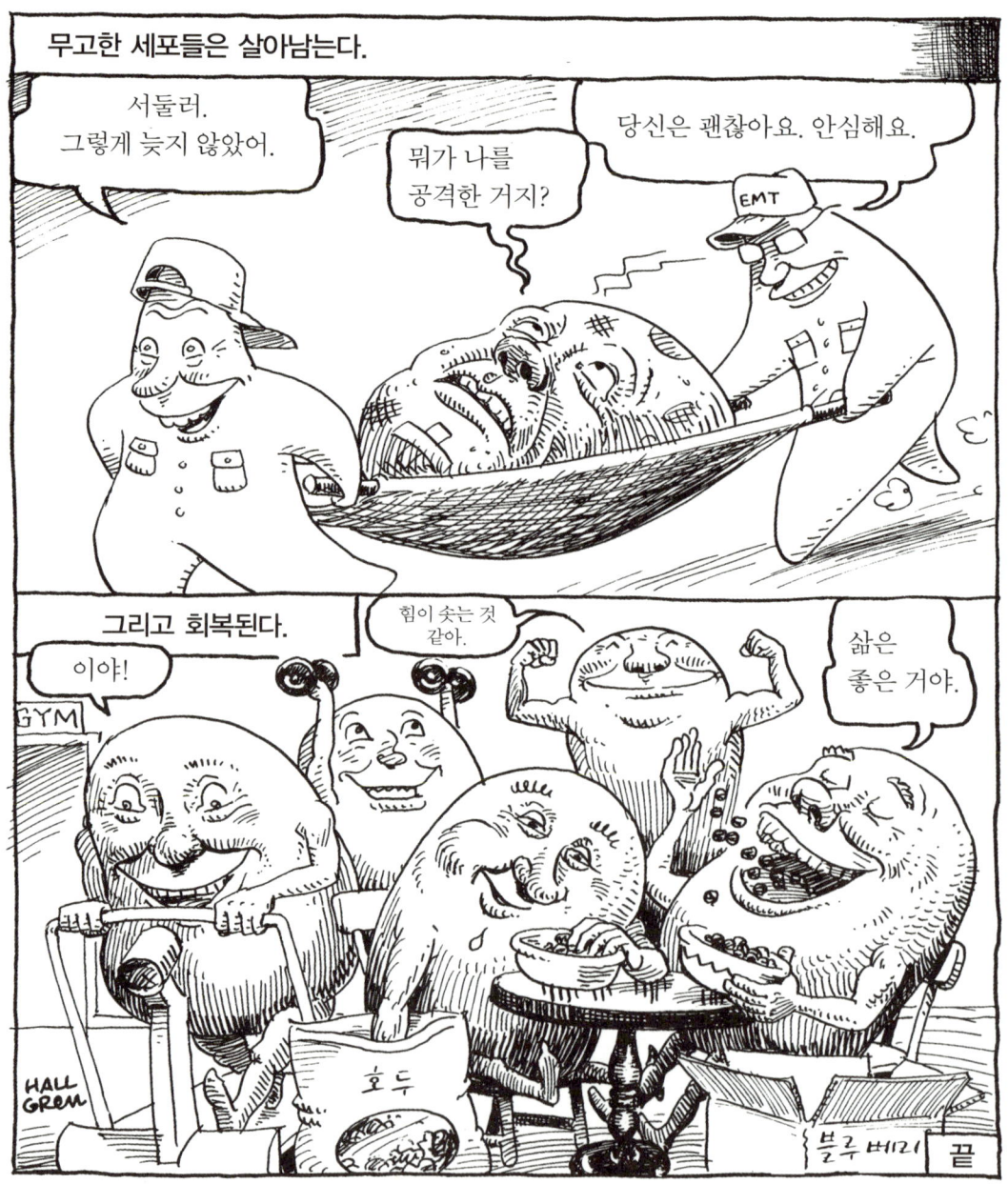

자, 이제 이웃 가운데 얼굴을 찌푸리게 하는 사람을 생각해보자. 잔디가 발목까지 자라도록 방치하고, 음악을 아주 크게 틀어놓는 등 주변 모든 사람을 무시한다. 암세포는 이렇게 불쾌한 이웃이다[그림 12.1] act 2 참고. 그들은 책임감이 없으며 병 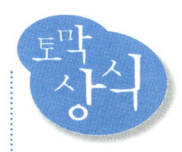 종양에 대한 묘사는 인류 초기부터 그 기록이 남아 있다. 몇몇 이집트 미라의 뼈에서 종양이 발견되었다.

들어 있다. 그들이 하는 일이라곤 덩치를 키우고, 마치 폭력배처럼 그들 주위 세포들의 삶을 지옥으로 만드는 것밖에 없다. 그들은 다른 세포들이 도움을 요청해도 신경 쓰지 않으며, 다른 세포들을 짓누르고, 어떤 경우에는 몸 전체로 퍼져 나가 모든 이웃을 폐허로 만들어버리기도 한다.

이처럼 불쾌한 이웃, 즉 돌연변이는 두 가지 경우로 발생한다. 첫째, 위에서 언급한 대로 돌연변이는 세포분열 과정의 실수에서 비롯된다. 둘째, 돌연변이는 세포의 DNA가 방사선이나 자유기 세포와 단백질, DNA 등의 화학구조를 변화시켜 손상시킬 수 있는 원자나 이온화된 원자들 같은 자극제에 의해 손상을 받았을 때 발생할 수 있다.

자유기에 의한 손상은 항산화제를 자유기와 결합함으로써 예방할 수 있다. 아마도 항산화제가 수행하는 주된 기능은 자유기를 둘러싸서 신장을 통해 몸 밖으로 배출되도록 하고, 자유기가 세포와 염색체를 손상시키지 않도록 자유기의 작용을 방해하는 것이다.

암에 대한 두 번째 보호 기능은 면역계가 담당한다. 면역계는 이러한 모든 오류를 감지하고, 자신들이 인식하지 못하는 모든 세포에 사망이라는 벌칙을 부과한다. 전형적으로 적혈구를 제외한 당신의 모든 세포는 세포 안의 유전자를 통해 이러한 일을 하고 있다. 'P53 교정유전자'라 불리는 이 유전자는 이러한 모든 오류를 발견하기 위해 다른 유전자들을 읽는다. 암은 비정상적인 이웃, 실제로 악마와 같은 이웃이다. 나쁜 이웃은 전화선을 끊어 당신이 면역계 경찰에게 신고하는 것을 방해한다. 즉,

사실인가 거짓인가?

암은 전염되지 않는다

❋❋❋ 몇몇 암은 HIV 같은 전염성이 있는 바이러스에 의해 발생한다. 혈액이나 침, 생식세포 등을 통해 암이 전염되지는 않지만 암을 일으키는 바이러스를 옮길 수는 있다. 자궁경부암이나 간암, 몇몇 림프종 같은 암에서 이러한 일이 일어날 가능성이 높다.

암세포는 암 환자의 P53 교정유전자의 활동 스위치를 꺼버린다.

일반적으로 교정유전자는 면역반응을 자극해 수상한 세포를 죽이도록 하는데, 이 기능은 특정 종류의 암세포를 가진 사람들한테는 효과가 없어서 암세포가 성장하고 발달하고 우리 몸을 파괴할 수 있도록 길을 열어준다. 돌연변이와 원치 않는 세포를 몸에서 제거하는 면역계 기능을 방해하는 유전자 코드, 이것이 훌리건들이 탄생하는 핵심적 과정이다. P53 교정유전자가 적절히 작동하기 위해서는 비타민 D가 필요하다. 암이 여기저기로 전이된 쥐를 대상으로 연구한 결과, P53 교정유전자가 그 기능을 회복하자 모든 부위의 암세포가 죽어버렸다.

우리 몸의 산화 과정을 파악하는 것 또한 중요하다. 산화 과정은 우리 몸에서 자연스럽게, 그리고 좋은 목적으로 일어나는 과정이다. 면역계가 활발히 작동해 몸이 스스로를 보호하기 위해서는 산화 과정이 반드시 필요하다. 산화 과정에서 오래된 세포가 죽으면 새로운 세포를 위한 공간이 만들어진다. 따라서 산화 과정 그 자체는 해로운 과정이 아니다. 그러나 해로운 과정이 될 가능성이 있다. 암은 정상 생물학적 과정의 일부분이다. 산화 과정이 지나쳐 해로운 것으로 변화할 때 산화 과정의 산물인 자유기는 DNA를 손상시켜 암세포를 만들고, 암세포를 없애는 기능을 억제한다.

암세포의 성장

우리의 면역계는 대부분의 암세포를 물리친다. 그렇다면 왜 우리 몸은 원치 않는 모든 세포와 싸우도록 면역계에 요구하지 않는 것일까? 좋은 질문이다. 사실 면역계는 그렇게 하고 있고 암을 만들 가능성이 있는 여러 가지 낯선 세포들을 죽이고 있다. 이런 이유로 항산화제가 풍부한 음식과 비타민 D 같은 암 예방 요법이 면역계를 강화시키는 것이다.

그러나 당신 몸의 보안 시스템도 무언가에 강제로 제압당하거나 속을 수 있다. 아직 면역계가 어떻게 작동하는지, 왜 면역계가 다른 세포들을 제외한 불량배 세포하고만 싸울 수 있는지 완전히 이해하지는 못한다. 암 연구에서 급성장하는 분야는 바로 암 예방을 위한 백신 사용이며, 일부 암들이 바이러스 감염에 의해 촉발될 수 있다는 점에서 예를 들어 일부 간염이 간암으로 발전할 수 있다 이전에 생각한 것보다 바이러스가 암의 발달과 전파에 더 중요한 역할을 하고 있음이 밝혀질 수 있다.

대부분의 암 돌연변이에서 이러한 세포들은 면역계의 기능을 꺼버리는 유전자 코드 배열을 가지고 있다. 이런 경우 더 빨리 자라나거나 면역계의 검역망을 교묘하게 피해 간다. 한편 암세포는 몸속의 어떤 정상 세포보다 스스로를 더 강하고 빠르게 만들어 매우 효율적으로 자가 복제할 수 있는 메커니즘을 가지고 있기도 하다. 단, 암세포는 스스로 자랄 수는 없다. 식물이 물을 필요로 하고 아이들이 비타민을 필요로 하는 것처럼 암세포도 자라기 위해서는 영양분이 필요하다.

암세포가 필요로 하는 것은 에너지이다. 에너지를 얻을 수 없다면 암세포는 과도하게 자라는 몸집에 비해 에너지가 부족해 스스로 죽어야 한다. 따라서 암세포는 종종 혈관을 끌어당기는 등 영양을 공급해줄 방법을 스스로 찾는다. 일단 그러한 영양 공급선을 만들어내면 물속 잠수부

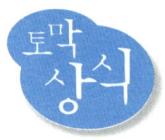

토막상식

양성종양처럼 몇몇 종양은 그 안에 암세포가 전혀 없는 경우도 있다. 그렇다고 양성종양이 전혀 위험하지 않다는 것은 아니다. 그 종양이 자라나 중요한 영양 공급 관을 막을 수 있고, 중요한 장기를 누를 수도 있다. 예를 들어 뇌종양은 많은 경우 퍼지지는 않더라도 반드시 제거해야 한다.

에게 산소 탱크를 주는 것과 같다. 암세포는 스스로를 유지하는 데 필수 요건을 갖춘 셈이 되는 것이다. 암에게 영양 공급선은 생명을 유지하고 자라날 수 있는 생명선이다. 암세포는 호전적 세포이기 때문에 다른 기관으로 가는 혈관 가운데 자신이 원하는 혈관을 고르고, 정상 조직을 둘러싸서 자신이 침습해 들어갈 장기를 결정한다. 암세포들은 함께 모여 있을 때 응집된 종괴인 종양을 형성해 다른 기관의 정상적 기능까지 억제해버린다.

암의 종류

수백 종류의 암은 살아가는 방법, 성장, 약에 대한 반응 등에서 저마다 다르다. 그러나 많은 암이 유사한 특징을 가지고 있으며, 몇몇 종류의 암은 매우 분명한 원인을 가지고 있다. 예를 들어 모든 폐암의 원인은 십중팔구 흡연이다. 폐암 환자의 95% 이상이 흡연을 했거나 간접흡연, 라돈, 석면 등에 많이 노출된 경험이 있다. 정상 세포들이 독소에 의해 반복적으로 손상을 입으면 폐는 손상된 세포들을 복구하고 대체하기 위해 새로운 세포들을 만들어낸다. 복구하고 대체하는 작업을 서두를수록 세포분열 시 오류가 일어날 가능성은 더 높아지고, 이때 정상 세포가 나쁜 세포로 바뀐다.

유방암같이 어떤 암은 일차적 원인을 모르지만 많은 부분 유전적 요소와 관계가 있다. 식사에서 포화지방산과 트랜스지방산의 비율이 증가할수록, 그리고 비만할수록 암은 잘 자란다. 유전 요인이 강한 암은 진단적 검사도 중요하지만 자가 진찰과 같은 조기 발견도 아주 중요하다. 유방 촬영과 PET 스캔_{양전자 단층촬영}은 작은 종괴_{腫塊, 조직의 덩어리로 종양을 일컬음}를 발견할 수 있는 좋은 방법이다. 이 외에도 유방암을 발견하기 위해 여러 가지 새로운 방법을 지속적으로 개발하고 있다. 예를 들어 통상적인 내시경은 유방 조직을 정상 크기의 여섯 배까지 확대해서 보여주고, 유방 촬영으로 발견할 수 있는 종괴의 100분의 1 크기도 발견할 수 있다. 조기 발견과 함께 유방종양절제술_{유방의 종양을 제거하는 수술}로 유방암을 치료할 수 있다.

한편 모든 암이 종양이나 혹의 양상을 띠는 것은 아니다. 이 점 또한 암 진단을 어렵게 한다. 백혈병 같은 혈액암은 일반 종양과는 다르다. 대신 비정상인 백혈구들이 골수에 축적되고 정상인 백혈구, 적혈구 세포들을 고갈시킨다. 결국 몸이 감염으로부터 스스로를 보호할 수 없게 되고, 몸이 필요로 하는 만큼 충분한 산소를 공급하지 못한다. 이러한 혈액암들은 골수와 림프샘을 파괴하고, 당신이 살아가는 데 필요한 다른 세포들까지 파괴한다. 골수에 더 이상 건강한 세포들이 존재하지 않고 완전히 암세포들로 채워질 때까지 이러한 과정이 지속된다. 몇몇 암에 대한 근본 해결책은 골수의 모든 세포를 죽이고 적절한 공여자로부터 새로운 골수 조직을 이식하는 것이다.

> **사실인가 거짓인가?**
>
> **심장에도 암이 있을 수 있다**
>
> ❋❋❋ 심장암에 대해서는 들어본 적이 없을 것이다. 암세포가 심장에서 발생하는 경우는 드물기 때문이다. 그러나 암 말기에 이르면 실제로 암세포가 심장을 파고드는 일이 자주 발생한다. 암세포가 에너지를 공급해주는 혈액에 애착을 느낀다는 점을 생각한다면 놀랄 일도 아니다.

암의 전파

암세포에는 몇 가지 비밀이 있다. 암세포는 다른 세포처럼 들러붙는 성질이 없어서 새로 생성된 혈관을 통해 아주 쉽게 빠져나간다. 불행히도 이런 방식으로 간이나 폐, 뇌 등 몸의 다른 부위로 퍼져 나가는 것이다. 그래서 일반적으로 암은 혈액 공급이 풍부한 곳으로 옮겨가서 자라난다. 암은 또한 림프관몸의 쓰레기 처리 기관을 통해 가까운 림프샘으로 이동하는 것을 좋아한다. 의사들이 림프샘을 주의 깊게 진찰하는 것은 바로 암의 이런 특성 때문이다.

암 극복: 젊게 만들기 작전

가장 흥미로운 암 관련 연구 가운데 하나는 바로 유전학이다. 당신의 가족력과 유전 정보를 가지고 당신이 어떤 암에 걸릴 가능성이 제일 높은지 찾아내 암이 자라나지 않도록 당신의 생활 습관을 바꿀 수 있다. 아마도 머지않은 미래에 면역계를 돕거나 교정유전자 같은 방어기제를 활성화해 암을 제거할 수 있는 백신이나 약을 사용할 수도 있다. 그러나 아직은 그럴 수 없으니 당신이 할 수 있는 최선의 방법은 암을 예방하는 생활 습관을 몸에 익히는 것이다. 예를 들어 자외선 차단 크림을 바르지 않고 오랫동안 햇볕을 쬐며 앉아 있는 것은 암한테 기꺼이 초대장을 보내는 것과 같다.

흡연은 어떤가? 폐에 암세포가 있는 주사액을 직접 주입하는 것과 같을 정도로 흡연과 암은 직접 관련이 있다. 담배는 단지 폐암 발병만 증가시키는 것이 아니라 방광암, 전립선암, 유방암 발병률도 높인다. 또한 몇

몇 감염 질환이 암을 일으키는 것으로 알려져 있는데, 이것은 면역계를 교란해 암 성장을 촉진하는 것으로 보인다.

이 외에 많은 암이 대체 왜 발병하는지 직접적 원인을 아직 모른다. 그러나 암을 예방하도록 도울 수 있는 몇몇 확실한 아이디어는 있다. 우선, 심장과 혈관을 젊게 유지하도록 돕는 권고 사항을 따르는 것이다. 또 비만이나 신체 활동이 너무 적은 경우에도 암과 관련이 있으므로 식사량을 조절하고, 이 책에서 대략적으로 소개하는 운동 프로그램을 꾸준히 진행하는 것이 좋다. 이것이 바로 당신 몸을 젊게 유지하는 기초가 될 것이다.

젊게 만들기 작전 1 · 암을 이기는 영양소

우리가 먹는 음식과 각 영양소에 암을 예방할 수 있는 확실한 성분이 들어 있다. 해충 구제업자들은 집에서 해충을 제거하기 위해 자신들만의 화학약품이나 약물, 독성 물질 세트를 가지고 다닌다. 당신 역시 암과 싸우기 위한 여러 가지 다양한 영양소와 비타민을 가지고 있다. 궁극적 암 예방 프로그램의 일환으로 이러한 영양소들을 함유한 음식물을 섭취하고, 부족한 경우 보충제를 먹는 것이 바람직하다.

• **비타민 D** • 책 교정을 담당하는 사람에게는 좋은 사전과 건강한 눈이 필수이다. 비타민 D는 유전자의 기능을 강화해 면역 기능의 노화를 늦추고 암 발병을 감소시키는 것으로 보인다. 즉 비타민 D는 좋은 사전과 마찬가지로 우리 몸의 교정유전자를 위한 중요한 도구이다. 비록 비타민 D가 어떻게 이러한 작용을 하는지는 명확히 알지 못하지만, 여러 연구에서 비타민 D가 암의 위험도를 낮춘다고 밝혀졌다. 이를 설명하는

하나의 이론은 비타민이 암세포에 독성을 나타내거나 세포의 유전자 돌연변이를 직접 제거한다는 것이다. 또 다른 이론에서는 비타민 D가 암세포를 찾아내고 죽이는 교정유전자의 기능을 강화한다고 설명한다. 비타민 D의 한 형태인 비타민 D_3는 세포의 유전자에 돌연변이가 일어났을 때 암세포로 변하도록 영향을 끼치는 단백질을 조절하는 P53 교정유전자의 기능을 도와준다. 비타민 D 권장량은 60세 이하인 경우 400IU이며, 60 이상인 경우 600IU이다. 비타민 보충제 형태로 섭취할 수도 있고, 4잔의 저지방 우유나 비타민을 강화한 오렌지 주스를 매일 마셔도 된다. 또 9장에서 언급한 것처럼 햇빛을 통해서도 비타민 D를 일부 획득할 수 있다. 보충제를 먹는 것에 추가로 10~20분 정도 야외에서 시간을 보내는 것도 좋은 방법이다. 그러나 가능한 한 음식과 보충제를 통해 비타민 D를 섭취하고, 외출 시에는 햇볕이 별로 없는 날에도 자외선 차단지수 45 정도 되는 자외선 차단 크림을 바르는 것이 현명하다.

● **엽산** ● 엽산은 비타민 B군의 일종으로 태아의 뇌와 척수가 정상으로 발달하는 데 반드시 필요하기 때문에 종종 임신한 여성에게 처방한다. 그러나 척주이분증 척추분리증으로 척추 중 일부분이 분리를 일으킨 상태을 예방하기 위해 엽산을 먹지만, 이와 동시에 소아암 발병이 60% 정도 감소하는 효과도 있다. 저명한 과학자 브루스 에임스 Bruce Ames는 엽산을 먹으면 세포분열 시 유전자 복제가 일어날 때 발생할 수 있는 오류를 줄일 수 있다는 가설을 제시했다. 엽산은 성인에게도 중요한데 엽산 결핍증이 있으면 암 발병이 촉진될 수 있다. 네 건의 연구에서 엽산을 보충했을 때 대장암 발생이 20~50% 정도 감소하는 효과가 있었다.

시금치, 토마토, 오렌지 주스 등의 음식에 엽산이 들어 있다. 음식을 통해 엽산을 섭취하면 보충제로 섭취하는 것보다 흡수율이 떨어진다. 240cc 한 컵의 오렌지 주스에 엽산이 43mcg만 들어 있는 것을 감안할 때 권장량만큼의 엽산을 섭취하려면 25컵을 먹어야 하므로 보충제를 먹는 것이 좋다. 음식을 통해서 얻을 수 있는 엽산의 평균 섭취량은 275~375mcg이므로 암 발병을 줄이기 위해서는 나머지 525mcg의 엽산을 보충제를 통해 섭취해야 한다.

● **토마토** ● 앞에서도 말했지만 토마토나 스파게티 소스가 몇몇 암이 발병할 가능성을 낮추어준다. 전립선암은 물론 유방암 발병 위험도도 30~50% 감소한다. 많은 사람이 이러한 효과를 보이는 성분이 항산화 작용을 하는 것으로 알려진 카로티노이드_{동식물에 있는 노란색 또는 붉은색 색소군}, 즉 리코펜_{카로티노이드의 하나}이라고 믿고 있다. 카로티노이드는 암의 원인일 수 있는 자유기free radical와 결합해 몸 밖으로 배출시켜 자유기가 세포나 염색체에 손상을 입히지 않도록 한다. 토마토로 만든 음식에는 리코펜이 많이 함유되었으며, 특히 요리했을 때 몸에서 더 잘 활용할 수 있고, 약간의 지방과 함께 먹으면 흡수가 더 잘된다. 따라서 토마토 또는 토마토로 만든 음식을 소량의 올리브유나 견과류와 함께 먹으면 훨씬 효과가 높다. 리코펜이 풍부한 음식을 일주일에 열 번 이상 섭취할 경우 당신의 신체 나이는 1년 더 젊어진다. 한 가지 주의할 점은 토마토 요리가 지닌 암 예방 효과가 리코펜에 의한 것이라고 확신하기는 어려우며, 단지 토마토를 먹으면 암 위험이 감

소한다는 말밖에는 할 수 없다. 왜냐하면 토마토에 있는 또 다른 성분 덕분에 이런 효과를 볼 수도 있기 때문이다.

- **셀렌** 우리 몸의 미량 미네랄 가운데 하나인 셀렌은 마늘과 같은 음식에서 섭취할 수 있으며 대구, 청어, 고등어, 정어리 같은 생선에서도 얻을 수 있다. 한 연구에서 매일 하루에 100mcg의 셀렌을 섭취한 사람의 경우 암 발병률이 50% 감소했다. 더 많은 연구가 이루어져야겠지만 셀렌 보충제를 섭취하면 암 발병을 낮추는 데 많은 도움이 될 것으로 보인다. 그러나 셀레늄 산소족 원소의 하나 독성의 가능성이 있기 때문에 하루 1,000mcg을 초과해서 섭취하면 안 된다.

- **브로콜리, 양배추, 콜리플라워 등 십자화과 채소** 이 채소들에는 암을 예방하는 화학 성분이 들어 있다. 이런 채소들이 암세포를 직접 공격해서인지, 암세포가 영양소를 섭취하는 것을 방해해서인지, 암 발병을 낮추는 기전이 면역계를 활성화시켜서인지는 아직 명확하지 않다. 그러나 이러한 채소에는 공통된 두 가지 성분이 있는데, 바로 인돌-3 카비놀 indol-3 carbinol과 술포라판 sulforaphane이다. 기전이 무엇이든지 간에 방광암과 위장관 계열 암이 있는 환자들을 대상으로 연구한 결과, 이러한 채소들을 익히지 않고 일주일에 일곱 접시 이상 먹으면 암 성장을 50% 정도 막아준다.

- **그 외의 비타민들** 자유기는 세포가 분열할 때 일어나는 DNA 복제에서 오류를 일으키거나, 세포가 조기에 사망하도록 만듦으로써 암 발병 기회를 증가시킨다. 그런데 항산화 비타민들이 이러한 자유기들을 억제한다. 하루에 두 번 비타민 C를 100~500mg 섭취하면 면역 기능이 강화

된다. 감귤류 과일뿐 아니라 딸기, 녹색 채소, 토마토에도 비타민 C가 풍부하다. 또 비타민 E가 몇몇 암 발병 위험을 줄이는 데 도움을 주기 때문에 매일 비타민 E를 400IU 섭취하는 것도 좋다. 비타민 E는 밀의 씨눈, 견과류, 식물성 오일에 풍부하다.

젊게 만들기 작전 2 · 조기 검진이 최선이다

의학은 당신의 건강을 책임지지 않는다. 바로 당신이 자신의 건강을 책임져야 한다. 당신은 날마다 자신의 건강과 관련 있는 선택을 한다. 튀긴 음식을 먹을 것인가, 구운 음식을 먹을 것인가? 계단을 걸어서 올라갈 것인가, 아니면 엘리베이터를 탈 것인가? 얼마나 오래 살지, 얼마나 건강한 상태로 살 것인지 가장 큰 영향을 미치는 사람은 바로 당신 자신이다.

한편, 의학의 도움도 가벼이 여겨서는 안 된다. 암 예방이 암의 발견과 동일하지는 않기 때문이다. 암 발병을 예방하는 것이 우리의 궁극적 목표이지만, 아무리 노력해도 질병이 당신을 찾아올 수 있다.

두 번째 목표는 조기 발견이다. 조기에 발견하면 암 진단 시 생존율이 높아진다. 따라서 암의 종류별로 조기 발견을 위한 최선의 방법을 익히는 것이 중요하다. 일반 권고안은 평균적인 위험률을 지닌 사람을 대상으로 만든 것이다. 만약 당신이 암에 대한 가족력, 특히 부모, 형제 중 암의 병력을 가지고 있다면 젊은 나이부터 암의 조기 발견을 위해 검사를 하는 것이 매우 중요하다. 어떤 경우는 25세부터 시작하기도 한다.

- **피부암** · 세 가지 주된 피부암(기저세포암, 편평상피세포암, 흑색종)은 서로 다른 세포로부터 생겨나기 때문에 매우 다른 양태를 보인다. 흑색종은 아주

멀리 번져 나갈 수 있으며, 여기저기 돌아다니는 세포이다. 기저세포나 편평상피세포는 피부 표면에 국한되어 있어 국소적으로 퍼져 나간다. 이 두 세포암은 햇빛 노출과 관련이 있는데 피부암 가운데 사망률이 가장 높은 흑색종은 햇빛 노출과는 관련이 없다. 기저세포암과 편평상피세포암은 국소적으로 암 조직을 제거해 비교적 손쉽게 치료할 수 있다.

● **유방암** ● 유방암은 가족력이 매우 중요한 암이다. 어머니나 여자 형제 가운데 유방암이나 난소암이 있을 경우, 특히 40세 이전에 암 진단을 받았을 때에는 당신은 25세부터 유방암 조기 검진을 시작해야 한다. 그러나 가족력이 없다면 40세부터 유방암 검진을 하면 된다. 그 이후로는 적어도 해마다 한 번은 검진을 받는다. 조기 검진이 암을 예방하지는 않지만, 가능한 한 일찍 진단을 받는다면 유방암 수술 시 유방을 최대한 보존할 수 있다. 유방암 자가 검진은 정확도가 떨어지는 검사이긴 하지만, 유방암 조기 검진의 첫 단계이다. 좀 더 정확하게 조기에 유방암을 발견하기 위한 새로운 검사법들이 계속 등장하고 있다.

● **전립선암** ● 많은 남자 환자가 신체 검진을 꺼리는 데는 그럴 만한 이유가 있다. 간호사 앞에서 옷을 벗어야 하고, 고무 글러브를 사용해야 한다. 그러나 신체 검진 시 의사가 장갑 낀 손가락을 남자 환자의 항문 속으로 집어넣는 이유는 전립선의 비정상적 종양을 발견하기 위해서이다.

손가락으로 하는 검진에는 몇 가지 한계가 있다. 손가락으로 만질 수 있는 각도가 한정되어 있기 때문에 의사는 전체 전립선을 만질 수 없다. 따라서 의사가 신체 검진을 하면서 발견하지 못한 전립선 종양이 있을 가능성이 있다. PSA 검사_{전립선 종양 항원 검사}를 하는 이유가 여기에 있다. 그러나 PSA가 상승했다고 해서 무조건 암에 걸렸다고도 할 수 없다. PSA

> ※ **영양 보충제를 먹을 것인가, 음식을 먹을 것인가?** ※
>
> 당신은 언제 음식으로부터 영양분을 얻는가? 그리고 언제 건강식품점을 찾는가? 오렌지 주스인가, 아니면 비타민 C 보충제인가? 간단한 대답은 '알약을 먹는 것'이다. 몇몇 경우에 영양소를 영양 보충제 형태로 먹는 것이 효과적이며 음식에 있는 영양소보다 흡수가 더 잘된다. 그러나 언제나 채소보다 영양 보충제가 나은 것은 아니다. 오렌지 주스에는 비타민 C 이외의 영양소가 더 많이 들어 있다. 또 음식은 당신의 몸에 필요한 에너지를 만들어내는 생화학적 중요성만 있는 것이 아니다. 암을 예방하고 심장병을 줄이도록 하는 것은 하나의 영양소가 아니라, 여러 가지 성분이 함께 작용해야 한다.

는 전립선암이 아니고 전립선의 염증과 같은 다른 상황에서도 상승할 수 있기 때문이다. 조직 검사만이 암인지 아닌지 여부를 가릴 수 있다. 의사가 주목하는 것은 PSA의 절대적 수치보다 기저 수치부터의 변화 폭이다. 이러한 변화에 의해 전립선암을 조기에 예측할 수 있다. 55세 때 PSA를 측정하고 그 후 해마다 측정하도록 하자.

● **대장암** ● 대부분의 환자는 40세 이후에 변의 잠혈을 발견하기 위해 대변 잠혈 검사를 시작한다. 55세 이후에 대장암 여부를 확인하고 대장암으로 발전할 가능성이 있는 대장의 폴립(양성종양)을 발견하기 위해 대장경 검사(대장 내시경 검사)를 3~5년마다 해야 한다.

Chapter
13

내몸사용매뉴얼 다이어트

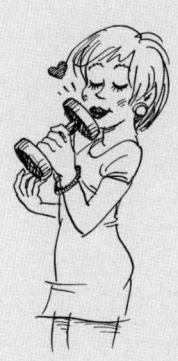

YOU: the owner's Manual

지금까지 당신은 신경세포 사이를 지나고 동맥을 질주해 내장을 걸어나오는 등 긴 여행을 했다. 이제 당신 나름대로의 관점이 섰으리라 믿는다. 또 음식만큼 질병을 예방하고, 각 기관이 제 기능을 유지하는 에너지가 되며, 건강한 삶을 영위하는 데 도움이 되는 것은 없다는 사실을 깨달았을 것이다.

이제는 어떤 영양소가 좋은지는 알지만, 어느 음식에 얼마만큼 들어 있는지 종잡을 수가 없어서 어려운가? 그런 당신을 위해 당신의 매뉴얼 다이어트를 준비했다.

10일 단위로 구성한 식단의 맛있는 음식은 당신의 미각뿐 아니라 몸의 모든 기관을 만족시킬 것이다. 좋은 음식을 최선의 상태로 들여보내도록 조리법 또한 엄선했다. 처음에는 입맛에 맞지 않을 수도 있지만, 10일만 지나면 건강한 음식에 맛을 들일 것이다. 물론 계속 그렇게 먹는 것이 어렵지 않다는 것도 금세 알 것이다. 무엇보다 형편없는 음식 대신 영양가가 풍부한 음식으로 대체할 때 당신 몸이 어떻게 반응하는지 확연히 느낄 것이다.

대부분의 다이어트는 체중 감소 단 하나에 집중한다. 왜냐하면 많은 사람이 살을 빼서 폼 나게 옷을 입고 거리를 활보하며 뭇사람들에게 시선을 받는 일에 목매고 있기 때문이다. 그러나 당신의 매뉴얼 다이어트에서는 체중 감량 숫자에만 관심을 두지 않는다. 우리는 당신이 좀 더 편안하게 느끼고, 좀 더 젊게 사는 것을 도와주고, 노화를 늦추는데 관심이 있다. 또 당신의 혈압이나 콜레스테롤 수치, 감염원 그리고 당신의 에너지 수준을 조절하는 것이 다이어트보다 훨씬 중요하다. 만약 정말 중요한 것을 알게 된다면 체중이 좀 더 나가는 것 정도는 개의치 않을 것이다. 건강한 신체를 위해 운동을 빠뜨릴 수 없기 때문에 식사처럼 따라 하기 쉬운 다이어트 활동 표를 함께 제시한다.

이 식사의 가장 큰 부작용은 체중이 빠질 수도 있다는 점이다. 왜냐하면 음식마다 체중 조절에 중요한 모든 성분이 함유되었기 때문이다. 물론 비만을 조절하고, 건강하고 활동적 삶을 사는 것은 중요하다. 그러나 우리는 당신이 6시간 안에 20kg을 빼지 못해 안달하기를 원하지 않는다. 4~5kg의 체중 감소만으로도 당신의 심장, 혈압, 뼈, 성 기관 그리고 다른 모든 부분에 드라마틱한 효과가 나타날 것이다. 바로 그것이 당신에게 주는 최고의 선물이다.

어떤 의사들은 다이어트, 체중, 허리둘레를 두고 괴로워하는 것은 건강에 해롭다고 주장한다. 특히 당신이 유행 다이어트의 굶기, 폭식, 굶기, 폭식 그리고 스트레스라는 일련의 과정을 답습한다면 더욱 그렇다. 체중에 너무 연연해하지 말라. 이 식사법에 나온 좋고 건강한 음식을 즐겨라. 그리고 채워지지 않는 야망인 체중 때문에 괴로워하는 것을 멈춰라. 즐

[표 13.1] 다이어트 활동 계획

걷기	매일 30분, 걷지 못할 경우 수영 같은 다른 일반 육체 활동
스태미나 훈련	매주 3회, 20분 동안 당신이 땀 흘리는 속도로, 끝에는 숨이 찰 정도로
근력 강화 훈련	매주 3회, 매회 10분
스트레칭 또는 요가	걷기가 끝나고 날마다
심호흡	5장에 소개한 복부 테크닉을 사용해 날마다 아침, 저녁으로 10회씩
수면	날마다 7~8시간씩 잠을 잔다. 만약 잠을 잘 못 이룬다면 5장에서 소개한 방법 시도

거움을 느끼기 위해 먹고, 좀 더 젊게 살기 위해 먹어라.

　10일 동안 당신의 몸 사용매뉴얼 다이어트를 시도하라. 그 기간 동안 당신 몸이 어떻게 느끼는지 보라. 당신의 몸이 좋은 음식으로 만든 균형식으로 채워질 때 어떻게 적응하는지 보라. 그러고 나서 우리가 제시한 지침을 기초로 이후 식습관을 결정하라. 당신 스스로 먹는 것에 대한 인식을 새로이 하고 몸에 좋은 방향으로 음식을 선택하기 바란다. 사실 지금까지는 '다이어트 식단' 하면 맛없는 병원 밥 정도로 치부하곤 했지만 우리가 권하는 식단은, 마치 당신 집을 개조하는 것과 같다. 구닥다리 부엌을 개조하고, 지붕의 구멍을 막고, 가구를 재배치하며, 집을 끊임없이 수리하고 보수·증축하는 것이다. 힘은 좀 들지만 당신은 분명히 알고 있다. 집이 좀 더 근사해질 거라는 사실을 말이다. 그런 희망이 있기에 기꺼이 변화를 받아들이는 것이다.

당신 몸도 똑같은 변화를 원하지 않는가?

내몸 사용매뉴얼 다이어트

소개한 식사법대로 따랐지만 결국 아무것도 체험하지 못했다면, 적어도 이것만큼은 이해하라. 매뉴얼 다이어트의 성과는 체중이 얼마나 줄었느냐로 측정하는 것이 아니다. 당신이 좀 더 젊고 에너지가 충만한 삶을 사는 것이다.

매뉴얼 다이어트는 살을 빼기 위해 무조건 굶으라고 하지 않는다. 그리고 당신의 건강을 장기적으로 내다보고 균형 잡힌 영양 섭취를 권장한다. 표 13.2는 식사를 쉽게 따라 하도록 규칙을 제시한 것이다. 이 식사는 굉장히 맛있다. 만약 아침, 점심, 저녁 세 번의 식사에 하루 두 번 간식을 먹는다면 하루 섭취하는 열량은 약 1,500kcal 정도 된다.

물론 좀 더 과학적으로 하루에 얼마의 에너지를 사용하는지를 계산하는 방법이 있다.이렇게 하면 체중을 빼거나 유지하기 위해 얼마의 칼로리가 필요한지도 알 수 있다. 그것은 기초대사량을 구하는 공식인데 다음과 같다.

남자 BMR = 66 + (13.7 × 몸무게kg) + (5 × 키cm) − (6.8 × 나이)
여자 BMR = 655 + (9.6 × 몸무게kg) + (1.8 × 키cm) − (4.7 × 나이)

[표 13.2] 당신을 위한 식사 지침

식사 계획	배고플 때 먹어라. 적어도 취침 3시간 전에 식사하라.
그릇 크기	되도록 작게
매일 먹을 음식	과일과 채소 아홉 주먹. 적어도 28gm의 견과류 섬유질을 포함하는 잡곡, 현미, 통밀빵 또는 시리얼
적어도 일주일에 3회 먹을 음식	생선
매주 먹을 음식	조리한 토마토 제품 10숟가락 150ml
피해야 할 음식	① 트랜스지방산과 포화지방산을 포함하는 정제 식품 ② 크림소스, 흰 빵, 흰쌀 같은 하얀 음식과 단순당 ③ 액상과당을 포함한 제품
매일 마실 것	물 1.8L, 저지방 또는 무지방 우유 2컵, 와인 적색 또는 선호하는 것으로 한 잔
매주 복용할 것	① 종합비타민 되도록 지방을 적게 함유한 것: 엽산 800mcg, 비타민 D 400IU, 칼슘 1,200mg, 마그네슘 400mg, 다른 것들은 일일 기준치를 포함하는 것 ② 아스피린 먹기 전후에 더운물 반 컵 마시기: 소아용 아스피린 2알 또는 성인용 반 알 162mg, 40대 이후에 복용 ③ 오메가-3 지방산 2gm을 복용하거나 견과류 또는 생선을 위에 제시한 대로 먹으면 섭취할 수 있음

다음에는 활동 수준을 구하고 그 숫자로 BMR를 곱하면 된다. 하루에 얼마나 많은 칼로리를 소모하는지 알았다면 체중을 빼고 싶을 때는 이보다 조금, 찌우고 싶다면 더 섭취하면 된다.

활동 수준	남자	여자
비활동 거의 또는 전혀 활동하지 않음	1.4	1.4
저강도 약간의 가벼운 하루 운동	1.5	1.5
중등도 규칙적인 숨찬 운동	1.78	1.64
고강도 힘을 많이 쓰는 일 또는 운동 선수	2.1	1.82

1 — 칼로리 건강 간식

감자 중간 크기 1개

고구마 중간 크기 1/2 개

옥수수 1/2 개

밤 중간 것 5개

바나나 중간 것 1개

귤 중간 것 2개

오렌지 1개

자두 큰 것 2개

키위 큰 것 2개

과일 주스 200g 1컵

우유 200g 1컵

두유 200g 1컵

건포도 3작은술

호두 16g 큰 것 2개

땅콩 20g 20개

아몬드 16g 14개

미숫가루 30g 3큰술

통밀 식빵 35g 1장

보리 식빵 35g 1장

인절미 50g 3개

떠먹는 요구르트 100g 1개

토마토 500g 중간 것 2개

슬라이스 치즈 30g 1.5장

단감 160g 중간 것 2개

찐 달걀 60g 큰 것 1개

2 — 1,500kcal 식단의 예

① 아침, 점심, 저녁 식사 비율은 약 1.2 : 1 : 1로 아침 식사 강화
② 아침 500kcal, 점심과 저녁 식사는 약 400kcal로
③ 오전, 오후 간식은 각각 100kcal로

식품군	아 침	간 식	점 심	간 식	저 녁
곡류군 600kcal	식빵 70g 작은 것 2장		쌀밥 140g 2/3공기		잡곡밥 140g 2/3공기
어육류군 300kcal	달걀 프라이 달걀 1개 치즈 1장		쇠고기볶음 2큰술 40g		멸치볶음 2큰술 15g 조기구이 1토막 50g
채소군 140kcal	토마토 채소 샐러드		뭇국 비빔밥 재료 콩나물, 시금치, 도라지 등 배추김치		미역국, 깍두기 채소쌈 상추, 깻잎, 당근
지방군 180kcal	올리브유 약간		올리브유, 들기름 약간		올리브유, 참기름 약간
우유군 200kcal	저지방 우유 200ml			저지방 우유 200ml	
과일군 100kcal		사과 1개 200g			

3 — 가정식 식단 구성

밥은 쌀밥보다는 잡곡밥으로 2/3 공기 정도 140g, 200kcal를 섭취한다.

★ 채소 반찬은 김치 이외에 2~3가지의 생채소나 나물 반찬을 함께 매끼 먹는다.

★ 고기 반찬류 고기, 생선, 두부, 달걀 등는 채소 반찬량의 1/4 정도로 이루어진다. 어떤 종류의 고기든 살코기로 선택해 5~6조각을 한 끼에 먹는다. 생선은 1토막 정도 80g로, 달걀은 1개 60g, 두부는 2토막 100g 정도 섭취한다. 두 가지를 먹고 싶을 때는 절반 정도씩 선택한다.

★ 반찬을 만들 때 사용하는 기름은 되도록 올리브유나 들기름 위주로 소량 사용해 무치거나 볶는다.

4 — 외식할 때 음식별 선택법

★ 음식점에서 나오는 음식이 나에게 딱 맞는 양이 아니라는 것을 알고, 나에게 맞는 양만 먹고 남기거나 싸 가지고 오도록 한다.

★ 반찬은 되도록 여러 종류의 반찬이 나오는 음식을 선택한다.

★ 조리할 때 간을 조절할 수 있는 것은 싱겁게 만들도록 주문한다.

★ 폭식이나 과식 방지를 위해 모임이나 회식할 때는 미리 100kcal의 건강 간식 또는 물을 충분히 먹고 간다.

★ 음식을 먹을 때는 칼로리가 낮은 채소나 해조류, 버섯 반찬부터 시작해 포만감을 주어 적당한 양을 먹도록 한다.

★ 특정 음식점의 특정 음식만 고집하지 말고, 다양한 음식을 먹는다.

★ 집에서 먹을 때나, 외식할 때나 식사 후에 배부른 정도가 비슷하도록 먹어야 한다.

★ 집에서의 식사량과 비슷한, 외식할 때 음식점에서 먹어야 할 1인 식사량과 영양 구성은 다음과 같다. 단 음식점에 따라 열량과 영양 구성의 차이가 다소 있을 수 있음을 고려한다.

쌀밥 1/2공기 갈비탕 깍두기	열량 510kcal 탄수화물 : 단백질 : 지방 = 34 : 25 : 41 칼슘 66mg, 섬유질 2g
비빔냉면 1인분 무초절임	열량 465kcal 탄수화물 : 단백질 : 지방 = 66 : 20 : 14 칼슘 62mg, 섬유질 4g
메밀국수 1인분 단무지	열량 340kcal 탄수화물 : 단백질 : 지방 = 66 : 20 : 14 칼슘 354mg, 섬유질 8g
생선초밥 10개 미소국	열량 511kcal 탄수화물 : 단백질 : 지방 = 52 : 28 : 20 칼슘 154mg, 섬유질 3g
유부초밥 8개 미역된장국 단무지	열량 471kcal 탄수화물 : 단백질 : 지방 = 64 : 16 : 20 칼슘 268mg, 섬유질 4g
찐 만두 1인분 단무지	열량 501kcal 탄수화물 : 단백질 : 지방 = 57 : 17 : 26 칼슘 85mg, 섬유질 3g
새우볶음밥 1인분 달걀팟국 배추김치	열량 490kcal 탄수화물 : 단백질 : 지방 = 61 : 17 : 22 칼슘 167mg, 섬유질 5g
김밥 1줄 어묵 국물	열량 451kcal 탄수화물 : 단백질 : 지방 = 64 : 14 : 22 칼슘 210mg, 섬유질 3g
피자 1조각 라이트 콜라 1컵	열량 450kcal 탄수화물 : 단백질 : 지방 = 64 : 14 : 22 칼슘 210mg, 섬유질 3g

잡곡밥 1/2공기 순두부찌개, 시금치나물 오이생채, 깍두기	열량 487kcal 탄수화물 : 단백질 : 지방 = 40 : 23 : 37 칼슘 225mg, 섬유질 8g
보리밥 1/2공기, 콩나물국 채소비빔밥 달걀 1개 포함 배추김치	열량 455kcal 탄수화물 : 단백질 : 지방 = 64 : 14 : 22 칼슘 202mg, 섬유질 7g

Chapter 14

내몸 사용매뉴얼 근육운동

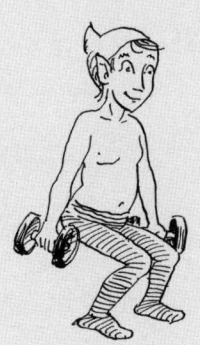

YOU: the owner's Manual

근육운동을 하면 온몸의 주요 근육을 하나하나 강화하고 늘여줄 수 있다. 또 근육에 탄력을 주고, 대사량을 높이며, 뼈를 강하게 하고, 일상의 피로를 제때 푸는 건강하고 유연한 몸을 만들어준다. 여기에서 제시하는 근육운동은 실제로 몸 전체의 근육을 움직이게 해준다.

근육을 만들려면, 적어도 13번 또는 2분 동안 한 동작을 반복해 근육을 강화해야 한다. 여자는 주로 근육의 탄력과 강화에 집중한다. 그러려면 가벼운 덤벨 혹은 그와 비슷한 무거운 물건을 이용해 되도록 빠르게 동작을 반복한다. 남자는 대체로 근육을 강화하고 크게 만드는 데 집중한다. 이를 위해서는 12번 이상은 반복할 수 없을 정도의 무게가 나가는 덤벨을 이용해 천천히 운동한다.

근육운동을 시작하기 전에는 반드시 양발이 균형이 맞았는지 살펴본다. 대부분의 사람들은 한쪽을 주로 사용하므로 발의 위치를 맞추어야 불균형을 방지하고 무릎의 부담도 막을 수 있다. 머리 위에서 당기는 줄이 있다고 상상하며, 내 척추를 위로 곧게 당긴다는 느낌으로 몸을 세우고 어깨가 앞으로 굽지 않도록 가슴을 들어 올린다. 적절한 호흡도 필수적이다. 자기도 모르게 운동할 때 숨을 참는다면, 동작을 반복할 때마다 숫자를 세어본다. 호흡을 정상적으로 되돌리는 데 도움이 된다.

1. 수영 동작 어깨 준비운동

발은 모으고, 양손에 덤벨을 들고 팔과 어깨는 늘어뜨린다. 양 어깨를 수영하듯이 뒤로 10번, 앞으로 10번 움직인다. 오른쪽 어깨가 올라가면 왼쪽 어깨는 내리고, 오른 어깨가 앞으로 가면 왼쪽 어깨는 뒤로 가게 한다. 최대한 어깨의 동작 범위를 크게 해 준비운동을 한다. 팔꿈치는 굽히지 말고 팔을 늘어뜨려 어깨만 돌린다. 각 방향으로 10번 반복한다.

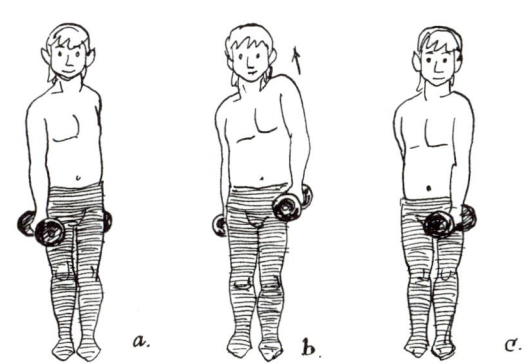

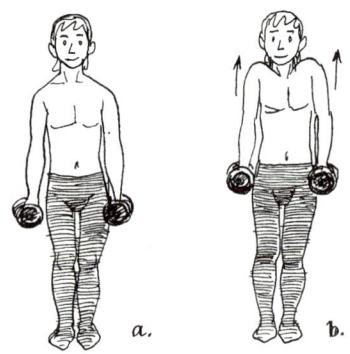

2. 어깨 올렸다 내리기 _{승모근과 어깨 강화}

양손에 덤벨을 들고 팔을 아래로 늘어뜨린다. 양어깨를 귀 쪽으로 최대한 올렸다가 천천히 제자리로 되돌린다. 어깨만 움직이고 턱을 내밀지 않도록 주의한다. 40번 들었다 내려놓았다 반복한다.

- 레벨 업: 발끝으로 서면서 동작을 한다.

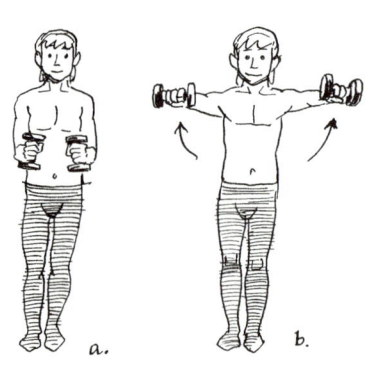

3. 옆으로 올리기 _{어깨와 팔 강화}

팔꿈치를 몸통에 붙인 자세에서 주먹이 정면을 향하게 하면서 손을 앞으로 내밀어 몸과 90도가 되게 한다. 이 자세를 유지하면서 팔꿈치를 옆으로 어깨높이까지 들어 올리고 내리는 동작을 20번 반복한다.

- 레벨 업: 한 발로 서서 동작을 하고, 발을 바꾼다.

4. 직각으로 올리기 _{회전근개 근육, 팔, 어깨 강화}

3번 자세에서 덤벨을 든 어깨가 직각이 되도록 팔꿈치를 올린다. 다시 손바닥을 아래로 향하면서 양손을 내렸다가 들어 올리기를 반복한다. 전체 동작을 하는 동안 팔꿈치와 어깨가 수평을 이루어야 한다. 20번 반복하되, 어깨가 귀 쪽으로 당겨지지 않도록 한다.

• 레벨 업: 한쪽 무릎을 엉덩이 선까지 당겨 올린 자세로 20번 반복한다. 그리고 다른쪽 무릎도 반복한다.

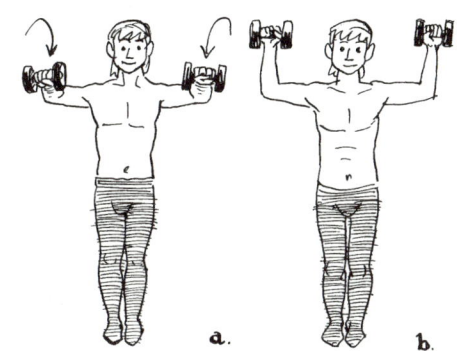

5. 팔 위로 올리기 | 어깨 강화

4번 자세의 손을 올린 상태에서, 다시 팔을 펴서 손을 머리 위로 들어 올렸다가 내린다. 손바닥은 앞을 향하게 하고, 복근을 긴장시켜 등이 굽지 않게 한다. 위로 올릴 때 숨을 내쉬고, 내릴 때는 숨을 들이쉰다. 20번 반복한다.

• 레벨 업: 20번 반복한 후 30초간 들고 있는 자세를 유지한다.

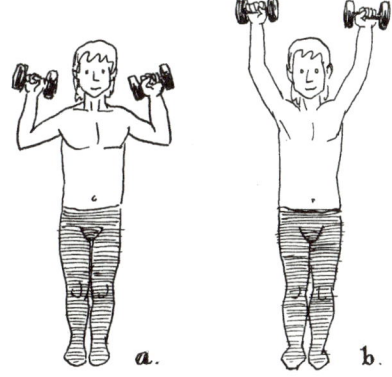

6. 몸 껴안기 | 어깨, 팔, 등 스트레칭

오른손을 왼쪽 겨드랑이 밑으로 넣고, 왼손으로 오른쪽 어깨를 감싸 양손이 양쪽 어깨뼈에 닿도록 최대한 뻗는다. 팔꿈치는 힘을 빼 늘어뜨리고, 숨을 깊이 들이쉬어 등 근육을 최대한 스트레칭

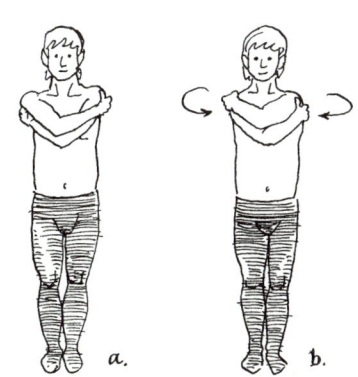

한다. 양손을 서로 가깝게 해 최대한 스트레칭되도록 한다. 양팔의 위치를 바꿔 반복한다.

7. 한 팔로 노 젓기 등과 팔 강화

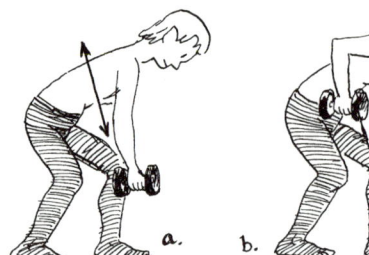

왼발을 앞으로 내밀고, 왼손으로 다리를 받쳐 몸을 지탱한다. 필요하다면 의자를 사용해도 된다. 머리와 꼬리뼈가 일직선을 이룬다고 생각하며 등 근육을 사용해 오른쪽 팔꿈치를 끌어 올린다. 뒤로 들어 올릴 때는 몸 옆을 스치듯이 하고, 다시 쭉 내려놓는다. 좌우로 흔들지 않으며 오른팔만으로 동작을 취한다. 50번 반복한다.
- 레벨 업: 양쪽을 각각 100번 반복한다.

8. 한 팔 뒤로 뻗기 삼두박근 강화

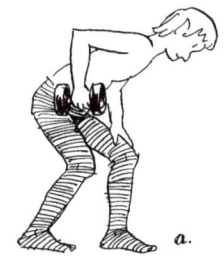 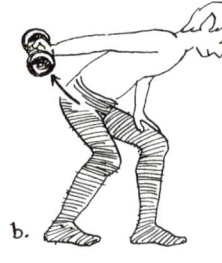

7번과 같은 자세를 취한다. 팔꿈치의 위치를 그대로 유지하며 덤벨을 뒤로 들어 올리며 손바닥이 위를 향하게 젖힌다. 이때 정상 호흡을 유지한다. 팔꿈치를 떨어뜨리지 않고 뒤로 든 자세를 그대로 유지한다. 각각 50번 반복한다.
- 레벨 업: 양쪽을 각각 100번 반복한다.

9. 팔 걸어 당기기 삼두박근, 어깨와 등 스트레칭

왼손은 가슴을 가로질러 오른쪽으로 뻗는다. 손바닥은 뒤쪽을 향한다. 오른손 손가락을 펴서 위쪽으로 향하고, 오른팔로 왼팔을 걸어 어깨쪽으로 당긴다. 동작을 하며 심호흡을 한다. 어깨가 귀 쪽으로 올라가지 않도록 한다. 거울이 있다면 양어깨가 일직선을 이루는지 확인한다. 15초간 당긴 후, 팔을 바꿔서 실시한다.

• 레벨 업: 왼손 방향을 보면서 몸통을 발뒤꿈치에서 왼손 손가락 끝까지 뒤튼다.

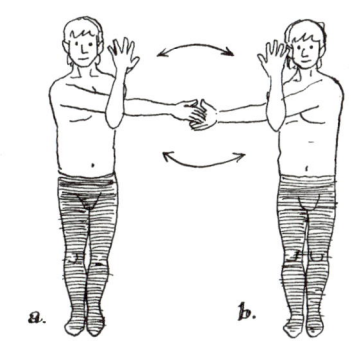

10. 덤벨 올리기 복사근 강화와 스트레칭

발은 모으고 양손에 덤벨을 든 상태에서, 오른손에 든 덤벨을 오른쪽 겨드랑이 쪽으로 최대한 올리고 동시에 왼손에 든 덤벨은 직선을 유지하면서 발목 쪽으로 최대한 내린다. 그런 다음 손을 바꿔 왼쪽을 올리고 오른쪽은 내린다. 동작을 하는 동안 가슴은 들고, 시선은 정면을 향한다. 척추를 좌우로 구부리며 크게 움직인다. 각각 20번 반복한다.

• 레벨 업: 양쪽을 각각 100번 반복한다.

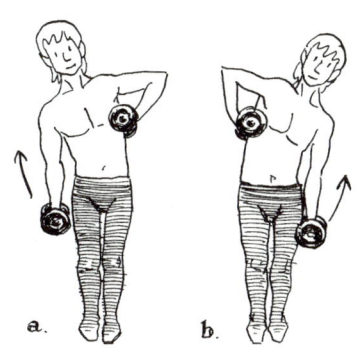

11. 발레 스트레칭 측면 스트레칭

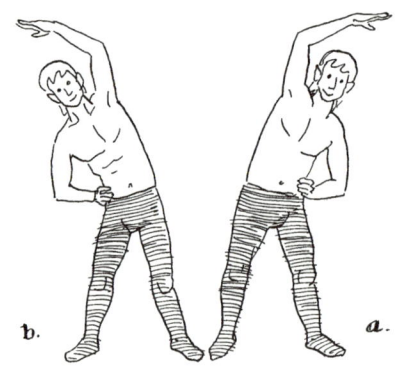

양발을 적당히 벌린 후 발레리나같이 오른손은 허리에, 왼손은 머리 위에 위치한다. 무릎은 약간 굽히되 고정할 필요는 없다. 오른손으로는 엉덩이를 왼쪽으로 약간 밀고, 왼손은 손바닥을 아래로 하여 오른쪽으로 최대한 뻗는다. 심호흡을 하면서 가슴을 확장시킨다. 10초간 유지한 후 반대쪽을 실시한다. 각 방향으로 2번 반복한다.

12. 두 다리로 쪼그리기 다리 전체와 엉덩이 강화

두 번째 발레 자세로, 다리를 벌리고 발가락은 양옆을 향하게 한다. 몸통을 낮췄을 때 무릎이 발목에서 수직으로 일직선을 이루면 올바른 자세이다. 양손의 덤벨을 앞쪽으로 가지런히 모으고, 팔은 펴고 긴장을 푼 상태에서 몸통을 최대한 내려, 허벅지가 바닥과 수평이 되게 한다. 몸통을

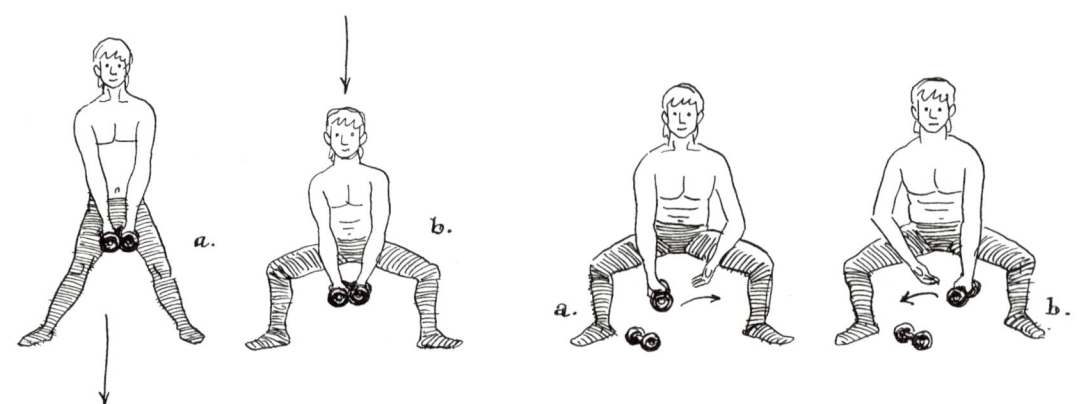

다시 올릴 때는 무릎을 약간 굽히며 고정할 필요는 없다. 머리와 꼬리뼈는 일직선을 이루게 하여 앞으로 굽지 않게 한다. 25번 반복한다.

- 레벨 업: 몸통을 내린 자세에서 덤벨을 한 손에서 다른 손으로 옮기기를 25번 반복한다.

13. 수양버들 스트레칭 햄스트링, 종아리와 등 스트레칭

12번 자세에서 몸통을 오른쪽 발목 쪽으로 굽힌다. 상체와 목의 긴장을 풀어 머리가 흔들리도록 한다. 무릎을 굽히지 않고 손으로 발가락을 만질 수 있으면 된다. 20초간 유지하고 반대쪽으로 바꾼다.

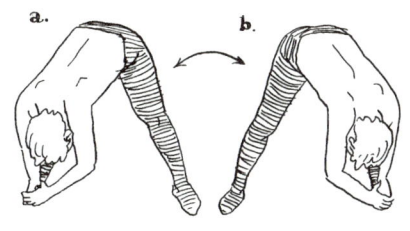

14. 다리 옆으로 올리기 엉덩이와 다리 강화

발과 발가락을 모은 자세에서 오른손의 덤벨을 오른쪽 다리 옆에 기댄다. 왼손으로 허리를 받치고, 오른쪽 무릎을 최대한 옆으로 들어 올린다. 다시 내리고 반대쪽을 실시한다. 25번 반복한다.

- 레벨 업: 양손에 덤벨을 들고 50번 반복한다. 한 발로 균형을 잡기가 어렵다면, 반대편 손을 사용하거나 벽에 기대도 된다.

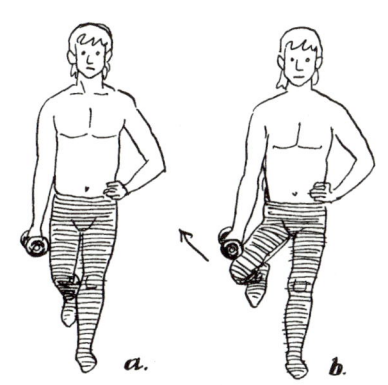

15. 종아리 스트레칭 스트레칭, 종아리 강화

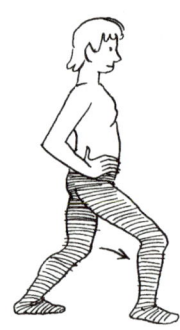

양손을 허리에 대고 오른발을 50cm쯤 앞으로 내민다. 왼쪽 발뒤꿈치를 바닥에 붙인 채 왼쪽 무릎을 굽히면, 왼쪽 종아리가 스트레칭된다. 이때 가슴은 들어 올리고, 시선은 정면을 향한다. 15초간 유지한 후 반대쪽으로 바꾼다.
- 레벨 업: 다리를 뻗고 앉아 오른손으로 왼쪽 발가락을 끌어당기고, 머리는 긴장을 풀어 오른쪽 정강이를 향하게 한다.

16. 비행기 스트레칭 엉덩이 근육과 햄스트링 스트레칭

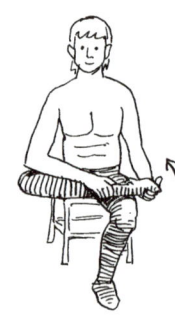

앉아 있는 자세에서 오른쪽 다리를 들어 왼쪽 무릎 위에 놓는다. 오른쪽 팔꿈치는 오른쪽 무릎 위에 놓고, 손은 오른쪽 발목에 올려놓는다. 등은 굽히지 않고, 몸 전체를 앞으로 숙여 배가 오른쪽 종아리에 닿도록 한다. 시선은 정면을 응시한다.
- 레벨 업: 위 동작과 동시에 왼손으로 오른발을 위로 잡아당긴다.

17. 앉아서 덤벨 당겨 올리기 이두박근 강화

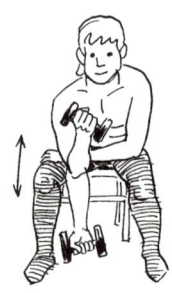

앉은 자세에서 왼손을 오른쪽 허벅지에 놓는다. 덤벨을 든 오른팔의 팔꿈치를 왼쪽 손목 위에 올려놓는다. 오른팔을 바닥을 향해 쭉 뻗었다가, 다시 당겨 올린다. 양쪽을 20번 반복한다.
- 레벨 업: 덤벨 2개를 한 손에 들고 양손을 12번씩 반복한다. 덤

벨이 없다면 각각 50번 반복한다.

18. 깍지 끼고 가슴 늘리기 팔과 가슴 스트레칭

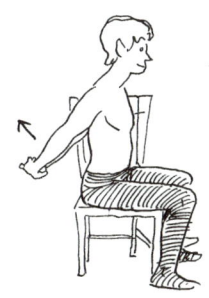

양손을 몸 뒤로 보내 꼬리뼈 위치에서 깍지를 끼되, 가능한 한 주먹을 몸에서 멀리 뻗는다. 양손을 될 수 있는 한 높이 들어 올린다. 심호흡을 하며 가슴을 들어 올리고 20초간 유지한다.

19. 나무 껴안기 가슴과 팔 강화

바닥에 등을 대고 수평으로 누워 무릎은 굽히고, 발은 바닥에 붙인다. 양팔을 바깥쪽으로 어깨보다 높은 위치까지 뻗었다가, 위로 들어 올려 천장을 향하게 한다. 덤벨을 다시 내려 팔꿈치만 바닥에 닿게 한 다음 다시 들어 올린다. 나무를 껴안는다고 상상하며 50번 반복한다.

- 레벨 업: 위 동작을 하는 동안 양다리를 펴고, 발이 엉덩이 위에 올 때까지 들어 올린다.

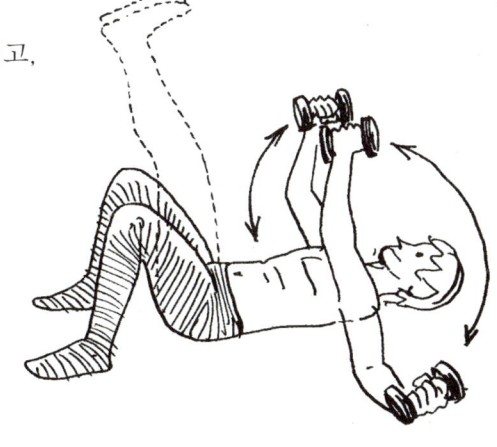

20. 꼬리뼈 들기 하복부 근육 강화

바닥에 등을 대고 누워서 양손을 머리 밑에 넣는다. 양다리를 곧게 펴 붙인 후 엉덩이 위로 최대한 들어 올린다. 자세를 유지하면서 꼬리뼈를 2cm가량 들어 올렸다가 천천히 내린다. 25번 반복한다. 턱이 가슴 쪽으로 내려가지 않도록 주의한다. 턱과 가슴 사이에 테니스 공 하나가 들어갈 정도가 되게 한다.

- 레벨 업: 동시에 상체를 들어 올리는데, 손으로 머리를 받쳐 목의 긴장을 풀어준다.

21. 한쪽 다리 크런치 중심 근육 강화

바닥에 등을 대고 누워 양손으로 팔베개를 하고, 무릎을 구부리고 발은 바닥과 평평하게 놓는다. 오른쪽 다리를 쭉 펴서 위쪽을 향해 들어 올리고, 발끝은 몸 쪽으로 당긴다. 이 자세에서 복근을 사용해 상체를 오른쪽 발가락 쪽으로 들어 올린다. 배꼽에 끈이 있어, 배를 바닥으로 끌어당기고 있다고 생각한다. 손은 달걀을 쥐듯 머리를 살짝 받치고, 목은 완전히 긴장을 푼다. 25번 반복한 후, 다리를 바꾼다.

- 레벨 업: 굽혔던 반대쪽 다리를 펴서 바닥에서 2cm 정도 들어 올린다.

22. 사이드 크런치 중심 근육 전체 운동

바닥에 등을 대고 누워 양손으로 팔베개를 한다. 굽힌 양 무릎을 왼쪽으로 눕히면서 오른쪽 다리는 왼쪽 다리에 기댄다. 상체를 들어 올리되 턱은 굽히지 말고 턱과 가슴 사이에 테니스 공 하나 정도의 거리를 유지한다. 배꼽을 척추 쪽으로 당기는 데 집중한다. 양쪽으로 각각 25번 반복한다.
- 레벨 업: 이 동작을 하는 동안, 다리를 2cm 정도 들어 올린다.

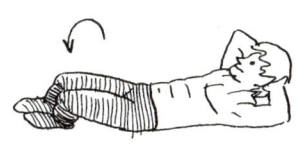
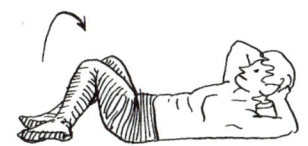

23. 팔꿈치 들어올리기 복근과 가슴 스트레칭

바닥에 무릎을 세우고 앉아 깍지 낀 양손의 손등을 이마에 댄다. 오른쪽 팔꿈치를 위쪽으로 최대한 들어 올리고, 오른쪽 엉덩이는 약간 앞쪽으로 내민다. 이 자세를 10초간 유지하면서, 심호흡을 하고 근육의 긴장을 푼다.
- 레벨 업: 시선은 위를 향한다.

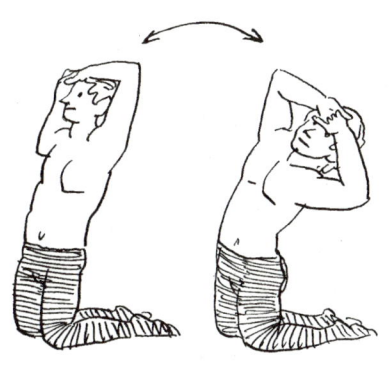

1. 수영 동작 어깨 준비운동

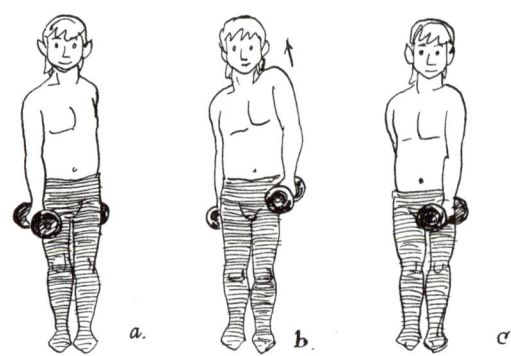

2. 어깨 올렸다 내리기 승모근과 어깨 강화

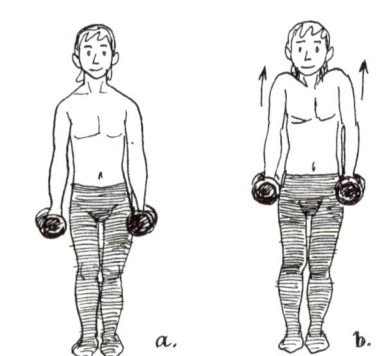

3. 옆으로 올리기 어깨와 팔 강화

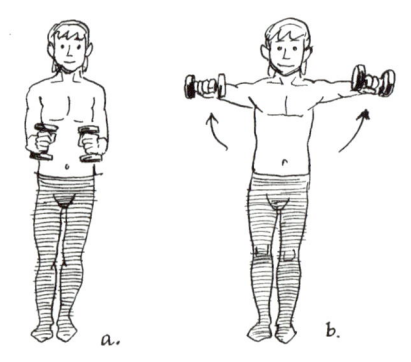

4. 직각으로 올리기 회전근개 근육, 팔, 어깨 강화

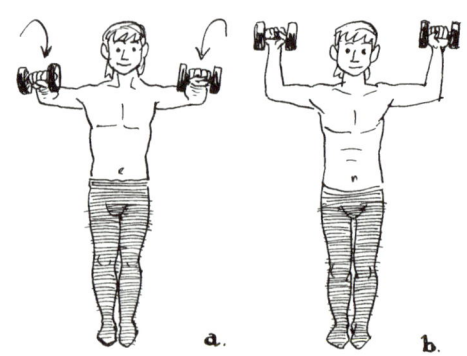

5. 팔 위로 올리기 어깨 강화

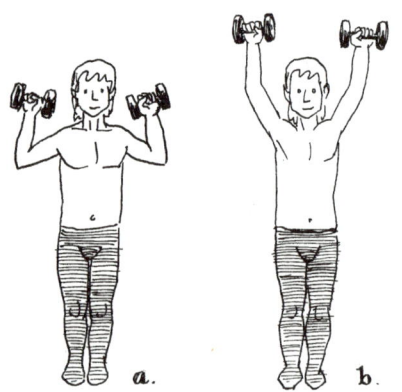

6. 몸 껴안기 어깨, 팔, 등 스트레칭

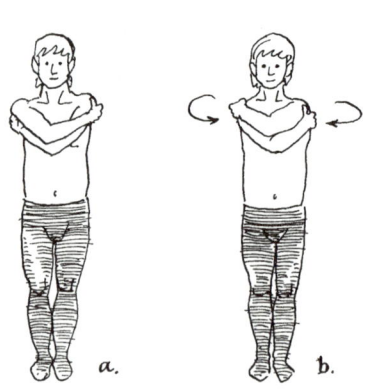

7. 한 팔로 노 젓기 등과 팔 강화

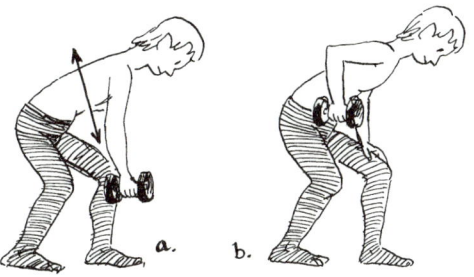

8. 한 팔 뒤로 뻗기 삼두박근 강화

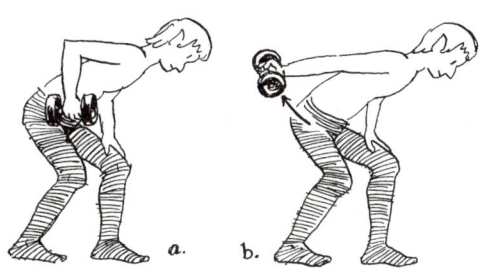

9. 팔 걸어 당기기 삼두박근, 어깨와 등 스트레칭

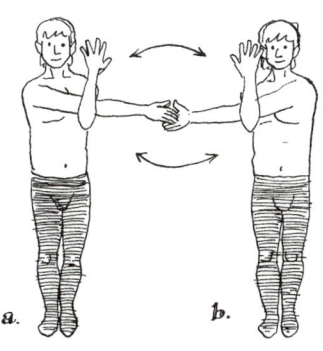

10. 덤벨 올리기 복사근 강화와 스트레칭

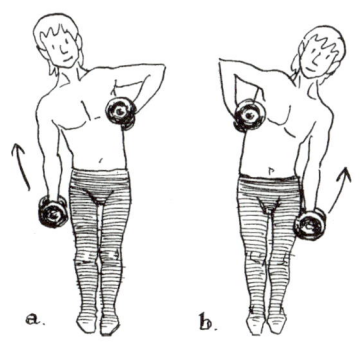

11. 발레 스트레칭 측면 스트레칭

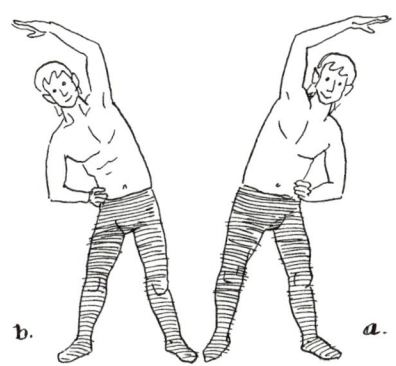

12. 두 다리로 쪼그리기 다리 전체와 엉덩이 강화

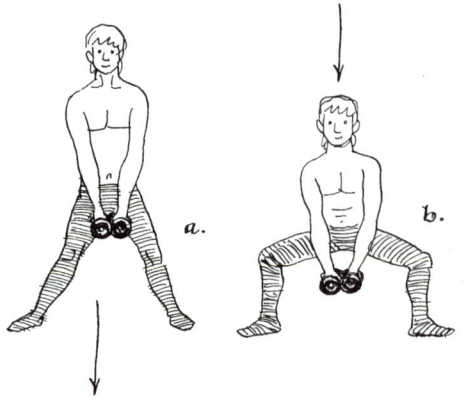
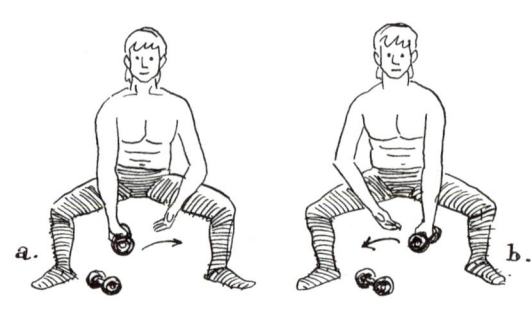

13. 수양버들 스트레칭 햄스트링, 종아리와 등 스트레칭

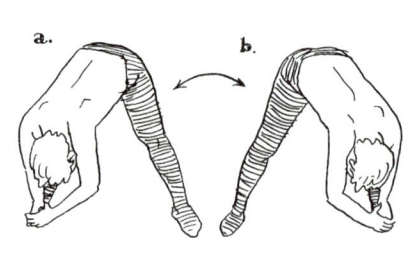

14. 다리 옆으로 올리기 엉덩이와 다리 강화

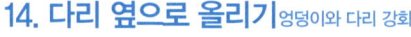

15. 종아리 스트레칭
스트레칭, 종아리 강화

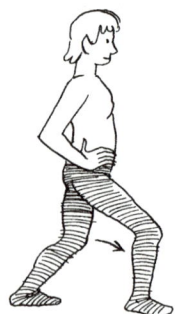

16. 비행기 스트레칭
엉덩이 근육과 햄스트링 스트레칭

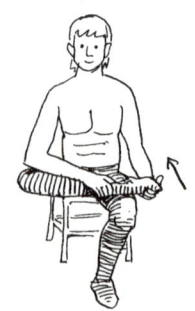

17. 앉아서 덤벨 당겨 올리기
이두박근 강화

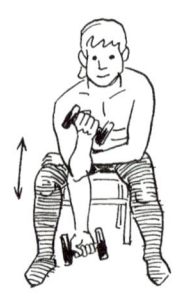

18. 깍지 끼고 가슴 늘리기 팔과 가슴 스트레칭

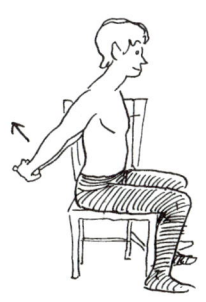

19. 나무 껴안기 가슴과 팔 강화

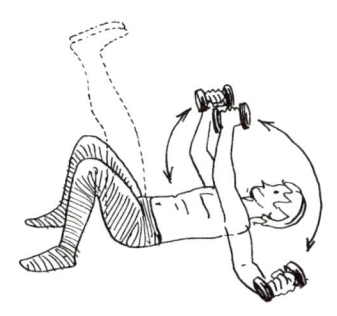

20. 꼬리뼈 들기 하복부 근육 강화

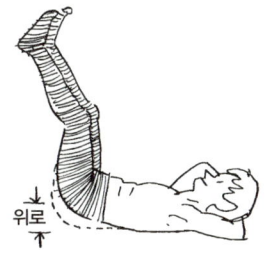

21. 한쪽 다리 크런치 중심 근육 강화

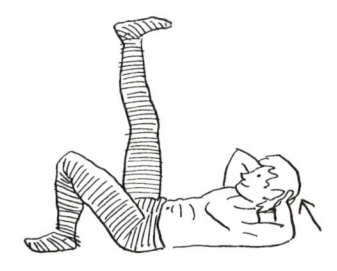

22. 사이드 크런치 중심 근육 전체 운동

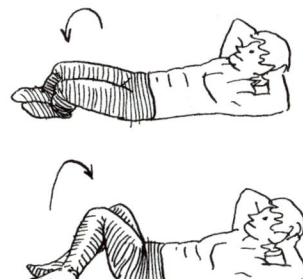

23. 팔꿈치 들어올리기 복근과 가슴 스트레칭

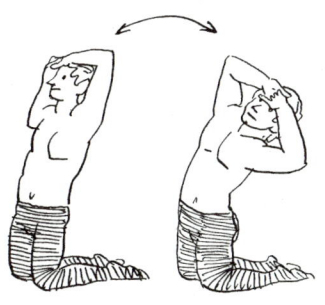

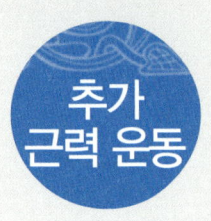

추가 근력 운동

운동을 좀 더 하고 싶다면 평소 하는 근육운동에 다음의 근력 운동을 추가해 새로운 근육 운동 프로그램을 만들 수 있다. 운동을 하는 동안 다음 지침에 따른다.

★ 첫째, 각 운동을 한 세트씩 한다. 근력운동이 한 번에 몸의 한 부분만 하는 것이라면 두 세트를 한다. 운동을 하면서 각 근력 운동을 두 세트 또는 네 세트로 늘린다.

★ 둘째, 한계점까지 훈련하되 8/12 규칙을 따른다. 각 근력 운동을 할 때 덤벨은 8번까지는 쉽게 반복할 수 있고 12번 이상은 쉽게 들 수 없는 정도의 무게를 택한다.

★ 셋째, 제1부에 있는 근력 운동으로 먼저 시작한다. 제2부에 있는 운동은 한 달 후에 추가한다. 단, 그 전에 1부 운동에 충분히 익숙해지면 그 기간을 앞당길 수 있다.

★ 넷째, 팔과 다리는 고정하지 말고 항상 유연하게 유지한다. 팔다리를 곧게 하라고 해서 꼭 힘을 주어 고정할 필요는 없다.

★ 다섯째, 근력 운동을 하는 동안은 반드시 복근을 긴장시킨다. 중심 근육이 강해지고 자세도 좋아진다.

★ 여섯째, 심호흡을 한다. 덤벨을 밀거나 당길 때는 숨을 내쉬고, 원래 자세로 되돌아갈 때는 숨을 들이쉰다.

1부 근력 운동

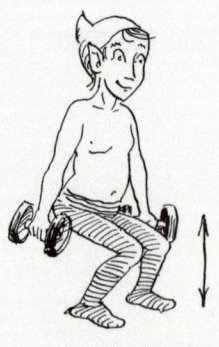

덤벨 들고 쪼그리기 다리와 엉덩이 근육 강화

다리를 어깨너비보다 약간 더 넓게 벌리고 선 다음 양손은 몸 옆으로 자연스럽게 내린다. 허리는 굽히지 않고 허벅지가 바닥과 거의 수평이 될 때까지 쪼그린다. 무릎이 아프거나 허리가 아프면 끝까지 내려가지 않아도 된다. 잠시 멈췄다가 다시 원래의 위치로 일어선다. 이 동작 중에 시선은 항상 정면을 향하고 호흡을 같이 한다. 내려갈 때 숨을 들이쉬고 올라갈 때 숨을 내쉰다. 12번 반복하는 것이 쉬워지면 덤벨이나 다른 무게가 있는 물건을 손에 쥐고 한다.

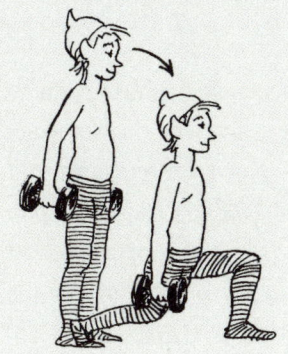

런지 다리와 엉덩이 근육 강화

다리를 어깨 너비로 서서 양손은 엉덩이 높이에 둔다. 왼발을 길게 앞으로 내뻗으며 왼쪽 무릎을 굽혀 허벅지가 바닥과 수평이 되게 한다. 무릎이 아프면 내딛는 폭을 줄이고 무릎이 발보다 더 앞으로 나가지 않도록 한다. 잠시 정지했다가 원래의 자세로 돌아간다. 이번에는 오른발로 반복한다. 호흡은 앞으로 내디딜 때 들이쉬고 제자리로 돌아올 때 내쉰다. 12번 반복하는 것이 쉬워지면 양손에 덤벨 등 무게 있는 물건을 들고 한다. 또는 한 번에 한쪽씩 12번 하고, 반대편 다리로 반복한다.

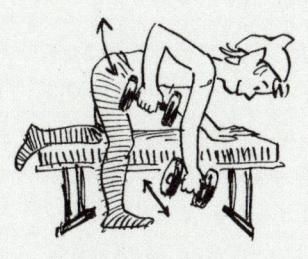

허리 굽혀 노 젓기 등 근육 강화

벤치나 긴 의자 옆에 선다. 한쪽 무릎을 올려 벤치 위에 대고 반대편 손에 덤벨 등 무거운 물건을 잡는다. 반대편 손으로 벤치를 지지하면서 허리를 굽혀 등이 바닥과 수평이 되게 한다. 반대편 팔은 덤벨이 바닥을 향해 늘어뜨린다. 등 근육을 사용해 덤벨을 가슴 위치까지 들어 올리되 팔꿈치가 옆구리를 살짝 스치도록 한다. 잠시 정지 후 다시 팔을 내린다. 당길 때 숨을 들이쉬고 내려놓을 때 숨을 내쉰다. 시선은 바닥을 향해 목이 뒤로 젖혀지는 것을 방지한다.

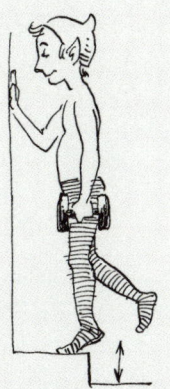

종아리 들기 종아리 강화

왼발 끝으로 계단에 끝에 선다. 왼손으로는 덤벨을 들고 오른손으로 벽이나 난간을 잡아 균형을 유지한다. 오른발을 들어 왼쪽 발목 정도에 오게 한다. 왼쪽 발꿈치를 계단 밑으로 최대한 내린다. 무릎은 굽히지 않은 채 종아리 근육만 사용해 몸을 다시 들어 발끝으로 선다.

팔굽혀펴기 상체 강화

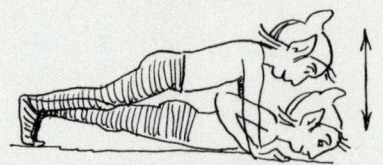

팔굽혀펴기의 기본자세로, 양손을 어깨너비로 벌려 바닥에 대고, 등은 굽히지 않은 채 발가락 또는 무릎을 바닥에 댄다. 가슴이 바닥에 닿기 직전까지 상체를 내렸다가 다시 밀어 올린다. 팔굽혀펴기를 좀 더 쉽게 하려면 무릎을 바닥에 대거나 손을 계단 하나 위에 놓고 한다. 더 큰 효과를 보려면 횟수를 늘리거나 손의 위치를 바꾸어 안쪽으로 모으거나 더 벌린다. 시선은 항상 손가락 약간 위쪽에 두어 목이 뒤로 젖히는 것을 막는다. 몸을 위로 올릴 때 팔꿈치를 완전히 펴지 말고 약간 굽힌다.

윗몸일으키기 복근 강화

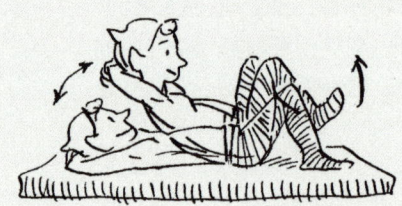

복부 근육이 강하면 허리 근육을 지지하고 부상을 예방할 수 있다. 요통이 있을 때도 회복이 빠르다. 복근 운동은 그 종류가 많고 지금도 항상 새로운 운동 방법이 생겨나고 있다. 기본적인 윗몸일으키기는 바닥에 누워 무릎을 굽히고 발은 바닥에 붙인다. 그리고 복근을 사용해 윗몸을 30도 정도 바닥에서 들어 올린다. 강도를 더 높이려면 상체를 들어 올리는 동시에 배꼽은 바닥으로 밀어 넣는다는 느낌으로 두 다리를 머리 쪽으로 당긴다. 이렇게 하면 상체는 상체 일으키기, 하체는 다리 당기기, 그리고 복부는 배꼽 당기기를 통해 각 부위의 중심 근육을 다 사용하게 된다. 또는 짐볼 위에서 등을 일직선으로 펴고 실시하는 방법이 있다. 바닥에 누워 무릎을 가슴 쪽으로 당기면 하복부 근육을 주로 사용하게 된다.

팔다리 올리기 복부 근육 강화

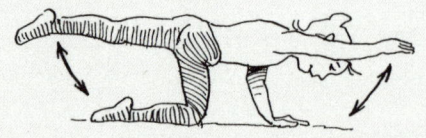

손과 무릎을 바닥에 대고, 한쪽 팔과 반대쪽 허벅지가 바닥에서 수직으로 서로 평행이 되게 들어 올린다. 이때 무릎은 엉덩이 바로 밑에, 손은 어깨 바로 밑에 있어야 한다. 시선은 바닥을 향해 머리가 척추와 일직선이 되게 하고, 오른팔과 왼쪽 다리를 천천히 들어 앞뒤로 쭉 뻗어 다리와 등과 팔이 일직선이 되게 한다. 그런 다음에는 천천히 원래 위치로 돌아온다. 한 동작이 끝나면 위치를 바꿔 왼팔과 오른쪽 다리로 시행한다.

2부 근력 강화 운동

가슴 프레스 가슴 근육 강화

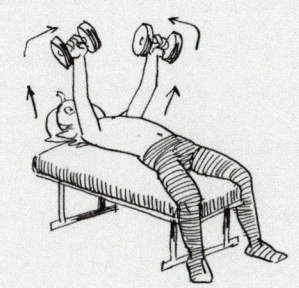

양손에 덤벨 등의 물건을 잡고 바닥에 눕는다. 덤벨을 든 손을 가슴 가까이에 놓는다. 무릎은 굽히고 발은 바닥에 평평하게 놓는다. 긴 의자 위에 누워서 해도 된다. 손바닥을 마주하거나 발 쪽을 향하게 하면서 덤벨을 어깨에서 위로 밀어 올린다. 이때 덤벨은 가슴 앞쪽에 서로 모은다. 덤벨을 천천히 양옆으로 내려 팔꿈치가 어깨와 같은 위치로 내려오게 한 뒤 반복한다.

이두박근 컬 이두박근 강화

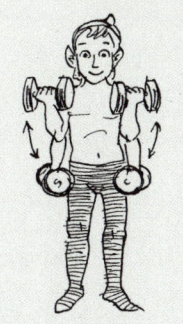

다리를 어깨너비로 벌리고 앉거나 서서 팔은 양옆으로 내려뜨리고 손바닥은 정면을 향하게 한다. 양손에는 덤벨 등을 쥔다. 팔꿈치를 천천히 굽혀 양손을 어깨 가까이 끌어 올리되 팔꿈치는 들어 올리지는 않는다. 천천히 원위치로 되돌린다. 턱이 흔들리거나 떨어지지 않도록 주의하고 어깨도 앞으로 숙이지 않도록 한다.

서서 옆으로 들기 어깨 강화

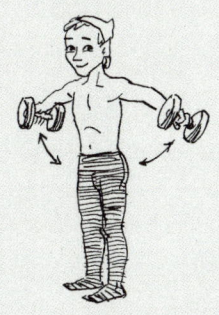

다리를 어깨너비로 벌리고 서서 무릎과 엉덩이를 약간 굽힌다. 양 손에 덤벨 등을 잡고 엉덩이를 약간 앞으로 숙여 팔이 양옆으로 벌어지게 한다. 양 손바닥은 마주 보게 한다. 손목은 굽히지 않고 팔꿈치를 살짝 굽힌 상태에서 팔 전체를 바깥쪽 양옆으로 끌어 올린다. 팔이 거의 바닥과 평행이 될 정도로 놓고 손이 약간 몸 앞으로 오도록 들어 올린다. 손목이 아니라 팔꿈치로 힘을 유도하며 천천히 원래 위치로 돌아온다.

회전근개 돌리기 회전근개 강화

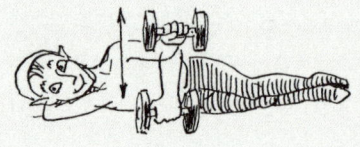

벤치나 바닥에 옆으로 누워 위쪽에 있는 손으로 덤벨을 잡는다. 팔꿈치를 90도로 꺾어 팔 위쪽은 몸통에 붙이고 팔 아래쪽은 몸 앞으로 떨어뜨린다. 위팔을 몸에 붙인 채 어깨를 돌려 덤벨을 든다. 팔 아래쪽이 바닥과 거의 평행이 될 때까지 들어 올린다. 팔꿈치가 몸 옆에서 미끄러지지 않고 같은 자리에 고정되도록 노력한다.

머리 위 프레스 어깨 강화

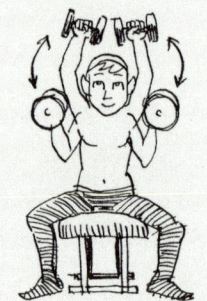

벤치 또는 등받이가 있는 의자에 앉는다. 양손에 덤벨을 쥐고 들어 올려 팔꿈치 아래쪽은 바닥과 수직이 되게 하고 덤벨은 어깨 위치에 놓는다. 손바닥은 앞으로 하고 덤벨을 머리 위로 들어 올려 서로 닿게 하되 팔꿈치는 거의 굽히지 않는다.

삼각근 옆으로 올리기 어깨 강화

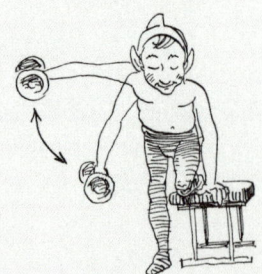

왼쪽 무릎과 왼팔을 의자 위에 올리고 오른발은 바닥에 둔다. 오른손으로 덤벨을 들고 옆으로 끌어 올리는데 팔꿈치는 몸통보다 약간 위에 오도록, 손은 어깨선까지 오도록 올린다. 천천히 원래 위치로 되돌아온다. 지지하는 팔은 뻣뻣하게 힘을 주지 말고 항상 약간 구부린 채 유지한다.

Chapter 15

몸과 건강에 대한 Q&A

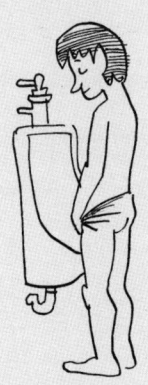

YOU: the owner's Manual

이 책은 지구 상에 단 하나밖에 없으며, 무한한 가능성을 지닌 내몸에 대해 설명한 건강 지침서이다. 이 장에서는 몸에 대한 특별한 관심과 궁금증에 답하고자 한다.

심장과 동맥

심장 건강의 회복

질문 | 식생활이 불규칙하고 엉망이라 건강을 지키기엔 너무 늦은 것 아닐까 걱정하고 있습니다. 50대 나이에도 심장 건강을 회복할 수 있나요? 아직 한 번도 심장 문제를 진단받은 적은 없고 콜레스테롤은 정상이

지만 혈압이 130에 90으로 높은 편입니다. 그리고 아주 뚱뚱합니다. 희망이 있을까요? _55세 여성

답변 | 물론 희망이 있습니다. 살아 있는 한 심장은 계속 나와 함께 뛸 것입니다. 심장에 해줄 수 있는 일은 열정적 주인이 되어 계속 잘 뛰게 만드는 것이지요. 딱 한 번의 변화만으로 노화된 동맥에서 찌든 때를 제거할 수 있습니다. 바로 지금 시작해야 합니다. 뱃살과 혈압 때문에 심장이 많이 피로해져 있을 것입니다. 몇 가지 생활 습관을 개선해 심장의 부담을 줄여주세요. 첫째, 뱃살을 빼는 것입니다. 뱃살을 빼면 혈압도 내려갑니다. 뱃살이야말로 몸을 늙게 하는 데 일등 공신입니다. 뱃살을 빼면 당연히 수명도 길어집니다.

약물 복용

질문 | 매일 오메가-3를 복용하고 있습니다. 아스피린도 같이 먹어야 할까요? _40세 여자

답변 | 함께하면 더 좋은 것이 있고, 그렇지 않은 것도 있습니다. 동시에 먹는 것이 더 좋은지 아닌지 항상 알 수는 없습니다. 이 두 약은 그 자체의 영향력이 강력하기 때문에 같이 복용해도 좋은지는 주치의와 상의할 것을 권장합니다. 아스피린과 오메가-3는 동맥의 염증을 줄여 심장병, 뇌졸중, 기억력 감퇴, 발기부전의 위험성을 줄입니다. 오메가-3는 우울증과 관절염의 발병률을 감소시키고, 아스피린은 대장암, 유방암, 전립선암 발병 위험성을 줄입니다. 이 둘을 결합하면 뇌를 10년 정도 젊게 할 수도 있지요. 35세 이상의 남자와 40세 이상의 여자에게 두 가지를 같이 복용할 것을 권장합니다. 아스피린은 하루 162mg _{베이비 아스피린 2알}을 먹

되, 복용 시 위장 장애를 막기 위해 물을 큰 컵으로 한 컵 마셔야 합니다. 오메가-3로는 정제된 어유 2g이나 DHA 보조제 600mg 조류algae에서 추출. 아주 질 좋고 건강한 오메가-3를 섭취합니다, 또는 하루에 호두 12개를 먹습니다. 또 튀기지 않은 기름진 생선을 한 번에 120g씩 일주일에 세 번 정도 섭취해도 같은 효과가 있습니다. 자연산 연어, 마히마히, 숭어, 틸라피아 역돔 등은 남획되지도 않고 독소가 축적되어 있지도 않지요.

아스피린 복용량

질문 | 심장을 보호하기 위해 아스피린을 먹을 때 왜 2알을 권장하나요? _40세, 여자

답변 | 그것은 확률 때문입니다. 아스피린을 162mg 이상 복용하면 동맥의 노화를 36% 정도 줄일 수 있지요. 그 반 용량인 81mg으로는 효과가 13%에 불과합니다. 162mg을 복용했을 때 부작용은 81mg을 복용했을 때에 비해 그다지 크지 않기 때문에 2알을 복용하는 것이 훨씬 더 유리합니다.

뇌졸중의 재발

질문 | 뇌졸중을 앓은 후 혈압이 회복된 상태에서, 다시 뇌졸중이 일어날 위험성은 얼마나 될까요? _48세 남자

답변 | 뇌졸중의 종류에 따라 다릅니다. 뇌졸중에는 여러 종류가 있습니다. 물론 상당수의 뇌졸중이 고혈압 때문에 발생하지요. 고혈압에 따

른 뇌졸중은 혈압을 조절했을 때 2년 내에 20% 재발하고, 조절하지 않으면 50% 재발합니다. 그 20%에서도 다시 70% 이상 낮출 수가 있는데, 방법은 담배를 끊고 간접흡연까지도 건강한 지방을 섭취하고 앞서 보았듯이 2g의 정제 어유 또는 30g의 호두, 스트레스를 관리하고 명상을 하고, 아스피린을 162mg 복용하며, 코엔자임 Q10을 200mg 복용하는 것입니다.

체중

비만은 유전자 탓

질문 | 당뇨와 비만에서 유전은 얼마나 중요한 원인이 됩니까? 유전을 극복할 수 있나요? _45세 여자

답변 | 허벅지에 지방이 많다고 부모를 탓하고 있나요? 하지만 실제는 그렇지 않습니다. 비만과 당뇨 당뇨의 95%가 넘는 제2형 당뇨병는 후천적 요인 생활 습관, 행동, 식생활 등의 영향이 유전보다도 훨씬 더 큽니다. 당뇨를 앓는 사람은 1년을 기준으로 했을 때 앓지 않은 사람보다 0.5년 정도 더 빨리 노화됩니다. 30세에 당뇨병에 걸려 60세까지 살았다고 하면 신체 나이는 60세가 아니고 75세에 가깝습니다. 왜 그럴까요? 제2형 당뇨병은 유전적 요인이 있습니다. 즉, 일란성쌍둥이 중 한 명이 당뇨병에 걸리면 다른 한 명도 당뇨병에 걸릴 확률이 매우 높아집니다. 제2형 당뇨병에 걸리면 당이 세포 내에서 쓰이지 않고 혈액 내에 축적됩니다. 이렇게 혈당이 높아지면 동맥 내벽의 세포 간격이 느슨해져 콜레스테롤이 침투하지요. 당뇨병은 당을 단백질에 붙게 해서 그 기능을 떨어뜨리고, 여러 가지 건강 문제를 야기합니다. 예를 들면 혈압을 높이고 심장병, 뇌졸중, 기억력 감소,

신부전, 시력 문제, 관절염, 폐 질환 등의 위험성을 높이며, 감염과 싸우는 저항력을 약화시킵니다. 유전이라고 해도, 원하기만 한다면 유전성을 조절할 수 있습니다. 혈당을 떨어뜨리기 위해 단순당, 시럽, 통곡물이 아닌 곡물, 트랜스지방 또는 포화지방 등 나쁜 지방을 피하고 일주일에 2,000kcal 정도 소모하는 운동을 합니다. 매일 30분 걷기, 일주일에 30분 정도의 근력 운동을 하면 근육을 인슐린에 민감하게 만들어 세포 내에서 당을 사용할 수 있도록 합니다.

뇌

기억력 향상

질문 | 많은 논문에서 피로글루타메이트 pyroglutamate가 기억력에 좋다고 보고하고 있습니다. 그것이 사실인가요? _39세 여자

답변 | 네? 뭐라고요? 농담입니다 이 물질은 알코올 남용에 따른 기억력 감퇴와 일부 치매에 효과적이라는 보고가 있습니다. 이탈리아에서는 이 물질을 알코올중독, 노화 그리고 정신지체 등에 처방하기 하지요. 아직 과학적으로 입증되지는 않았지만 인지 기능을 향상시킨다는 보고는 있습니다. 노인에 대한 이중 맹검 연구 최고 수준의 과학적 연구에 따르면, 아르기닌 피로글루타메이트를 복용하는 사람이 위약을 복용한 사람에 비해 언어 기억 능력이 더 좋아진다고 보고하고 있습니다. 인지능력을 향상시키기 위한 더 좋은 방법도 있습니다. 걷기, 커피, 오메가-3 특별히 DHA, 카레와 겨자 그리고 화투, 장기, 바둑, 낱말 게임 같은 두뇌 게임 등이지요.

우울한 기분

질문 | 우울증은 여자에게 더 흔히 일어나나요? _35세 여자

답변 | 대부분의 연구를 보면 우울증은 남성보다 여성에게 두세 배 더 많이 발생합니다. 임신, 폐경 그리고 생리 주기에 따른 호르몬 변화가 기분 장애를 일으킬 수 있지요. 성폭력과 신체 폭력이 우울증의 원인이 되기도 합니다. 남편과 상호작용이 활발하지 않으면 아내는 더 우울해진다고 합니다.

사랑이 주는 변화

질문 | 사랑에 빠지면 뇌에 정말로 화학적 변화가 일어나나요? _32세 여자

답변 | 사랑에 빠졌을 때에는 감각적 느낌만 변화하는 것이 아닙니다. 실제로 사랑은 뇌의 커다란 화학적 변화도 초래합니다. 한 연구를 보면 상사병이 걸린 사람은 강박증에 걸린 환자만큼이나 세로토닌(기분을 좋게 하는 화학물질)이 부족하다고 합니다. 즉, 가슴이 아프다는 감정은 실제로 심장에 병이 들 위험성을 높인다는 뜻입니다. 한편 상대를 안아주면 몸 전체에서 옥시토신(기분을 좋게 하는 또 다른 물질)의 분비를 촉진합니다.

긍정적 생각

질문 | 주위 모든 사람이 긍정적으로 생각하라고 합니다. 긍정 사고나 유머가 실제로 치료 효과가 있는지 밝혀진 바 있나요? _50세 여자

답변 | 물론 의사가 농담을 처방해 환자를 낫게 하지는 못합니다. 그렇다고 긍정적 사고를 포기하지는 마세요. 긍정적 자세와 즐거움은 물, 선크림, 전신 마사지만큼이나 몸에 이롭습니다. 유머가 정신력을 높여주고 암세포를 고립시키는 면역 세포의 기능을 개선한다는 사실 외에도, 긍정적 태도는 기적을 일으키기까지 합니다. 더 걷고, 더 좋은 채소를 먹고, 포화지방을 피하게 해주기 때문입니다. 이 세 가지는 심장병, 뇌졸중, 암에 대한 생존율을 획기적으로 높여줍니다. 계속 우울해하지 말고 삶을 지배해보세요. 텔레비전의 개그 프로그램도 녹화해놓고요 충분한 수면을 취하는 것이 중요하기 때문. 기적은 긍정적으로 생각하는 사람한테 더 많이 찾아온다는 사실을 잊지 마세요.

말문이 막힐 때

질문 | 동시에 여러 명과 얘기할 때 말문이 막히는 경우가 있습니다. 왜 때때로 이렇게 당황하는 것일까요? _48세 여자

답변 | 이런 반응을 긴장성 무운동이라고 하는데, 술에 취해 몸을 가누지 못하는 것과는 좀 다릅니다. 이 반응은 포식자를 피하려는 동물들에게서 흔히 나타납니다. 대부분의 포식자는 자기가 직접 죽인 것만 먹기 때문에 잡혔을 때 죽은 척하면 사냥꾼은 그냥 지나가지요. 인간에게도 그런 본능이 있습니다. 해결 방법은 여러 명과 얘기할 때 한 번에 한 사람에게만 집중하고, 다시 다른 사람에게 집중하는 훈련을 하는 것입니다.

아이스크림 두통

질문 | 아이스크림을 먹을 때 두통이 생기는 이유는 무엇인가요? _50세 남자

답변 | 아이스크림을 너무 빨리 먹었나요? 찬 음식을 먹을 때 생기는 두통의 원인에 대해서는 두 가지 이론이 있습니다. 하나는 이마뼈 속에 위치한 동굴인 전두동에 있는 공기가 갑자기 차가워지며 국소적 통증 수용체를 자극한다는 이론입니다. 다른 하나는 찬 기운이 지나간 다음 입천장과 후부의 수축된 혈관이 이완되기 때문이라는 이론이지요. 이 부위에 혈액이 몰리면서 국소적 통증 수용체를 자극하고 통증을 머리까지 뻗치게 합니다. 이 증상은 편두통이 있는 사람에게도 종종 나타나는데, 편두통 역시 동맥이 확장되면서 일어나기 때문입니다. 두통을 줄이기 위해서는 혀를 계속 입천장에 대고 있거나, 아이스크림을 조금씩 먹으면 됩니다.

코털 뽑기

질문 | 코털이 빨리 자라 하루에 6개 정도 뽑습니다. 그런데 코털을 뽑으면 뇌에 매우 안 좋다고 하는데 정말인가요? _42세 남자

답변 | 그렇습니다. 코털을 뽑으면 뇌가 위험해질 수 있습니다. 콧속 피부에 상처가 나 감염되고, 그것이 뇌의 아랫부분까지 옮겨갈 수 있습니다. 혈액은 코_{정확히는 코를 중심으로 하는 얼굴의 삼각형 부분}의 뒤쪽을 지나 뇌로 흘러가는데 여기서 여러 정맥과 만납니다. 그중 하나가 뇌로 가는 혈관이지요. 코의 감염이 뒤로 가서 이 병목 지점을 차단하면_{뇌내 혈전염} 정말 큰 문

제가 됩니다. 어떤 의사들은 이 부위를 '죽음의 삼각형'이라 부르기도 하지요. 전용 코털 깎이를 사용하세요.

뼈·관절·근육

골다공증의 회복

질문 | 최근에 척추 골다공증 진단을 받았습니다. 어떻게 관리하면 도움이 될까요? _63세 여자

답변 | 골다공증은 로트와일러병Rottweiler disease이라고 부르기도 합니다. 로트와일러 품종의 개는 뼈를 빠르게 부숴 먹을 수 있기 때문입니다. 골다공증 진단을 받았다면 다시 단단하고 건강한 뼈로 만들어야 합니다. 근육운동으로 시작하는 것이 좋습니다. 런지, 허리 굽혀 노 젓기, 덤벨 들고 쪼그리기를 하거나 14장에서 소개한 근육운동을 하세요. 근육 강화 운동은 근육과 뼈를 재건하고 골다공증의 진행을 지연시킵니다. 그리고 다음 영양소를 하루 두 번 복용하세요. 마그네슘 200mg, 비타민 C 300mg, 칼슘 600mg, 비타민 D 400IU 등입니다. 비타민 K가 많은 시금치나 초록색 채소도 섭취해야 합니다. 이러한 영양소를 꾸준히 섭취하고 1년 후 골다공증 검사를DEXA 다시 받아보세요.

관절통 처방

질문 | 관절통이 있는데, 갑각류 알레르기가 있는 사람은 관절통에 효

과 좋은 글루코사민 제제를 섭취하면 안 된다고 들었습니다. 갑각류 성분을 포함하지 않는 다른 제품이 있을까요? _44세 여자

답변ㅣ 가장 흔하게 발병하는 관절통이 퇴행성관절염입니다. 퇴행성관절염은 통증이 매우 심해, 걷기나 소파에서 일어나기 등 일상생활을 매우 힘들게 만들지요. 퇴행성관절염의 진행을 막기 위해 다음 세 가지 조치를 취해야 합니다.

통증이 있는 관절 주위의 근육 강화, 아스피린이나 다른 소염제 복용, 하루에 비타민 D 1,000IU를, 비타민 C 300mg을 하루 2회 리피토 같은 스타틴계 약물을 복용하지 않는사람에 한해, 칼슘 600mg을 하루 두 번, DHA 600mg을 하루 한 번 또는 생선 또는 호두 기름을 하루 2g 복용합니다.

하루 10분 근육운동

질문ㅣ 아침에 5분 정도 텔레비전 뉴스를 봅니다. 때로는 그 시간에 운동을 해야 하지 않나 하는 생각도 듭니다. 어떻게 하면 좋을까요? _35세 여자

답변ㅣ 좋은 생각입니다. 그 시간을 10분으로 늘려 필요한 근육운동을 하세요. 런지, 팔굽혀펴기, 크런치, 노 젓기 등으로 시작하면 됩니다 15장 참고. 하루는 런지와 팔굽혀펴기를 하고 다음 날은 크런치와 노 젓기를 하세요. 처음에는 빈손으로 운동하고, 점점 운동 기구로 무게를 추가하세요.

폐

공기 정화

질문 | 공기 정화기가 실제로 효과가 있나요? 3년 된 집으로 이사 왔는데 실내 공기가 오염된 것처럼 느껴집니다. 어떻게 하면 좋을까요? _29세 여자

답변 | 오래된 공기 정화기는 건전지 없는 리모컨과 같습니다. 필터는 매년, 그리고 공기관은 3년마다 청소하거나 교체해야 오염 물질 없는 맑은 공기를 유지할 수 있습니다. 또 다른 독소 물질을 실내에 두지 않는 것도 중요하지요.

폐의 강화

질문 | 먹는 성장호르몬 제제가 폐를 튼튼하게 하고 뇌와 폐에 더 많은 산소를 공급하는 효과가 있나요? _50세 여자

답변 | 먹는 성장호르몬 제제는 바퀴 없는 차와 같이 폐에는 무용지물입니다. 성장호르몬 제제가 효과적으로 흡수된다는 증거가 없고, 그 효능도 위약 효과에 불과하다는 보고가 있습니다. 위약 효과란 도움이 된다고 믿는 것, 심지어 물만 복용해도 나타나는 효과로 보통 약 30% 정도의 사람들에게 보입니다. 비록 처방받은 성장호르몬 제제라 하더라도 득보다 해가 더 많은 것 같습니다. 근육만 키우는 게 아니라 모든 세포를 키워 암이 생길 수도 있고, 뼈나 연골이 지나치게 자라면 손목터널증후군

같은 병이 생길 수도 있지요.

코 스트립 사용

질문 | 코 스트립은 실제로 호흡에 도움이 되나요? _30세 여자

답변 | 운동선수들이 코 스트립을 흔히 사용하기는 하지만 흡입되는 산소의 양을 증가시킨다는 과학적 증거는 없습니다. 그렇지만 알레르기가 있을 때 코 스트립을 사용하면 비강을 넓혀주니 도움이 되지요. 이비인후과에 가보면 왜 코가 막히는지 알아낼 수 있으며, 점액이 차서 그런 것이면 쉽게 제거할 수 있습니다.

딸꾹질

질문 | 딸꾹질은 왜 하며 어떻게 멈출 수 있을까요? _36세 여자

답변 | 딸꾹질은 음식물, 알코올, 담배 또는 공기로 팽창된 위, 그리고 갑작스러운 위의 온도 변화 등에 횡격막이 자극받았을 때 생기며 몇 초 만에 멈추기도 하고 몇십 년 동안 지속되기도 하지요. 횡격막이 갑자기 수축하면서 공기를 위로 올려 보내면서 소리를 만들어냅니다. 흥분이나 스트레스가 원인이 되기도 합니다. 여러 가지 치료법이 있는데 목뒤나 혀로 가는 신경을 자극하거나 깜짝 놀라게 하는 것도 방법입니다. 또 혀 위에 설탕을 올려놓거나 숟가락으로 목구멍을 자극하거나 턱이나 귀밑같이 예민한 부위를 갑자기 꼬집는 방법도 있습니다.

수면

수면과 운동

질문 | 수면과 운동 중 현명한 선택하기가 쉽지 않습니다. 저는 보통 시간이 부족하고 스트레스를 많이 받았을 때 잠을 잡니다. 이런 상태에서 수면 시간을 늘리는 것이 더 좋은가요? 아니면 수면 시간은 그대로 유지하고 운동을 하는 것이 더 나은가요? 수면과 운동을 어떻게 균형 맞춰야 최고의 효과를 얻을 수 있을까요? _33세 남자

답변 | 최고의 효과를 얻기 위해서는 최소한 7시간 반 정도의 수면과 하루 20~30분의 걷기나 근육운동 또는 요가 같은 유연성 운동이 필요합니다. 정 시간이 없다면 6시간 반의 수면과 운동을 병행하세요. 하지만 건강은 흥정 대상이 아닙니다. 하나 대신 다른 것을 선택할 수 없고 수면과 운동 다 해야만 합니다. 두 가지 다 충분히 확보할 방법을 찾아야 하지요. 운동 시간을 내기 위해 일상의 스케줄을 조정하는 것은 좋습니다. 드라마를 못 보더라도 운동을 하는 것이 더 낫지요. 심야 프로그램을 보지 않고 일찍 잠자리에 들면 그것이 더 좋습니다. 꼭 보고 싶다면 녹화해두었다가 한가한 시간에 보세요.

수면 유형

질문 | 남자가 여자보다 더 잠을 많이 잡니까? _47세 남자

답변 | 어떤 사람은 여자가 생리적으로 남자보다 잠을 더 잘 잔다고 생각합니다. 여자가 남자보다 잘잔다고 치부할 수도 있지만 사실은 과학적

근거가 있습니다. 여성에게 더 많은 에스트로겐은 뇌의 수면중추에 작용해 밤에 잘 깨지 않게 도와줍니다. 덕분에 전체 수면 시간이 늘어나는 것입니다.

다크서클

질문 | 피곤할 때 눈 밑에 다크서클이 생기거나 약간 두툼해지는 이유는 뭘까요? _36세 여자

답변 | 다크서클은 매우 흔히 일어나는 증상입니다. 눈 아래 피부는 가장 얇아서 그 밑을 흐르는 어두운 정맥피가 겉으로도 쉽게 보입니다. 허리를 세우고 앉거나 설 때 그곳에 혈액이 더 많이 모입니다. 수면 부족뿐 아니라 알레르기나 천식도 다크서클을 초래합니다. 이 질환들은 눈 밑에 혈액을 모으고 붓게 만듭니다.

장

속 쓰림

질문 | 속 쓰림 때문에 약을 먹는 친구들이 많은데 속 쓰림의 원인은 무엇이고 얼마나 흔한가요? _51세 여자

답변 | 속 쓰림은 식도와 위의 구조, 그리고 각도 때문에 발생합니다. 식도는 위와 날카로운 각을 유지하며 음식물이 역류하는 것은 막습니다. 비만이나 과식으로 무거워진 위 때문에 이 각도가 넓어지거나, 탈장이

되면 위산이 식도로 역류합니다. 그 결과 매우 고통스러운 속 쓰림을 겪게 되죠. 낫는 데도 며칠이 걸립니다. 인구의 20%가 속 쓰림을 앓고 있습니다.

역류 반응

질문 | 식도를 건강하게 유지하려면 반드시 의사에게 처방받은 약을 복용해야 하나요? 위, 식도 역류 질환을 예방하기 위한 다른 방법이 있나요? _41세 여자

답변 | 사실 목의 구조를 보면 음식물이 내려가는 것이 훨씬 쉽고 올라오는 것은 매우 어렵습니다. 어느 누구도 식사 후 입에서 위산 냄새를 뿜어내고 싶지는 않지요. 다음 몇 가지 방법으로 위식도역류 질환을 예방할 수 있습니다.

첫째, 적게 먹습니다. 둘째, 비만이면 체중을 감량합니다. *시간이 걸리긴 하지만 가장 좋은 선택이지요.* 셋째, 고추나 양념이 많이 들어간 음식, 알코올, 카페인 등을 피하세요. 넷째, 역류와 관련한 식도암을 예방하기 위해 베이비 아스피린 2알을 충분한 물과 함께 복용하세요. 다섯째, 잠자기 3시간 전에는 음식을 먹지 않습니다. 여섯째, 담배를 끊습니다. 일곱째, 잠자기 위해 누울 때는 머리를 15cm 정도 올립니다. 여덟째, 위산 억제제를 사용할 때 주치의와 상의합니다. 결국 위식도역류 질환을 예방하는 것이 몸에 줄기세포를 넣어 치료하는 것보다 더 낫습니다. 줄기세포는 심장과 뇌를 위해 남겨두세요.

충수돌기

질문 | 별 필요가 없는 것 같은데 왜 우리 몸에는 충수돌기가 있나요?
_40세 여자

답변 | 충수돌기가 전혀 필요 없다고 생각하는 사람이 많습니다. 그러나 사실은 존재 의미가 있지요. 충수돌기는 대장의 시작 부위인 맹장에 달려 있는 조그마한 주머니로, 그 벽에 림프조직을 포함하고 있습니다. 이 림프조직은 다른 부위의 조직과 연합해 항체를 만드는 면역 작용을 합니다. 그렇지만 충수돌기가 없더라도 우리 몸은 잘 적응해냅니다. 비장, 림프샘, 편도샘 등 다른 부위에 같은 역할을 하는 림프조직이 있기 때문이지요. 비장과 편도샘 또한 제거할 수 있습니다.

소화 시간

질문 | 음식이 소화되기까지는 얼마나 시간이 걸리나요? _48세 남자

답변 | 음식물이 완전히 소화되어 배출될 때까지는 4~12시간 정도 걸립니다. 과일이 가장 빨리 소화되고 육류는 2~3일 걸리기도 하지요. 한편 껌도 다른 음식물과 같이 빨리 소화됩니다. 소화되지 않고 계속 장내에 남아 있다는 얘기는 잘못된 상식이지요.

갈색

질문 | 대변 색깔은 왜 갈색인가요? _37세 남자

답변 | 대변이 갈색을 띠는 것은 담즙 때문입니다. 간에서 배출된 담즙은 십이지장에서 위를 지난 음식물과 만납니다. 그리고 음식물을 갈색으로 물들입니다. 만약 대변이 갈색이 아니라면 그 색깔로 내 몸에 일어나는 변화를 알 수 있습니다. 초록색이면 음식이 너무 빨리 배출됐거나 푸르거나 검은 색깔의 음식을 섭취했기 때문입니다. 변이 흰색이라면 담즙이 배출되지 않는다는 것을 의미하므로 바로 병원에 가야 합니다. 빨간색이라면 비트 등 붉은색 음식을 많이 먹은 것이 가장 흔한 이유이고, 때때로 장출혈이 원인일 수도 있습니다. 검은 색깔은 철분 제제를 먹었거나 위출혈이 있을 때 보입니다.

배 속의 전쟁

질문 | 설사를 자주 하면 위험한가요? _42세 남자

답변 | 화장실 청소부에게는 물론 큰일이지요. 영아나 노인에게도 문제가 될 수 있습니다. 전 세계적으로 가장 많은 영아의 목숨을 앗아가는 것이 설사 때문에 일어나는 탈수와 전해질 이상입니다. 하지만 대부분의 성인에게 설사는 큰 문제가 되지 않습니다. 탈수로 빠져나간 수분을 충분히 보충하기만 하면 됩니다. 대장 기능은 물을 다시 흡수하는 것인데 설사를 할 때는 이 기능이 마비됩니다. 일상생활이 힘들 정도로 하루에 네 번 이상, 3일 이상 설사를 지속하면 치료를 받는 것이 좋습니다. 세균이나 바이러스가 원인이라면 어차피 앓을 대로 앓아야 회복되지만, 그사이 고기 미음을 먹으면 도움이 됩니다. 대장 벽에 필요한 영양분과 전해질을 공급하기 때문입니다. 설사가 길어지면 지아르디아 giardia와 같은 기생충 질환이나 장벽의 면역 세포에서 비롯되는 알레르기를 걱정해야 합니다. 우유,

밀, 보리, 귀리, 호밀 등이 장벽을 자극할 수 있으며, 어떤 음식이 알레르기를 일으키는지 알려면 3일 동안 섭취하지 않고 증세가 좋아지는지 보면 됩니다.

구토에 대응하기

질문 | 구토하는 것이 정말 싫고 심지어는 두렵기까지 합니다. 어떻게 극복해야 할까요? _27세 여자

답변 | 말씀하신 것은 일종의 구토공포증이지만 사실 구토 자체는 몸에서 일어나는 기적과 같은 반응입니다. 이는 음식이 몸에 맞지 않을 때 제거하는 능력이기 때문이지요. 구토는 위가 뒤틀리고 식도가 거꾸로 수축 운동을 해 음식을 위쪽으로 밀어 올려서 일어납니다. 트림이나 구토를 하지 않는다면 위험해질 수 있습니다. 구토를 했으면 양치질로 입안에 남아 있는 위산을 깨끗이 닦아내고, 바로 잊어버리세요.

과민성대장증후군

질문 | 과민성대장증후군 진단을 받았습니다. 어떤 병인가요? _37세 여자

답변 | 과민성대장증후군은 아주 흔한 병으로, 복통을 일으킵니다. 경미한 알레르기, 스트레스, 혹은 감염에서 비롯된다고 봅니다. 환자마다 다른 처방을 합니다. 대체로 증상을 개선하는 약제를 투여하고 원인이 되는 물질 유제품, 밀, 귀리, 보리, 호밀 제품 등을 찾아내 피하도록 합니다. 치료가 쉽지 않을 때도 있지요. 장내에서 전쟁이 일어나 나쁜 세균의 세력이 커지면 연

합군이 필요합니다. 식품이나 정제로 된 프로바이오틱이 그것인데 락토바실루스 GG 또는 바실루스 코애귤런스 등입니다. 그 작용 기전은 다음과 같습니다. 장내 좋은 세균이 병, 스트레스, 잘못된 식습관 또는 항생제 때문에 파괴되면 나쁜 세균들이 그 자리를 차지합니다. 결과적으로 이 나쁜 세균들이 장내를 점령해 설사, 변비 또는 장염을 일으키기도 하지요. 제대로 치료하지 않으면 장벽이 약해지고 구멍이 생겨 소화되지 않은 지방, 단백질 등이 혈액 내로 흡수돼 염증을 일으킵니다. 프로바이오틱은 장벽에 붙어 이 나쁜 세균들과 싸우며 질병을 예방하거나 몸을 회복하게 만듭니다.

복통

질문 | 항상 배가 아프고 언제나 피곤합니다. 병원도 여러 번 갔다 왔지만 아무 이상이 없다고 합니다. 복통과 피로를 해결할 수 있는 방법이 있을까요? _23세 여자

답변 | 의사가 다른 큰 병이 없다고 한다면 지금 느끼는 증세는 크게 세 가지 이유에서 옵니다. 스트레스, 수면 부족 그리고 음식이 미묘하게 몸에 맞지 않는 것입니다. 자신만의 스트레스 원인과 해결책을 찾으면서 우선 두 가지 방법을 실천하세요. 하나는 심호흡이고 다른 것은 점심시간에 30분 걷기입니다. 피로의 원인이 될 수 있는 비타민 결핍을 해소하기 위해서 멀티비타민을 하루 2알 복용할 것도 권장합니다. 몸에 맞지 않는 음식을 찾아보기 위해서는 201쪽 6장의 음식 제거 검사를 시행하면 됩니다.

생리 주기

초콜릿 미스터리

질문 | 왜 여자들은 생리 기간이 되면 초콜릿을 많이 찾나요? _31세 여자

답변 | '여자들은'이라는 질문 자체가 미스터리입니다. 실제로 초콜릿과 생리의 상관관계는 제대로 연구된 바가 없습니다. 혹자는 마그네슘 결핍 때문이라고도 하고 또 다른 사람은 우울한 기분을 없애려고 탄수화물을 섭취하는 것이라고 주장합니다.

예민한 시기

질문 | 생리하기 전 유방이 아픈 이유는 무엇인가요? _37세 여자

답변 | 그 이유는 생리 기간 전에 생기는 공복감 증가, 변덕 그리고 다른 모든 변화와 같습니다. 바로 호르몬 변화이지요. 호르몬은 유즙을 분비하는 유선과 그것을 나르는 유관에 변화를 일으킵니다. 유방 통증은 보통 생리 주기 후반기에 발생하는데 에스트로겐이 점점 증가해 생리 직전에 최고조에 달합니다. 에스트로겐이 유관을 확장하고 이것이 다시 통증을 일으키는 것이지요. 아스피린 같은 단순 소염제가 통증 감소에 도움이 됩니다.

생리 과다

질문 | 생리량이 너무 많습니다. 어떻게 해야 할까요? _36세 여자

답변 | 생리량이 과다해지는 흔한 원인으로는 자궁경부 폴립, 자궁근종 그리고 너무 두꺼운 자궁내막 등이 있습니다. 이러한 원인들은 피임약으로 쉽게 조절할 수는 있지만, 생리가 7일 이상 지속되거나 2시간마다 생리대를 갈아야 할 정도라면 의사의 진찰을 받아야 합니다. 반대로 3개월 이상 생리를 하지 않았다면 역시 의사를 찾아야 하지요. 피가 뭉쳐서 나오거나 생리대를 여러 번 바꿔야 한다고 해도 그리 큰 문제는 아닙니다. 생리는 자궁내막을 철저하게 탈락시키는 과정이기 때문에 이 자가 세정 과정에 감사해야 합니다.

눈

시력 저하

질문 | 안경을 끼거나 시력에 문제가 생긴 적이 없었는데 최근에 와서 읽는 것이 어려워졌습니다. 안과 의사를 찾아가봐야 할까요? 아니면 돋보기를 사야 하나요? 아니면 그냥 내버려두어도 될까요? _49세 여자

답변 | 태양을 볼 때나 약 포장지의 깨알 같은 글씨를 볼 때, 그리고 피가 흥건한 공포 영화를 볼 때 눈살을 찌푸리는 것은 당연합니다. 그런데 지금 이 책의 글씨를 읽기 어렵거나 글씨가 큰 책이나 잡지를 보는 게 더 편해졌다면 돋보기를 맞출 필요가 있습니다. 이중 렌즈로 된 독서용 안경은 편리하고 값도 저렴합니다. 독서용 안경으로 글씨는 쉽게 볼 수 있

지만 시력 감소에는 다른 문제가 있을 수도 있습니다. 그래서 1년에 한 번 정도는 안과를 방문하는 것이 좋습니다. 물론 갑자기 시력이 변한다면 응급실로 가야 합니다. 증세가 그렇게 심하지 않다면 수평선 또는 먼 산을 자주 쳐다보세요. 이렇게 하면 장기적으로 시력이 떨어지는 것을 조금이나마 예방할 수 있습니다. 어찌 되었든 나이가 들면서 시력이 떨어지는 것은 아주 당연한 현상입니다. 최신식 안경을 이용할 줄 안다는 것은 그만큼 지혜를 쌓았다는 증거이지요.

실내 생활과 시력

질문 | 어두운 곳에서 독서를 하면 시력에 나쁜가요? _27세 여자

답변 | 어두운 곳은 영화를 보거나 섹스를 하기에 매우 좋습니다. 눈에도 그리 나쁘지는 않지요. 눈을 진짜로 해치는 것은 침침한 불빛이 아니라 실내 생활입니다. 실외 생활을 하는 사람은 가까운 물체나 먼 물체를 동시에 볼 수 있어 눈이 건강해지고 오랫동안 시력을 보존합니다. 시력에는 주변 시야도 중요한데 실내에서 한곳만 응시하고 있으면 이 주변 시야를 거의 사용할 수 없습니다. 평소 컴퓨터를 오래 본다면 다른 사람을 보거나 반대편 먼 곳을 쳐다보세요. 눈에만 좋은 것이 아니라 일종의 명상 효과도 발휘합니다.

눈의 크기

질문 | 눈 크기는 더 커지지 않고 태어났을 때부터 평생 그대로입니까?
_43세 남자

답변 | 갓난아기의 눈은 지름이 18mm 정도인데 이것은 성인 크기의 3분의 2 또는 4분의 3 정도입니다. 눈은 생후 1년 사이에 가장 많이 자라고 3살이 되면 거의 성장이 끝납니다. 물론 언어나 예절은 아니지만요.

귀

이어폰 사용

질문 | 음악을 좋아하는데 이어폰의 볼륨을 높여서 들으면 청력을 해칠 수 있나요? _33세 여자

답변 | 뭐라 그랬어요? 잘 안 들리는데 다시 한 번 얘기해줄래요? 물론 고음은 청력에 해가 됩니다. 소음은 사실상 청력 손실의 가장 흔한 원인이며 특히 남자한테 많습니다. 그 이유는 일생 동안 소음에 더 많이 노출되기 때문입니다. 작업장에서는 90데시벨 이상 소음에 1시간 이상 노출되는 것을 규제합니다. 이 정도 소음이면 바쁜 길거리의 소음과 거의 맞먹고, 이어폰의 볼륨을 70%까지 높이면 거의 이 정도가 됩니다. 보통 길을 걸을 때나 운동을 할 때 주위의 소음을 없애고 음악을 잘 듣기 위해 볼륨을 높입니다. 이때 청력은 큰 손상을 받습니다. 멋진 음악을 듣는 것을 반대하는 것은 아니지만 볼륨을 지나치게 높이지 않도록 주의해 청력을 보호하세요. 볼륨은 50% 이하로 하고 30분마다 5분 정도 휴식을 취하는

것이 바람직합니다.

이명증

질문| 이명증의 원인은 무엇인가요? _40세 남자

답변| 귀에서 자꾸 반복적으로 소리가 울린다면 원인이 여러 가지입니다. 이명증의 원인으로는 노인성 청력 감소, 외상, 약물, 귀 뼈의 변화, 고혈압, 두경부 종양, 악관절 장애, 중이염, 갑상샘 질환, 귀로의 혈액 증가 그리고 귀지 등입니다. 참 많지요?

비행기에서 귀의 압력

질문| 비행기를 탈 때 귀가 뻥 뚫리는 이유는 무엇인가요? _30세 남자

답변| 비행기가 이륙할 때는 귀 내의 공기 압력이 낮아집니다. 그러면 속귀에 갇혀 있던 공기가 빠져나와 외부 공기와 압력을 맞추려고 하지요. 속귀의 공기는 유스타키오관이라는 작은 관을 통해 빠져나가는데, 이 관은 속귀와 코 뒤쪽 또는 목구멍과 연결되어 있습니다. 이 압력이 같아지는 순간 귀가 뻥 뚫리는 느낌을 받습니다.

귀지

질문| 귀지란 무엇이고 어떻게 생기나요? _44세 여자

답변 | 귀지란 귓구멍 안의 땀샘에서 분비되는 땀이 주위에 있는 이물질들과 합쳐진 것입니다. 귀지는 끈적끈적해서 먼지, 식물 부스러기, 아주 작은 곤충, 세균 등 귓구멍으로 들어온 모든 것을 붙잡아둡니다. 파리를 잡을 때 쓰는 끈끈이와 비슷하지요. 귀지의 일차적 역할은 귓구멍과 고막을 외부로부터 보호하는 것입니다. 귀지가 넘쳐서 밥 먹을 때 떨어지는 정도가 아니라면 제거할 필요는 없습니다. 귓구멍을 막지 않게만 하면 됩니다.

귀지 제거

질문 | 귀지를 청소할 때 미네랄 오일을 사용해야 합니까? 아니면 다른 기름을 사용해도 됩니까? _35세 여자

답변 | 귀지를 제거하는 데 아직까지 미네랄 오일만큼 더 좋은 것은 없습니다. 상온에서 액체 상태인 미네랄 오일을 약 15분간 귀에 넣어놓으면 귀지가 떨어집니다. 이때 다시 귀를 기울여 미네랄 오일과 귀지를 배출하면 됩니다.

입

덜덜 떨리는 몸

질문 | 추우면 왜 이가 덜덜 떨리지요? _51세 여자
답변 | 몸은 항상 36.5°C의 중심 체온을 유지하려고 합니다. 몸속 세포

가 가장 잘 작동하는 온도이기 때문입니다. 몸은 항상 이 체온을 유지하기 위해 필요한 모든 방법을 동원합니다. 체온에 변화가 생기면 뇌 속에 있는 시상하부가 이를 감지합니다. 몸이 더 추워지면 시상하부에 있는 체온 센터는 몸에 경보를 울려 열을 내기 시작합니다. 근육이 빠르게 움직여 열을 만들어내는 몸 떨기도 그중 하나이지요. 이를 떠는 것도 바로 열을 내기 위한 몸 떨기입니다.

이에 있는 하얀 점

질문 | 이에 있는 하얀 점은 무엇인가요? _33세 여자

답변 | 이에 물방울무늬가 보인다면 보통은 에나멜이 벗겨졌거나 칼슘이 빠져나갔다는 신호입니다. 이럴 때는 불소가 도움이 됩니다. 한편 치아 교정기를 하면 플라크가 끼어 이 반점을 더 악화시킬 수 있습니다. 보기 흉하다면 치과 의사에게 미용 시술을 받아보세요.

코

내 코 알기

질문 | 겨울에는 왜 콧물이 나올까요? _46세 여자

답변 | 코안에는 섬모라는 것이 있어서 점액성 분비물을 부비동으로 밀어 올립니다. 코안의 온도는 보통 28°C 전후입니다. 추운 날씨에 코안의 온도가 더 떨어지면 섬모 작용이 마비됩니다. 그러면 섬모는 빨리 움

직일 수 없고 점액 분비물은 중력 때문에 아래로 떨어지겠지요.

햇빛 재채기

질문 | 태양을 보면 재채기를 하는 이유는 무엇일까요? _32세 여자

답변 | 이것은 '광 재채기 반사'라는 것으로, 보통 한 번 이상 재채기를 하게 됩니다. 이런 사람이 드물지 않습니다. 이 유전적 성향은 3차 신경이 뇌 안에서 5차 뇌신경과 교차하기 때문인 것으로 여겨집니다. 만약 부모가 햇빛 때문에 재채기를 한다면 자녀가 같은 증상을 보일 가능성은 50%입니다.

털 뽑기와 재채기

질문 | 눈썹을 뽑을 때 왜 재채기가 날까요? _38세 여자

답변 | 신경의 재채기 반사는 그렇게 단순하지 않습니다. 후추든 알레르기든 재채기는 콧구멍 안에 가해지는 자극으로 시작해 3차 뇌신경 작동으로 이어집니다. 뇌 속의 재채기 중추는 다시 안면신경을 통해 콧구멍, 점액샘, 혈관 그리고 눈꺼풀 등에 신호를 보냅니다. 재채기할 때 눈을 감는 이유가 바로 이것이지요. 눈썹을 뽑으면 콧구멍으로 가는 뇌신경의 다른 지류를 자극해 재채기 반사가 일어납니다.

재채기 참기

질문 | 재채기를 참으면 위험한가요? _47세 여자

답변 | 재채기를 참는 것은 마치 튀어오르는 용수철 인형을 누르는 것과 같습니다. 재채기를 할 때 뿜어져 나오는 공기의 속도는 거의 시속 180km에 이르기 때문에 재채기를 갑자기 참으면 비연골 골절, 코피, 고막 뚫림, 청력 소실, 어지럼증, 망막 박리 등이 발생할 수 있습니다. 따라서 재채기는 참는 것보다 그냥 하는 것이 훨씬 더 건강에 좋습니다. 물론 손수건 등으로 막고 하면 더 좋겠지요. 재채기를 할 때는 목구멍도 청소되므로 건강에 좋습니다. 재채기를 하려는데 잘 안 나오면 먼저 햇빛을 보세요. 이렇게 하면 재채기 센터와 연결된 시신경을 자극할 수 있습니다 위의 햇빛과 재채기. 또 다른 방법은 앞에서 소개한 눈썹 뽑기 등으로 주변 신경을 자극하는 것입니다.

생식기

여성과 남성의 차이

질문 | 왜 여성은 남성보다 소변을 더 자주 볼까요? _49세 여자

답변 | 남자는 방광 용량이 더 크고 한 번에 많은 양의 소변을 보는 경향이 있고, 여자는 방광 용량이 작고 한 번에 적은 양의 소변을 더 자주 보는 경향이 있습니다.

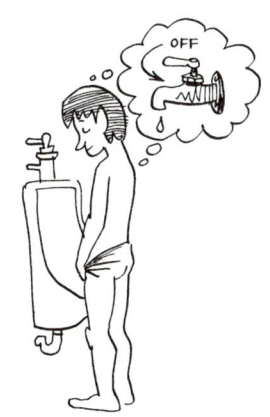

임신을 위한 금욕

질문 | 임신을 하려면 정자가 충분히 모일 수 있도록 일부러 며칠씩 성관계를 미뤄야 하나요? _33세 남자

답변 | 성관계를 얼마나 자주 해야 하느냐는 상당히 미묘한 문제입니다. 금욕을 하면 그만큼 정액의 양과 정자의 농도가 높아지기는 합니다. 그런데 또 다른 면에서 보면, 성관계를 자주 할 때 활동적인 정자의 수가 더 늘어난다는 보고도 있습니다.

임신에 따른 변화

질문 | 임신을 하면 왜 젖꼭지가 더 검어질까요? _34세 남자

답변 | 임신을 하면 거의 모든 여성이 피부 색깔과 관계없이 젖꼭지가 더 검게 변합니다. 임신 중 에스트로겐과 프로게스테론이 증가해 색소가 변화하기 때문이지요. 임신 시에는 얼굴과 복부의 색소도 변화할 수 있습니다.

자전거와 발기부전

질문 | 자전거를 오래 타면 발기부전을 일으킬 수 있나요? _38세 남자

답변 | 자전거를 타면 심장과 다리 건강에 좋지만 너무 오래 타면 발기 기능에 영향을 미칠 수 있다는 연구 보고가 있습니다. 최근에는 이 부분을 보완한 안장이 출시되었으니 고려해보세요.

질 세척

질문 | 질을 세척하면 위험한가요? _30세 여성

답변 | 여성의 질은 자가 세척 기능을 갖추고 있습니다. 스스로 깨끗이 하기 때문에 대부분의 여성은 질을 세척할 필요가 없지요. 더구나 질 세척은 여러 가지 부작용이 따릅니다. 세균 또는 곰팡이 감염, 골반 염증 질환, 자궁외임신, 조산, 불임 위험성 증가, 성병 위험성 증가 등입니다.

두 줄기 소변

질문 | 소변볼 때 두 줄기로 나옵니다. 이유가 무엇인가요? _29세 여자

답변 | 소변이 두 줄기로 나오는 가장 흔한 원인은 소변이 나오는 관, 즉 요도에 무엇인가가 걸려 있기 때문입니다. 또 오줌 구멍의 상처나 요도의 손상이 원인이기도 하지요. 남자는 전립선 감염이나 전립선비대증이 같은 문제를 일으키기도 합니다.

새벽 발기

질문 | 남자는 왜 새벽에 발기가 되나요? _26세 남자

답변 | 남성의 성기는 한마디로 말해 야행성입니다. 수면 중 발기는 렘REM수면 주기에 주로 나타나는데 렘수면은 잠이 깨기 직전에 더욱더 흔해지지요. 사실 남성의 성기는 이때 말고도 아무 때나 특별한 자극 없이도 발기될 수 있습니다. 항상 마음대로 발기할 수 있는 것만은 아니지요.

다낭성 질환

질문 | 친구가 다낭성 난소 질환을 앓고 있다고 하는데 어떤 질병인가요? _38세 여자

답변 | 호르몬 장애와 불임을 일으키는 다낭성 질환은 흔한 질병입니다. 비만, 불규칙한 생리, 여드름, 여성의 턱수염 그리고 혈당 상승, 콜레스테롤 증가, 혈압 상승 같은 대사증후군을 일으키지요. 보통은 경구 피임약이 가장 효과적인데, 임신을 원한다면 메트포민metformin과 클로미펜clomiphene이 도움이 됩니다.

제모

질문 | 치부에 털이 많이 나서 때로 감염이 되고 곪거나 딱딱해져서 통증을 느낍니다. 며칠 전에는 고름이 크게 잡혀 짜내야만 했지요. 왁스로 제모를 해야 할까요? _20세 여자

답변 | 국부에 털이 있는 것은 살이 쓸리는 것을 방지하고 냄새를 보전하기 위한 것입니다. 그 냄새는 이성을 유인하는 데 도움이 되지요. 왁스를 한다고 건강에 크게 해가 될 것은 없습니다. 제모 여부는 개인적 취향입니다.

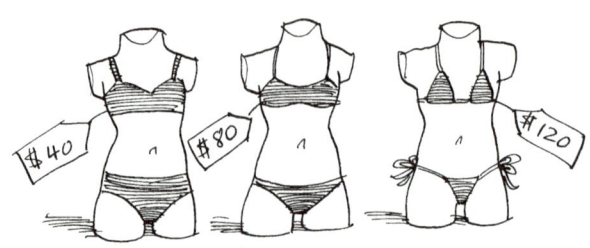

피부

손 씻기

질문 | 알코올이 들어 있는 세제로 손을 씻으면 피부가 건조해지나요? _44세 여자

답변 | 최근 제품들은 보습제를 첨가해 피부 건조와 주름을 방지합니다. 그래도 피부가 건조하면 밤에 바셀린을 바르고 자거나, 아니면 바셀린을 바른 후 일회용 비닐장갑을 끼고 자면 됩니다.

얇은 피부

질문 | 노인인데 피부가 얇고 잘 틉니다. 치료 방법이 있을까요? _70세 여성

답변 | 피부가 얇아지는 이유는 여러 가지입니다. 단백질 부족, 혈액순환 장애, 필수지방 부족, 호르몬 부족 또는 과잉 등입니다. 피부가 얇아지는 것은 피부 세포 자체를 잃는 게 아니라 피부 세포 하나하나가 가늘어지는 것을 의미합니다. 특히 팔뚝에 더 흔합니다. 호두 30g 반쪽짜리 24개 나 DHA, 오메가-3 등이 도움이 됩니다. 그리고 바셀린 등을 바르면 효과적이지요.

피하지방

질문 | 왜 어떤 여성은 셀룰라이트가 있고 어떤 여성은 없나요? _46세 여자

답변 | 마른 여성이건 뚱뚱한 여성이건 모두 셀룰라이트가 있습니다.

셀룰라이트를 시술로 제거하는 것은 대체로 효과가 없으니 지나치게 의존하지 않기를 바랍니다.

대상포진

질문 | 대상포진은 전염성이 있습니까? 이 병은 어떻게 걸리며, 약을 복용하면 얼마나 빨리 나을 수 있나요? _30세 여자

답변 | 대상포진의 원인은 수두 바이러스로, 어릴 때 수두를 앓으면 이 바이러스가 척수나 뇌간 바로 밖의 신경 다발에 머뭅니다. 대상포진은 피부 병변이 사라지면 전염성도 거의 사라진다고 봅니다. 대상포진의 통증은 매우 심해 마치 칼로 반복적으로 찔리는 것과 같습니다. 치료는 두 가지 방향에서 접근합니다. 하나는 피부 병변을 치료하는 것이고, 다른 하나는 신경 경로를 따라 통증을 예방하는 것이지요. 치료는 빨리 시작할수록 효과적입니다. 신경을 차단하는 약물이나 항바이러스제가 대상포진에서 비롯된 신경통을 예방하는 가장 좋은 방법입니다. 최근 대상포진 예방주사가 출시되었는데, 과거에 수두를 앓은 적이 있는 60세 이상 노인에게 권장합니다. 적어도 60%의 대상포진을 예방할 수 있고, 나머지 40%에서도 대상포진에서 비롯된 신경통의 정도를 줄일 수 있습니다.

응급 상황

질문 | 넘어져서 다리에서 피가 났습니다. 일단 수건으로 지혈하긴 했지만 구체적으로 어떻게 해야 하나요? _35세 남자

답변 | 피를 보면 항상 깜짝 놀라지요. 그래서 베이고 상처가 났을 때 어떤 구급 조치를 해야 하는지 잘 기억이 나지 않습니다. 출혈을 멈추기 위해 깨끗한 타월을 사용했다면 잘한 조치입니다. 출혈이 멈추지 않으면 상처 윗부분을 묶기도 하지만 흔히 일어나는 일은 아니지요. 일단 지혈되고 나면 이물질을 제거해야 합니다. 그런 다음 응급실을 방문해서 항생제 처방이나 파상풍 예방접종을 해야 되는지 확인해야 합니다. 통증이 있으면 진통제 사용도 무방합니다.

상처 소독

질문 | 상처는 어떤 용액으로 소독하면 좋은가요? _39세 남자

답변 | 눈에 넣을 수 없는 것은 상처에도 쓰지 마세요. 그랬다가는 세균 몇 마리 죽이기 위해 아군 방어 세포를 수백만 마리나 죽일 수 있습니다. 상처는 딱지가 생긴 후 내버려두면 가장 안전하고 빨리 저절로 아뭅니다. 물이나 식염수 등으로 흙, 유리, 돌 같은 이물질만 깨끗이 제거하면 되지요. 파상풍 예방접종은 10년에 한 번만 하면 됩니다.

배꼽

질문 | 왜 어떤 사람은 배꼽이 안으로 들어가고, 어떤 사람은 밖으로 튀어나와 있을까요? _40세 여자

답변 | 태어날 때 탯줄을 자르면 그 자리에 상처가 생겨 약간 돌출되는 것이 배꼽입니다. 드물지만 복막에 구멍이 나는 제대탈장이 생기면 내장

이 이 구멍을 통해 돌출될 수도 있습니다. 임신을 하면 커진 자궁과 태아가 이 구멍을 더 확장시켜 제대탈장이 더 흔히 나타납니다. 이렇게 배꼽이 튀어나왔다고 하더라도 출산한 후에는 대부분 정상으로 돌아가며 산모가 비만이 되지 않는 한 큰 문제는 없습니다.

닭살

질문 | 팔 뒤쪽 피부에 빨간 돌기가 생겨 없어지지 않습니다. 여기저기 찾아봐도 해결할 방법이 없다고 하는데 특히 여름에 남에게 보여주기가 싫습니다. _53세 여자

답변 | 사실 팔에 생기는 붉은 반점의 원인은 굉장히 다양합니다. 가장 흔한 것으로는 모공각화증이라는 것이 있는데, 글리콜산과 태닝으로 쉽게 없어지기는 하지만 치료를 중단하면 다시 생깁니다. 벌레에 물린 것이라면 피부 크림과 뜨거운 물 세척으로 쉽게 해결되고 침구를 바꿔야 합니다. 또 다른 이유는 비누나 세탁제 알레르기가 있습니다. 이 경우에는 스테로이드 크림이 도움이 되지요. 이도저도 안 되면 피부과를 찾아가세요.

가족

게임 중독

질문 | 딸이 하루 종일 비디오게임만 합니다. 어떻게 해야 할까요? _43

세 남자

답변ㅣ 사실 게임은 아이들이 먹는 아이스크림이나 스무디보다 더 건강에 좋습니다. 특히 비디오게임은 세밀한 손 사용 기술 습득에 도움이 되지요. 친구들과 함께 게임을 하면서 사회성을 높일 수도 있습니다. 나중에 심장외과 의사가 된다면 정교한 손 사용 기술이 크게 도움이 되겠지요. 비디오게임은 비만을 예방하기도 합니다. 두 손을 다 사용해야 하기 때문에 과자나 스낵을 먹을 기회가 적어지기 때문이지요. 텔레비전은 비만의 원인이지만, 비디오게임은 그렇지 않다는 것이 여러 연구를 통해 밝혀졌습니다. 그래도 최소한 하루에 30분은 운동을 하게 하거나 비디오게임 중 몸을 움직이는 게임을 하도록 유도하세요. 그러면 양쪽의 장점을 모두 살릴 수 있습니다.

만성 통증

질문ㅣ 열다섯 살 된 아들이 있는데 만성적인 근육 통증이 있습니다. 여러 의사의 진찰을 받았고 혈액 검사, MRI 검사 등은 전부 정상으로 나왔습니다. 비타민이 도움이 될까요? _47세 여자

답변ㅣ 유전이나 감염병이 없다면 만성피로증후군 일 가능성이 높습니다. 근육이 아픈 것은 바이러스에 감염되었기 때문일 수 있습니다. 환자 중 상당수가 백혈구에 유전적 결함이 있는데, 이 또한 바이러스 질환의 가능성을 높여줍니다. 아직 확실한 치료법은 없지만 7시간 반의 충분한 수면을 취하고 포화지방과 트랜스지방을 피하며, 아보카도나 채소에 있는 좋은 지방 섭취, 엽산 800mg, 비타민 B_6 4~6mg, 비타민 B_{12} 800mg 섭취, 디-리보스 D-Ribose 5g을 하루 두 번 나눠 복용하기 그리고 걷기와 운

동을 권장합니다. 이렇게 함으로써 스태미나와 근력, 면역력을 확보할 수 있습니다.

가족 문제

질문 | 2년 전 엄마가 돌아가신 이후 아빠가 매우 위축되어 계십니다. 친구들을 만나라고 권했지만 하루 종일 텔레비전만 보십니다. 아빠를 동굴에서 나오게 하는 방법이 없을까요? 엄마는 항상 친구가 많았는데 아빠도 그랬으면 합니다. _48세 여자

답변 | 배우자의 사망은 인생에서 가장 큰 스트레스이며, 종종 우울증의 원인이 됩니다. 그렇게 위축되어 있다면 부인의 사망이 아버지의 노화를 더욱 촉진할 것입니다. 적절한 영양을 섭취하고 동시에 식욕이 떨어지기 쉽고 오메가-3와 필수 비타민이 부족하면 우울증이 더 악화될 수 있습니다 계속 친구나 사람들을 만날 기회를 만들어야 합니다. 친구가 가깝든 멀든 말이지요. 딸이 직접 할 수 있는 일은 같이 외식을 나가거나 산책 등 운동을 하는 것입니다.

면역력

암 예방접종

질문 | 암에 대한 예방접종이 있다고 들었습니다. 어떤 것이 있고, 어떤 암이 예방이 되나요? _39세 여자

답변 | 암에 대한 예방접종은 현재 한 가지가 있습니다. 인간유두종바

이러스HPV, Human Papillomavirus로 여자는 자궁경부암, 남녀 모두는 두경부암을 70%까지 예방할 수 있습니다. 이 예방접종은 치료에도 효과가 있지요. 현재 시판되고 있고 9~12세 여자아이에게 권장합니다. 그렇지만 어떤 연령에서 예방접종이 필요한지는 의사와 상의하기 바랍니다. 얼마 안 있으면 남자에게도 권장할 것으로 보입니다. 일부 남성 암도 인간유두종바이러스와 관련이 있기 때문입니다.

전자레인지

질문 | 유별나다고 할 수도 좋지만 저는 전자레인지를 사용하지 않습니다. 암을 일으킨다고 믿으니까요. _62세 여자

답변 | 전자레인지는 암을 일으키지 않습니다. 하지만 전자레인지를 사용하면 소변에서 플라스틱이 더 많이 검출되기는 합니다이 플라스틱은 프탈레이트라고 하지요. 플라스틱 자체는 문제가 없지만 플라스틱이 유연하게 만드는 첨가물이 고온에 녹아 음식 속으로 들어갈 때 문제가 됩니다. 전자레인지에 안전하게 사용할 수 있는 플라스틱 용기만 사용해야 하며 표면에 조금이라도 홈집이 있으면 폐기하세요.

바비큐

질문 | 바비큐가 암을 일으킬 수 있나요? _35세 남자

답변 | 바비큐를 하면 두 가지 발암물질이 배출될 수 있습니다. PAHpolycyclic aromatic hydrocarbon와 HCAheterocyclic amine가 생성되어 연기에 섞

이고 음식의 표면에 남습니다. 바비큐를 하기 전에 재료를 올리브유와 식초 혼합물에 15분 정도 담가놓으면 거의 90%의 PAH와 HCA를 감소시킬 수 있습니다.

건강 보조 식품

질문 | 보조 식품이나 약초가 B형간염을 치료할 수 있나요? _36세 여자

답변 | 많은 사람이 보조 식품으로 바이러스를 억제하려고 합니다. 그렇지만 어떤 건강식품이나 약물도 바이러스를 죽이지는 못합니다. 가장 좋은 방법은 B형간염 예방접종이지요.

고양이의 전염성

질문 | 임신부는 고양이 또는 고양이용품을 피해야 하나요? _30세 여자

답변 | 기생충 감염의 하나인 톡소플라스마증을 염려하기 때문입니다. 고양이와 고양이용품이 톡소플라스마의 주요 감염원입니다. 실제로 톡소플라스마증 자체는 매우 드문 병입니다. 하지만 톡소플라스마에 면역이 있는 임신부도 드물어서 종종 감염이 일어납니다. 태아가 톡소플라스마에 감염되면 유산, 사산, 출산 직후 사망, 실명 그리고 정신지체 등을 일으킬 수도 있습니다.

방광염

질문 | 여성은 왜 방광염에 잘 걸리나요? _32세 여자

답변 | 여성은 소변이 배출되는 통로인 요도가 남성보다 짧아 세균이 거꾸로 타고 들어가 방광으로 전염되기가 더 쉽습니다. 또 해부학상 여자는 항문과 요도 사이의 거리가 짧아 그 주변에 더 많은 세균이 존재합다. 성행위가 박테리아를 요도로 밀어올리기도 합니다. 박트림이라는 항생제를 1회 복용하면 치료가 되고, 크랜베리 주스를 마시면 소변이 산성화되어 세균을 죽입니다. 배변 후는 반드시 앞에서 뒤로 닦는 것이 좋습니다.

좌변기를 통한 감염

질문 | 좌변기에서도 병이 옮을 수 있나요? _64세 여자

답변 | 그 가능성은 한마디로 제로입니다. 모든 인체 분비물은 마르면 거의 전염성을 잃습니다. 또 세균이나 바이러스가 몸 안에 침투하려면 몸의 어떤 구멍(입, 항문, 요도)이든 통과해야 되는데 세균이나 바이러스는 좌변기 물에서 점프할 수 없기 때문에 감염되지 않습니다. 사실 진짜 위험한 것은 좌변기가 아니라 손입니다. 세균이나 바이러스가 기침 또는 재채기를 할 때 손에 묻어 있다가 다른 사람과 악수를 하면서 옮겨가는 것이지요.

호르몬

물 중독

질문 | 물을 지나치게 많이 마시는 병이 있나요? 호르몬 이상으로 물을 많이 마셔 사망했다는 말을 들은 적 있습니다. _49세 여자

답변 | 물 중독은 몸이 물을 배출하는 속도보다 더 빨리 물을 마셨을 때 일어나는 질환입니다. 우리 몸의 물 배출 능력은 대체로 1시간당 1L(4컵 정도)로 이보다 더 빠르게 물을 마시면 몸의 전해질이 희석됩니다. 만약 배출 능력이 더 떨어지는 사람이라면 더 적게 물을 마셔도 혈액에 저나트륨혈증이 올 수도 있습니다. 신부전은 배출 능력의 저하를 가져오는 병 중 하나이지요. 수분을 제대로 배출하지 못하는 또 다른 이유는 바소프레신(vasopressin, ADH)이라는 호르몬 때문입니다. 마라톤 선수들에게 저나트륨혈증이 종종 나타나는데, 그 이유가 바로 이 바소프레신이지요. 땀을 많이 흘려 수분이 감소하면 바소프레신이 분비되고, 갈증이 증가하며 마신 물의 양에 비해 배출 속도가 느려지기 때문에 전해질이 희석됩니다.

숙취 해소

질문 | 술을 몇 잔 마시지 않아도 숙취가 매우 심한 편입니다. 호르몬 때문일까요? _30세 여자

답변 | 숙취의 원인 중 하나는 술 속의 독소가 혈액-뇌 장벽을 통과하기 때문입니다. 색깔 있는 술은 독소가 더 많고, 색이 없는 보드카나 진은 상대적으로 숙취가 덜 발생하지요. 숙취를 해소하는 첫 번째 방법은 물

을 많이 마셔 독소 배출을 돕고, 독소의 뇌 자극을 감소시키는 것입니다. 아스피린도 도움이 되는데 많은 물과 함께 복용하면 됩니다. 카페인도 뇌에서 알코올의 억제 작용에 반발하기 때문에 도움이 됩니다.

영양과 보조 식품

견과류

질문 | 오메가-3를 보조제로 먹고 있습니다. 호두를 추가로 섭취해야 할까요? _48세 남자

답변 | 그렇지 않습니다. 건강한 지방을 섭취하기 위해 둘 다 먹을 필요는 없습니다. 기름을 삼키는 것보다는 맛있는 호두를 먹는 것이 더 낫겠지요. 또 호두에는 좋은 단백질도 들어 있습니다. 그렇지만 오메가-3 2g의 정제된 어유 또는 600mg의 조류 DHA도 지방으로서는 아주 완벽합니다. 더구나 정제된 상태이기 때문에 어류에 포함된 중금속을 섭취할 위험도 없습니다.

구운 견과류

질문 | 견과류를 구워 먹으면 몸에 좋지 않다고 들었습니다. 그렇지만 날로 먹는 것은 맛이 좋지 않네요. 어떻게 해야 하지요? _34세 남자

답변 | 견과류는 과자나 캔디 또는 페퍼로니보다는 훨씬 건강한 간식입니다. 하지만 건강에 좋은 적정량은 모두 다르지요. 신선한 견과류는 가염하지 않고 생으로 먹는 것이 제일 좋습니다. 그 이유는 견과류를 구울

때 좋은 지방 15% 정도를 잃기 때문이지요. 고온에서 구우면 노화를 촉진하는 물질이 발생하기도 합니다. 꼭 구워 먹고 싶다면 350°C 온도에 9분 동안 오븐에 넣어 구우세요. 나쁜 지방이 생기거나 위험한 물질인 아크릴아마이드가 생성되는 것을 막을 수 있습니다. 견과류를 가장 건강에 좋은 순서대로 나열하면 다음과 같습니다. 첫째, 신선하거나 신선하게 냉장된 제품. 둘째, 막 구웠거나 직접 구운 견과류. 이것이 제일 맛있습니다. 셋째, 자체 기름이나 염분으로 구운 견과류. 넷째, 다른 기름으로 구운 견과류. 만약 가당까지 했다면 최악입니다.

기름의 변화

질문 | 조리를 할 때 올리브유를 쓰면 괜찮나요? 가열하면 좋은 지방이 나쁜 지방으로 변하나요? _38세 여자

답변 | 올리브유에 대해서는 많은 연구가 이루어져 가열해도 전혀 문제가 없다고 밝혀졌습니다. 대부분의 다른 기름보다는 우수하지요. 유일한 예외는 핵산으로 추출한 파미스 올리브유입니다. 올리브유는 가열 시간이 길수록, 가열된 온도가 높을수록 산화 정도도 증가합니다. 프라이는 350°C 이하에서만 하고 열 번 내지 열다섯 번까지 다시 사용해도 무방합니다.

다크 초콜릿

질문 | 진짜 코코아로 만든 다크 초콜릿을 찾으려면 포장 라벨에서 무

엇을 확인해야 하나요? 제품 이름은 다크 초콜릿인데 라벨에는 코코아버터라고 적혀 있는 것을 보았습니다. _57세 여자

답변 | 진실을 알아냈군요? 아주 잘했습니다. 코코아 버터가 바로 진짜 코코아, 즉 진짜 초콜릿입니다. 건강에 좋은 초콜릿은 유지방이나 트랜스지방을 포함해서는 안 됩니다. 한편 색깔이 검지 않다면 그것은 밀크 초콜릿이지요. 최소한 43% 이상의 코코아를 함유해야만 다크라는 말을 쓸 수 있고 70% 이상이 보통입니다. 심지어는 85% 또는 88%인 제품도 있습니다. 최소한 70% 이상을 찾으세요.

음료

질문 | 운동한 후 물을 마시다가 에너지 드링크로 바꿨습니다. 그런데 친구들이 에너지 드링크가 좋지 않다고 하더군요. 그렇지만 마시면 확실히 힘이 더 나는 것 같습니다. 정말로 몸에 나쁜가요? _45세 남자

답변 | 에너지 드링크로 얻는 힘은 몸이 스스로 만드는 힘이 아니라, 카페인과 당류의 일시적인 과다 공급으로 생기는 것입니다. 너무 많이 마시면 과도한 카페인 때문에 심장에 무리를 줄 수 있습니다. 하루에 여러 잔을 마시거나 칵테일해서 마시거나 추가로 커피를 마신다면, 심장이 빨리 뛰고 혈압이 올라가고, 심지어는 심장마비의 위험성도 높아집니다. 당이 많아지면 결과적으로는 동맥의 노화를 촉진하고 궁극적으로는 에너지 레벨을 떨어뜨립니다. 하지만 1시간 이상 운동한 후 한 캔이나 한 병 정도의 에너지 드링크를 마시는 것은 무방합니다.

칼륨 보조제, 바나나

질문 | 칼륨 보조제의 권장량은 얼마인가요? _45세 여자

답변 | 정제 형태의 칼륨은 권장하지 않습니다. 식품으로 섭취하는 것이 좋지요. 정제형 칼륨은 특히 콩팥 질환이 있는 사람에게는 매우 위험합니다. 바나나가 대표적 칼륨 식품이긴 하지만 하나당 400mg 대부분의 과일과 채소도 그 정도의 칼륨은 들어 있습니다. 권장한 대로 하루에 아홉 번 정도 채소와 과일을 먹는다면 하루 3g 정도의 칼륨을 쉽게 섭취할 수 있습니다.

비타민 A

질문 | 비타민 A는 2,500IU가 넘으면 항산화 효과가 떨어진다고 들었습니다. 지금 스타틴 제제인 리피토Lipitor와 함께 비타민 A 5,000IU를 복용하고 있습니다. 어떻게 조절해야 할까요? _42세 남자

답변 | 비타민 A를 과다 섭취하면 골다공증, 즉 뼈를 약하게 할 수 있습니다. 골다공증은 골밀도 검사로 쉽게 측정할 수 있지요. 검사 결과가 괜찮다면 그대로 복용하는 것도 문제가 없습니다만, 비타민 A를 2,500IU 섭취한다면 간암과 폐암의 위험성도 약간 높아집니다. 리피토가 문제가 되는 것은 비타민 A보다는 비타민 E와 비타민 C입니다. 리피토는 LDL콜레스테롤을 떨어뜨리고 HDL콜레스테롤을 약간 증가시키며 염증을 방지합니다. 염증 개선 효과는 리피토를 복용하는 사람의 약 40% 정도에서 나타나는데 그중 60%가 콜레스테롤을 떨어뜨리기 때문입니다. 비타민 C를 100mg 이상 복용하거나 비타민 E를 100IU 이상 복용하면 이러한 리

피토의 항염 작용을 저해합니다. 복용하는 멀티비타민에서 이 성분을 확인해보세요.

소금

질문 | 소금은 정말로 몸에 나쁜가요? _45세 여자

답변 | 네, 그렇습니다. 특히 염분에 예민한 사람한테는 더 그렇지요. 대부분의 사람에게는 큰 문제가 되지 않습니다. 보통 하루에 4,000mg의 나트륨을 섭취한다고 하면 염분에 예민한 사람은 혈압이 40/20 정도 올라갑니다. 보통 사람도 나트륨을 하루 1,500mg 이하로 낮추면 혈압을 7/4 정도 낮출 수 있습니다. 염분은 거의 모든 음식에 포함되어 있고 심지어 빵에도 포함되어 있습니다. 천일염이라고 더 안전하진 않지만 맛이 강하기 때문에 덜 사용하는 경향이 있습니다.

밀가루

질문 | 강화 밀가루는 피하라고 들었습니다. 현재 사용하는 밀가루는 무탈색, 비타민 강화라고 쓰여 있는데 괜찮을까요? _44세 남자

답변 | 100% 통곡물이 아니라면 좋은 것을 이미 떼어냈다는 뜻입니다. 강화라는 말도 좋은 것은 많이 떼어내고 일부를 보충했다는 의미이지요. 통밀이 훨씬 낫습니다. 강화 밀가루는 백설탕보다 조금 낫다고 보면 됩니다.

그 밖의 질문

민감한 유두

질문ㅣ 유두가 굉장히 민감합니다. 옷이 스치기만 해도 유두가 단단해집니다. 왜 그럴까요? _37세 여자

답변ㅣ 유두 발기의 원래 목적은 모유수유입니다. 수유 중 아기에게 받은 자극으로 유두 주위의 평활근이 유두를 일으켜 세우는 것이지요. 이 외에도 다른 목적이 또 있습니다. 성적 자극이나 공포도 유두 발기를 초래합니다.

방귀

질문ㅣ 특히 배에 가스가 많이 차는 것 같습니다. 방귀를 막기 위해 의자에서 꿈틀댄 적이 한두 번이 아닙니다. 왜 이렇게 가스가 많을까요? _40세 여자

답변ㅣ 방귀로 배출되는 가스 중 20%는 마신 공기이고 나머지 80%는 세균이 음식을 분해할 때 생깁니다. 장내에는 엄청나게 많은 세균이 있는데, 이 세균들은 당류, 섬유질 그리고 우유 등을 먹고 자랍니다. 만약 우유에 들어 있는 당류, 즉 유당을 분해하는 효소가 없으면 이 세균들이 유당을 먹는데 이때 이산화탄소, 질소, 메탄 등의 가스가 다량으로 생성됩니다. 이러한 원인 음식을 찾아내려면, 3일간 하나씩 해당 음식을 먹지 않으며 증세를 관찰해야 합니다. 마시는 공기의 양을 줄이려면 담배 연기를 피하고, 좀 더 천천히 먹습니다.

방귀 냄새

질문 | 집사람이 말하기를 자기 방귀는 냄새가 안 나는데 내 방귀는 냄새가 고약하다고 합니다. 왜 고약한 냄새가 날까요? _57세 남자

답변 | 방귀 냄새의 주원인은 황화수소인데 달걀, 고기, 맥주, 콩류와 콜리플라워같이 황이 함유된 음식을 세균이 분해할 때 발생합니다. 가장 좋은 방법은 이런 음식을 피하는 것이지만 여의치 않으면 푸른 잎 채소나 락토바실루스 GG, 바실루스 코애귤런스 같은 프로바이오틱을 섭취하는 것도 도움이 됩니다.

나이와 방귀

질문 | 나이가 들면 왜 젊은 사람보다 방귀가 잦아지나요? _65세 여자

답변 | 하루에 발생하는 가스의 총량은 노인이나 젊은이나 다 똑같습니다. 차이점은 나이가 들면서 근 긴장도가 떨어지는데, 이는 항문 괄약근에도 해당한다는 것이죠. 노인은 단순히 방귀를 참는 힘이 약한 것입니다.

요실금

질문 | 기침할 때, 걸을 때, 웃을 때, 말할 때, 운동할 때 시도 때도 없이 소변이 나옵니다. 심지어는 성행위 직후에도 나와 화장실에 가까스로 맞춰 간 적도 있고 어느 때는 지퍼를 열기 전에 나온 적도 있습니다. 거의

기저귀를 차야 할 정도이지요. 너무 당황스럽고 삶이 엉망입니다. 케겔kegel 운동이 도움이 될까요? _44세 여자

답변 | 방광의 괄약 기능이 약해진 것이 원인인데 몇 가지 방법이 있습니다. 임신 또는 임신 후 요실금이 있으면 골반 근육을 강화하는 케겔 운동이 도움이 됩니다. 그렇지만 올바른 방법으로 해야 합니다. 쉬운 방법은 엉덩이 근육에 힘을 주어 배꼽까지 들어 올리게 하는 것인데, 가능한 한 길게 합니다. 이렇게 함으로써 골반 기저 근육을 긴장시킵니다. 아프다 싶을 정도로 열 번 정도 반복해야 합니다. 더 정교한 방법은 좌변기에 앉아 일단 소변을 보다가 중간에 딱 끊는 것입니다. 이것을 여러 번 반복합니다. 좀 더 나이가 들었다면 시술이 필요한데 콜라겐 주사나 방광을 지지하는 수술 등입니다. 노인이 되면 에스트로겐이 떨어져 방광 경부가 골반 지지 근육 밑으로 내려앉고 방광과 요도의 각도가 달라지기 때문에 요실금이 생깁니다.

땀

질문 | 땀을 항상 많이 흘립니다. 어떤 옷을 입든, 외부 온도가 어떻든, 가만히 앉아 있든, 걸어 다니든 땀이 많이 나지요. 왜 그런가요? _45세 여자

답변 | 다한증이라고 하는데 땀샘에서 땀을 지나치게 분비하기 때문입니다. 전신적 원인으로는 갑상샘이나 테스토스테론의 이상일 수도 있습니다. 보톡스나 신경을 차단하는 수술이 도움이 되기도 합니다.

엉덩이 땀

질문 | 우습게 들리겠지만 긴장을 하면 엉덩이에 지나치게 땀이 많이 납니다. 동생 장례식에서 조사를 읽을 때 땀이 너무 심하게 나 자동차 배기관 옆에 서서 말리기까지 했습니다. 무슨 방법이 없을까요? _42세 여자

답변 | 이 증상은 진짜 질병입니다. 그 정도 증세라면 당장 보톡스나 시술로 신경을 차단해야 할 것 같습니다. 그렇지만 다른 원인일 가능성도 있는데 다름 아닌 감염이지요. 항문 위 엉덩이 주름은 가장 습기가 많은 곳으로 세균이 모낭에 쉽게 침투해 감염을 일으킵니다. 이 감염은 냄새가 없는 맑은 분비물이나 냄새가 있는 붉은색 분비물을 배출합니다 한여름 털이 많은 남자한테 흔히 일어나는 현상이지요. 위생을 철저히 하는 것이 도움이 되는데, 자주 닦고 항생제 연고를 바르세요. 제모를 하는 것도 청결을 유지하는 데 도움을 줍니다.

체취

질문 | 몸에서 고약한 냄새가 납니다. 사타구니에서 땀이 흐르기 시작하면 남들은 알지 못해도 그 냄새를 느낄 수 있어요. 디오더런트도 도움이 되지 않습니다. _34세 여자

답변 | 땀샘에서 분비되는 땀은 종종 악취를 만드는 세균을 끌어들입니다. 이 땀샘은 전신에 퍼져 있지요. 땀의 구성은 체질과 먹는 음식에 따라 달라집니다. 마늘은 쉽게 피부로 가 땀 냄새에 섞입니다. 자주 닦으면 물론 도움이 되고, 항생제 연고를 바르는 것도 도움이 됩니다.

음경 골절

질문 | 2년 전 여자 친구가 흥분해서 내 무릎에 앉다가 음경의 뿌리 부분이 파열되었습니다. 짝 하고 찢어지는 소리가 들리면서 엄청난 통증을 느꼈어요. 지금은 음경 뿌리에 5개의 상흔이 남아 있고 예전처럼 제대로 발기할 수 없습니다. 어떻게 해야 할까요? _36세 남자

답변 | 이 문제를 해결하기 위해서는 음경의 해부학에 대해 알아야 합니다. 음경은 수세미 같은 조직으로 이루어졌는데 발기 시 이 조직이 갑자기 꺾이면 음경이 골절될 수 있지요. 여성 상위 체위에서 흔히 발생합니다. 이 상처가 치료되면서 상흔이 남는데 음경 모양을 바꿔 각이 지게 만듭니다. 이렇게 모양이 변하면 발기 자체가 통증을 일으킵니다. 상흔을 제거하고 곧게 발기되게 하려면 수술이 필요합니다.